国家科技重大专项
艾滋病和病毒性肝炎等重大传染病防治项目（2013ZX10003009） 资助出版

结核病专科医师培训教程

主　　编　肖和平　沙　巍　成诗明

科学出版社

北　京

内容简介

本书针对结核病专科医师需要掌握的基本知识，按基础篇、临床篇、预防篇和健康教育篇分类撰写，内容涵盖结核病相关的基本知识及各项最新的技术与工作指南，重点介绍了结核病诊断、治疗、预防及管理的规范和操作指南。

本书内容丰富，重点突出，实用性强，既可作为各级结核病专科医师的培训教材，也适用于结核病防控和管理工作人员，以及相关专业的本科生和研究生。

图书在版编目（CIP）数据

结核病专科医师培训教程 / 肖和平，沙巍，成诗明主编. —北京：科学出版社，2017.3

ISBN 978-7-03-052071-5

Ⅰ. 结… Ⅱ. ①肖… ②沙… ③成 Ⅲ. 结核病–诊疗–教材 Ⅳ. R52

中国版本图书馆 CIP 数据核字(2017)第 048910 号

责任编辑：马晓伟 戚东桂 / 责任校对：郭瑞芝

责任印制：徐晓晨 / 封面设计：陈 敬

科学出版社出版

北京东黄城根北街 16 号

邮政编码：100717

http://www.sciencep.com

北京厚诚则铭印刷科技有限公司 印刷

科学出版社发行 各地新华书店经销

*

2017 年 3 月第 一 版 开本：787×1092 1/16

2018 年 1 月第二次印刷 印张：21 插页：1

字数：476 000

定价：88.00 元

（如有印装质量问题，我社负责调换）

#《结核病专科医师培训教程》编写人员

主　　编　肖和平　沙　巍　成诗明

编　　者　（按姓氏笔画排序）

王　琳	主任医师	中国人民解放军第 85 医院
王　颖	教授	上海交通大学医学院
王晓萌	主任医师	浙江省疾病预防控制中心
戈宝学	研究员	同济大学附属上海市肺科医院
方　勇	副主任医师	同济大学附属上海市肺科医院
尹建军	副主任医师	广东省结核病控制中心
尹洪云	副主任医师	同济大学附属上海市肺科医院
卢水华	主任医师	上海市公共卫生临床中心
史　祥	副主任医师	同济大学附属上海市肺科医院
史景云	主任医师	同济大学附属上海市肺科医院
白大鹏	副主任医师	天津市海河医院
乔　兵	主管护师	首都医科大学附属北京胸科医院
刘一典	主治医师	同济大学附属上海市肺科医院
刘二勇	副研究员	中国疾病预防控制中心结核病控制中心
刘旭晖	主治医师	上海市公共卫生临床中心
刘海鹏	助理研究员	同济大学附属上海市肺科医院
成诗明	主任医师	中国防痨协会
闫世明	主任医师	长春市传染病医院
闫丽萍	主治医师	同济大学附属上海市肺科医院
孙　勤	主治医师	同济大学附属上海市肺科医院
杜　建	副研究员	首都医科大学附属北京胸科医院
李　华	副主任医师	首都医科大学附属北京胸科医院
李　红	副主任医师	同济大学附属上海市肺科医院
李　丽	主任医师	天津市海河医院
李　亮	主任医师	首都医科大学附属北京胸科医院
杨　华	副研究员	同济大学附属上海市肺科医院
杨新婷	主治医师	首都医科大学附属北京胸科医院
吴雪琼	研究员	中国人民解放军第 309 医院
吴福蓉	主任医师	同济大学附属上海市肺科医院
何　娅	主治医师	同济大学附属上海市肺科医院
宋言峥	主任医师	上海市公共卫生临床中心
张　军	副主任医师	同济大学附属上海市肺科医院
张　青	副主任医师	同济大学附属上海市肺科医院

张　慧	研究员	中国疾病预防控制中心结核病控制中心
张忠顺	主任医师	同济大学附属上海市肺科医院
张祖荣	副主任医师	上海市疾病预防控制中心
汪　浩	主任医师	同济大学附属上海市肺科医院
沙　巍	主任医师	同济大学附属上海市肺科医院
沈　鑫	副主任医师	上海市疾病预防控制中心
肖和平	主任医师	同济大学附属上海市肺科医院
陈　岗	主任医师	复旦大学附属中山医院
陈　晋	副主任技师	同济大学附属上海市肺科医院
陈　裕	主任医师	郑州市第六人民医院
陈效友	主任医师	首都医科大学附属北京胸科医院
陈颖盈	博士	上海交通大学医学院
范　琳	主任医师	同济大学附属上海市肺科医院
范玉美	主治医师	杭州市红十字会医院
岳　冀	主任医师	成都市公共卫生临床医疗中心
周　林	主任医师	中国疾病预防控制中心结核病控制中心
赵　琦	副教授	复旦大学公共卫生学院
赵雁林	研究员	中国疾病预防控制中心结核病控制中心
郝晓晖	副主任医师	同济大学附属上海市肺科医院
胡忠义	研究员	同济大学附属上海市肺科医院
贺　红	主治医师	首都医科大学附属北京胸科医院
桂徐蔚	主治医师	同济大学附属上海市肺科医院
顾　晔	主治医师	同济大学附属上海市肺科医院
顾　瑾	副主任医师	同济大学附属上海市肺科医院
唐神结	主任医师	首都医科大学附属北京胸科医院
徐　飚	教授	复旦大学公共卫生学院
崔文玉	主任医师	长春市传染病医院
崔振玲	副研究员	同济大学附属上海市肺科医院
崔海燕	主治医师	同济大学附属上海市肺科医院
康万里	主治医师	首都医科大学附属北京胸科医院
商　艳	副主任医师	第二军医大学附属长海医院
梁　莉	主任医师	同济大学附属上海市肺科医院
黄　怡	主任医师	第二军医大学附属长海医院
梅　建	主任医师	上海市疾病预防控制中心
蒋瑞华	副主任医师	同济大学附属上海市肺科医院
葛燕萍	主治医师	同济大学附属上海市肺科医院
韩利军	主任医师	长春市传染病医院
程齐俭	副主任医师	上海交通大学医学院附属瑞金医院
雷建平	主任医师	江西省胸科医院
谭守勇	主任医师	广州市胸科医院

序　　言

结核病是严重危害人民群众身体健康的传染病，是影响人民生活的重大公共卫生问题和民生问题。历年来，我国政府高度重视结核病防治工作，将结核病纳入《中华人民共和国传染病防治法》乙类传染病报告管理，不断加强经费投入，完善结核病防治服务体系建设，提高医疗保障水平，落实新的防控措施，使全国结核病疫情逐渐下降。但是，我国结核病控制面临众多的问题与挑战，防控形势依然严峻。我国仍是全球结核病高负担国家之一，结核病发病人数位于第三位。我国结核病发病人数在国内甲乙类传染病报告中，多年来一直位于第二位。我国人口众多，人群结核感染基数大，随着全国流动人口的跨区域活动，耐多药结核病的流行，结核病和艾滋病病毒双重感染在部分地区、部分人群增高的态势，使得我国结核病流行病学问题变得十分复杂，极大地增加了结核病发现、治疗和管理的难度。我国结核病防治任务长期而艰巨。

加强结核病防治队伍建设和人力资源建设是我国结核病控制策略的重要内容之一。目前，我国各级结核病防治、临床、实验室检测和科学研究等各领域的人力资源十分匮乏，表现为人数少、基础理论知识的学习和掌握不足、现场和临床工作经验不足、解决实际困难和问题的能力不足等。同时，由于部分行政和医疗卫生人员对结核病防治工作的重要性和持续性认识不足，直接影响了结核病防治人员、临床工作人员队伍的稳定性。为此，要加速我国结核病疫情下降，实现世界卫生组织（WHO）提出的到2035年结核病终止的目标，必须加强我国结核病防控人力资源建设，加强医疗卫生人员的规范化培训。基于上述结核病防治工作的需要，受中国防痨协会委托，肖和平教授组织编写了《结核病专科医师培训教程》一书。

该书由来自中国防痨协会、中华医学会结核病学分会、中国医疗保健国际交流促进会结核病防治分会，以及有关高等医学院校从事结核病预防控制、临床诊疗、实验室检测和健康教育等领域的专家编写而成。全书针对结核病专科医师需要掌握的基本知识，按基础篇、临床篇、预防篇和健康教育篇分类撰写。该书内容丰富、重点突出、实用性强，既可作为各级结核病专科医师的培训教材，也适用于结核病防控和管理工作人员，以期为推动我国中、高等医学院校结核病相关的专科教育做出贡献。

全书引用了目前最新的国际和国内结核病相关指南和规范，随着未来这些指南和规范的更新，书中涉及的内容将以更新版为准。同时，恳请广大读者结合自身的实践与经验对该书内容提出宝贵意见，以便再版时进一步完善。

刘剑君

中国防痨协会会长

2016年8月

目　　录

基　础　篇

临　床　篇

预 防 篇

健康教育篇

基　础　篇

第一章 结核病防治相关政策与规范

第一节 新版《结核病防治管理办法》解读

肺结核是严重危害人体健康和公共卫生安全的慢性呼吸道传染病，是我国政府重点控制的传染病之一。据2015年世界卫生组织（WHO）报告，我国肺结核发病人数为93万，发病率为68/10万，发病人数占全球发病人数的9.7%，肺结核发病人数居我国甲乙类传染病的第二位。肺结核患者人数多，通过呼吸道传播易造成疫情蔓延，对社会和公共卫生安全造成严重危害。为加强我国结核病防治工作，1991年卫生部（现为“国家卫生和计划生育委员会”）颁布实施了《结核病防治管理办法》（以下简称《办法》)。《办法》的实施，有力地推动了我国结核病防治工作的开展。

但是，近年来我国结核病防治形势、政策环境、工作要求等发生了很大变化，《办法》已不能适应防治工作需求，主要表现在三个方面：①我国结核病疫情形势依然严峻，同时耐多药肺结核危害日益凸显，未来数年内可能出现以耐药菌为主的结核病流行态势。顺应全球防治战略调整的大趋势，我国结核病控制策略更加强调了提升短程督导化疗等基本工作的质量，注重应对耐多药肺结核、结核菌/艾滋病病毒双重感染等新挑战。②为适应新形势下防治工作的需求，我国结核病防治服务体系不断完善，已初步形成疾病预防控制机构（结核病防治机构）、结核病定点医疗机构和基层医疗卫生机构分工配合的防治结合新局面。《办法》强调的以疾控系统为主体的防治模式正在逐步改变。③近年来我国修订了《传染病防治法》，并颁布了涉及实验室生物安全管理、医疗卫生机构感染控制等工作的多个法规规章，对包括结核病在内的传染病防治工作提出了诸多新的要求。因此，为进一步预防、控制结核病的传播和流行，保障人体健康和公共卫生安全，根据《中华人民共和国传染病防治法》及有关法律法规，卫生部于2010年底启动了《办法》的修订工作，并于2013年3月24日正式实施。

新版《办法》明确了各级卫生行政部门和结核病防治相关机构的职责。①卫生部负责全国结核病防治及监督管理工作，县级以上地方卫生行政部门负责本辖区内的结核病防治及其监督管理工作。②疾病预防控制机构协助卫生行政部门开展规划管理及评估工作；收集、分析信息，监测肺结核疫情，及时准确报告、通报疫情及相关信息；开展流行病学调查、疫情处置等工作；组织落实肺结核患者治疗期间的规范管理；组织开展肺结核或疑似肺结核患者及密切接触者的追踪工作等。③结核病定点医疗机构负责肺结核患者诊断治疗，落实治疗期间的随访检查；负责肺结核患者报告、登记的相关信息的录入；对传染性肺结核患者的密切接触者进行检查；对患者及其家属进行健康教育。④非结核病定点医疗机构要指定内设职能科室和人员负责结核病疫情的报告；负责结核病患者和疑似患者的转诊工作；开展结核病防治培训和健康教育工作。⑤基层医疗卫生机构负责肺结核患者居家治疗期间的督导管理；负责转诊、追踪肺结核或者疑似肺结核患者及有症状的密切接触者；并对辖区居民开展结核病防治知识宣传。通过明确各级卫生行政部门和结核病防治相关机构的职责，有力推动各地医疗机构、疾控机构和基层医疗卫生机构间医防合作工作机制的建立。

新版《办法》针对结核病的预防做出了以下明确规定：①要求开展对公众结核病防治知识的健康教育和宣传。②规定对适龄儿童规范开展卡介苗预防接种工作。③要求医疗卫生机构在对重点人群进行健康体检和预防性健康检查时，做好肺结核的筛查工作。④规定医疗卫生机构和结核病实验室及相关工作人员，应当遵守相关规定，采取措施防止医源性感染和传播。⑤明确了肺结核疫情构成突发公共卫生事件时，应当采取的控制措施。

新版《办法》要求各级机构在开展患者的发现、报告与登记工作时，需遵循以下规定：①各级各类医疗机构应对肺结核可疑症状者及时进行检查，对发现的确诊和疑似肺结核患者按规定进行疫情报告和转诊。②基层医疗卫生机构应协助县级疾病预防控制机构对转诊未到位的结核病患者或疑似患者进行追踪。③结核病定点医疗机构应对肺结核患者进行诊断、治疗和管理登记，对传染性肺结核患者的密切接触者进行结核病筛查。④结核病疫情的报告、通报和公布应依照《传染病防治法》的有关规定执行。

新版《办法》对于相关机构开展肺结核患者诊断和治疗工作做出了以下规定：①明确结核病定点医疗机构应当为肺结核患者制定合理的治疗方案，提供规范化的治疗服务。设区的市级以上结核病定点医疗机构为耐多药肺结核患者制定治疗方案，并规范提供治疗。②要求疾病预防控制机构应当及时掌握肺结核患者的相关信息，督促辖区内医疗卫生机构落实肺结核患者的治疗和管理工作。③明确卫生行政部门指定的医疗机构应当按照有关工作规范对结核菌/艾滋病病毒双重感染患者进行抗结核和抗艾滋病病毒治疗、随访复查和管理。④对流动人口肺结核患者实行属地化管理，提供与当地居民同样的诊疗服务。

（梅　建）

第二节　肺结核的流行趋势

肺结核是由结核分枝杆菌感染引起的一种慢性传染性肺部疾病，在全球广泛流行。尽管全球结核病的疫情呈下降趋势，但是，由于流动人口的增加、结核分枝杆菌和人类免疫缺陷病毒双重感染，以及耐多药结核病的增多，给全球结核病控制带来严峻挑战。

一、结核病流行简史

肺结核是一种古老的疾病，早在 1650 年法国学者 Sylvius 解剖了死于所谓消耗病或痨病患者的尸体，发现肺脏及其他器官里有结节状病变，根据其形态特征称之为“结核”，该名称就此被应用至今。

根据结核病流行的演变过程，一般将结核病的流行历史分为 3 个时期。

第一时期，为结核分枝杆菌（简称结核菌）被发现以前即1882年以前。

此时，人们对结核菌没有科学的认识，众说纷纭，莫衷一是，结核病的流行十分猖獗。1757年英国伦敦结核病死亡率达到700/10万，1860年增至870/10万，其他各国一般都在400/10万以上。这一时期，由于工业的兴起，未感染者急剧集中于城市，增加了被感染的机会，且在不良的卫生条件下，人们心理、精神和身体的过度劳累，导致结核病发人数剧增。随着工业革命后经济的发展，人们的生活、文化、卫生状况和劳动条件有所改善，结核病流行呈下降趋势，但速度极其缓慢。

第二时期，为1882～1945年，即从结核菌被发现到抗结核药物被广泛应用以前。

1882年德国学者Koch从结核患者的痰液中发现了结核菌，明确了结核病的病原菌，为结核病的研究奠定了基础。1895年德国学者Rosentgen发现了X线，并从1920年开始将其应用于肺结核的诊断，使肺结核的早期诊断方法有了新的进展。1908年法国学者Calmetle和Guren研制出了卡介苗，并于1923年应用于人体试验。这一时期，治疗肺结核的方法诸如人工气胸与气腹等压缩疗法、外科萎缩疗法、空洞吸引疗法等不断被研究成功和应用，使结核病的死亡率开始逐渐下降。1901～1905年，英国伦敦结核病死亡率为174/10万，而到1926～1929年已降至93/10万，1939年继续降到63/10万。

第三时期，从1945年开始进入结核病的化疗时期。

自链霉素、对氨基水杨酸钠、异烟肼、利福平等抗结核药物的相继发现并应用于结核病的治疗，结核病的流行状况发生了显著变化，死亡率迅速下降。20世纪50年代，我国一些大城市结核病死亡率达到200/10万，而1984～1985年全国结核病流行病学抽样调查（简称流调）死亡回顾性调查统计结果显示，全国结核病死亡率下降至35/10万，肺结核死亡率降至31/10万。

二、肺结核病流行的生物学环节

肺结核病在人群中流行的生物学环节包括传染源、传播途径和易感人群。

（一）传染源

结核病的主要传染源是痰涂片阳性的肺结核或喉结核患者，其次是痰培养和分子检测阳性的肺结核患者，痰菌阴性的肺结核患者对密切接触者也有一定传染性。当患者咳嗽、咳痰、打喷嚏或高声说话时，肺部病灶中的结核分枝杆菌随呼吸道分泌物排出到空气中，健康人吸入后形成结核感染。

（二）传播途径

呼吸道感染是肺结核的主要感染途径。当传染性肺结核患者在咳嗽、咳痰、打喷嚏或高声说话时向空气中排出大量飞沫，直径大的飞沫随即落地，大量较小的飞沫在空气中悬浮，水分蒸发成为悬浮于空气中的微滴核（或叫飞沫核），直径1～10μm的飞沫核在空气中可悬浮数小时，并可扩散至数米外。当人体吸入后受到感染。感染的次要途径是经消化道感染。饮用未经消毒的带有牛结核分枝杆菌的牛乳，可能引起肠道结核感染。少量、毒力弱的结核菌多能被人体免疫防御机制所杀灭，当受大量、毒力强的结核菌侵袭而机体免疫力不足时可致机体感染甚至发病。

（三）易感者

进入呼吸道的结核分枝杆菌微滴核可被鼻、咽、喉、气管和支气管的黏液吸着，被酶杀灭并随纤毛运动经咳嗽、喷嚏和咳痰等动作排出体外，或被吞噬细胞吞噬杀灭。当机体防御功能低下时，结核菌进入下呼吸道，引起机体反应。未受结核感染的人一旦受到结核菌传染，具有普遍的易感性，进入人体的结核菌引起机体的免疫与变态反应。结核菌侵入机体后 4～8 周，身体组织对结核菌及其代谢产物发生反应，此种反应属细胞免疫反应即第Ⅳ型（迟发型）变态反应。此时，机体常伴有发热、乏力及食欲减退等全身症状。如结核菌素（tuberculin）皮肤试验，可呈阳性反应。

三、结核病流行现状

据 WHO 报告，已有占全球人口 1/3 的人感染了结核菌，估算感染人数达 20 亿。2010 年全球结核病发病率为 128/10 万，估算发病人数为 880 万。在全球结核病发病人数中，80% 来自于 22 个结核病高负担国家。2010 年 22 个结核病高负担国家结核病发病率为 166/10 万，高于全球平均水平。我国是全球 22 个结核病高负担国家之一，位于第二位。2015 年全球结核病发病率为 133/10 万，估算发病人数 960 万，我国结核病发病率为 68/10 万，估算发病人数为 93 万，发病率退居为第三位，仅次于印度和印度尼西亚。

四、我国肺结核疫情与变化趋势

（一）感染率

传统的人体结核菌感染率检查的方法是采用结核菌素皮肤试验。我国自 1979 年开始进行了五次全国结核病流行病学抽样调查（以下简称“流调”），前四次流调进行了人群结核感染率调查。2000 年流调资料显示：全国人口结核感染率（以结核菌素皮肤试验≥6mm 为感染计算）为 44.5%，其中 0～14 岁儿童感染率为 9.0%，15 岁及以上成年人感染率为 47.0%。城镇感染率为 59.4%，城市为 55.1%，农村为 35.9%，而城市 0～14 岁组为 10.8%，略高于农村（9.1%）和城镇（8.0%）。以结核菌素皮肤试验≥10mm 为感染计算，全国人口结核菌感染率为 28.3%。

受结核菌感染的人群中，一生中有 5%～10%的机会发展成为结核病患者。如果传染源未得到有效控制，受感染的人数还将继续增加。在监狱，结核感染率明显高于一般人群；在学校，结核病聚集性疫情发生时结核感染率明显增高。

（二）发病率

开展肺结核发病率的现场调查是十分困难的。目前我国获得结核病发病率有两种途径：①利用历次全国结核病流调的资料、肺结核疫情登记报告资料等，采用一定的方法进行估算获得全国肺结核发病率。2005 年估算全国肺结核发病率为 100/10 万，其中涂阳肺结核发病率为 45/10 万。按此计算，全国肺结核发病人数为 130 万，其中涂阳肺结核发病人数为 59 万。2015 年，全国肺结核发病率为 68/10 万，估算肺结核发病人数为 93 万。我国肺结核发病率呈逐年下降的趋势。②利用全国传染病网络直报系统报告的肺结核发病数，直接获得肺结核报告发病率。2010 年全国各级各类医疗卫生机构报告肺结核患者 99 万余人，报告发病率为 74/10 万，其中报告菌阳肺结核 45 万余人，菌阳肺结核报告发病率为 34/10 万；2015 年全国各级各类医疗卫生机构报告肺结核患者 86 万余人，报告发病率为 63/10 万，其中报告菌阳肺结核 24 万余人，菌阳肺结核报告发病率为 18/10 万。

无论是估算的肺结核发病率还是报告发病率，与实际发病率间都可能存在一定的差距。我国将通过不断完善监测系统、提高监测质量，使报告发病率能够更加准确地反映实际发病率。

（三）患病率

我国已于 1979 年到 2010 年间开展了五次全国性结核病流调。1979 年调查结果显示活动性肺结核患病率为 717/10 万，涂阳患病率为 187 万/10 万；2010 年调查结果显示活动性肺结核患病率为 518/10 万，涂阳患病率为 74/10 万。期间肺结核无论是患病率还是涂阳患病率均明显下降，但总体仍居高。

近 10 年来，由于全国现代结核病控制策略的快速扩展，涂阳肺结核患病率大幅度下降。2010 年流调是以整群抽样的方法调查 15 岁以上人口结核病疫情现状，按照此方法对 2000 年的流调结果进行了标化。与 2000 年相比，2010 年全国活动性、涂阳和菌阳患病率均呈下降趋势。其中活动性肺结核患病率年递降率为 0.2%，涂阳肺结核患病率年递降率为 9.0%，菌阳肺结核患病率年递降率为 5.8%（表 1-1）。

表 1-1　2000 年和 2010 年流调肺结核患病率、下降幅度及年递降率

患者分类	患病率（1/10 万）		2000～2010 年下降幅度（%）	2000～2010 年年递降率（%）
	2000 年	2010 年		
活动性肺结核	466	459	1.5	0.2
涂阳肺结核	169	66	60.9	9.0
菌阳肺结核	216	119	44.9	5.8

按照 2010 年的流调结果推算，全国 15 岁及以上人群活动性、涂阳和菌阳肺结核患者数分别为 499 万、72 万和 129 万。在肺结核患病率中，男性高于女性，乡村高于城镇，西部高于中部和东部地区。

（四）肺结核耐药率

耐药肺结核尤其是耐多药肺结核流行已成为我国结核病控制工作的重要挑战。2007 年世界卫生组织估算我国约有 13 万耐多药肺结核患者，居世界第一位。2010 年流调结果显示：结核菌分离菌株对检测的 4 种一线抗结核药物的任一耐药率为 36.8%，初治患者为 36.9%，复治患者为 35.9%；分离菌株的耐多药率为 6.8%，其中初治患者耐多药率为 5.4 %，复治患者耐多药率为 15.4 %；广泛耐药率为 2.1%，其中初治患者广泛耐药率为 1.2 %，复治患者广泛耐多药率为 7.7%。

（五）结核菌和艾滋病病毒双重感染

我国的艾滋病疫情处于总体低流行、特定人群和部分重点地区出现高流行的态势。截至 2011 年底，估计我国现存活的人类免疫缺陷病毒（HIV）/获得性免疫缺陷综合征（AIDS）患者达 78 万人（62 万～92 万人）。按照人群 44.5%感染结核菌，估计我国结核杆菌（TB）/HIV 双重感染者约为 34.7 万人。根据我国现有结核病和艾滋病疫情报告资料、专项调查及项目地区资料，同时借鉴其他国内外文献，2010 年在我国新发结核患者中，大约有 1.8 万例患者同时感染了艾滋病病毒。HIV/AIDS 合并结核在胸部 X 线的改变表现为病变部位不典型、多种形态的病灶阴影共存、病灶形成空洞、肺门及纵隔淋巴结多出现肿大及合并胸膜炎常见等。

（六）死亡率

我国结核病死亡率呈不断下降趋势。全国流调结核病死亡回顾性调查结果分析：1983/1984 年，结核病死亡率为 35.0/10 万，肺结核死亡率为 31.0/10 万；1989 年，结核病的死亡率为 20.4/10 万，肺结核死亡率为 19.1/10 万；1999 年，结核病死亡率为 9.8/10 万，肺结核死亡率为 8.8/10 万。从 1983/1984 年至 1999 年间，结核病死亡率下降了 72.0%，年递降率为 8.1%；肺结核死亡率下降了 71.6%，年递降率为 8.1%。自 2004 年开始利用国家疾病监测系统（The National Disease Surveillance Point System，DSP）死因监测信息统计，肺结核死亡率为 6.43/10 万，到 2014 年下降至 2.32/10 万。

尽管我国结核病疫情呈下降趋势，但由于我国人口众多、人群结核感染基数大，不同地区经济发展不平衡，在农村和西部地区肺结核患病率下降缓慢。在今后相当长的一段时间内，随着全国流动人口的增多、耐多药结核病的流行，以及结核菌/艾滋病病毒双重感染的影响，仍将为我国结核病疫情下降带来极大的挑战。

（刘二勇　成诗明）

第三节　结核病控制策略

“策略”是指为了实现某一目标，根据可能出现的问题制定的解决方案，并在实现目标的过程中，根据形势的发展和变化制定出新的方案。因此，结核病控制策略是指为了减少结核感染、患病和死亡，降低结核病疾病负担，在不同时期根据结核病控制所面临的问题而制定的防控方案。

结核病严重危害人类健康，是全球关注的公共卫生问题和社会问题，也是我国重点控制的重大传染病之一。随着社会经济和科学技术的发展，结核病控制策略被确立、推行并在实践中被不断更新。

（一）现代结核病控制策略

20 世纪 40 年代随着链霉素等对结核病治疗有效药物的发现，特别是 50 年代初期异烟肼用于抗结核治疗，开创了结核病化学治疗的新时代。20 世纪 70 年代前后，在一些国家和地区（包括我国的北京和香港）开始尝试使用结核病患者不住院的群体标准化治疗，取得了很好的效果并充分证明了其可行性。经过发展，1995 年，世界卫生组织根据许多国家控制结核病的经验启动了以直接面视下短程药物治疗为基础的结核病控制策略，即现代结核病控制策略（DOTS 策略）。现代结核病控制策略的指导思想是发现并治愈传染源，这一措施被认为是最有效、最符合成本/效益的疾病控制干预措施。这一策略包含五个要素：

（1）政府承诺。控制结核病是各级政府的责任，政府的人力与经费投入应满足现代结核病控制工作的需要。

（2）利用痰涂片显微镜检查以发现更多的传染性肺结核患者。

（3）为结核病患者提供直接面视下的标准化短程化疗方案。

（4）建立持续不间断的有质量保证的抗结核药物供应系统。

（5）建立结核病的登记、报告和评价的监测系统。

1991 年以前，我国仅有北京、上海和天津等地实行 DOTS 策略。自 1992 年起，我国政府先后利用世界银行贷款和政府经费在全国的 28 个省、自治区的部分县（区）开展 DOTS 策略。进行 21 世纪以来，国务院办公厅印发了《全国结核病防治规划（2001—2010 年）》，全面推行以控制传染源为核心的 DOTS 策略。到 2005 年，全国所有的县（区）均实施了 DOTS 策略，结核病防治工作取得了显著成效。

（二）遏制结核病策略

国内外的经验均证实，DOTS 策略的实施对改善和控制结核病疫情起到了关键作用。然而，许多国家和地区在结核病控制工作中仍面临许多问题，主要包括：卫生系统在政策、人力资源、筹资、管理、提供服务等方面薄弱；卫生服务提供者参与不足；缺乏新的诊断技术、药物和更有效的疫苗等。

为了大幅度降低全球结核病负担，实现到 2015 年结核病患病率和死亡率在 1990 年基础上下降一半的联合国千年发展目标，世界卫生组织和全球遏制结核病伙伴在总结分析多年来实施 DOTS 策略的成功经验的基础上，于 2006 年提出了遏制结核病策略。该策略包括六个要素：

（1）加强 DOTS 扩展，提高 DOTS 实施质量

1）加强政府承诺，保证持续增长的资金投入。

2）采用细菌学方法发现病人。

3）督导下的标准化治疗，并保证治疗的依从性。

4）有效的药物供应系统。

5）健全的监控系统和效果评价。

（2）应对结核菌/艾滋病病毒双重感染、耐多药结核病和其他挑战

1）结核病和艾滋病防治联合行动。

2）预防和控制耐药性结核病，实施耐多药规范化管理策略。

3）关注高危人群和特殊场所。

（3）致力于医疗卫生体系的改革

1）积极参与国家和全球的卫生工作。

2）实施结核病控制体系的改革措施。

3）吸纳其他领域的革新方法。

4）促进肺部健康的有效途径：将结核病关怀与呼吸系统保健相结合。

（4）吸纳所有的卫生服务提供者参与结核病控制

1）公立–私立医疗机构合作模式。

2）结核病关怀的国际标准。

（5）动员病人和社区的力量

1）社区结核病防治。

2）宣传、交流和社会动员。

（6）促进科学研究

1）开展为结核病防治规划服务的应用性研究。

2）协作研发新型诊断方法、药物和疫苗。

我国在 2005 年实现了以县（区）为单位的 DOTS 策略覆盖率 100%的目标后，考虑到当时我国结核病工作中面临的流动人口、结核菌/艾滋病病毒双重感染和耐药结核病防治工作等挑战，开始尝试实施遏制结核病策略。特别是至 2011 年我国全面实施《全国结核病防治规划（2011—2015 年）》以来，我国实施的中国结核病控制策略在全球遏制结核病策略的基础上更加适合我国的实际情况。目前我国实施的结核病控制策略是在健全政府组织领导、部门各负其责、全社会参与的结核病防治机制下，在保证 DOTS 策略实施质量的基础上，积极应对耐多药肺结核、结核菌/艾滋病病毒双重感染、流动人口结核病和其他挑战，动员全社会参与结核病控制和积极开展结核病相关科学研究等。

（三）2015 年后全球结核病控制策略

2014 年世界卫生大会提出了 2015 年后全球结核病控制策略（global strategy and targets for tuberculosis prevention，care and control after 2015）。

（1）策略的远景

1）一个没有结核的世界。

2）结核病不再导致死亡疾病和痛苦。

（2）2015 年里程碑

1）使结核病死亡率比 2015 年降低 75%。

2）使结核病发病率降低 50%（每 10 万人口中结核病例少于 55 例）。

3）没有因结核病而面临灾难性费用的受影响的家庭。

（3）2015 年目标

1）使结核病死亡率比 2015 年降低 95%。

2）使结核病发病率降低 90%（每 10 万人口结核病例少于 10 例）。

3）没有因结核病而面临灾难性费用的受影响家庭。

（4）原则

1）政府负责管理和问责，同时进行监测和评估。

2）与民间社会组织和社区建立强大的联盟。

3）保护和促进人权、伦理和公平。

4）全球协力，在国家层面调整应用战略和目标。

（张　慧）

第四节　结核病治疗管理

为控制结核病疫情，全球各个国家都制定了与国情相适应的结核病控制规划（national tuberculosis program，NTP），NTP 的基本策略就是控制结核分枝杆菌在人群中的传播，即有效控制传染源，其主要途径为早期发现排菌的患者并给予有效、彻底的治疗，从而达到痰菌迅速阴转，传染性消失的目的。NTP 是随着国家政治、经济和社会的发展，以及结核病疫情的变化而定期修改完善。为保证其规划正确、顺利地实施，必须采取早期发现患者、及时正确抗结核治疗及有效的治疗管理。

结核病患者确诊后，结核病防治机构的临床医师基于“早期、联合、适量、规律、全程”的治疗原则，根据患者的治疗史结合其病情制定方案，即给予抗结核药物化疗，患者的治疗期达到或超过 6 个月。治疗过程中下列情况时有发生：①在有效的抗结核药物治疗下往往患者的症状得到缓解甚至完全消失，患者误以为结核病已经治愈而中断治疗。②抗结核药物的不良反应较为常见。夏愔愔、詹思延 2006 年采用系统综述方法，以“结核+药物”为关键词搜索国内发表于 1996～2005 年的文献，对文献的报道内容进行综合分析，根据检索结果、入选及排除标准，共纳入文献 117 篇。近 10 年文献报道抗结核药物引起的不良反应合计发生率为 12.62%，其中以肝损害的报告发生率最高，合计发生率为 11.90%，而药物不良反应的出现可导致患者擅自减少服药的种类和剂量直至中断治疗。③对结核病的危害不够重视或一贯不关注身体健康，服药断断续续。④治病心切，随意加大药物剂量等，导致“十字”治疗原则未能得到可靠执行，严重影响治疗效果。由此可见治疗管理在结核病控制中是非常重要的工作，如果缺乏有效的治疗管理，将导致一系列的不良后果。首先会产生大量的复治病例，产生大量的慢性传染源，还有可能产生大量耐多药的病例，从而形成一个恶性传播循环，不可避免的结果是该地区的患病率会居高不下，以及该地区的获得性耐药率和原发耐药率均会增加。此外由于对课题入选患者治疗管理不善，导致患者脱落率高并影响疗效，不利于客观分析疗效，科研结果说服力下降。

治疗管理的主要内容有五个方面：①最重要的是要督导病人全疗程规律服药；②要督促病人定期痰检复查；③要掌握病人用药后的不良反应，并及时对症处理；④要做好病人治疗管理的记录，及时评价治疗效果；⑤对病人及其家属做好结核病防治知识的宣教工作。

（一）肺结核患者的治疗管理方式

1. 全程督导 在治疗全过程中，患者每次用药均在督导员直接面视（DOT）下进行（主要推荐的治疗管理方式）。

2. 强化期督导 在治疗强化期（治疗的前 2 个月），患者每次用药均在督导员直接面视下进行，采用全程管理。

3. 全程管理 在患者治疗全程中，通过对患者加强宣教、定期门诊取药、家庭访视，复核患者服药情况（核查剩余药物量、尿液抽检）、误期（未复诊或未取药）追回等综合性管理方法，以保证患者规律服药。

（二）肺结核患者治疗管理方式的选择

涂阳肺结核和含有空洞或表现为粟粒性病变的新涂阴肺结核患者应采用全程督导化疗；非粟粒性或无空洞的新涂阴肺结核，以及结核性胸膜炎患者推荐强化期督导管理治疗。如果患者居住地离社区卫生服务站（村卫生室）的距离超过 1.5 公里或者社区卫生服务站（村卫生室）医生无法承担督导任务时，可以实行家庭成员督导或者志愿者督导的治疗管理方式。接受国家 MDR-TB 治疗方案的患者必须由医务人员进行督导管理治疗。

（三）肺结核患者治疗的督导员

社区卫生服务站（村卫生室）的医生是肺结核患者治疗的主要督导员。如果患者住处离社区服务中心（乡镇卫生院）近且交通方便，可由社区服务中心（乡镇卫生院）的医生直接作为患者的督导员。

在村级医生督导治疗有困难时，由社区中心（乡级）医生选择志愿者（如居/村委会成员、教师、退休医生等）或患者的家庭成员负责治疗管理，但在治疗前应对志愿者或家庭成员进行详细认真的培训。

（四）志愿者、家庭督导员应具备的条件

（1）志愿者：除医务人员和家庭成员以外，志愿承担对结核病患者进行治疗管理的人员，如教师、学生、结核病治愈者及社会上的其他人员等。年龄在 18 岁以上，具备初中及以上文化程度，经过结防医生培训后，能够督促管理患者服药、复查和填写相关记录。

（2）家庭督导员：结核病患者的配偶、父母、子女及与患者一起生活的其他家庭人员，年龄在 15 岁以上，具备小学及以上文化程度，经过村级医生培训后，能够督促管理患者服药、复查和填写相关记录。

（五）督导员的培训

督导员必须经过培训后方可参与患者服药督导工作。对医务人员督导员的培训应纳入

常规的业务技术培训，对家庭督导员和志愿者的培训应由社区卫生中心（乡镇卫生院）、社区卫生服务站（村）的医生进行。

（1）培训方法：由医生向督导员讲述培训内容。培训结束后，让督导员回答培训的主要内容。对不能正确回答的相关内容要重复培训。

（2）培训内容

1）结核病防治基本知识，如防止结核病传染的方法、治疗疗程等。

2）患者所用药物的名称、每次用药剂量和方法。

3）做到“送药到手，看服到口，记录再走”。按照治疗方案的要求每日或隔日服药。患者误期、未服，每日服药者应顺延服药时间，隔日服药者应在24h内补上。

4）药物常见不良反应，如有不良反应及时向医生报告，同时督促患者找医生处理。

5）在患者服药期间，原则上在治疗满2、5、6个月（复治8个月）时，督促患者带晨痰和夜间痰到结防机构复查，如果治疗满2个月时复查涂片结果为阳性则增加治疗，满3个月时痰检复查。

6）做好患者每次服药记录。

（六）患者督导管理

（1）对患者的督导管理

1）治疗前做好对患者及家属的宣传教育工作，介绍用药方法，说明坚持规律服药的重要性及药物常见的不良反应。

2）负责保管患者的抗结核药物，核对药物的有效期及数量。

3）负责面视患者服药，做到“送药到手，看服到口，记录再走”。服药后填写患者治疗记录卡。

4）督促患者按时复查、取药，留送合格的痰标本。

5）密切观察患者治疗期间的药物不良反应，并及时记录、报告。

6）患者完成疗程后，将患者治疗记录卡转交给县（区）级结防机构。

（2）督导员对患者的宣教内容

1）只要坚持正规治疗，结核病是可以治愈的。

2）中断治疗的后果：导致治疗失败，形成难治性病例，甚至死亡。

3）治疗疗程：治疗分两个阶段，即强化期和继续期。

4）服用利福平后尿液变红为正常现象。

5）定期复查的重要性。

6）国家对肺结核的免费政策。

7）不面对他人咳嗽、打喷嚏，不随地吐痰。

8）对患者吐的痰应采用适当方法进行处理，如用纸包好烧掉等。

（3）在与患者进行宣传和沟通时，要注意以下技巧：

1）应当给予患者更多的同情、关心和照顾，不要歧视。

2）与患者交流时言语和蔼、耐心倾听及解答问题。

3）尊重患者的隐私权。

总之，高质量的治疗管理是临床医师制定的有效治疗方案得以贯彻的保障，也是患者规律治疗的保证，有时也是药物不良反应的重要发现机制，更是结核病防治知识的宣传载体。

（张祖荣　沈　鑫）

参考文献

国务院办公厅. 2011. 国务院办公厅关于印发全国结核病防治规划（2011—2015 年）的通知（国办发〔2011〕53 号）. 11-17

屠德华，万利亚，王黎霞. 2013. 现代结核病控制理论与实践. 2 版. 北京：军事医学科学出版社

王黎霞，成诗明，周林. 2012. 结核菌/艾滋病病毒双重感染防治工作技术指导手册. 北京：人民卫生出版社，30-50

王宇. 2011. 全国第五次结核病流行病学抽样调查资料汇编. 北京：军事医学科学出版社，10-20

卫生部疾病预防控制局，卫生部医政司，中国疾病预防控制中心. 2009. 中国结核病防治规划实施工作指南（2008 年版）. 北京：中国协和医科大学出版社

卫生部疾病预防控制局. 2009. 中国结核病防治规划. 北京：中国协和医科大学出版社，59-69；82-86

夏愔愔，詹思延. 2007. 国内抗结核药品不良反应发生率的综合分析. 中国结核和呼吸杂志，30：419-423

杨华林，朱莉贞，成诗明. 2010. 现代结核病诊断与治疗. 长沙：湖南人民出版社，23-25

中华人民共和国卫生部. 2002. 2000 年全国结核病流行病学抽样调查资料汇编. 北京：人民卫生出版社，15-25

Tuberculosis Coalition for Technical Assistance. 2009. International Standards for Tuberculosis Care（ISTC），second edition. Tuberculosis Coalition for Technical Assistance，The Hague

World Health Organization. 2007. Global Tuberculosis Control：Surveillance，Planning，financing. WHO/HTM/TB/2007. Geneva：World Health Orgallization，24-26

World Health Organization. 2011. Global Tuberculosis Control：Surveillance，Planning，financing. WHO/HTM/TB/2011. Geneva：World Health Orgallization，12-13

World Health Organization. 2015. Global Tuberculosis Report 2015. 20th edition. Geneva：World Health Orgallization

World Health Organization. 1997. Tuberculosis control the DOTS strategy. WHO/TB/97. 228. Geneva：WHO

World Health Organization. 2006. Stop TB strategy. In：http：//www.who.int/tb/ strategy/en/

第二章 结核病流行病学

第一节 结核病流行病学指标及常用研究方法

一、常用流行病学指标

（一）疾病测量指标

1. 发病率（incidence rate） 发病率是指一定时间内，某特定人群中发生某病新病例的频率。其具体计算公式为：

$$发病率=\frac{某时期某人群发生某病的新病例数}{同期暴露人口数}\times K$$

（1）分子：在观察期间内新发生的病例数。在计算结核病新发病例数的时候，要包括新发生的及重新发生结核病的病例。

（2）分母：即暴露人口数，只有危险人口才能作分母。必须符合以下两个条件：必须是观察时间内观察地区内的人群，必须有可能患所要观察的疾病，已经患病、正在接受治疗的患者需要从分母中剔除。当可能或不可能患某病的人数难以确定时，则以总人口数计之；当难以确定总人口数时，则以平均人口数计之。通常，某年平均人口数是该年7月1日零时人口数，或是上年年终人口数加本年年终人口数除以2。

发病率是非常重要的指标，在计算发病率的时候，除了要明确分子、分母的定义外，还要注意发病率往往是以年为单位，可以计算年发病率，5年、10年发病率等。发病率还受诊断水平、诊断标准及就诊率等的影响。

2. 患病率（prevalence rate） 患病率又称现患率、流行率，是指某一时点或某一期间某病新旧病例数占调查总人口的比例。分别为时点患病率（point prevalence）和期间患病率（period prevalence）。其表达式如下：

$$时点患病率=\frac{某一时点某人群某病的新旧病例之和}{该时人口数}\times K$$

$$期间患病率=\frac{某一时期某人群某病的新旧病例之和}{同期平均人口数}\times K$$

时点患病率表明在某一时点上某人群中所有的病例数占全人口的比例。实际上是一个静态的构成比例。结核病的患病率往往与结核病患者的发病率、复发率、发现率、治愈率和死亡率等多种因素有关，是一个综合指标，是掌握结核病疫情严重程度、评价干预措施、防治效果和结核病对健康人群危害程度的重要指标。患病率可为医疗设施的规划、卫生人力的供给、医疗经费的投入和医疗质量的评估等提供科学依据。

3. 感染率（infection rate） 感染率是指被调查的人群中某病病原体感染者所占的比例。性质与患病率相似。其表达式如下：

$$感染率=\frac{受检查中感染人数}{受检查人数}\times 100\%$$

4. 续发率（secondary attack rate，SAR） 续发率是传染病流行病学指标，是指某病的易感接触者中，在该病的最短潜伏期至最长潜伏期内发生二代病例数的频率。

$$续发率=\frac{一个潜伏期内易感接触者中发病人数}{易感接触者总人数}\times 100\%$$

通过续发率可以研究有关传染病的许多问题，如分析传染力的大小，推算传染期，了解各种因素对传播的影响，评价防治措施的效果等。结核病患者易感接触者往往是以家庭、病房、托儿所或幼儿园的班级、集体宿舍等为聚集单位分析的，如以家庭内接触为基本要素分析时，称为“家庭内续发率”。在进行分析时，应将首发病例从聚集单位中剔除。

（二）死亡测量指标

1. 死亡率（mortality rate） 死亡率是指在一定时期内某人群死亡人数与该时期该人群平均人口数之比。其表达式如下：

$$死亡率=\frac{某时期某人群死亡人数}{该时期该人群平均人口数}\times K$$

根据上式算得的死亡率是死于各种原因的总死亡率，是未经调整的粗死亡率。如果该人群的死亡率要与标准人口或其他人群的死亡率作比较，必须要对粗死亡率进行标化，标化后的死亡率称为标化死亡率或者标化死亡比，可用于不同人群、不同地区之间的比较。总死亡率反映一个人群总的死亡水平，是衡量人群因病伤死亡的危险大小的指标，反映一个地区在不同时期的居民健康状况和卫生保健工作水平，可为当地卫生保健工作的需求和规划提供科学依据。

除了总死亡率，常常需要计算以死因分类的死亡率，或是以性别、年龄、职业、种族等分类的死亡率，这就是死亡专率。如结核病死亡率，是指某一期间内因结核病死亡的人数与该地区平均人口数之比。

2. 病死率（fatality rate） 病死率表示在一定时期内，人群中因某病而死亡者与该病的患者数之比。其表达式如下：

$$病死率=\frac{一定时间内因某病死亡人数}{同时期某病病人数}\times 100\%$$

病死率反映了疾病的严重程度和医疗的技术水平，也与诊断治疗的早晚有关，一般用于衡量住院病人或急性病病人的结局。随着化学疗法的推广，目前结核病的病死率已经明显下降。

（三）疾病流行强度

散发、流行、大流行等概念，描述疾病发生的规模，是对疾病流行强度的评定。

某病发病人数不多，病例散在发生，无聚集性，相互间无明显联系，或者是发病率呈历年一般水平称为散发。散发适用于范围较大的地区，小范围内发生的少数病例可称为散发病例。当某病在某地区人群中的发病率显著超过历年的散发发病率水平时称为流行。如果某病的发病率远远超过流行的水平就变成了大流行。大流行的特点是疾病迅速蔓延，涉及广大地区的人群，在短期内跨过省界、国界甚至洲界，而形成世界性的流行。

暴发是流行的一个特殊形式，是指在短时间、小范围内突然出现大量症状相似的病人，这些人多有相同的传染源或传播途径，病例往往集中在疾病的最短和最长潜伏期之间，如学校水痘暴发。由于结核病是慢性传染病，感染时间很难确定，因而暴发的界定也非常困难。按照国家规定，结核病暴发疫情的标准是：同一学校、工地等集体单位，在短时间内（1 个月内）发现 3 例及以上有流行病学关联的肺结核患者，以及肺结核患者的密切接触者与对照人群相比，结核菌素试验的阳性率异常升高，构成严重的公共卫生问题。

二、常用流行病学研究方法

在结核病相关研究中常用的流行病学方法包括描述性研究、分析性研究和实验性研究，前面两者又可以称为观察性研究。从研究因果关系、论证强度而言，实验性研究的强度最大，其次为分析性研究中的队列研究，描述性研究最弱。

（一）描述性研究

描述性研究，又称描述性流行病学，是对疾病或健康状况在人群中的分布，以及发生、发展的规律进行客观描述。描述性研究是流行病学最常用的研究方法之一，往往通过对疾病或者健康状况在时间、空间和人群分布特点的描述，揭示某种现象分布及发生、发展的规律，从而提出相应的病因假设。描述性研究是流行病学调查的第一步，是分析性研究的基础，为分析性研究提供必要的线索和基础数据。描述性研究既可以通过普查或者抽样调查收集资料，也可以通过现有的疾病登记系统、管理系统、诊疗记录、报告信息等获取相应的资料进行分析。

1. 现况调查 又称为横断面调查（cross-sectional study），是指按照事先设计的要求在特定的时间、特定的人群中应用普查或者抽样调查的方法收集疾病或健康状况的资料，以描述疾病或者健康状况的分布特点及其与观察因素之间的关联。如全国结核病流行病学调查，部分省市开展的流行病学调查、结核病患者知识现状、全国耐药结核病流行病学调查等。现况调查的资料往往收集的是特定时间的暴露情况和疾病（健康）状态，往往使用患病率指标用于描述事件特点，又称为患病率调查。现况调查通常不追溯对象既往暴露状况，也不需要对研究对象进行追踪和随访，是一种因果并存状态的调查，仅仅用于揭示现在存在的状况及可能的线索，不能进一步进行因果关系的论证。常用的现况调查方法有两种，普查和抽样调查。

（1）普查：指在一定的时间内，对特定范围内的每一位研究对象进行调查，往往用于了解疾病的患病率或者健康状况、早期发现疾病的疫情和分布，建立某些生理指标的正常值等。这种方法确定调查对象比较简单，对选定范围内的每一位对象进行调查，但是相对工作量较大，需要一定人力和物力的保证，涉及面相对较广，需要严格的质量控制以确保资料的有效性。

（2）抽样调查：是最为常用的调查方法，指在实际的调查工作中，根据抽取样本的结果估计总体的水平。抽样调查必须遵循随机化原则，获得有代表性的样本，以保证在估计总体水平时的准确性。常用的抽样方法有单纯随机抽样、系统抽样、分层抽样、整群抽样及多阶段抽样。在抽样调查中，样本大小非常重要，抽样误差大小直接和样本含量有关，样本含量过小，研究结果不稳定、代表性差，推断总体水平时精度差，检验效能降低，但是过多的样本含量又会增加成本和工作量。样本大小受预期患病率或预期暴露率、允许误差、研究单位之间的变异及把握度大小的影响。现况调查的样本计算公式如下：

$$N=\frac{t^2pq}{d^2}$$

其中 N 为样本大小，t 为一定检验水准下的 t 值，p 为预期患病率或者预期的暴露率，d 为容许误差。

当对均数进行抽样研究时，可以使用 $N=\left(\frac{U_\alpha\sigma}{\delta}\right)^2$ 进行计算，其中 σ 为总体均数，δ 为容许误差。

2. 筛检 指利用快速、简便的方法，从表面健康者中将可能有病的人和无病的人区分出来。筛检并不是诊断，筛检阳性或者可疑阳性的人群必须接受进一步的诊断。很多疾病的发生，都是一个缓慢演变的过程，通过筛检可以将诊断前移，便于改善疾病的预后。但是由于筛检面对的是健康人群，因而使用的筛查方法要快速、简便易行，同时在实施筛查前一方面要充分评价方法的灵敏度、特异度及预期的收益等，另一方面要考虑筛查的疾病必须是当地重要的公共卫生问题，对所要筛查疾病的自然史非常了解，筛查的疾病有较长的病变过程，并且筛查阳性的人群能够得到进一步的诊断和治疗。

（二）分析性研究

1. 病例对照研究（case control study） 是分析性流行病学研究中最为基础和最为常见的研究方法。其基本原理为选定患有某种疾病的一组人群，并选择相应的没有患该种疾病、有可比性的对照，对可能的危险因素既往暴露情况进行调查，评价病例组和对照组之间相应危险因素的暴露比，从而分析暴露和疾病之间的联系。病例对照研究是一种由果及因的回顾性研究方法，以患病人群为切入点将人群分为患病和未患病两组进行比较。

（1）病例的选择：病例通常有三种类型，分别是新发病例、现患病例和死亡病例。在病例对照研究中，首选新发病例，其优点是这部分患者是新诊断的，对既往的危险因素的回忆比较准确，提供的信息更为可靠，但是对于发病率很低的疾病来说，短期内不足以收集足够的病例，这个时候可以考虑现患病例，使用现患病例的优点是可以获得足够的病例，但是这部分病人对既往危险因素的暴露情况可能受患病的影响而发生改变。结核病研究中，首选新发涂阳结核病患者，研究中的病例可以选自一个定点医院或者一个结防所在一段时间内登记、诊断的所有结核病患者，也可以是在某个社区内通过筛查发现的新病人。

（2）对照的选择：对照必须是足以代表病例产生的人群，因此在选择对照的时候要保证对照的代表性，同时还要注意对照与病例具有良好的可比性，即除了研究因素外，可能影响发病的其他因素在两组之间保持均衡。实际工作中，对照可以来源于同一或者多个医疗机构诊断的其他病例，可以是患者的邻居或者同一社区的健康人，也可以选择病例的配偶、同胞、亲戚、同事等。病例和对照既可以是没有匹配的对照，也可以按照特别的要求进行匹配，控制对照和病例保持一致，如年龄匹配、性别匹配等。

（3）样本大小：病例对照研究样本大小取决于研究因素在对照组中的暴露率（p_0）、暴露比值比（odds ratio，OR）值、希望达到的检验的显著性水平及希望达到的检验把握度等。其中非匹配设计的病例与对照研究的样本数为：

$$n = 2\overline{pq}\frac{\left(U_\alpha + U_\beta\right)^2}{\left(p_1 - p_0\right)^2}$$

式中，n 为病例组或者对照组样本量，p_1、p_0 分别为病例组和对照组的暴露率，$\overline{p} = \left(p_1 + p_0\right)/2$。

当使用 1∶1 配对研究时，所需要的对子数为：

$$m = \frac{\left(U_\alpha/2 + U_\beta\sqrt{p(1-p)^2}\right)}{\left(p - 1/2\right)^2}$$，其中 p=OR/（1+OR）

m 为结果不一致的对子数，研究所需要的总对子数为：

$$m = \frac{m}{p_0 q_1 + p_1 q_0}$$

（4）资料的整理与分析：病例对照研究的核心是比较病例组和对照组中暴露的比例，从而分析暴露和疾病的联系程度。病例对照研究中表示疾病与暴露因素之间联系强度的指标为比值比。资料分析之前，可以整理成如表 2-1 所示的基本格式：

表 2-1 病例对照研究资料整理分析表

暴露	病例组	对照组	合计
有	*a*	*b*	*a*+*b*
无	*c*	*d*	*c*+*d*
合计	*a*+*c*	*b*+*d*	*a*+*b*+*c*+*d*

$$病例组的暴露比值 = \frac{a/(a+c)}{c/(a+c)} = \frac{a}{c}$$

$$对照组的暴露比值 = \frac{b/(b+d)}{d/(b+d)} = \frac{b}{d}$$

$$\text{OR}=\frac{\text{病例组的暴露比值}}{\text{对照组的暴露比值}}=\frac{a/c}{b/d}=\frac{ad}{bc}$$

表 2-2　配对设计病例对照研究资料整理分析表

对照	病例组		合计
	暴露	未暴露	
暴露	a	b	$a+b$
未暴露	c	d	$c+d$
合计	$a+c$	$b+d$	$a+b+c+d$

对于配对设计的病例对照研究，资料可以整理成表 2-2 所示的四格表。此时分析 OR 时，$\text{OR}=c/b$。

（5）常见偏倚：病例对照研究是一种回顾性观察研究，常见的偏倚有选择偏倚、信息偏倚和混杂偏倚。选择偏倚常常发生在研究的设计阶段，常见的有入院率偏倚、现患-新发病例偏倚（奈曼偏倚）、检出症候偏倚、时间效应偏倚等。信息偏倚是病例对照研究实施过程中由于测量暴露与结局方法的局限性造成的系统误差，最为常见的是回忆偏倚和调查偏倚。

（6）优缺点：病例对照研究特别适用于罕见病的研究，相对而言更省力、省时间，并且容易组织。但是病例对照研究是由果及因的回顾性研究，因而在进行病因推断的时候无法判断暴露与疾病的时间先后顺序，在获取信息的时候也无法避免回忆偏倚。

2. 队列研究（cohort study）　又称前瞻性研究（prospective study）、纵向研究（longitudinal study），是基于人群的观察性研究，是一种由因及果的研究方法。其基本原理是选定暴露于某个危险因素和不暴露于该危险因素的两组人群，前瞻性随访两组研究结局的出现情况，并比较两组之间的差异，从而分析暴露因素和研究结局之间的关系。队列研究可分为三类：前瞻性队列研究、历史性队列研究和双向队列研究。

（1）确定暴露因素：暴露是指能够使疾病发生风险增加的所有因素，包括环境因素及内在的遗传因素等。在实施队列研究之前，应该在研究设计阶段明确要调查的暴露因素的测量标准、评价等级等信息。暴露状况既可以定性评价是否暴露，又可以按照暴露的严重程度分为轻、中、重等亚组或者按照不同的暴露水平分成不同的暴露等级。

（2）研究对象的选择：暴露组可以选择一些特殊的暴露人群，如工厂的特定职业人群、医院放射科的医生等，特定区域内的居民或者是有组织的团体内的成员进行相应的研究。在选择对照组的时候，关键要注意两组之间的可比性，即对照组除了未暴露于研究的暴露因素之外，其他的因素及人群特征应该与暴露人群相同。队列研究中的对照组可以是内对照，即选择同一研究人群中没有暴露或者暴露剂量低的人群作为对照组，也可以是外对照，常用于职业暴露人群对照的选择。当一般人群中疾病的发病率或者死亡率稳定且容易获得的时候，可以考虑用一般人群作为对照组进行比较。

（3）样本大小：队列研究样本大小取决于研究因素在一般人群（非暴露组）的发病率（p_0）、暴露组的发病率（p_1）、希望达到的检验的显著性水平（α），以及希望达到的检验把握度（$1-\beta$）等。除此之外，在研究设计的时候还需要考虑暴露组和对照组的比例，以及研究过程中可能发生的失访程度。队列研究样本计算公式如下：

$$n=2\overline{pq}\frac{\left(U_\alpha+U_\beta\right)^2}{\left(p_1-p_0\right)^2}$$

其中 $\bar{p}$ 是暴露组与非暴露组发病率的平均值。

（4）结局与随访时间：队列研究中研究结局是指研究者预期的结果时间，结局不仅限于发病，还可以是死亡，或者是某个生理生化指标的改变等。在进行队列研究的时候，队列成员在队列中随访的时间及其对队列的贡献非常重要，因此要明确每一个研究对象队列开始的时间和随访的时间长度。队列研究随访时间的长短取决于暴露和疾病之间的联系强度、评价的结局指标及疾病的潜伏期。

（5）资料的整理与分析：队列研究的核心是比较暴露组和非暴露组中研究结局的发生情况，继而分析暴露和疾病的联系程度。

1）率的计算：在队列研究中，如果研究中观察人口比较稳定，可以以期初观察人口数作为分母，计算随访期间的累积发病率；如果在随访过程中，观察人口不稳定，研究对象进入队列的时间不一致，人口存在动态变化，并且有各种原因造成的失访，此时可以以观察人时为单位，计算发病密度。使用队列研究观察到的结果直接计算的率称为粗率，反映的是随访人群实际的疾病频率。在实际研究中，有时由于暴露组和对照组人群之间在人口构成上可能不同，此时需要使用标准人口对粗率进行校正，使用标准化的死亡率或者标化死亡比进行比较。

2）联系强度：队列研究中表示疾病与暴露因素之间联系强度的指标为相对危险度（relative ratio，RR），又称为危险比（risk ratio，RR），表示暴露组的发病率是非暴露组的多少倍。而暴露组和非暴露组发病率之差，被称为归因危险度（attributable ratio），反映的是因为暴露增加或者减少的率的多少。队列资料分析之前，可以整理成如表 2-3 所示的基本格式。

表 2-3　队列研究资料整理分析表

	病例	非病例	合计
暴露组	a	b	$a+b=n_1$
非暴露组	c	d	$c+d=n_0$
合计	$a+c$	$b+d$	$a+b+c+d$

$$\mathrm{RR}=\frac{\text{暴露组的发病率}}{\text{非暴露组的发病率}}=\frac{a/n_1}{c/n_0}$$

$$\mathrm{AR}=\text{暴露组的发病率}-\text{非暴露组的发病率}=a/n_1-c/n_0$$

相对危险度说明了暴露组和非暴露组相比较，患病的危险增加了多少，而归因危险度则表示因为暴露增加的超额危险的比例，前者具有病因学的意义，而后者更加具有公共卫生的价值。

除上述两个指标外，队列研究中还可以计算病因分值（etiologic fraction）和人群归因危险度。病因分值，又称归因危险度百分比（AR%），是指在暴露人群中，归因于暴露因素的发病或者是死亡占总全部病因所致死亡的百分比。人群归因危险度是指综合考虑暴露因素在人群中的暴露情况后，评价消除该因素后可能使发病率或者死亡率降低的程度，考虑的是暴露在特定暴露率的人群中的社会效应，它的大小取决于 RR 和人群暴露的比值。

（6）常见偏倚：队列研究中的最理想的研究人群是总体的无偏样本，但是在研究过程中可能会由于选定的研究对象不愿意参加研究，也可能选择的对象或者志愿者有特殊的特征或者习惯等，而造成了研究中的选择偏倚。同时，在研究过程中可能会出现研究对象退出、脱离研究等，而造成失访偏倚。而在暴露测量、结局转归评价过程中，如果仪器使用不当、测量不准确可能会产生错分偏倚。

（7）优缺点：队列研究是由因及果的研究设计，可以直接获得研究结局的发生情况，即发病率、死亡率等指标，在病因评价中具有更好的说服力，同时可以进行一因多果的研究，有助于了解疾病的自然史。但是该研究不适用于罕见病（发病率较低）的研究，因为需要的时间相对较长，并且需要在大样本中开展。由于需要对研究对象进行追踪、随访和长时间的观察，因而失访偏倚无法避免，而且随着时间的推移，未知变量对人群、结局产生影响的可能性越来越大。

（三）实验流行病学

实验流行病学又称流行病学试验，是一种由因及果的研究方法，其基本原理是选择满足研究目的的研究对象，将其随机分为两组后，一组给予干预措施，一组给予安慰剂或者空白对照（在现有治疗或干预措施的情况下给予现有措施作为对照），随访观察两组研究结局（治愈、发病）的出现情况，分析和评价干预措施与研究结局之间的关联，常用于评价治疗措施的效果、评估干预策略的效果等。根据研究目的和研究对象的不同，通常把实验流行病学分为临床试验、现场试验和社区干预试验三类。临床试验往往以临床上患病的病人为研究对象，评价药物或者治疗手段的效果；现场试验常用于疫苗干预效果、预防措施效果的评价，是以社区中未患病的个体为研究对象开展的试验研究；而社区试验则是以群体为观察单位进行的研究，常用于健康教育效果、干预措施效果的评价等。

1. 研究的基本要素 研究对象、干预措施，以及要评价的研究结局是实验研究的基本要素，缺一不可。实验研究中的研究对象，是根据研究目的选择的特定人群，是不具有研究结局但是可能会发生研究结局的人群。要制定严格的纳入和排除标准，确保纳入合格的研究对象，在选择研究对象的时候，还需要考虑对象的依从性，要选择预期发病率高的人群，同时要确保研究因素（干预措施）对研究对象无害。

2. 研究的基本原则

（1）随机化：实验研究中，需要将研究对象随机分配在实验组和对照组，使每个研究对象都有均等的机会被分配到各组，从而提高实验组和对照组的可比性。

（2）设置对照：在实验研究中，设置对照非常关键。对照是比较的基础，合理的对照能够成功地反映干预的效果，同时可以更好地评价和识别不能预知结局的出现情况，避免安慰剂效应、霍桑效应，以及正确评价不良反应的发生情况。

（3）盲法：流行病学实验研究中，可以使用盲法来提高研究的有效性。常用的方法包括单盲、双盲和三盲。单盲是指只有研究者了解分组情况，而研究对象不知道具体的分组情况；双盲情况下研究者和研究对象均不知道实验的分组情况；而三盲则还要对资料收集和分析人员实行盲法。盲法的应用可以有效控制人为因素对结果的影响，但是会增加研究的难度。另外，在实际研究过程中要注意特殊情况下需要揭盲。

3. 样本大小 实验研究样本大小取决于干预前后人群中所研究事件（结局）的发生率、Ⅰ类错误（α）和Ⅱ类错误的概率（$1-\beta$）、单侧检验还是双侧检验。当研究是对非连续变量如发病率、死亡率等进行比较时，可以用下列公式进行计算：

$$N=\frac{\left[Z_{\alpha}\sqrt{2\overline{p}\left(1-\overline{p}\right)}+Z_{\beta}\sqrt{p_1\left(1-p_1\right)+p_2\left(1-p_2\right)}\right]^2}{\left(p_1-p_2\right)^2}$$

其中，p_1：实验组发病率，p_2：对照组发病率，$\overline{p}=\left(p_1+p_2\right)/2$。

当研究结局是连续变量的时候，可以使用下面的公式计算样本大小：

$$N=\frac{2\left(Z_{\alpha}+Z_{\beta}\right)^2\sigma^2}{d^2}$$

其中，σ 为估计的标准差，d 为两组连续变量均值之差。

4. 资料的分析与评价　实验研究中实验措施干预效果的评价指标应该尽可能使用客观的、可测量的指标进行分析，其中在分析疫苗保护效果的时候常用效果指数、保护率，在评价治疗效果的时候常用有效率、治愈率、N 年生存率、病死率等指标进行分析。

5. 常见偏倚　实验研究纳入对象的时候，往往按照研究的纳入和排除标准筛选研究对象，在一定程度上可能会影响结果的外推，带来排除偏倚。研究对象被分配进实验组或者对照组后，在随访过程中可能会发生退出和失访等，从而造成样本量的减少，带来退出偏倚。

6. 优缺点　实验性研究是前瞻性、由因及果的研究设计，在设计过程中，研究者应根据研究目标制定严格的实验设计，从而能够更好地进行病因学的推断；但需要注意的是实验设计的实施条件相对较高，在实际工作中操作难度较大，人力、物力和时间成本较高，并且随访时间越长，研究对象发生失访的可能性就越大，因此，对实验结果的长期效果评价难度较大。

（赵　琦　徐　飚）

第二节　结核病流行病学抽样调查实践

流行病学（epidemiology）是研究人群中疾病与健康状况的分布及其影响因素，并研究防治疾病及促进健康的策略和措施的科学。流行病学应用广泛，几乎涉及社会科学、自然科学和医学科学的各主要学科。

抽样调查（sampling survey）是指通过随机抽样的方法，对特定时点、特定范围内人群中一个代表性的样本调查，以样本的统计量来估计总体参数所在范围。与普查相比，抽样调查具有省时、省力的优点，但抽样调查的设计、实施与资料分析均比普查要复杂。

结核病（tuberculosis）是由结核分枝杆菌（*Mycobacterium tuberculosis*，简称结核菌）感染，主要经呼吸道传播引起的全身慢性传染病。结核病不仅是严重的公共卫生问题，而且也是严重的社会问题。

一、全球结核病的流行状况

结核病是危害人类健康的主要传染病之一，20 世纪 80 年代以来随着 HIV 病毒和艾滋病的传播和蔓延、人口流动的增加、耐药结核病菌的流行等因素，结核病的发生率在进入 20 世纪 90 年代后有所回升。据 WHO 估计，全球大约有 1/3 的人感染了结核菌，全球超过 90%的结核病患者及 90%的结核病死亡发生在发展中国家，75%的结核病患者年龄在 15～54 岁，由结核病导致的经济损失，占家庭收入的 20%～30%。2014 年全球新发结核病患者 960 万，并有 110 万人死于结核病。

二、我国结核病的流行状况

我国是全球 22 个结核病高发的国家之一。为了掌握我国结核病的流行规律，获得全国结核病疫情基线资料，我国于 1979 年对 29 个省、自治区、直辖市开展了第一次结核病流行病学抽样调查；1984/1985 年在 22 个省、自治区、直辖市开展了第二次结核病流行病学抽样调查；1990 年在 29 个省、自治区、直辖市开展了第三次结核病流行病学抽样调查（天津市已于 1989 年进行了流行病学调查，不再参加本次调查）；2000 年在 31 个省、自治区、直辖市开展了第四次结核病流行病学抽样调查；2010 年在 31 个省、自治区、直辖市开展了第五次结核病流行病学抽样调查。1979 年、1984/1985 年、1990 年和 2000 年抽样调查显示标化后的活动性肺结核患病率分别为 796/10 万、550/10 万、523/10 万和 300/10 万，显示结核病在我国具有患病率高、分布广、病死率高、地区分布不均衡等特点。2011 年 3 月 21 日，卫生部召开全国第五次结核病流行病学抽样调查新闻发布会，公布了全国肺结核疫情现状。现以 2010 年第五次结核病流行病学抽样调查为例来说明抽样调查的实施方法。

三、研究实例

结核病仍然是危害人类健康的重大传染病之一。为了解我国结核病的流行现状和危害程度，评价《全国结核病防治规划（2001～2010 年）》的执行情况，为制定《全国结核病防治规划（2011～2015 年）》提供科学依据，卫生部于 2010 年在全国 31 个省、自治区、直辖市开展全国第五次结核病流行病学抽样调查。

（一）明确调查目的和调查方法

1. 调查目的 全国第五次结核病流行病学抽样调查的目的是“了解我国结核病的流行现状和危害程度”，获得肺结核患病率、肺结核耐药率、公众结核病知识知晓率，以及肺结核患者社会经济情况等方面的内容。

2. 调查方法 根据实际情况，抽样调查相对于普查，在不影响调查结果的前提下，可以大大节省人力和物力，因此我国进行的五次全国结核病流行病学调查均采用抽样调查的方法。

（二）确定研究对象、抽样方法和样本含量

1. 研究对象 本次流调的调查对象为全国 15 岁及以上的本地户籍人口（不包括外出

超过 6 个月的人口）及外来常住人口。

2. 抽样方法　本次流调以获得全国结核病患病率为主要目的，采用多阶段分层整群等比例随机抽样的方法在全国抽取流调点，并对数据进行复杂抽样设计的加权调整。

3. 样本含量估计　根据 1979 年以来历次流调经验，我国采取以村为单位（每村 1500 人），对全村符合调查条件的全部人群进行调查，既比较容易组织，又可以在大部分调查点发现足够的患者，比较适合我国结核病流调整群抽样方法的要求。

本次流调采用整群抽样样点数的计算公式同以往流调：

$$K = \frac{4\sigma^2}{\delta^2}$$

其中，K 为此次调查所需的流调点数。σ^2 为各流调点患病率的方差，$\sigma^2 = \frac{\sum[(m_i / \overline{m}) \times (p_i - p)]^2}{k-1}$。其中参数来自 2000 年全国结核病流行病学抽样调查。2000 年流调共有 257 个流调点。

m_i：2000 年各流调点检查人数；$\overline{m}$：257 个流调点平均调查人数。p：2000 年全国活动性肺结核患病率；p_i：2000 年各流调点活动性肺结核患病率。

根据以上数据估计，σ^2=0.133/10 万。

δ：容许误差，设为 2010 年估算涂阳肺结核患病率的 15%。根据 2000 年全国流调，15 岁以上人口的涂阳肺结核患病率为 160/10 万，1990～2000 年涂阳肺结核患病率年递减率为 3.2%，估算 2010 年涂阳肺结核患病率为 116/10 万。

根据以上数据估算，K=176，每个流调点调查 1500 人，全国应调查 264 000 人。

在全国共抽取的 176 个流调点中，城镇点 77 个，乡村点 99 个。抽样人口比例 1∶4093。实际调查中，应检人口 263 281 人，实检人口 252 940 人，受检率为 96.1%。

（三）确定研究内容和资料收集方法

1. 研究内容　本次流调对所有调查对象进行胸部 X 线检查，对所有检查异常者和肺结核可疑症状者进行 3 次痰涂片和 2 次痰培养检查，以获得全国活动性、涂阳和菌阳肺结核患病率；对所有的分离菌株进行菌种鉴定及一线和二线抗结核药物的药物敏感试验，了解肺结核患者的耐药情况；对调查中发现的所有肺结核患者进行社会经济学调查，了解肺结核患者发病、就诊及治疗过程中相关的社会经济情况；对所有调查对象进行结核病知识知晓情况的问卷调查，掌握公众的结核病知识知晓情况。

2. 资料收集方法　根据本次抽样调查目的和研究内容，资料的收集采用实验室检测和问卷调查相结合的方法。

（四）资料整理与分析

本次流调的重点在于获得全国结核病的流行状况，在资料的整理和分析阶段，主要对肺结核患病率、肺结核耐药率、公众结核病知识知晓率及肺结核患者社会经济情况等内容进行了分析，主要结果有：

1. 肺结核患病率 2010 年全国共调查 252 940 人，发现活动性肺结核患者 1310 例，其中涂阳患者 188 例，菌阳患者 347 例。全国活动性肺结核患病率、涂阳患病率和菌阳患病率分别为 459/10 万、66/10 万和 119/10 万。乡村活动性、涂阳和菌阳患病率均明显高于城镇。西部地区活动性、涂阳和菌阳患病率均明显高于中部和东部地区。

2. 肺结核耐药率 肺结核患者痰标本的分离菌株对 4 种一线抗结核药品[异烟肼（INH）、利福平（RFP）、链霉素（SM）、乙胺丁醇（EMB）]的任一耐药率为 36.8%，耐多药率为 6.8%。对 7 种二线抗结核药品[对氨基水杨酸（PAS）、卡那霉素（KM）、阿米卡星（丁胺卡那霉素，AM）、卷曲霉素（CM）、丙硫异烟胺（PTO）、氧氟沙星（OFX）和左氧氟沙星（LFX）]的任一耐药率为 24.6%；分离菌株的广泛耐药率为 2.1%。对 11 种一线和二线抗结核药品中的任一耐药率为 42.1%。在检测的 11 种抗结核药品中，结核分枝杆菌分离菌株总的耐药率顺位前五位依次为：INH、SM、PAS、PTO 和 OFX。

3. 公众结核病知识知晓率 本次流调发现，公众对五条结核病防治核心信息的总知晓率为 57.0%；城镇高于乡村，城镇居民为 63.4%，乡村居民为 51.7%；西部地区低于中部和东部地区，西部、中部和东部地区分别为 48.5%、61.7%和 59.1%。

4. 肺结核患者的社会经济情况 在活动性肺结核患者中男性占 69.9%，15～59 岁者占 51.2%，60 岁及以上老年患者占 48.8%；患者文化程度较低，文盲或半文盲占 32.3%。71.3%的患者为农村患者。患者家庭经济收入较低，82.7%的患者家庭人均收入低于当地收入水平。肺结核患者医疗费用负担较重，确诊前的平均医疗费为 1708 元，其中自付比例高达 84.2%，自付医疗费用占家庭人均收入的 43.7%。

5. 主要防治措施实施情况 活动性肺结核患者中，流调前无肺结核症状的占 43.1%。有症状的活动性肺结核患者中从未就诊比例为 53.2%。已经接受治疗的患者中，规则治疗者占 59.3%。

（五）调查结论

1. 调查质量评价 本次流调应检人口受检率 96.1%，超过设计要求 95%的水平。全国活动性和菌阳肺结核患病率的相对误差分别为 5.5%和 13.3%，达到设计要求 15%的水平。涂阳肺结核患病率相对误差为 19.9%，高于设计要求水平。

2. 调查结论 与 2000 年相比，全国肺结核患病率继续呈下降趋势，防治工作取得显著效果。15 岁及以上人群肺结核的患病率由 2000 年的 466/10 万降至 2010 年的 459/10 万，其中传染性肺结核患病率下降尤为明显，由 2000 年的 169/10 万下降到 66/10 万，10 年降幅约为 61%，年递降率约为 9%。

然而，本次调查也反映出目前我国结核病防治工作中存在的一些问题：①肺结核疫情地区间差异显著。西部地区传染性肺结核患病率约为中部地区的 1.7 倍和东部地区的 2.4 倍；乡村地区患病率约为城镇地区的 1.6 倍。②肺结核患者耐多药率为 6.8%，与其他国家相比仍十分严重。③肺结核患者中有症状者就诊比例仅为 46.8%，患者重视程度不够。④已经发现的患者规则服药率仅为 59.3%，服药依从性有待提高。⑤公众结核病防治知识总知晓率仅为 57.0%，需要全社会共同参与结核病防治健康教育工作。

（六）主要建议

此次流调显示涂阳和菌阳肺结核患病率大幅度下降，但是活动性肺结核患病率下降较慢，我国肺结核患者绝对数量仍然很多，疾病负担严重，防治工作任务依然十分艰巨，需要进一步强化、完善并落实各项防治政策和措施，有效遏制结核病的流行。

（1）进一步提高结核病防治措施的实施：提高肺结核报告和转诊工作质量；提高肺结核患者发现工作质量；提高肺结核患者登记、治疗和管理工作质量。

（2）进一步完善结核病防治服务体系。

（3）进一步完善结核病防治政策：扩展结核病减免政策，提高结核病保障水平；加强对结核病患者的关怀；加强重点地区的结核病防治工作。

（4）进一步提高公众结核病知识知晓水平：提高全社会结核病知识宣传的参与度；提高结核病知识宣传的覆盖面；提高结核病知识宣传的效果。

（康万里　杜　建）

参 考 文 献

高微微，李琦，高孟秋，等. 2011. 特殊人群结核病治疗. 北京：科学出版社

李立明. 2007. 流行病学. 6 版. 北京：人民卫生出版社

全国第五次结核病流行病学抽样调查技术指导组，全国第五次结核病流行病学抽样调查办公室. 2012. 2010 年全国第五次结核病流行病学抽样调查报告. 中国防痨杂志，34（8）：485-508

王宇. 2011. 全国第五次结核病流行病学抽样调查资料汇编. 北京：军事医学科学出版社

中华人民共和国卫生部. 1992. 1990 年全国结核病流行病学抽样调查资料汇编

中华人民共和国卫生部. 2003. 2000 年全国结核病流行病学抽样调查资料汇编. 北京：人民卫生出版社

中华人民共和国卫生部. 1981. 1979 年全国结核病流行病学抽样调查资料汇编

中华人民共和国卫生部. 1988. 1984/1985 年全国结核病流行病学抽样调查资料汇编

中华人民共和国中央人民政府网站. 2011. “卫生部召开新闻发布会介绍全国肺结核疫情现状”. [Online] Available：http：//www.gov.cn/gzdt/2011-03/21/ content_1828718.htm

World Health Organization. 2003. Treatment of tuberculosis：Guidelines for national programs. 3rd ed. Geneva：WHO

World Health Organization. 2013. Global tuberculosis report 2013

第三章　结核病病原微生物学

第一节　结核分枝杆菌复合群的生物学性状及致病性

结核分枝杆菌复合群（*Mycobacterium tuberculosis* complex）主要包括4个亚种，分别为：结核分枝杆菌（旧称人型分枝杆菌，*M. tuberculosis*）、牛分枝杆菌（*M. bovis*）、非洲分枝杆菌（*M. africanum*）和田鼠分枝杆菌（*M. microti*）。由于该属细菌抗原结构相似，不易区分，因此统称为结核分枝杆菌复合群。结核分枝杆菌是结核病致病病原菌，可侵犯全身各器官，以肺结核最多见。

一、生物学性状

（一）形态与染色

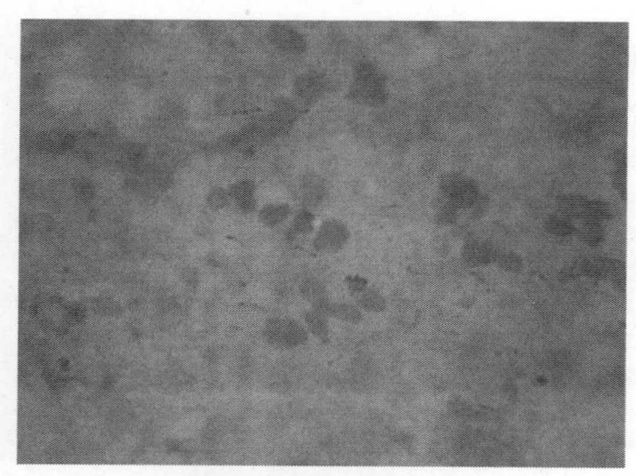

图3-1　痰涂片抗酸染色

结核分枝杆菌为杆状、细长或略弯曲，长0.4～8μm，宽0.3～0.6μm。革兰氏染色阳性，但一般不易着色。常用抗酸染色法，染色后结核分枝杆菌呈红色，而其他非抗酸菌及背景呈蓝色。细菌呈单个、平行或分枝状排列，也可能聚集成簇。无鞭毛、芽胞，有荚膜，但一般不易看到（图3-1，见彩图1）。

（二）培养特性

本菌为专性需氧菌，最适生长温度37℃，最适pH 6.5～6.8，营养要求高，常用罗氏固体培养基，内含马铃薯、卵黄、甘油、天门冬素、无机盐及孔雀绿等物质。生长缓慢，一般需15～20h繁殖一代，培养4～8周才出现菌落。菌落为乳白色或米黄色，不透明，表面粗糙呈颗粒、结节或菜花状（图3-2，见彩图2）。

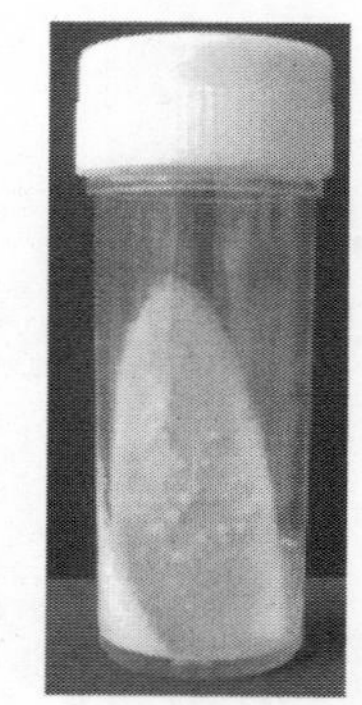

图3-2　分枝杆菌菌落

（三）抵抗力

本菌对干燥、化学消毒剂、酸、碱及某些燃料有较强的抵抗力。在干燥的痰中可存活6～8个月，在3%盐酸或4%氢氧化钠中20min活性不受影响。但对乙醇、湿热及紫外线敏感，75%乙醇作用数分钟，80℃ 0.5h，或日光直接照射2～7h均可杀死细菌。

（四）变异性

结核分枝杆菌可发生形态、菌落、毒力及耐药性的变异。将有毒的牛分枝杆菌培养于含甘油、胆汁、马铃薯的培养基中，经 13 年 230 次传代，使其毒力发生变异，成为减毒的活菌苗，称为卡介苗（BCG）。目前广泛用于人类结核病的预防。此外结核分枝杆菌细胞壁容易发生缺失，形成结核分枝杆菌 L 型。由于 L 型的形成使得结核分枝杆菌的生物学性状发生改变，表现为不典型的抗酸杆菌，容易造成实验室检查的漏诊或误诊，需要特别引起注意。

本菌对抗结核药物较易产生耐药性。近年来，耐药结核分枝杆菌的流行与传播加剧了结核病疫情。

二、致　病　性

结核分枝杆菌是人和动物患结核病的病原菌。肺结核是最常见的结核病，肺以外的组织器官结核病统称为肺外结核病。

（一）致病物质

1. 脂质　包括：

（1）索状因子：能破坏细胞线粒体膜、影响细胞呼吸、抑制白细胞游走和引起慢性肉芽肿。

（2）磷脂：能促使单核细胞增生，并使炎症灶中的巨噬细胞转变为类上皮细胞，从而形成结核结节。

（3）硫酸脑苷脂：可抑制吞噬细胞中吞噬体与溶酶体的结合，使结核分枝杆菌能在吞噬细胞中长期存活。

（4）蜡质 D：是一种肽糖脂和分枝菌酸的复合物，可从有毒株或卡介苗中用甲醇提出，具有佐剂作用，可激发机体产生迟发型超敏反应。

2. 蛋白质　有抗原性，和蜡质 D 结合后能使机体发生超敏反应，引起组织坏死和全身中毒症状，并在形成结核结节中发挥一定作用。

3. 多糖　有研究发现该菌细胞壁表面的多糖物质类似荚膜，能够抵抗吞噬细胞的吞噬作用。

（二）流行病学

结核分枝杆菌在人群感染率较高，我国约有 4.5 亿感染者。本菌主要通过空气传播，传染源为肺结核患者或患病动物。

2007 年全国结核病耐药基线调查显示，我国结核分枝杆菌的总耐药率为 27.8%，其中，初始耐药率为 18.6%，获得性耐药率为 46.5%。耐药结核病已成为临床治疗的难题。

（三）致病机制

结核分枝杆菌既不产生内毒素，也不产生外毒素和侵袭性酶，其致病作用可能与细菌在组织细胞内大量增殖引起的炎症反应、菌体成分的毒性作用，以及机体对某些菌体成分产生的超敏反应有关。

（四）所致疾病

1. 肺结核 结核分枝杆菌可经呼吸道、消化道、破损的皮肤黏膜等多种途径进入机体，侵犯多种组织器官，引起相应的结核病，但易通过吸入含菌的飞沫微粒或尘埃进入肺泡，故结核病以肺结核最为多见。肺结核又分原发感染和原发后感染两种。

（1）原发感染：结核分枝杆菌初次感染而在肺内发生的病变，称为原发性肺结核，多发生于儿童。原发感染 90%以上可经纤维化和钙化自愈。但原发灶内常仍有一定量的结核分枝杆菌长期潜伏，机体处于带菌状态，能刺激机体产生免疫反应，成为潜伏感染。一旦免疫力下降，潜伏的结核分枝杆菌大量繁殖，结核复发，成为日后内源性感染的来源。感染后少数患者因免疫力低下，可经血和淋巴系统播散至骨、关节、肾、脑膜及其他部位，引起相应部位的结核病。

（2）原发后感染：多为原发感染的再活化，也可由外界的结核分枝杆菌再次侵入引起外源性再感染，或在原发感染基础上再感染新结核分枝杆菌发生重叠感染。原发后感染多发生于成年人，病灶以肺部多见，也发生于肺外组织。由于原发感染后机体已形成了对结核分枝杆菌的特异性免疫应答的能力，因此病灶多局限，一般不累及邻近淋巴结。呈慢性组织损害，易发生结核结节、干酪样坏死和纤维化。被纤维素包围的干酪样坏死灶可钙化而痊愈。若干酪样结节破溃，排入邻近支气管，则可形成空洞并释放大量结核分枝杆菌至痰中，称为开放性肺结核。部分患者结核分枝杆菌可进入血液循环引起肺内播散，形成血行播散型肺结核。

2. 肺外结核 结核分枝杆菌在体内主要通过淋巴管道、血流、支气管和消化道扩散。初次感染时，细菌通过淋巴管进入局部淋巴结，如进一步扩散至血流，则导致多器官感染。细菌亦可从支气管内坏死组织直接扩散至静脉血流，或可直接侵袭其他部分肺组织。当结核分枝杆菌进入血液循环引起肺外播散时，可致肺外结核病，如脑、肾、骨、关节、生殖系统等组织器官的结核病。

（五）临床表现

肺结核患者主要有咳嗽、咳痰 3 周或以上，可伴有咯血、胸痛、呼吸困难等症状。另外有发热（常为午后低热），伴盗汗、乏力、食欲降低、体重减轻、月经失调等症状。但应注意约有 20%的活动性肺结核患者也可以无症状或仅有轻微症状。

（崔振玲　胡忠义　吴雪琼）

第二节　结核分枝杆菌的细菌学检查及鉴定

结核病患者的细菌学检查，是发现传染源的主要途径和手段，是确定结核病诊断和化疗方案的重要依据，也是考核疗效、评价治疗效果的可靠标准。本节就结核分枝杆菌的细菌学检查及鉴定方法做一概述。

一、标本的采集和保存

细菌学检查结果的准确性首先取决于标本的质量。正确地采集、转送标本，是直接影响检查结果的重要因素和取得准确结果的前提。分枝杆菌检查标本的种类根据病变部位而异，包括痰、尿液、穿刺液、伤口分泌物、支气管肺泡灌洗液、胃液、粪便、病灶组织等。痰标本是分枝杆菌检查最常采集的标本，合格的痰标本在低倍镜视野里上皮细胞应＜10个，白细胞数应＞25个。进行分离培养的标本应尽量在未应用抗结核药物之前采集。标本留取后应即时送检，不能即时送检的标本须放于4℃冰箱保存，以防标本干涸或污染。

二、分枝杆菌涂片检查

分枝杆菌涂片镜检作为发现传染源、选择化疗方案、考核评价疗效的重要手段，在结核病控制工作中占有不可或缺的位置。

（一）玻片的制备

1. 痰标本

（1）直接涂片法：用折断的竹签毛茬端挑取干酪样或脓性痰部分0.05～0.1ml，涂于载物玻片右侧2/3处，均匀涂抹2.0cm×2.5cm大小的卵圆形痰膜，待自然干燥，微火焰固定，染色镜检。

（2）离心沉淀涂片法：将前处理液化后的痰标本3000*g*离心20～30min，取沉淀涂片检查。也可将痰标本经121℃高压灭菌15min或者煮沸30min，待冷后，取5～10ml同上离心，取沉淀涂片检查。

2. 其他标本

（1）胸腹水、胃液、支气管肺泡灌洗液、尿液：须经3000*g*离心20～30min（或8000r/min离心10min），取沉淀涂片检查。

（2）脑脊液：可放置冰箱或室温24h，待薄膜形成后涂片。也可将脑脊液经3000r/min，离心20～30min，取沉淀物涂片检查。

（3）病灶组织或干酪块：先用组织研磨器磨碎后再行涂片检查。

（4）粪便标本：先加入适量生理盐水，充分混合、振荡，静置30min，吸取液体部分3000*g*离心20～30min，取沉淀涂片检查。

（5）脓液标本：同痰标本。

（二）染色与镜检

1. 抗酸染色法（齐-内染色，Ziehl-Neelsen stain）

（1）染色液

1）染色液：0.8%石炭酸复红溶液。

2）脱色液：5%盐酸乙醇溶液。

3）复染液：0.06%亚甲蓝溶液。

（2）染色方法

1）涂片自然干燥后，放置在染色架上，相邻玻片的距离应保持在 10mm 以上；火焰固定（在 5s 内将玻片置于火焰上来回烘烤 4 次）。

2）将已火焰固定的涂片上滴加染色液，以盖满涂片标本而不溢出载玻片为宜；火焰加热至出现蒸汽（不可沸腾），脱离火焰，保持染色 5min。染色期应始终保持痰膜被染色液覆盖，必要时可再续加染色剂，以免干涸。待冷却，流水自玻片一端轻缓冲洗，冲去染色液。

3）自痰膜上端外缘滴加脱色剂，布满痰膜，脱色 3min，同上水洗；如有必要，可重复滴加脱色液，脱至无红色为止。

4）滴加复染液，染色 30s，同上水洗，待涂片干燥后镜检。

（3）镜检与报告

1）在涂片上滴加镜油后用光学显微镜油镜检查。在淡蓝色背景下，抗酸杆菌呈红色，其他细菌和细胞呈蓝色。

2）读片方法：首先应从左向右观察相邻的视野；当玻片移动至痰膜一端时，纵向向下转换一个视野，然后从右向左观察，依此类推，观察 300 个视野。

3）齐-内染色镜检结果分级报告标准

抗酸杆菌阴性（－）：连续观察 300 个不同视野，未发现抗酸杆菌。

报告抗酸杆菌菌数：1～8 条/300 视野。

抗酸杆菌阳性（1+）：3～9 条/100 视野。

抗酸杆菌阳性（2+）：1～9 条/10 视野。

抗酸杆菌阳性（3+）：1～9 条/每视野。

抗酸杆菌阳性（4+）：≥10 条/每视野。

2. 荧光染色法

（1）染色液

1）染色液：0.1%的金胺“O”溶液。

2）脱色液：3%盐酸乙醇溶液。

3）复染液：0.5%高锰酸钾水溶液。

（2）染色方法

1）涂片经火焰固定后加染色液染色 30min；用流动水自玻片一端轻缓冲洗去除染色液。

2）加脱色液脱色至无色，流动水自玻片一端轻缓冲洗去除染色液。

3）加复染液复染 1～2min，流动水自玻片一端轻缓冲洗去除复染液后自然干燥，准备镜检。

镜检与报告：以 20×物镜、10×目镜进行镜检；在暗背景下，分枝杆菌呈黄绿色或橙色荧光。其报告方式如下：

荧光染色分枝杆菌阴性（－）：0 条/50 视野。

报告荧光染色分枝杆菌数：1～9 条/50 视野。

荧光染色分枝杆菌阳性（1+）：10～99 条/50 视野。

荧光染色分枝杆菌阳性（2+）：1～9 条/视野。

荧光染色分枝杆菌阳性（3+）：10～99 条/视野。

荧光染色分枝杆菌阳性（4+）：≥100 条/视野。

3. 注意事项

（1）应建立室内、室间痰涂片检查质量控制制度。室内质量控制包括实验室内部的操作规程、设备和耗材、痰标本收集、染色剂制备、涂片制备和染色、显微镜维护、显微镜镜检、结果登记和报告，以及痰涂片保存等整个过程的内部检查和监测。室内质控应每季度进行一次，痰涂片应保存供上一级实验室质量控制检查。室间质量控制是根据与其他网络实验室（中间级实验室和中心实验室）比较批量测试和盲法复检结果，评价实验室染色镜检能力的过程，可定期进行。

（2）痰涂片检查的假阴性率应＜2%，1+以上的阳性片复查时不允许存在假阴性，不允许存在假阳性。

（3）载物玻片应干燥、清洁无划痕、无油污，一次性使用，每张玻片只涂一份标本，用蓝或黑色记号笔、玻璃铅笔在玻片背面编号。

（4）痰涂片染色后不得有肉眼可见的红色斑块（荧光染色为黄色斑块）。染色后的痰膜脱落部分应小于整个涂抹面积的 10%。

（5）为防止病原菌的交叉污染，严禁油镜头直接接触玻片上的痰膜。

（6）经酸、碱处理标本不宜作荧光染色。荧光染色镜检应在染色后 24h 内进行；如需放置较长时间后镜检，应将涂片放置于 4℃保存，及时镜检。

三、分枝杆菌分离培养

不论从结核病控制、流行病学调查和研究，还是从临床诊疗的角度看，分枝杆菌的分离培养都是结核病病原学诊断的“金标准”。同时，分枝杆菌的分离培养也为进行菌种鉴定和药物敏感性检测提供实验菌株。分枝杆菌的分离培养主要采用固体罗氏培养基培养法，液体培养基培养法也有应用，其中快速培养仪培养法应用较多。无论采用何种方法分离培养分枝杆菌，待检标本均需先进行前处理。

（一）标本前处理

前处理的目的主要有两个，一个是去污染（除去分枝杆菌以外的杂菌）；二是液化标本。常用的前处理剂主要为 4% NaOH（碱处理），也有用 4% H_2SO_4（酸处理），用 0.5%的半胱氨酸–氢氧化钠溶液效果更佳。

1. 痰标本前处理

（1）碱处理法：碱处理是目前最常用的方法。根据标本的黏稠程度，加入 1～2 倍体积的 4% NaOH，涡旋振荡器振荡，使标本匀化，室温放置。自加入 4% NaOH 到标本接种应在 20min 内完成。

（2）碱处理–中和离心沉淀法：标本加入 1～2 倍体积的 4% NaOH，涡旋振荡，15～20min 后加入 1/15mol pH 6.8 磷酸缓冲液至 20～40ml 并混匀，3000*g* 离心 20～30min，弃上清，沉淀中加入 0.5ml 磷酸缓冲液混匀、接种。

（3）酸处理法：酸处理法目前应用较少。根据标本的黏稠程度，加入 1～2 倍体积的 4% H_2SO_4，后续操作同碱处理法。

（4）半胱氨酸–氢氧化钠处理法：取待检标本 2ml，加入等量 0.5%的半胱氨酸–氢氧化钠溶液，振荡混匀，室温放置 15min，其间振荡 2～3 次。加入磷酸缓冲液 20ml，混匀后 3000*g* 离心 20～30min，弃上清，重复洗涤 2 次后接种。

2. 其他标本前处理 脑脊液、胸腹水、胃液、支气管肺泡灌洗液等无杂菌标本可直接经 3000*g* 离心 20～30min，取沉淀 0.1ml 接种。污染标本（如尿液、脓液、伤口分泌物等）同痰标本一样进行前处理。

（二）改良罗氏培养基培养法

改良罗氏培养基由国际防痨和肺病联合会推荐，是长期以来广泛使用的传统分枝杆菌固体培养基。

1. 培养基 根据不同的前处理方法，选择不同的罗氏培养基。酸性罗氏培养基适用于碱处理标本的接种。改良罗氏培养基（中性）适用于酸处理、半胱氨酸–氢氧化钠处理的标本，以及碱处理–中和离心沉淀法处理的标本接种。

2. 标本接种与培养 取前处理后的标本 0.1ml，无菌操作接种于培养基斜面上，每份标本同时接种在两支培养基上。接种后的培养管在 37℃温箱孵育。如临床怀疑非结核分枝杆菌感染，相应标本经前处理接种后，应同时在 28℃温箱孵育两支培养管。

3. 结果观察与报告 接种后第 3 天、7 天各观察一次菌落生长情况。发现菌落生长者，经抗酸染色证实后，可报告快速生长分枝杆菌阳性。此后每周观察一次，记录菌落生长及污染情况。生长物经抗酸染色证实后，可报告分枝杆菌生长。培养阴性结果须在满 8 周后未见菌落生长者方可报告。分枝杆菌培养报告方式：

分枝杆菌培养阴性：斜面无菌落生长。

分枝杆菌培养阳性（1+）：菌落生长占斜面面积的 1/4。

分枝杆菌培养阳性（2+）：菌落生长占斜面面积的 1/2。

分枝杆菌培养阳性（3+）：菌落生长占斜面面积的 3/4。

分枝杆菌培养阳性（4+）：菌落生长布满整个斜面。

菌落占斜面面积不足 1/4 者实报菌落数。

分枝杆菌培养阴性应以“培养阴性”报告，不得以“–”表示。菌落生长不足斜面面积 1 / 4 者，报实际菌落数。

（三）快速培养仪培养法

分枝杆菌快速培养主要是利用快速培养仪和营养丰富的液体培养基达到快速培养的目的。其标本的前处理方法和接种方法基本一致。目前，常用的快速培养系统主要有：

BacT/ALERT 3D、BACTEC960、ESP Ⅱ和变色液体培养基等。

注意事项：

（1）无论采用何种标本前处理方法，均要严格掌握前处理剂的浓度和液化时间，尽可能减少对分枝杆菌的损伤，以提高分离培养的阳性率。

（2）在观察分枝杆菌生长情况时，发现有非分枝杆菌生长，应报告污染，并重新送检。培养污染率应控制在2%～5%范围内。污染率过高，提示培养基灭菌不佳，标本前处理、接种等环节有误，应当分析原因，采取相应措施。

（3）为保证培养质量，每批培养基应抽取部分接种质控菌株（$H_{37}R_v$标准株），观察其生长情况，以确定培养基的质量。

四、分枝杆菌菌种初步鉴定

分枝杆菌种类繁多，各菌种生物学特性、致病性、药物敏感性等不尽相同，因此菌种鉴定对于后续研究、预防和治疗均具有十分重要的意义。菌种初步鉴定的目的主要是鉴定菌株属于结核分枝杆菌、牛分枝杆菌还是非结核分枝杆菌。

1. 鉴别培养基

（1）对硝基苯甲酸（PNB）：含0.5mg/ml PNB的罗氏培养基。

（2）噻吩-2-羧酸肼（TCH）：含5mg/ml TCH的罗氏培养基。

2. 鉴别实验　将待鉴定菌株传代培养2～3周，刮取生长良好的菌落配制成1mg/ml的菌悬液，并作10^{-2}稀释，用无菌吸管吸取10^{-2}菌悬液0.1ml分别接种于PNB和TCH培养基斜面上，同时接种改良罗氏培养基作为对照，37℃培养4周。

3. 结果与报告　每周观察结果1次，直至4周报告结果。若1周内出现菌落生长，为快速生长型分枝杆菌，1周以后生长的为缓慢生长型分枝杆菌。根据分枝杆菌在鉴别培养基上的生长情况，即可报告菌种初步鉴定结果（表3-1）。可与药物敏感性试验同步进行。

表3-1　分枝杆菌菌种初步鉴定

分枝杆菌菌种	PNB	TCH	改良罗氏培养基
结核分枝杆菌	−	+	+
牛分枝杆菌	−	−	+
非结核分枝杆菌	+	+	+

若需进一步鉴定为何种非结核分枝杆菌，则需进行硝酸还原实验、烟酸实验、Tween-80分解实验和耐药触酶实验等生化反应和其他鉴别实验。

4. 注意事项

（1）鉴别菌株应生长旺盛，生长时间以3～4周为宜。

（2）所有培养基、试剂应在规定期限内使用。

（3）为保证菌种鉴定质量，每批菌株鉴定时，均应以结核分枝杆菌标准株（$H_{37}R_v$）和其他几种主要分枝杆菌作为对照，在标准菌株各种实验结果正确的情况下，方可确定待鉴定菌株的结果。

（杨　华　吴雪琼）

第三节　分子生物学检测技术

一、传统实时荧光定量 PCR 检测

（一）方法原理

荧光定量PCR是利用荧光信号的变化实时检测PCR扩增反应中每一个循环扩增产物量的变化，并通过Ct值和标准曲线的分析对起始模板进行定量检测的方法。该方法实现了对PCR指数增长期的闭管信号检测，不但检测灵敏度高、污染几率小，且可对初始模板进行相对或绝对的定量，避免了传统PCR主要针对线性增长期或平台期检测的种种缺陷。

依据检测方式的不同，荧光定量PCR可大体分为熔解曲线分析和荧光化学检测2种，在结核分枝杆菌检测试剂盒中常见的TaqMan探针、分子信标和杂交双探针等均属于后者。

荧光定量PCR检测的靶序列通常为16SrDNA、16SrRNA和23SrRNA间的内转录间隔区ITS、仅存在于结核分枝杆菌复合群的插入序列IS6110，以及65kDa热休克蛋白基因、*recA*基因、*sodA*基因、*hsp65*基因和*rpoB*基因等，主要检测结核分枝杆菌复合群MTC的存在与否。

由于目前认为MTC由人结核分枝杆菌、牛分枝杆菌、非洲分枝杆菌、田鼠分枝杆菌、canettii分枝杆菌、caprea分枝杆菌和pinnipedii分枝杆菌7种菌种组成，我国除人结核分枝杆菌和牛分枝杆菌外，其余菌种较罕见，而MTC各成员间的DNA序列高度相似，具有共同的核心基因组，较难加以区分，故在临床检测中一般仅检测MTC存在与否即可。进一步的鉴定可检测*pncA*和*oxyR*基因的突变、PCR扩增缺失区（region of deletion，RD）或mpt40-PCR等，可部分区分MTC菌种。而综合23SrDNA、*gyrB*基因和RD1侧翼区域的检测结果可鉴定大部分MTC菌种，少数菌种需要全基因组序列分析方可区分。

（二）适用范围

本法适用于结核患者或疑似结核患者阳性培养物及临床采集标本的检测，为辅助临床诊断手段，不能取代痰涂片或培养等病原学检测，但可同步使用以提高结核病诊断的准确性和及时性。

（三）检测样品

本法可检测患者阳性培养物或临床采集标本，如痰液、血液、体液（胸水、腹水、脑脊液、关节腔积液等）、支气管肺泡灌洗液、尿液、脓液和组织等。

（四）仪器设备

荧光定量 PCR 仪、生物安全柜、涡旋振荡混合器、移液器、离心机、蒸汽高压灭菌器、均质器、干式恒温器等。

（五）试剂耗材

实验室可依据试剂成本、可操作性、工作量和周转时间等因素自主选择检测试剂，其中以临床诊断为目的时应该满足国家食品药品监督管理局（SFDA）的要求，并为有注册批准生产文号的试剂。

耗材均应为无菌、无 DNA 酶的 PCR 级别，主要为各种规格带滤芯 Tip 头、带螺旋盖或后开盖的微量离心管、移液管和 PCR 专用反应管、反应板及相应的荧光定量 PCR 专用反应盖、封板膜等。

（六）结果判读

在荧光定量 PCR 实验检测结果与传统方法不一致时，可遵照下述处理流程查找可能存在的原因，在原因未明之前，临床医生应根据患者的综合状况作出判断：

1. 核酸检测结果阳性，传统检测阴性

（1）首先采用拭子法等方式检测是否存在实验室或试剂等的污染。

（2）在排除污染的情况下采集一份新的标本或用原始标本的剩余部分重做荧光定量 PCR 实验。

（3）综合上述信息评估初始荧光定量 PCR 实验结果的可信性。

（4）必要时重做传统检测实验。

2. 核酸检测结果阴性，传统检测阳性

（1）排查靶序列存在而核酸扩增失败的可能：在使用商品化试剂盒时一般无需考虑引物匹配不佳或试剂降解等情况，而应侧重考虑模板中含有抑制物等原因，如是否标本受到严重的污染或采用了含有抑制剂的耗材等。尤其是采集咽拭子时不可使用棉拭子，需选择不含饱和脂肪酸的人造纤维等材质。可使用试剂盒提取或纯化模板 DNA 以去除 PCR 反应抑制剂。亦可采用同时扩增内标基因（对于从人体采取的临床样本可选择 *β-actin*、*GAPDH* 等人类的看家基因）的方式检测扩增效率。

（2）排查标本是否充分裂解，是否提取到达到检测限的核酸：采集一份新的标本或用原始标本剩余的部分重做荧光定量 PCR 实验。此时可采用已知浓度质粒或 $H_{37}R_v$ 菌液等重新提取模板以监测整个检测流程的效率，对提取到的模板进行浓缩以提高浓度等。

（3）评估传统实验结果，比如污染或感染 NTM、棒状杆菌和诺卡氏菌属等均可能产生假阳性的痰涂片检测结果，而邻近样本气溶胶的扩散可导致假阳性培养结果等。

（4）必要时重做传统的实验。

（七）注意事项

荧光定量 PCR 实验虽然较传统 PCR 污染的几率小，但也不容忽视，除酶及不能耐高温的物质外，所有试剂或器材均应高压消毒，且各种试剂最好分装后低温储存备用。在实验过程中所用耗材均应一次性使用，尽可能使用带滤芯，尤其是双滤芯的 Tip 头。操作时小心轻柔，尽量避免气溶胶的产生与扩散，以最大限度地避免假阳性结果的产生。在一次性操作较多待测样品时，应每数个样品之间就设置一个阴性对照。对于非单管分装的 PCR 反应预混液，尽量先分装至反应管中之后再加入模板，且最好在带空气过滤装置的通风橱中加入模板，否则可在紫外线照射消毒后的生物安全柜内加入，但此时最好不要开启安全柜的风机。若使用单个的 PCR 反应管，阳性质控品应在加入待测样品和阴性质控品并盖牢管盖后再按照阳性程度由低到高的顺序加入；在采用 PCR 反应板或排管时尽量将阳性对照设置在靠近 PCR 反应板或排管的外侧，并在加入后立即用封板膜封板或盖上联排管盖。

（八）临床意义

临床医生需要结合患者的临床症状和体征对实验室检测结果进行综合判断。一般而言，如果痰涂片镜检阳性、荧光定量 PCR 实验阳性，无论培养结果如何，均可报告结核分枝杆菌感染；如果痰涂片镜检与培养均阴性、2 次荧光定量 PCR 实验阴性，且患者无相应的临床症状与体征，可以初步排除肺结核；如果痰涂片镜检与培养均阴性、在排除污染的情况下荧光定量 PCR 实验 2 次结果均阳性，可报告结核分枝杆菌感染；如果痰涂片镜检和培养均阳性、2 次荧光定量 PCR 实验均阴性，应考虑是否为 NTM 感染等，由结核分枝杆菌基因突变所导致的几率较小；如果仅痰涂片镜检阳性、培养和 2 次荧光定量 PCR 实验均阴性，则考虑是否为棒状杆菌和诺卡氏菌等其他抗酸菌的感染；如果痰涂片及荧光定量 PCR 实验均阴性，仅培养阳性，且为少数菌落生长，应排除在培养的操作过程中气溶胶污染的可能性，若再次培养仍为阳性且培养物经鉴定确为结核分枝杆菌，则报告结核分枝杆菌感染。

二、半巢式全自动实时荧光定量 PCR 检测

1. 方法原理 半巢式全自动实时荧光定量 PCR 检测（Xpert MTB/RIF）采用 GeneXpert 检测系统，是一种半巢式实时荧光 PCR 体外诊断技术，可对结核分枝杆菌及利福平耐药性进行检测。该技术针对 *rpoB* 基因 81bp 利福平耐药核心区间（RRDR）设计引物、探针，检测其是否发生突变，进而用于诊断患者是否患结核及是否对利福平耐药（*rpoB* 序列存在突变）。该方法完全整合了基于定量 PCR 分子遗传检测所需的三个步骤（样品准备、扩增、检测），将待检样品放入到 Xpert 的反应盒中，系统就会自动按照相应的程序运行，实时监测 PCR 进行情况。

2. 设备仪器 GeneXpert 仪，生物安全柜；冰箱；高压灭菌器；涡旋振荡器；专用无菌移液管；电脑。

3. 试剂材料 GeneXpert MTB/RIF 试剂盒，扫码器；痰标本处理管；SR（sample reagent）痰标本处理液。

4. 实验结果判断

（1）MTB 检出

MTB 检出极低：检测到结核分枝杆菌，阳性级别极低，定义为 1+。

MTB 检出低：检测到结核分枝杆菌，阳性级别低，定义为 2+。

MTB 检出中等：检测到结核分枝杆菌，阳性级别中等，定义为 3+。

MTB 检出高：检测到结核分枝杆菌，阳性级别高，定义为 4+。

MTB 未检出：MTB 检测阴性。

（2）RIF 耐药检出

RIF 耐药检出：利福平耐药（R）。

RIF 耐药未检出：利福平敏感（S）。

RIF 耐药不确定：利福平耐药结果无法判读。

以上利福平相关的结果只有在结核分枝杆菌检测为阳性的情况下才会出现。

5. 临床意义

（1）Xpert MTB/RIF 主要用于涂阴结核病和耐多药可疑人群的筛查。

（2）多国家进行的评估结果表明其对利福平耐药性检测的灵敏度在 95%左右。

（3）Xpert MTB/RIF 主要优点在于自动化设计，最大程度减少实验室人员的工作量，更符合生物安全的需求。

（4）目前其尚不能对异烟肼的耐药性进行检测。

三、环介导等温扩增检测

1. 方法原理 环介导等温扩增法（loop-mediated isothermalamplification，LAMP）是针对靶基因序列的不同区域设计几种特异引物，利用链置换 DNA 聚合酶（Bst DNA polymerase）在等温条件（65℃左右）即可完成核酸扩增反应的特点，对结核杆菌目的 DNA 片段进行检测从而获得结核病信息的方法。

2. 检测样品 检测痰液内的结核杆菌。

3. 设备仪器 LAMP 检测仪。

4. 试剂材料 LAMP 检测试剂盒。

5. 结果判读

（1）肉眼判读结果：当阳性对照显示绿色荧光，阴性结果为无色时，检测标本显示绿色荧光，结果判读为阳性，检测标本显示为无色时，结果判读为阴性。

（2）机器判读：按照机器检测阈值进行判读。

6. 注意事项

（1）实验所用加热管架每次用完需要进行消毒（75%酒精，0.5%次氯酸钠，水）。

（2）试剂袋每次用完需仔细检查是否已经密封好，检查气密性。

（3）移液器和枪头为塑料制品，应避免紫外照射。

（4）枪头盒用完一次即时将盖子盖紧，避免交叉污染。

（5）使用移液器，一定要缓慢放松按钮吸取痰样（尤其是黏液痰），吸取过程以 5s 左右为宜。

（6）取样过程中，如果枪头尖端仍有黏丝存在，应继续在底部刮蹭，切断所有黏丝，才能将枪头取出。

（7）为避免挥发，0.5%次氯酸钠需每次配少量并置于阴暗处保存。

（8）加热时间过长可能导致 DNA 降解，所以在加热结束后应尽快取出加热管。

（9）如果纯化装置漏气需使用新的吸附管重新实验。

（10）上样过程需避免左手臂频繁接触已开管的反应管，避免造成污染。

（11）注射帽侧翼应与吸附管侧翼对齐，将注射帽推入吸附管，听到咔嗒声后旋紧固定。

（12）LAMP 反应对反应液体积有一定要求，液面不得低于最低刻度，也不可高于最高刻度，否则会影响结果。

（13）LAMP 反应结果判读应与阴性对照进行比较，如果荧光强度高于阴性对照则为阳性。

7. 临床意义

（1）LAMP 技术主要用于涂阴结核病患者的检测。

（2）多国家进行的评估结果表明其对涂阴结核患者的灵敏度在 50%～80%。

（3）LAMP 技术主要优点在于对实验室仪器的依赖程度较小，而且试剂成本较低，在基层实验室具有一定的使用价值。

（4）易污染。

四、RNA 恒温扩增检测

1. 方法原理 实时荧光核酸恒温扩增检测技术（simultaneous amplification and testing，SAT）是将核酸恒温扩增和实时荧光检测相结合的一种新型核酸检测技术。同一温度下，首先通过 M-MLV 反转录酶产生靶标核酸（RNA）的一个双链 DNA 拷贝，然后利用 T7 RNA 多聚酶从该 DNA 拷贝上产生多个（100～1000 个）RNA 拷贝；每一个 RNA 拷贝再从反转录开始进入下一个扩增循环；同时，带有荧光标记的探针和这些 RNA 拷贝特异结合，产生荧光。该荧光信号可由荧光检测仪器实时捕获，直观反映扩增循环情况。

2. 检测样品 检测痰液内的结核杆菌。

3. 设备仪器 干热恒温器、恒温混匀仪和荧光检测仪。

4. 试剂材料 结核分枝杆菌（TB）核酸检测试剂盒（RNA 恒温扩增）。

5. 临床意义

（1）SAT 用于检测临床标本中是否含有结核分枝杆菌，其灵敏度高于痰涂片。

（2）SAT 反应仅检测标本中的活菌。

五、线性探针耐多药检测

1. 方法原理 线性探针技术将 PCR 扩增、反向杂交、膜显色技术合为一体，通过引物扩增目的片段，扩增产物与膜上固定的特异性探针杂交，杂交物通过酶显色反应判断结果。线性探针检测结核杆菌耐药基于结核杆菌针对不同药物的基因突变位点不同，各突变位点与耐药性有一定的相关性，通过检测突变位点的DNA片段，来判定结核杆菌是否耐药。

2. 检测样品 检测痰液内的结核杆菌或分离培养后的结核杆菌。

3. 设备仪器 PCR扩增仪，杂交仪，TwinCubator振动平台仪器。

4. 试剂材料 MTBDRplus试剂盒，HotStar Taq DNA聚合酶试剂盒。

5. 结果判读 分别按判读表上的划线对准CC和AC带，在指定区域贴上已显色的探针试条。确定耐药情况并分别在栏目中记录；所提供的模板也可以作为判读参考，必须对准探针试条上的CC和AC带。每个探针试条共有27个反应条带（图3-3）。

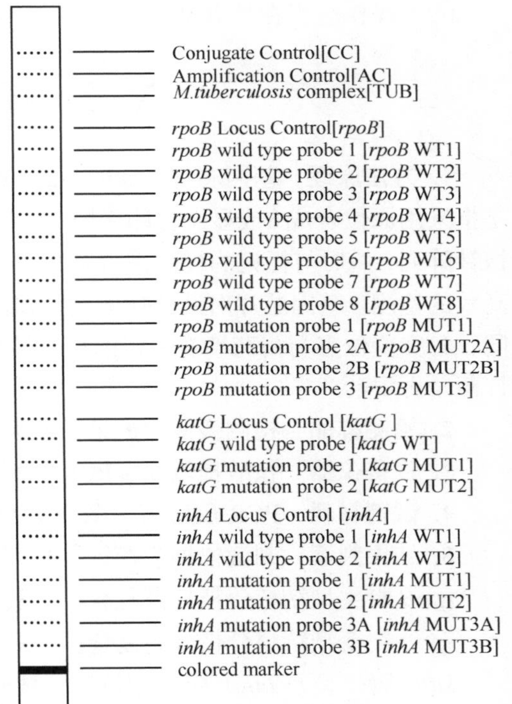

图3-3　线性探针杂交结果

注：所显示的探针试条不是实际尺寸大小。不是探针试条上所有的带都会显示同样的信号强度

耐药判读：

（1）野生型探针包含各自基因最重要的耐药区。当野生型基因探针染色阳性，表示检测区没有发生可检出的突变。因此，实验菌株对各自抗生素敏感。

如果发生突变，各自的扩增产物不能结合到相应的野生型探针。因此，如果至少有一个野生型探针信号缺乏，则表示实验菌株对相应的抗生素耐药。只有那些与扩增质控带（AC）强度相同或更强的带才可判断为阳性。

每个与野生型模式不同的带型表示实验菌株耐药。用rpoB探针获得的带型可以得出实验菌株对利福平耐药的结论；用katG探针获得的带型可以得出高水平异烟肼耐药的结论；用inhA探针获得的带型可以得出实验菌株对低水平异烟肼耐药的结论。

（2）突变探针检测一些最常见介导耐药的突变。与其他探针相比，突变探针rpoB MUT2A和MUT2B的阳性信号可能会显示较低的信号强度。只有那些与扩增质控带强度相同或更强的带才可判断为阳性。

每个与野生型模式不同的带型表示实验菌株耐药。用rpoB探针获得的带型可以得出实验菌株对利福平耐药的结论；用katG探针获得的带型可以得出高水平异烟肼耐药的结论；用inhA探针获得的带型可以得出实验菌株对低水平异烟肼耐药的结论。

6. 注意事项

（1）有可能实验标本含不均一耐药菌株。如果有不均一耐药，在相应标本中可以检出一个突变的及野生型序列；因此一个突变探针及相应的野生型探针可能分别染色阳性。各自耐药是否具有表型特征取决于研究中的突变和非突变序列比例。

（2）有可能实验标本含一个以上的肺结核菌株（由于混合培养或污染）。如果至少有一个菌株发生突变，则一个突变探针及相应的野生型探针可染色阳性。各自耐药是否具有表型特征取决于研究中的突变和非突变序列比例。

7. 临床意义

（1）能够在 6h 内完成对涂阳痰标本中所包含的结核分枝杆菌的利福平和异烟肼耐药性的检测，其对利福平和异烟肼检测的灵敏度约为 90%和 80%。

（2）操作应当在具有良好质控的分子生物学实验室中进行，否则易污染。

六、基因芯片耐多药检测

1. 方法原理 基因芯片（genechip）也叫 DNA 芯片、DNA 微阵列、寡核苷酸阵列，是指采用原位合成（或显微打印手段），将 DNA 探针固化于支持物表面上，产生二维 DNA 探针阵列，然后与标记的样品进行杂交，通过检测杂交信号来实现对生物样品快速、并行、高效的检测。基因芯片对结核病的耐药检测基于结核杆菌针对不同药物的基因突变位点不同，各突变位点与耐药性有一定的相关性，通过检测突变位点的 DNA 片段，来判定结核杆菌是否耐药。

2. 检测样品 检测痰液内的结核杆菌或分离培养后的结核杆菌培养物。

3. 设备仪器 核酸提取仪、PCR 扩增仪、杂交仪、芯片洗干仪、芯片扫描仪。

4. 试剂材料 PCR 反应液、杂交缓冲液、芯片、洗液。

5. 结果判读 判读依据为探针信息判读结果：

rpoB 野生型结核分枝杆菌复合群，利福平敏感。

rpoB 突变型结核分枝杆菌复合群，利福平耐药。

katG 野生型及 *inhA* 野生型结核分枝杆菌复合群，异烟肼敏感。

katG 和/或 *inhA* 突变型结核分枝杆菌复合群，异烟肼耐药。

分枝杆菌属和 TB 复合群阴性未发现结核分枝杆菌。

分枝杆菌属阳性，TB 复合群阴性非结核分枝杆菌。

6. 临床意义（优缺点，检测效能）

（1）与线性探针类似，能够在 6h 内完成对涂阳痰标本中所包含的结核分枝杆菌的利福平和异烟肼耐药性的检测；其对利福平和异烟肼检测的灵敏度约为 90%和 80%。

（2）操作应当在具有良好质控的分子生物学实验室中进行，否则易污染。

七、实时荧光 PCR 熔解曲线耐多药检测

1. 方法原理 实时荧光 PCR 熔解曲线法建立在野生型 DNA 分子和突变型 DNA 分子 GC 含量不同的基础之上，通过监测升温过程中荧光探针与靶标 DNA 结合情况，从而判断检测结核分枝杆菌相应位点的基因型情况，并最终判定结核分枝杆菌对相应药物的耐药情况。

2. 检测样品 检测痰液内的结核杆菌或分离培养后的结核杆菌。

3. 设备仪器　核酸自动纯化仪和荧光定量 PCR 仪。

4. 试剂材料　结核分枝杆菌耐药突变检测试剂盒（荧光 PCR 熔解曲线法）。

5. 临床意义

（1）与带有杂交步骤的检测技术相比，HRM 技术污染的概率更小。

（2）HRM 操作不需要专属的仪器，仅适用指定型号的定量 PCR 仪即可。

（赵雁林）

第四节　机体抗结核病免疫

结核病是由结核分枝杆菌（MTB）引起的传染性疾病。结核病的发生是结核菌与宿主相互作用的结果（图 3-4）。通常，结核菌以气溶胶的形式被吸入后感染肺部，被肺泡巨噬细胞与肺实质或引流淋巴结树突状细胞表面模式识别受体（pathogen recognition receptor，PRR）识别。识别结核菌的 PRR 包括 Toll 样受体（Toll-like receptor，TLR）、C-型凝集素受体（C-type lectin receptor，CLR）等。模式识别受体识别不同的“病原相关分子模式”（pathogen associated molecular pattern，PAMP）后，通过接头蛋白 MyD88 与 Card9 激活下游信号级联反应，发挥吞噬与胞内杀伤功能，或刺激大量特异性细胞因子的表达及细胞活性的提高，在宿主感染结核菌后的短时间内快速发挥免疫防御作用。被激活的巨噬细胞或树突状细胞不仅可以直接吞噬结核菌或结核菌感染的细胞，还可以通过释放各种细胞因子与抗原提呈来激活特异性细胞免疫。参与特异性的细胞免疫应答反应的效应 T 细胞包括两种类型：一为辅助性 $CD4^+$（Th）细胞，Th1 细胞可以释放大量淋巴因子如细胞因子 γ-干扰素（IFN-γ）强力激活巨噬细胞等来发挥免疫效应，清除寄居在细胞内的结核菌；Th17 细胞可能在肺部结核菌感染早期的保护性免疫形成过程中发挥重要作用，而 Th2 细胞通过分泌 IL-4、IL-10 等拮抗 Th1 细胞的功能。调节性 T 细胞产生转化生长因子 β（transforming growth factor，TGF-β）与 IL-10，抑制所有的 T 细胞群。另一为细胞毒性 $CD8^+$T（CTL）细胞，其能将穿孔素和粒酶等生物活性物质介入被结核菌感染的细胞，裂解宿主细胞，直接攻击结核菌。

肺部感染结核菌后，巨噬细胞与树突状细胞除直接吞噬结核菌或结核菌感染细胞外，还刺激特异性的 $CD4^+$和 $CD8^+$T 细胞应答。其中 $CD4^+$T 细胞极化为 Th1 和 Th17 细胞，行使效应功能。而 $CD8^+$T 细胞通过裂解靶细胞或分泌 IFN-γ 发挥保护作用。紧接着，记忆性 T 细胞形成，$CD4^+$记忆性 T 细胞共表达 IL-2、TNF-α 和 IFN-γ 多种细胞因子，而 $CD8^+$记忆性 T 细胞表达穿孔素等细胞裂解分子及 IFN-γ 与 TNF-α 等细胞因子，共同发挥长期保护性免疫作用。HIV 病毒及寄生虫感染，内源性细胞因子如 IL-4、IL-10、TGF-β 及细胞表面抑制性分子如 CTLA 和 PD-1 等多种因素均可抑制免疫应答，导致宿主免疫平衡被打乱，使结核菌从潜伏状态复苏、活化，最终形成活动性结核。

一、固有免疫应答

基因敲除小鼠及临床研究表明，固有免疫应答本身虽然不足以长期控制结核菌感染、

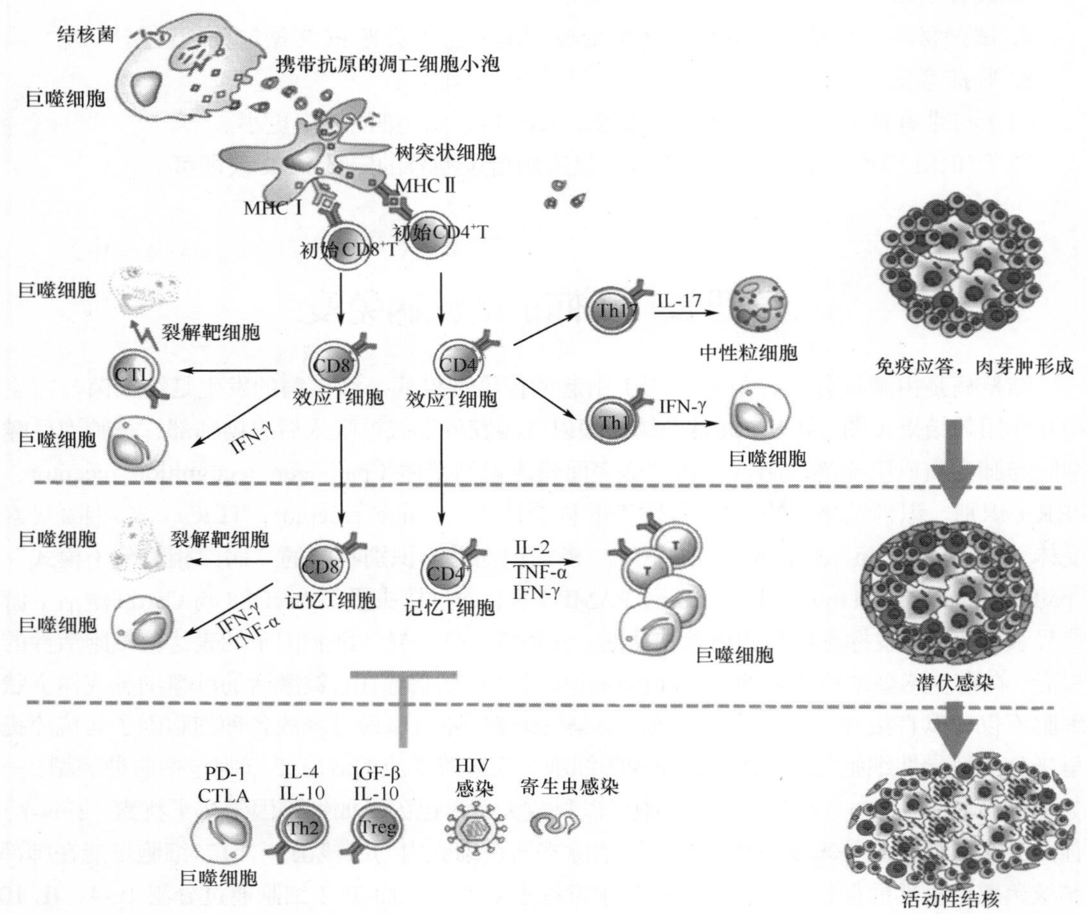

图 3-4 宿主感染结核菌后产生的免疫应答反应及结核病的发生发展

防止活动性结核的发生，但其在结核病发病过程中具有重要作用。其发挥功能的主要方式包括调控炎症应答反应及调节适应性免疫应答。

（一）固有免疫细胞

1. 巨噬细胞（macrophage） 巨噬细胞在宿主抗结核病免疫过程中十分关键。巨噬细胞可通过多种 PPRs 识别结核菌，并经诱导活化，释放一系列细胞因子及 RNI 与 ROS 等活性介质，发挥直接杀伤结核菌的作用，或者通过调节适应性免疫应答发挥功能。结核菌感染后，可诱导巨噬细胞发生凋亡或坏死，通常凋亡有利于清除病原菌并促进抗原交叉呈递，而坏死则有利于病原菌播散。结核菌在长期进化过程中形成了一系列抑制巨噬细胞凋亡的机制。巨噬细胞的自噬（autophagy）功能对于清除结核菌、减轻炎症反应具有重要作用。如果巨噬细胞无法有效发挥功能，结核菌可长期隐匿在巨噬细胞内。巨噬细胞对肉芽肿的形成十分重要，也是肉芽肿的重要组成细胞。

2. 中性粒细胞（neutrophil） 中性粒细胞可通过颗粒物直接杀伤胞外菌或增强巨噬细

胞的杀伤活性。如果人外周血中中性粒细胞被去除后，结核菌刺激诱导的抗菌肽明显减少，外周血限制结核菌增殖的能力明显降低。临床研究发现，外周血中中性粒细胞比例降低，结核菌密切接触者罹患结核病的风险增大，提示中性粒细胞在结核病发病早期具有重要功能。

3. 自然杀伤细胞（natural killer cell，NK） NK 细胞可通过细胞表面的一系列活化性受体和抑制性受体识别“自我”（self）与“非我”（non-self），在抗病毒感染、肿瘤、移植物抗宿主反应等方面发挥重要功能。体外研究发现，NK 细胞活化受体 NKp46 可识别结核菌感染的巨噬细胞，并发挥杀伤活性。NK 细胞中具有细胞杀伤功能的颗粒溶素（granulysin）对结核菌具有直接杀伤作用。此外，NK 细胞也是体内 IFN-γ 的重要来源之一，其可能与 T 细胞发挥互补功能。NK 细胞还可以通过杀伤调节性 T 细胞（Treg）直接调控适应性免疫应答，进而影响结核菌感染。

4. 定型自然杀伤 T 细胞（invariant natural killer T-cell，iNKT） iNKT 是 T 细胞中独特的亚群，其表达恒定的 TCR Vα14 与 NK 细胞的部分标志性受体如 CD161（NK1.1）分子。活化 NKT 细胞的经典抗原是糖脂类抗原 α-半乳糖酰基鞘氨醇（α-galactosylceramide，α-Galcer），由类似于 MHC-Ⅰ的 CD1d 分子提呈。α-Galcer 是一种由海洋海绵体中提取的 α-半乳糖神经酰胺，经其活化的 iNKT 细胞可产生多种细胞因子，并参与多种免疫调节。研究发现，iNKT 在活动性结核病患者中处于活化状态，糖脂类抗原刺激后，iNKT 细胞可以分泌特定的细胞因子，并调节其他一系列免疫细胞的活性。α-Galcer 处理的小鼠感染结核菌后，分泌 IFN-γ 的 $CD4^+$与 $CD8^+$T 细胞增多，从而限制结核菌的增殖。而且，α-Galcer 作为佐剂可以显著增强 BCG 的免疫保护作用，这也进一步提示 iNKT 在抗结核病免疫中的重要作用。

5. 黏膜相关恒定 T 细胞（mucosa-associated invariant T cell，MAIT） 正常人的外周血、肠黏膜和肠系膜淋巴结中存在着一群表达半可变 TCR 的 T 细胞亚群，称为 MAIT。MAIT 是目前所发现的第一群能够区分细菌和病毒的 T 细胞亚群，其在细菌感染性疾病疫苗研制和治疗方面具有非常广阔的应用前景。黏膜相关 T 细胞是通过 MHC-Ⅰ样分子 MR1 特异性识别由细菌或酵母合成的维生素 B，并触发机体应对感染。研究发现，MAIT 可识别结核菌感染的树突状细胞，并在肺组织中富集，提示 MAIT 参与结核病抗病免疫。由于人类不能自身合成维生素 B，主要通过膳食来摄取，而细菌可以合成维生素 B，因此免疫系统可利用这个不同之处来识别细菌感染。因此，MAIT 的研究可能为结核病的治疗及疫苗开发提供新的潜在靶点。

（二）模式识别受体

结核菌被吸入肺部后，最早被固有免疫细胞表达的模式识别受体识别。参与识别结核菌的 PRR 包括 TLR、NLR 和 CLR 等。模式识别受体识别不同的 PAMP 后，通过激活下游信号转导，刺激细胞因子的释放及固有免疫细胞的活化。

1. TLR 结核菌表达多种 PAMP，并可激活多种不同的 TLR。动物实验和临床研究表明，TLR2 与 TLR9 为结核病易感基因，并参与结核菌感染过程。其中，TLR2 可识别结核菌某些脂甘露聚糖同源物、脂蛋白等；TLR9 可识别结核菌基因组 DNA 的 CpG 基序。

2. NLR NLR 是一类位于胞浆中的 PRR，可通过炎症小体（inflammasome）激活

Caspase-1，继而剪切 IL-1β 前体，促进 IL-1β 的活化和分泌。研究发现，*NOD2* 基因敲除小鼠对结核菌更加易感，表现为感染结核菌后存活率降低、荷菌量增加。NOD2 可识别结核菌细胞壁的肽聚糖（peptidoglycan，PGN）组分及 PGN 的核心亚基二酰胞壁肽（muramyl dipeptide，MDP），刺激巨噬细胞释放 TNF-α、IL-6 等细胞因子。NLRP3 可识别结核菌并介导 Caspase-1 的活化。接头蛋白 PYCARD/ASC 参与介导 NLR 激活炎症小体，该基因敲除小鼠对结核菌易感性增加，提示 NLR 对结核菌感染过程具有重要的调控作用。

3. CLR CLR 参与识别结核菌，并介导吞噬、细胞因子释放等。DC-SIGN 主要表达于树突状细胞表面，可识别脂甘露聚糖 ManLAM，激活丝氨酸/苏氨酸激酶 Raf-1，诱导 IL-10 分泌，发挥抑制炎症的作用。DC-SIGN 在小鼠中不表达，然而其直系同源基因（ortholog）*SIGNR3* 基因敲除小鼠感染结核菌实验研究提示 DC-SIGN 可能在结核菌早期感染过程中发挥作用。Dectin-1 也参与识别结核菌，并诱导 IL-12p40 的产生，通过树突状细胞促进 $CD4^+T$ 初始细胞向 Th17 分化。巨噬细胞诱导性 C 型凝集素受体（macrophage-inducible C-type lectin，Mincle）可识别海藻糖二霉菌酸酯（trehalose dimycolate，TDM，又称索因子，cord-factor），诱导巨噬细胞释放 TNF-α 及趋化因子 MIP-2，通过树突状细胞促进 $CD4^+T$ 细胞分化为 Th1 和 Th17。

（三）Ⅰ型干扰素

TNF-α 和Ⅱ型干扰素 IFN-γ 是参与调控结核菌感染的重要细胞因子。近期的研究发现，传统认为在抗病毒感染过程中发挥重要作用的Ⅰ型干扰素参与调控结核菌感染过程。结核菌强毒株北京株感染小鼠后诱导更强的Ⅰ型干扰素应答反应，进而促进通过趋化因子受体 CCR2 招募一群特异的单核细胞，该类单核细胞允许结核菌在其胞内持留并大量繁殖。结核病患者外周血白细胞转录组学研究表明，活动性结核患者存在明显的Ⅰ型干扰素调节基因标签。此外，研究发现Ⅰ型干扰素可拮抗Ⅱ型干扰素，这也为Ⅰ型干扰素调控结核菌感染提供了一种可能的解释。Ⅰ型干扰素在病毒与结核菌感染过程中的不同功能，提示病毒（如流感病毒、HIV 病毒等）感染可能是结核病发病的一个诱因。

二、适应性免疫应答

结核菌感染肺部巨噬细胞或树突状细胞可进一步激活适应性免疫应答。通常，感染结核菌的树突状细胞在趋化因子的作用下，迁移到淋巴结并激活其中的初始（naïve）T 细胞，促进其分化为不同的效应 T 细胞，介导适应性免疫应答。但是，与其他病原菌感染相比，携带结核菌抗原的树突状细胞从感染部位迁移到淋巴结的速度很慢，因此导致 T 细胞应答滞后，从而为结核菌的繁殖提供了条件。

$CD4^+T$ 细胞在抗结核病免疫中发挥至关重要的作用。临床研究发现，HIV 感染者外周血中 $CD4^+T$ 细胞的比例明显降低，并导致结核菌潜伏感染转变为活动性结核的比例增加 5～10 倍，而抗逆转录病毒疗法重建 HIV 感染者外周血中 $CD4^+T$ 细胞后，患者转变为活动性结核的风险明显降低。动物研究也发现 $CD4^+T$ 细胞去除后，宿主控制结核菌感染的能力明显降低。

$CD4^+T$ 细胞包括 Th1、Th17、Treg 等不同亚群。其中 Th1 细胞在抗结核病免疫中的作用研究最为充分。一般认为，Th1 主要通过分泌 IFN-γ 增强巨噬细胞对结核菌的杀伤活性，从而清除病原菌；或上调巨噬细胞Ⅱ型 MHC 表达进而促进抗原呈递。Th17 是一类可分泌 IL-17 的 T 细胞亚群，也参与结核病抗病免疫。研究发现，这类细胞可能在结核菌感染的早期免疫应答中发挥重要作用，并与病理性炎症应答、肉芽肿形成等相关。Treg 是依赖于转化生长因子-β（TGF-β）诱导分化的 T 细胞亚群，主要发挥免疫抑制作用，在免疫平衡中发挥重要作用。Treg 在结核病抗病免疫中的作用已经得到证实。动物感染实验证明，Treg 的动态变化与效应 T 细胞类似，可以抑制效应 T 细胞的功能，并且 Treg 对于抑制炎症反应过度、避免结核菌感染引起的病理损害也具有重要作用。

值得注意的是，传统识别Ⅰ型 MHC 递呈的抗原的 $CD8^+T$ 细胞也参与识别结核菌感染的抗原递呈细胞。$CD8^+T$ 细胞主要通过释放细胞因子 IFN-γ 或直接杀伤结核菌感染细胞发挥功能。研究发现，$CD8^+T$ 细胞可能主要在结核菌感染后期发挥抗病免疫的作用。至于结核菌抗原肽如何经Ⅰ型 MHC 递呈到 $CD8^+T$ 细胞是一个非常值得研究的问题，目前，主要认为有以下两种可能：①结核菌直接从吞噬体（phagosome）中逃逸到胞质中，抗原经蛋白酶体降解后由Ⅰ型 MHC 呈递到 $CD8^+T$ 细胞；②结核菌感染后诱导形成的凋亡小体被其他抗原呈递细胞摄取后通过交叉呈递途径激活 $CD8^+T$ 细胞。因此，增强结核菌感染诱导的细胞凋亡，可促进 $CD8^+T$ 细胞的活化，从而增强抗病免疫作用。这也为结核病的抗病免疫提供了一个新的策略。

三、肉芽肿的形成及生物学功能

肉芽肿是结核菌感染的一个显著特征。结核菌感染后，宿主产生的免疫应答反应限制了细菌增殖，但往往无法彻底清除病原体，参与免疫反应的巨噬细胞、树突状细胞、中性粒细胞、T 细胞、B 细胞等通过目前尚不十分清楚的机制形成肉芽肿。

巨噬细胞在肉芽肿早期形成中至关重要，是肉芽肿的重要组成。根据表型不同，参与肉芽肿形成的巨噬细胞可分为成熟巨噬细胞、上皮样巨噬细胞、泡沫样巨噬细胞及多核巨细胞（multinucleated giant cell，MGC）。结核菌的脂质成分，特别是氧化的分枝菌酸如酮基分枝菌酸（keto-mycolic acid），参与诱导泡沫样巨噬细胞的形成，而泡沫样巨噬细胞中含有大量脂质如胆固醇及胆固醇酯，可为慢性感染状态下的结核菌的代谢提供碳源和能量。泡沫样巨噬细胞可能与肉芽肿坏死直接相关。MGC 是多个巨噬细胞细胞膜融合而细胞核保留形成的，其形成与结核菌的毒力直接相关。多种结核菌的糖脂成分如磷脂酰肌醇甘露糖苷（phosphatidylinositol mannosides，PIM）、脂甘露聚糖（lipomannans，LM）和 TDM 可通过 TLR2 受体诱导 MGC 形成。MGC 与成熟的树突状细胞功能相似，吞噬功能降低，而抗原提呈能力增强。

肉芽肿中另一重要细胞类型为树突状细胞，其区别于巨噬细胞的一个显著特点是可以从肺部迁移到外周淋巴结并携带抗原将其呈递到初始 T 细胞，促进 T 细胞的分化。T 细胞对肉芽肿形成的起始并不重要，但其对于在急性感染期控制结核菌增殖、维持肉芽肿组织结构至关重要。外周淋巴结中经树突状细胞激活分化的不同T细胞在趋化因子的作用下被募集到感染部位，发挥相应功能。如果激活的免疫系统无法彻底清除病原菌，随后，记忆T细胞将长期保护免疫作用，如可分泌IL-2、IFN-γ与TNF-α等多种细胞因子的Th1型记忆T细胞及具有细胞杀伤活性的$CD8^+$记忆T细胞，宿主达到免疫平衡状态，继而进入潜伏感染阶段。然而一旦免疫功能紊乱，比如T细胞与树突状细胞之间PD-1与PD-1配体或CTLA-4与B7.1、B7.2分子相互作用导致T细胞耗尽；或调节性T细胞分泌IL-10和TGF-β抑制免疫应答；或者HIV病毒、蠕虫感染等，结核菌便从休眠状态复苏为活化状态，最终形成活动性结核。

因此，肉芽肿的形成是结核菌持留造成免疫细胞不断募集的过程，病原菌与宿主之间最终达到一种平衡状态。早期肉芽肿对结核菌的散播可能有利，但肉芽肿形成后，可促进巨噬细胞、抗原呈递细胞、T细胞等不同免疫细胞之间密切接触、协同作用，从而发挥对机体的保护性作用。如何有效防止肉芽肿发生坏死进而形成空洞也是干预结核病的重要方面。

（戈宝学　刘海鹏）

参考文献

崔振玲，沙巍，黄晓辰，等. 2012. RNA恒温扩增技术快速检测痰标本中结核分枝杆菌的研究. 中华结核和呼吸杂志，34（12）：894-897

李强，欧喜超，夏辉，等. 2013. Genotype MTBDRplus 快速耐药诊断方法在地市级结核病医院应用的评估研究. 中国预防医学杂志，1：35-38

倪丽丽，罗柳林，景玲杰，等. 2012. 恒温扩增实时荧光检测技术在肺结核诊断中的临床价值. 中华检验医学杂志，35（8）：702-705

于霞，梁倩，马异峰，等. 2013. 环介导等温扩增技术快速检测痰标本中结核分枝杆菌的初步评价. 中国实验诊断学，17（5）：846-849

张治国，欧喜超，孙倩，等. 2013. 利福平耐药实时荧光定量核酸扩增技术检测痰标本中结核分枝杆菌及其耐药性的研究. 中国防痨杂志，1：005

赵雁林. 2006. 细菌学检查在结核病控制中的作用. 中华医学会结核病学分会2006年学术会议论文汇编，43-46

中国防痨协会基础专业委员会. 2006. 结核病诊断实验室检验规程. 北京：中国教育文化出版社

Boehme C C，Nabeta P，Hillemann D，et al. 2010. Rapid molecular detection of tuberculosis and rifampin resistance. New England Journal of Medicine，363（11）：1005-1015

Davis JL，Cattamanchi A，Cuevas LE，et al. 2013. Diagnostic accuracy of same-day microscopy versus standard microscopy for pulmonary tuberculosis：a systematic review and meta-analysis. Lancet Infect Dis，13（2）：147-154

Del Portillo P，Murillo LA. Patarroyo ME. 1991. Amplification of a species-specific DNA fragment Mycobacterium tuberculosis and its possible use in diagnosis. J Clin Microbiol，29：2163-2168

Ling D I，Zwerling A A，Pai M. 2008. GenoType MTBDR assays for the diagnosis of multidrug-resistant tuberculosis：a meta-analysis. European Respiratory Journal，32（5）：1165-1174

Mori Y，Kanda H，Notomi T. 2013. Loop-mediated isothermal amplification（LAMP）：recent progress in research and development. Journal of Infection and Chemotherapy，1-8

Murray PR. 2003. Manual of clinical microbiology. Washing：ASM Press

Rie A V，Page-Shipp L，Scott L，et al. 2010. Xpert® MTB/RIF for point-of-care diagnosis of TB in high-HIV burden，resource-limited countries：hype or hope?. Expert review of molecular diagnostics，10（7）：937-946

Vianna-Niero C. 2004. Analysis of genetic polymorphisms affecting the four phospholipase C（plc）genes in Mycobacterium tuberculosis complex clinical isolates. Microbiology，150：967-978

第四章　结核病病理学

一、结核病的基本病理变化

（一）以渗出为主的病变

出现于结核性炎症的早期或集体抵抗力低下、菌量多、毒力强或变态反应较强时，主要表现为浆液性或浆液纤维素性炎症。病变早期局部有中性粒细胞浸润，但很快被巨噬细胞所取代。再渗出液和巨噬细胞中可查见结核菌。此型变化好发于肺、浆膜、滑膜和脑膜等处。渗出物可完全吸收不留痕迹，或转变为以增生为主或以坏死为主的病变。

（二）以增生为主的病变

当细菌量少、毒力较低或人体免疫反应较强时，则发生以增生为主的变化，形成具有诊断价值的结核结节。结核结节是在细胞免疫的基础上形成的，由上皮样细胞、朗汉斯巨细胞加上外周局部集聚的淋巴细胞和少量反应性增生的成纤维细胞构成。典型者结节中央有干酪样坏死。吞噬由结核菌的巨噬细胞体积增大逐渐转变为上皮样细胞，呈梭形或多角形，胞质丰富，染淡伊红色，边界不清。核呈圆或卵圆形，染色质甚少，甚至可呈空泡状，核内由 1～2 个核仁。上皮样细胞活性增加，有利于顿时杀灭结核菌。多个上皮样细胞互相融合或一个细胞核分裂胞质不分裂乃形成朗汉斯细胞。朗汉斯巨细胞为一种多核巨细胞，直径可达 300μm，胞质丰富。其胞质突起常和上皮样细胞的胞质突起相连接，核与上皮样细胞核相似。核的数目由十几个到几十个，有超过百个者。核排列在胞质周围呈花环状、马蹄形或密集于胞体的一端。单个结核结节非常小，直径约 0.1mm，肉眼和 X 线片不易看见。三四个结节融合成较大的结节时才能见到。这种融合结节边界分明，约粟粒大小，呈灰白半透明状。有干酪样坏死时略显微黄，可微隆起于器官表面。

（三）以坏死为主的病变

在结核菌量多、毒力强，集体抵抗力低或变态反应强时，上述以渗出为主或以增生为主的病变均可继发干酪样坏死。结核坏死灶由于含脂质较多呈淡黄色，均匀细腻，质地较实，状似奶酪，故称干酪样坏死。镜下为红染均质无结构的颗粒状物。干酪样坏死对结核病理诊断具有一定的意义。干酪样坏死物中大都会有一定量的结核菌，可成为结核病变恶化进展的原因。

渗出、坏死、增生三种变化往往同时存在，而以一种改变为主，而且可以相互转化。通过这三种基本结核病理变化的组合，结核可以分成：干酪型、增殖型、混合型、无反应型。

在结核的病理表现中，最具有诊断价值的是典型的坏死性肉芽肿性病变。肉芽肿的组成，从结节中心向外，肉芽肿的成分依次为以下五种。①干酪样坏死：典型结核结节的中央为干酪样坏死，内含坏死的组织细胞和白细胞，还有结核菌。结核结节中心的坏死可能是细胞介导免疫反应的结果。②类上皮细胞（epithelioid cell）：干酪样坏死灶周围可见大量胞体较大、边界不清的细胞。这些细胞的胞核呈圆形或卵圆形，染色质少，甚至可呈空泡状，核内可有 1～2 个核仁，胞质丰富，染成浅红色。由于其形态与上皮细胞相似，故称类上皮细胞。③多核巨细胞（multinucleated giant cell）：在类上皮细胞之间散在分布多核巨细胞，结核结节之多核巨细胞又称为朗汉斯巨细胞。这种巨细胞体积很大，直径达 40～50μm。胞核形态与类上皮细胞相似，数目可达几十个，甚至百余个，排列在细胞周边部呈马蹄形或环形，胞质丰富。朗汉斯巨细胞系由类上皮细胞融合而成。④淋巴细胞：在类上皮细胞周围可见大量淋巴细胞浸润。⑤成纤维细胞：结核结节周边有成纤维细胞及胶原纤维分布。

值得注意的是，虽然典型的结核病理常常具有这种典型的坏死性肉芽肿性病变，但是并不是所有的结核性病变都表现得如此典型，在一些结核病变中可以表现为其中一种或多种结构的缺如。如有些病变仅仅出现肉芽肿而没有出现干酪样坏死，此时需要与如结节病之类的增殖性肉芽肿性病变相鉴别。在某些先天免疫缺陷病或者后天获得性免疫缺陷病如艾滋病患者中，结核的临床、影像，乃至病理改变就表现得更不典型了，上述的典型病理表现不明显甚至可以完全缺失，而这些免疫缺陷的患者比普通人更容易获得结核感染，但病变的表现却更不明显，所以当病变表现得不典型时，要想到这部分患者并发结核感染的可能性的存在，防止漏诊的发生。

二、结核病基本病理变化的转化规律

结核病的发展结局取决于机体抵抗力、结核菌治病力及治疗效果三者之间的关系。在机体抵抗力增强、治疗得当、效果显著时，结核菌被抑制、杀灭，病变转向愈合；反之，则转向恶化。

（一）转向愈合

1. 吸收、消散 当病变以渗出性病变为主时，渗出物经淋巴道吸收而使病灶缩小或消散。当干酪样坏死及增生性病灶较小时，经积极治疗也有吸收消散或缩小的可能。

2. 纤维化、钙化 增生性病变和小的干酪样坏死灶，可逐渐纤维化，最后形成瘢痕而愈合，较大的干酪样坏死灶难以全部纤维化，则由其周边纤维组织增生将坏死物包裹，继而坏死物逐渐干燥浓缩，并有钙盐沉着。钙化的结核灶内常有少量结核菌残留，此病变属临床痊愈，但当机体抵抗力降低时仍可复发进展。

（二）转向恶化

1. 浸润进展 疾病恶化时，病灶周围出现渗出性病变，范围不断扩大，并激发干酪样坏死。

2. 溶解播散　病情恶化时，干酪样坏死物可发生液化，形成的半流体物质可经体内的自然管道（如支气管、输尿管等）排出，致局部形成空洞。空洞内液化的干酪样坏死物中含有大量结核菌，可通过自然管道播散到其他部位，形成新的结核病灶。

结核病的传播途径有呼吸道、消化道、皮肤和子宫，但主要是通过呼吸道进行传播。所以临床上最常见的是肺结核，其次才是消化道、泌尿生殖系统、骨关节、脑膜、腹膜等肺外脏器，故根据发病部位可将结核分为肺内和肺外结核，而肺内结核又能根据初次感染和再次感染分为原发性肺结核和继发性肺结核。结核因感染部位、感染次数，以及疾病发生发展阶段的不同在病理表现上也会不尽相同。

三、肺结核病的病理

结核病中最常见的是肺结核，肺结核患者也成为结核病的主要传染源。肺结核病可因初次感染和再次感染结核菌时机体的反应性不同，而致肺部病变的发生发展各有不同的特点，从而可分为原发性和继发性肺结核两大类。

（一）原发性肺结核

原发性肺结核是指第一次感染结核菌所引起的肺结核病，多发生于儿童，但也可偶见于未感染过结核菌的青少年或成人。免疫功能严重受抑制的成年人由于丧失对结核菌的敏感性，可多次发生原发性结核。原发性肺结核的病理特征是原发综合征形成，最初在通气较好的上叶下部或下叶上部近胸膜处形成 1～1.5cm 大小的灰白色炎性实变灶，绝大多数病例病变中央有干酪样坏死，周围环绕栅栏样排列的组织细胞，上皮样细胞及多核巨细胞易见。结核菌游离或被巨噬细胞吞噬。结核菌很快侵入淋巴管，循淋巴液引流到局部肺门淋巴结，引起结核性淋巴管炎和淋巴结炎，表现为淋巴结肿大和干酪样坏死。肺的原发病灶、淋巴管炎和肺门淋巴结结核称为原发综合征。原发综合征形成后，虽然在最初的几周内有细菌通过血道或淋巴道播散到全身其他器官，但由于细胞免疫建立，95%左右的病例不再发展，肉芽肿病灶可完全治愈恢复成正常肺组织或进行性纤维化和钙化。有时则可继续发展，累及周围的血管、胸膜或支气管，形成相应的并发症。

（二）继发性肺结核

继发性肺结核是指再次感染结核菌所引起的肺结核病，多见于成人。可在原发性肺结核后很短时间内发生，但大多在初次感染后十年或几十年后由于机体抵抗力下降使暂停活动的原发病灶再次活化形成。

继发性肺结核病理变化和临床表现比较复杂，根据其病变特点和临床经过可分以下几种类型：

1. 局灶型肺结核　是继发性肺结核的早期表现，病灶常定于肺尖下 2～4cm 处，直径 0.5～1cm。病灶边界清楚，有纤维包裹，镜下病变以增生为主，中央为干酪样坏死。

2. 浸润型肺结核 是临床上最常见的活动性、继发性肺结核，多由局灶型肺结核发展而来。病变以渗出为主，中央有干酪样坏死，病灶周围有炎性包绕。如及早发现，合理治疗，渗出性病变可吸收；增生、坏死性病变，可通过纤维化、钙化而愈合。如病变继续发展，干酪样坏死扩大（浸润进展）、坏死物液化后经支气管排出，局部形成急性空洞，洞壁坏死层内含大量结核菌，经支气管播散，可引起干酪性肺炎（溶解播散）。急性空洞一般易愈合。经适当治疗后，洞壁肉芽肿组织增生，洞腔逐渐缩小、闭合，最后形成瘢痕组织而愈合；也可通过空洞塌陷，形成条索状瘢痕而愈合。如果急性空洞经久不愈，则可发展为慢性纤维空洞型肺结核。

3. 慢性纤维空洞型肺结核 该型病变有以下特点：

（1）肺内有一个或多个厚壁空洞。多位于肺上叶，大小不一，不规则。壁厚可达 1cm 以上。镜下洞壁分为三层：内层为干酪样坏死物，其中有大量结核菌；中层为结核性肉芽组织；外层为纤维结缔组织。

（2）同侧或对侧肺组织，特别是肺下叶可见由支气管播散引起的很多新旧不一、大小不等、病变类型不同的病灶。愈往下愈新鲜。

（3）后期肺组织严重破坏，广泛纤维化，胸膜增厚并与胸壁粘连，使肺体积缩小、变形，严重影响肺功能，甚至使肺功能丧失。

近年来由于广泛采用多药联合抗结核治疗及增加抵抗力的措施，较小的空洞一般可收缩而闭塞。体积较大的空洞，内壁坏死组织脱落，肉芽组织逐渐变成纤维瘢痕组织，由支气管上皮覆盖，此时，空洞仍然存在，但已无菌，实际上已愈合故称为开放性愈合。

4. 干酪性肺炎 干酪性肺炎可由浸润型肺结核恶化进展而来，也可由急、慢性空洞内的细菌经支气管播散所致。镜下主要为大片干酪样坏死灶。肺泡腔内有大量浆液纤维蛋白性渗出物。根据病灶范围的大小分为小叶性和大叶性干酪性肺炎。

5. 结核球 又称结核瘤。结核球直径 2～5cm，由纤维包裹的孤立的境界分明的干酪样坏死灶组成。多为单个，也可多个，常位于肺上叶。结核球可来自：①浸润型肺结核的干酪样坏死灶纤维包裹；②结核空洞引流支气管阻塞，空洞由干酪样坏死物填充；③多个结核病灶融合。结核球由于其纤维包膜的存在，抗结核药不易发挥作用，且有恶化进展的可能，因此临床上多采取手术切除。

6. 结核性胸膜炎 结核性胸膜炎根据病变性质可分干性和湿性两种，以湿性结核性胸膜炎为常见。

湿性胸膜炎又称渗出性结核性胸膜炎，多见于年轻人，病变主要为浆液纤维素性炎。一般经适当治疗可吸收，如渗出物中纤维素较多，不易吸收，则可因机化而使胸膜增厚粘连。

干性结核性胸膜炎又称增殖性结核性胸膜炎，是由胸膜下结核病灶直接蔓延至胸膜所致。常发生于肺尖，病变多为局限性，以增生性改变为主。一般通过纤维化而愈合。

（三）血行播散型肺结核

原发性和继发性肺结核除了通过淋巴道和支气管播散外，也可通过血道播散引起粟粒性结核和肺外结核病。由于肺内原发病灶或肺门干酪样坏死灶，以及肺外结核病灶内的结核菌侵入血流或经淋巴管由胸导管入血，可引起血源播散型结核病。当累及肺动脉时，菌栓可随动脉进入血液，沉积在病灶周围肺组织的毛细血管床中，形成直径 2～3mm 大小、类似的粟粒状结核性病灶。如果肉芽肿累及肺静脉，则通过肺静脉血流向全身，从而引起全身性的播散。

四、特殊检查

（一）特殊染色

1. 抗酸染色　已证明是结核性病变，需要在病变区找病原菌，通常用抗酸染色（Ziehl-Neelsen 染色）。油镜下观察可见红染的两端钝圆稍弯曲之细杆菌。常常在坏死区的中心或坏死区与上皮样肉芽肿交界处，但需注意的是除了结核菌之外，麻风等非结核分枝杆菌也可抗酸阳性，需要注意鉴别，必要时行进一步的细菌学检查。

2. 网状染色　网状染色可以观察组织内的坏死是否为彻底的干酪样坏死，由于干酪样坏死对结核有一定的诊断价值，而仅仅通过 HE 染色对于坏死性质的判定可能出现一定的偏差，所以网状染色对结核的诊断和鉴别诊断有一定的帮助。六氨银、高碘酸-Schiff（PAS）这两种特殊染色剂虽然对于直接诊断结核没有太大的价值，但是却可以起到与真菌病进行鉴别诊断的作用，真菌通过这两种特殊染色剂染色后可以用显微镜对菌体进行观察，有效防止误诊。

3. 金胺–罗丹明染色　与传统抗酸染色法相比，金胺–罗丹明染色后抗酸杆菌会发出黄绿色荧光，在暗视野下更醒目，且可在 40 × 下观察不需用 100 × 油镜，该染色具有与抗酸染色相同的敏感性，且操作和检测更方便，故该染色法结核检出率更高，但同时需要注意假阳性发生的可能。

（二）TB-DNA 检测

在抗酸染色未找到的情况下，也可利用 PCR、原位杂交等多种手段检测 TB-DNA，需要注意的是这类方法在提高敏感性的同时需要注意假阳性出现的情况，应防止出现错诊。

（三）分枝杆菌基因测序

在传统 PCR 的基础上如果能再对结核菌的某些基因种属进行测序，则可以更好地帮助我们区别结核与非结核分枝杆菌，对于一些特殊种属结核菌的流行病学调查也有一定的帮助；通过对结核菌的耐药序列进行基因测序，则可快速检测出结核菌的耐药情况，进而帮助临床治疗指导用药。

（陈　岗）

参 考 文 献

刘清蒙. 1998. 基础结核病学. 见：现代结核病学. 1 版. 赵静主编. 贵阳：贵州科技出版社，3-194

Churchyard G J，Grant A D. 2000. HIV infection，tuberculosis and nontuberculous mycobacteria. S Afr Med J，90（5）：472-476

EL Amin NM，Hanson HS，Pettersson B，et al. 2000. Identification of Non-tuberculous Mycobaceria：16S rRNA gene sequence analysis vs. Conventional methods. Scand J infect Dis，32：47-50

Humphrey DM，Weiner MH. 1987. Mycobacterial antigen detection by immunohistochemistry in pulmonary tuberculosis. Hum Pathol，18：701-708

Katzenstein AA. 2006. Katzenstein and Askin's surgical pathology of the non-neoplastic lung disease major problems in pathology. Fourth Edition. Elsevier Saunders，319-320

Kommareddi S，Abramowsky CR，Swinehart GL，et al. 1984. Nontuberculous mycobacterial infections：comparison of the fluorescent auramine-O and Ziehl-Neelsen techniques in tissue diagnosis. HumPathol，15（11）：1085-1089

临 床 篇

第五章 总 论

第一节 结核病的临床表现

一、临 床 症 状

（一）全身症状

结核病患者常有一些结核中毒症状，其中发热最常见，一般为午后 37.4～38℃的低热，可持续数周，热型不规则，部分患者伴有脸颊、手心、脚心潮热感。急性血行播散型结核病、干酪性肺炎、空洞形成或伴有肺部感染时可表现为高热。夜间盗汗亦是结核病患者常见的中毒症状，表现为熟睡时出汗，几乎湿透衣服，觉醒后汗止，常发生于体虚病人。其他全身症状还有疲乏无力、胃纳减退、消瘦、失眠、月经失调甚至闭经等。

（二）呼吸系统症状

1. 咳嗽 常是肺结核患者的首诊主诉，咳嗽 2 周或以上，伴痰血，经抗炎治疗无效，要高度怀疑肺结核可能。肺结核患者以干咳为主，如伴有支气管结核，常有较剧烈的刺激性干咳；如伴纵隔、肺门淋巴结结核压迫气管支气管，可出现痉挛性咳嗽。

2. 咳痰 肺结核患者咳痰较少，一般多为白色黏痰，合并感染、支气管扩张，常咳黄脓痰；干酪样液化坏死时也有黄色脓痰，甚至可见坏死物排出。

3. 咯血 当结核坏死灶累及肺毛细血管壁时，可出现痰中带血，如累及大血管，可出现不等量的咯血。空洞内形成的动脉瘤或者支气管动脉破裂时可出现致死性的大咯血。肺组织愈合、纤维化时形成的结核性支气管扩张可在肺结核痊愈后反复、慢性地咯血或痰血。

4. 胸痛 胸痛并不是肺结核的特异性表现，靠近胸膜的病灶与胸膜粘连常可引起钝痛或刺痛，与呼吸关系不明显。肺结核并发结核性胸膜炎会引起较剧烈的胸痛，与呼吸相关。胸痛不一定就是结核病活动或进展的标志。

5. 呼吸困难 一般初发肺结核患者很少出现呼吸困难，只有伴有大量胸腔积液、气胸时会有较明显的呼吸困难。支气管结核引起气管或较大支气管狭窄、纵隔、肺门、气管旁淋巴结结核压迫气管支气管也可引起呼吸困难。晚期肺结核，两肺病灶广泛引起呼吸功能衰竭或伴右心功能不全时常出现较严重的呼吸困难。

（三）肺外结核症状

肺外结核因发病部位不同而症状不同，例如结核性脑膜炎表现为发热、头痛、呕吐及脑膜刺激征，严重时出现昏睡、意识模糊、肢体瘫痪甚至脑疝。消化系统结核会出现腹痛、腹泻和便秘交替，严重者出现肠穿孔或肠梗阻症状。泌尿系统结核表现为尿频、尿急、血尿或脓尿等。

（四）结核性变态反应

结核性变态反应可引起全身性过敏反应，临床表现类似于风湿热，主要有皮肤的结节性红斑、多发性关节痛、类白塞病和滤泡性结膜角膜炎等，以青年女性多见。非甾体类抗炎药物无效，经抗结核治疗后好转。

二、体　征

患肺结核时，肺部体征常不明显且没有特异性。肺部体征常与病变部位、性质、范围及病变程度相关。肺部病变较广泛时可有相应体征，有明显空洞或并发支气管扩张时可闻及细湿啰音。若出现大面积干酪性肺炎可伴有肺实变体征，如语颤增强，叩诊呈实音或浊音，听诊闻及支气管呼吸音。当形成巨大空洞时，叩诊呈过清音或鼓音，听诊闻及空洞性呼吸音。支气管结核常可闻及局限性的哮鸣音。两肺广泛纤维化、肺毁损时，患侧部位胸廓塌陷，肋间隙变窄，气管移位，其他部位可能由于代偿性肺气肿而出现相应的体征，如叩诊呈过清音、呼吸音降低等。结核性胸膜炎患者可闻胸膜摩擦音，触及摩擦感；大量积液时患侧胸廓和肋间饱满，呼吸运动减弱；心尖搏动及气管向健侧移位，积液区叩诊呈浊音或实音。肠结核患者会出现腹部包块，柔韧感是粘连型结核性腹膜炎的临床特征等。

总之，结核病并无非常特异性的临床表现，有些患者甚至没有任何症状和体征，仅在体检时发现，如伴有免疫抑制状态，临床表现很不典型，起病和临床经过隐匿；或者急性起病，症状危重，且被原发疾病所掩盖，易误诊。

（闫丽萍　张　青）

第二节　结核病的实验室诊断

目前对于结核病的实验室诊断主要有细菌学、免疫学和分子生物学等方法，其中细菌学诊断是最基本也是最重要的实验室诊断手段之一。

一、细菌学诊断

细菌学诊断参见第三章第二节和第三节。

二、结核菌的药敏试验

常见的结核药敏试验方法有：绝对浓度法、比例法、抗性比例法。根据检测的培养基不同可以分为固体培养基和液体培养基。根据检测的标本不同，可以分为直接法和间接法。

绝对浓度法在我国少数实验室还在用，但是国际上不推荐。WHO推荐的是以罗氏培养基为基础的比例法。美国疾病控制与预防中心（CDC）及美国临床和实验室标准协会（CLSI）推荐的是以Middlebrook 7H10、7H11固体培养基为基础的比例法，主要依据为：罗氏培养基对药物的药效影响较大，结果不够稳定，因此推荐Middlebrook 7H10、7H11固体培养基。液体培养基主要基于Middlebrook 7H9，目前商品化的BACTEC MGIT960、Bactec460、MB/BacT Alert及VersaTREK等检测系统均有相应的药敏检测体系。以MGIT960为例，其药敏时间为7～10天，平均报告时间较罗氏培养基的比例法大大缩短，因此受到广泛的欢迎。然而以罗氏培养基为基础的比例法由于价格的优势，是国际上应用最为广泛的方法之一。

（一）含药培养基的制备

1. 药液的制备 药粉需要购买药厂的原药或者经过验证的国际知名企业的药物纯粉，以保证药物的纯度和效价。首先在无菌容器内称取药物粉末，为减少误差，每次应至少称重10mg。

按照不同药物标定的效价精确计算其有效含量，分别计算每种药物应加入的溶剂体积，效价公式为：效价=纯度×活性成分比例×（1–水含量）。不同药物所用的溶剂不一样，常见的有水、二甲基甲酰胺等，详见药物的说明书，常见药物配制见表5-1。药物先经相应的溶剂溶解后，可以放置于–70℃冷冻保存，用之前，用蒸馏水稀释至相应的浓度加入到培养基中（表5-1）。

表5-1 含药培养基药液制备

药物名称	药物浓度 μg/ml	溶剂	稀释剂	培养基内的终浓度 μg/ml
异烟肼	20	水	水	0.2
利福平*	4000	DMSO	水	40
乙胺丁醇	200	水	水	2
链霉素	400	水	水	4

*如果利福平用的是钠盐，则直接可以溶于水。

2. 含药培养基的制备 按照前述的罗氏培养基制备方法准备培养基，然后按照实际需要量每100ml加入1ml药液，充分混匀后（非常重要，否则造成药物浓度不均匀），进行培养基的分装、凝固、保存。

3. 药敏菌株的准备 应尽量使用原代培养物进行药敏试验，若培养物不能直接用于药敏试验操作，应传代后再用于药敏。要求采用1～2周长出的新鲜菌落，没有杂菌污染，并经涂片确认为抗酸菌。

菌液的制备和接种：以下操作由于直接操作的是活菌，且有产生气溶胶的危险，所以操作必须在有Ⅱ级或以上生物安全柜内进行。

（1）在无菌磨菌瓶中加入2～3滴生理盐水。

（2）用无菌接种环刮取肉眼可见菌落，置于磨菌瓶中。尽可能刮取斜面各个部位的菌落，避免挑取1～2个单独菌落进行实验，刮取的菌量以半环到一环为宜。

（3）旋紧瓶盖，涡旋震荡 20～30s。

（4）静置 15min，小心打开瓶盖，加入 1～2ml 灭菌生理盐水，静置 15min，使菌落中的大块物质沉降。

（5）用无菌管吸取中上部的菌液约 1ml，转移到另一无菌试管中，与标准麦氏比浊管或者用浊度仪进行比浊。

（6）调整菌液浓度值为 1 个麦氏单位。

（7）在无菌管中加入 2ml 生理盐水，用 22SWG 标准接种环取两满环（每环的吸取量为 10μl）加入到生理盐水中，稀释度为 10^{-2}mg/ml。用同样的方法稀释 10 倍，即成 10^{-4}mg/ml。

（8）用接种环分别取 1 满环 10^{-2}mg/ml、10^{-4}mg/ml 的菌液，用划线法均匀接种至对照和含药培养基表面，尽可能使菌液分散于培养基斜面。

（9）接种后的培养管直立放置于恒温培养箱内，培养 4 周后报告，如果耐药，则报告耐药。如果为敏感，则继续放置至 6 周，做最终判断。

4. 结果判断和解释 见表 5-2 记录细菌的生长情况。

表 5-2 含药培养基结果记录表

菌落生长情况	报告方式
无菌落生长	阴性
少于 50 个菌落	实际菌落数
50～100 个菌落	1+
100～200 个菌落	2+
大部分融合（200～500 个菌落）	3+
融合（＞500 个菌落）	4+

注：耐药百分比=含药培养基上生长的菌落数/对照培养基上的菌落数×100%。

结果判断规则：

（1）对照培养基上菌落生长良好且高稀释度对照培养基上菌落数≥20 个，否则需重做。

（2）以对照培养基和含药培养基上最大可数菌落数计算耐药比，判断结果。

（3）若高低稀释度对照培养基上菌落数都不可数，则参照绝对浓度法判断结果。含药培养基上菌落数≥20 个时判断为耐药。

（4）耐药百分比＞1%则报告耐药。

（5）耐药百分比=1%报告耐药，但是需要重做且结果一致。

5. 注意事项

（1）培养基的配制对药物浓度和稳定性影响较大，需严格按照规程进行操作。非结核和结核菌同时生长时，往往造成检测结果耐药，需要谨慎区分有无 NTM 污染。

（2）室内质控：每批试剂需要以 $H_{37}R_v$ 菌株为对照，进行药敏试验，并且结果正确。

6. 其他药敏试验 基于 Middlebrook 7H10、7H11 固体培养基的比例法药敏试验是美国 CLSI 主要推荐的实验，详细操作步骤见其发布的指南，美国 CLSI 对药敏检测给出了如下建议：

（1）随着吡嗪酰胺耐药比例的增加，应该常规开展。

（2）对于 MTR，除了二线药物之外，还应开展高浓度的异烟肼和乙胺丁醇耐药实验。

（3）阿米卡星和卡那霉素有部分交叉耐药，但是不能替代，所以如果临床需要应该都开展。

（4）氟喹诺酮类根据需要可以开展3种或以上。

商品化的液体药敏系统都有详细的介绍，此处给出WHO推荐的液体药物浓度和检测药敏重要性的推荐分级（表5-3）。

表5-3 WHO液体药物浓度和检测药敏重要性的推荐分级

WHO推荐								
药物分组	药物名称	药敏分级	DST方法	DST临界浓度（μg/ml）				
				罗氏培养基比例法	Middlebrook 7H10	Middlebrook 7H11	BACTEC 460	MGIT 960
第一组：一线口服药物	异烟肼	Ⅰ	固体和液体	0.2	0.2	0.2	0.1	0.1
	利福平	Ⅰ	固体和液体	40.0	1.0	1.0	2.0	1.0
	乙胺丁醇	Ⅱ	固体和液体	2.0	5.0	7.5	2.5	5.0
	吡嗪酰胺	Ⅱ	液体	–	–	–	100.0	100.0
第二组：注射抗结核药物	链霉素	Ⅱ	固体和液体	4.0	2.0	2.0	2.0	1.0
	卡那霉素	Ⅱ	固体和液体	30.0	5.0	6.0	4.0	-2.5
	阿米卡星	Ⅱ	液体	–			1.0	1.0
	卷曲霉素	Ⅱ	固体和液体	40.0	10.0	10.0	1.25	2.5
	紫霉素	Ⅴ	无	–	–	–	–	–
第三组：氟喹诺酮类药物	环丙沙星	Ⅲ	固体和液体	2.0	2.0	2.0	2.0	1.0
	氧氟沙星	Ⅲ	固体和液体	2.0	2.0	2.0	2.0	2.0
	左氧氟沙星	Ⅳ	固体和液体	–	2.0	–	–	2.0
	莫西沙星	Ⅳ	液体	–	–	–	0.5	0.25
	加替沙星	Ⅳ	固体	–	1.0	–	–	–
第四组：口服抗结核二线药物	乙硫异烟胺	Ⅳ	固体和液体	40.0	5.0	10.0	2.5	5.0
	丙硫异烟胺	Ⅳ	固体和液体	40.0	–	–	1.25	2.5
	环丝氨酸	Ⅳ	固体	40.0	–	–	–	–
	特立齐酮	Ⅳ	无	–	–	–	–	–
	对氨水杨酸	Ⅳ	固体和液体	1.0	2.0	8.0	2.0	–1
	氨硫脲	Ⅴ	无	–	–	–	–	–
第五组：疗效或安全性不确切的抗结核药物	氯法齐明	Ⅴ	液体	–	–	–	4.0	–1.25
	阿莫西林/克拉维酸盐	Ⅴ	无	–	–	–	–	
	克拉霉素	Ⅴ	无	–	–	–	–	1
	利奈唑胺	Ⅴ	液体	–	–	–	1.0	1.0

注：不推荐对第四组和第五组药物开展常规药敏试验，不再推荐将环丙沙星用于治疗药敏或耐药结核病。

其他药敏试验包括显微镜观察药敏试验（microscopic observation drug susceptibility，MODS）、硝酸盐还原试验（nitrate reductase assay，NRA）和流式细胞计数法，由于国内开展的实验室较少，暂不做介绍。

（张　军　陈　晋　赵雁林）

三、结核菌素试验

目前结核菌素试验的常用方法为PPD（结核菌素纯蛋白衍生物）试验。该方法是基于Ⅳ型变态反应原理的一种皮肤试验，用来检测机体有无感染过结核菌，广泛用于结核病辅助诊断、筛查可疑结核病患者、结核病流行病学调查、检测卡介苗接种是否成功等。PPD皮试对于儿童、青少年的结核病诊断有参考意义，在卡介苗普遍接种地区，PPD皮试阳性不能区分是结核分枝杆菌的自然感染还是卡介苗接种的免疫反应，也不能区分其他分枝杆菌感染。

（一）操作方法

在左侧前臂曲侧中上部1/3处，0.1ml（5IU）PPD皮内注射，用26号10mm长的一次性短斜面的针头和1ml注射器，注射后应能产生凸起的皮丘，边界清楚，上面可见清晰的小凹。试验后48～72h观察和记录结果，手指轻摸硬结边缘，测量硬结的横径和纵径，得出平均直径=（横径＋纵径）/2，检查局部反应，而不是测量红晕直径，硬结为特异性变态反应，而红晕为非特异性反应。若注射部位有针眼大的红点或稍有红肿，硬节直径＜5mm，则为阴性反应。若注射部位硬节直径超过5mm，但在15mm以下，为阳性反应。若注射部位反应较强烈或硬节直径超过15mm以上，为强阳性反应。

（二）临床意义

1. PPD结果阳性

（1）PPD皮试阳性表示对结核菌具有敏感性，反应越强，受到结核菌感染的可能性越大。通常直径＞15mm或有水泡，认为是新近受到感染。但皮试阳性并不意味着就是结核病患者。因为初次感染结核菌后自然愈复的倾向很大，临床发病者只占初染者的5%～10%。

（2）感染结核菌或接种卡介苗后PPD皮试阳性，随着时间推移，阳性反应会随之减弱。但此过程需时数年。通常认为接种卡介苗3个月以上，硬结直径5～9mm为接种阳性。30个月以内、硬结直径在20mm以上才考虑为自然感染。30个月以上、硬结直径9～10mm或以上考虑为自然感染结核菌。

2. PPD结果阴性　阴性反应表明无结核菌感染，但应考虑以下情况：

（1）结核菌感染后需4～8周变态反应才能充分建立，在此变态反应前期，PPD皮试可为阴性。

（2）应用糖皮质激素等免疫抑制剂者，或营养不良及麻疹、百日咳等病人，PPD反应也可暂时消失。

（3）严重结核病和各种危重病人对 PPD 皮试阴性，或仅为弱阳性，这都是由于人体免疫力连同变态反应暂时受到抑制的结果，待病情好转，又会转为阳性反应。

（4）其他如淋巴细胞免疫系统缺陷（如淋巴瘤、白血病、结节病、艾滋病等）病人和老年人的 PPD 试验也常为阴性。

（王晓萌）

四、干扰素释放试验

（一）概述

γ-干扰素释放试验技术（interferon-gamma release assay，IGRA）是一种用于结核分枝杆菌感染的体外免疫检测的新方法。

机体在感染结核分枝杆菌后，体内存在特异的效应 T 细胞，被结核分枝杆菌抗原致敏的 T 细胞在体外再次受到结核分枝杆菌特异抗原的刺激时，会分泌并释放 γ-干扰素（IFN-γ），这就是 IGRA 所依据的基本原理。其所选用的结核分枝杆菌特异抗原是来自于差别 1 区（regions of Difference，RD1）的两个早期分泌蛋白：早期分泌抗原靶-6（early secreted antigenic target 6-kDa protein，ESAT-6）与培养滤过蛋白-10（culture filtrate protein 10，CFP-10），因其仅存在于结核分枝杆菌复合群，在所有的卡介苗和绝大多数非结核分枝杆菌中缺乏，因此可保证其较高的特异性。目前已经有两个商业化的 IGRA 的试剂盒分别通过美国和欧洲 FDA 的批准得以在临床上用于诊断结核潜伏感染（latent tuberculous infection，LTBI）和辅助诊断活动性结核病（active tuberculosis，ATB）。第一种是酶联免疫斑点实验（enzyme-linked immunospot assay，ELISPOT），其商品化的试剂盒为 T-SPOT · TB（T-SPOT）试剂盒。实验首先需要分离外周血单个核细胞，然后与 RD1 区抗原共同孵育，使用酶联免疫斑点的方法检查分泌干扰素的特异效应 T 细胞的数量；第二种是全血 γ-干扰素释放试验，其商品化试剂盒为 QuantiFERON-TB GOLD（QFT-G）和 QuantiFERON-TB GOLD In Tube（QFT-GIT），其主要优势为不用分离外周血单个核细胞，直接将肝素化的全血与 RD1 区抗原共同孵育，使用 ELISA 法检测弥散至血浆中 IFN-γ 的水平来达到诊断的目的，操作简便，技术相对简单。

（二）适应证

（1）结核潜伏感染（LTBI）的诊断和筛查：包括涂阳结核病接触者的筛查、新近移民的健康评估、感染控制监督项目中的连续性监测。

（2）成人活动性结核病（ATB）辅助诊断。

（3）人类免疫缺陷病毒（HIV）感染者和免疫抑制人群中筛查结核分枝杆菌感染。

（4）医疗工作者结核感染的筛查。

（5）5 岁以上儿童结核感染的筛查和活动性结核病的辅助诊断。

（三）禁忌证

干扰素释放试验为体外诊断试验，尚无明确禁忌证。

（四）操作方法

1. T-SPOT · TB（图 5-1）

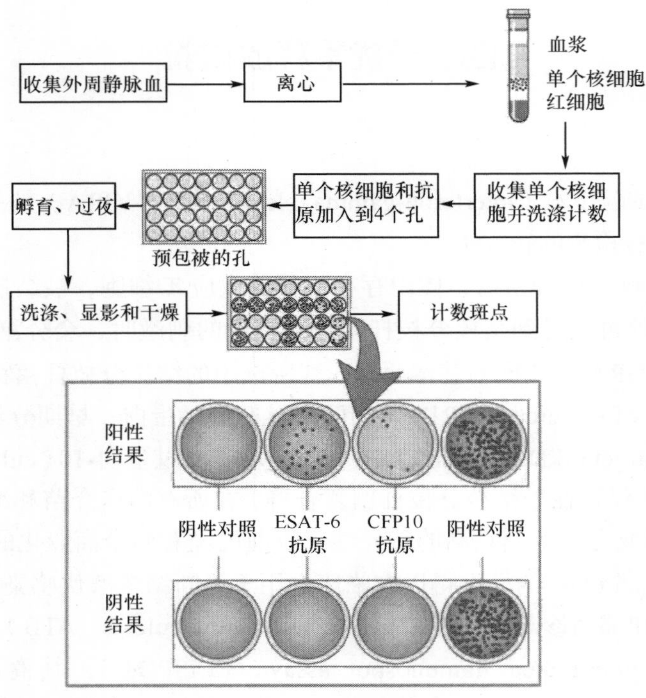

图 5-1　T-SPOT 的检测流程

（1）标本采集：患者抽取外周静脉血 4ml，肝素钠抗凝。

（2）分离外周血单个核细胞（peripheral blood mononuclear cell，PBMC）：使用淋巴细胞分离液分离 PBMC，并调整浓度为 2.5×10^6/ml。

（3）抗原刺激：在已包被抗 IFN-γ 单抗的 96 孔板上，分别单孔加入 50μl 细胞培养基作为空白对照，50μl 植物血凝素作为阳性对照，每孔加入 50μl ESAT-6 和 CFP-10（终浓度为 10μg/ml）作为刺激源。然后每孔加入 100μl 上述细胞悬液。

（4）孵育：放入 37℃5%的 CO_2 孵箱培养 16～20h。

（5）洗板：用 PBS 缓冲液（GIBCO 公司）洗板 4 次，加入碱性磷酸酶标记的二抗 50μl，在 2～8℃下孵育 1h，孵育后再用 PBS 缓冲液洗板 4 次，最后每孔加入显色底物液 5-溴-4-氯-3-吲哚-磷酸盐-四氮唑蓝 50μl，室温中静置 7min 后去离子水终止反应。

（6）计数：用 ELISPOT 计数仪进行斑点阅读与统计。

2. QuantiFERON-TB 检测（图 5-2）

（1）采集和刺激：每个受试者需 3 个专用抗凝试管，其中灰色管为阴性对照管，红色为抗原刺激管，紫色为阳性对照管，每管采集空腹静脉血 1ml，其中 ESAT-6、CFP-10 和 TB7.7 抗原肽段组成的混合肽库已均匀喷涂于抗原刺激管管壁上。

（2）孵育：充分混匀后置于 37℃5%CO_2孵育箱培养 16～24h。

（3）分离血浆：孵育后离心分离血浆，血浆可以保存于–20℃冰箱不超过 1 个月。

（4）检测：采用 Varioskan Flash 全波长多功能酶标仪（美国 THERMO 公司）测定各试管 γ-干扰素浓度。重复检测 3 次后的结果，严格按照说明书判定。

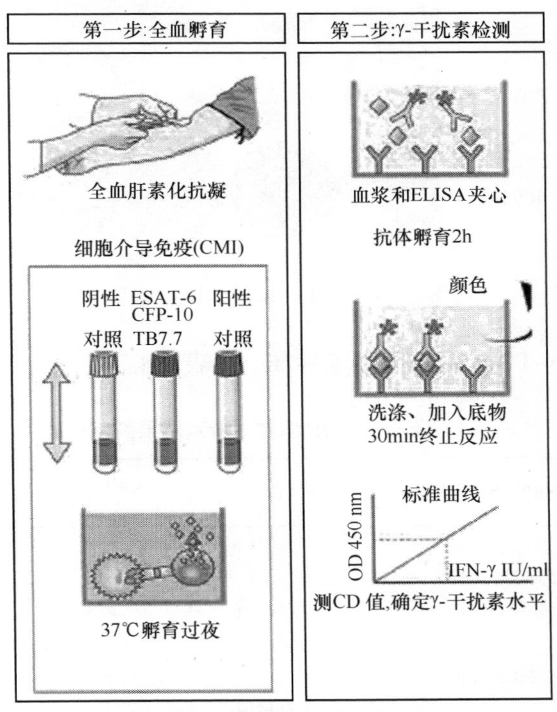

图 5-2 QFT-GIT 的检测流程

（五）注意事项

（1）送检时间：新鲜采集的静脉血要求 6h 内送检。

（2）温度：室温 18～26℃。

（3）标本溶血需要重新采集。

（4）采集 1 周内禁止使用导致外周血 γ-干扰素增高的药物。

（5）严格按照实验操作规程进行。

（6）出现无法确定结果需要重新采血，必要时患者应行 T 细胞亚群检测。

（六）结果判定

1. T-SPOT · TB 结果判定标准（图 5-3）

（1）阳性：阴性对照斑点数为 0～5 个，A 或 B 孔计数-阴性孔计数≥6；如果阴性对照斑点数≥6，A 或 B 孔斑点数≥2 倍阴性孔斑点数。

（2）阴性：如果 A、B 孔计数不够，且阳性对照反应良好，则为阴性（见图 5-3）。

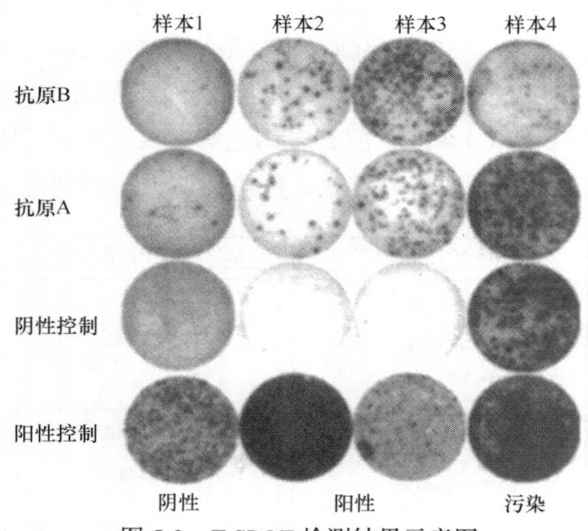

图 5-3　T-SPOT 检测结果示意图

2. QuantiFERON-TB 检测结果判定标准　见表 5-4。

表 5-4　QuantiFERON-TB 检测结果判定标准

Nil 管（IU/ml）	TB Antigen-Nil 净值（IU/ml）	Mitogen-Nil 净值*（IU/ml）	QuantiFERON-TB 结果判定	结果报告/解释
≤8.0	<0.35	≥0.5	阴性	结核感染可能性极低
	≥0.35 且<25%本底对照	≥0.5	阴性	结核感染可能性极低
	≥0.35 且≥25%本底对照	任何值	阳性**	结核感染可能性极高
	<0.35	<0.5	不确定***	不能判定是否结核感染
	≥0.35 且<25%本底对照	<0.5	不确定***	不能判定是否结核感染
>8.0	任何值	任何值	不确定***	不能判定是否结核感染

*超过酶标仪读值量程的 Mitogen 阳性管和 TB Antigen 测试管反应属于正常情况，不影响检测结果的判定；

**当 QuantiFERON-TB 结果判定为阳性时，请将阳性样品重新用 QuantiFERON-TB Gold ELISA 试剂进行双孔重复检测，若检测结果为单孔或双孔阳性，则可确证阳性判定结果；

***不确定结果的原因见于：①抗原特异无反应；②阴性对照污染。

（七）结果分析

1. 阳性　提示结核感染可能性极高。

2. 阴性　结核感染可能性极低。

3. 无法确定　不能判断是否结核感染，不确定结果的原因见于：①抗原特异无反应；②阴性对照污染。

（八）临床评价

1. 敏感性和特异性评价　敏感性和特异性的评价在 LTBI 中受到质疑，因为目前仍无诊断 LTBI 的金标准，在评价时，LTBI 的确认与否是通过其他一些特征来推测可能感染或很可能未感染结核分枝杆菌。因此，在比较一些研究结果报道的敏感性时需要注意：①一些活动性结核的队列研究资料中包括了一些非活动性结核的病例；②大多数的研究中，头对头比较 IGRA 并非是在相同的研究对象中进行；③一些研究所采用的实验方法和标准与 FDA 批准的实验方法并不相同。

在评估 QFT-GIT 和 T-Spot 特异性时，需要考虑在低风险感染地区其相对升高，同时需要注意：①不同研究的感染背景是不同；②一些实验方法和标准与 FDA 批准的实验方法并不相同；③一些被认为是假阳性的人群，其实是真正的感染，仅仅是未被考虑到。

Detjen 等报道，QFT-GIT 在培养证实的活动性结核病中，敏感性 65%～93%，汇总的敏感性为 81%。T-SPOT · TB 在培养证实的活动性结核病中，敏感性 50%～100%，汇总的敏感性为 91%。多数文献报道 QFT-GIT、T-SPOT 和 TST 敏感性相似，但部分研究认为 T-SPOT 的敏感性要优于 TST 或 QFT-GIT。

QFT-GIT 的特异性在 99%～100%，汇总的特异性为 99%，而 T-SPOT 则为 85%～100%，汇总的特异性为 88%，这可能与该报道所收集的文献资料偏少有关。

2. 潜伏感染的诊断价值 结核潜伏感染诊断非常困难，缺乏金标准。TST 一直作为结核潜伏感染的主要证据。由于我国人口出生时普种卡介苗，导致 TST 诊断结核潜伏感染的假阳性率较高。IGRA 所应用的抗原是基于结核分枝杆菌复合群特有的抗原，排除了卡介苗接种的干扰，近年来推荐作为结核潜伏感染诊断的重要指标。其诊断的价值得到越来越多的研究证实。

3. 活动性结核病的诊断价值 Chen 等报道，16 个研究包括 2801 例 HIV 感染的病例中，汇总的敏感性在活动性结核中 QFT-GIT 为 76.7%和 T-SPOT 为 77.4%，特异性分别为 76.1%和 63.1%，结论认为，在中低收入国家，IGRA 尚不能作为独立因素诊断或排除 HIV 感染人群中的活动性结核病。

Lavender 等回顾了 415 例患者的临床资料，应用 QFT-GIT 在低感染地区，尤其包括 HIV 阳性、HIV 阴性的病例，肺结核和肺外结核患者，活动性结核病总的敏感性为 71.4%，特异性为 81%，阴性预测值为 92.5%，其敏感性与培养是否阴性、HIV 感染与否、肺结核还是肺外结核之间无明显差别。在英国出生的病人中特异性和阴性预测值为 89.3%和 97.1%，明显高于非英国出生的病人（66.3%和 83.3%）。因此，研究建议 IGRA 在低感染背景人群中如果阴性可用于排除结核感染，但是如果阳性不能用于诊断活动性结核，不建议用来诊断活动性结核病。

Metcalfe 等通过对 27 个观察性研究的结果进行 meta 分析，17 个 QFT-GIT 和 10 个 T-SPOT，共有 590 例 HIV 阴性和 844 例 HIV 阳性病例。在 HIV 阳性病例中汇总的敏感性，T-SPOT 为 76%，QFT-GIT 为 60%，汇总的特异性 T-SPOT 为 52%，QFT-GIT 为 50%；在 HIV 阴性病例中，汇总的敏感性 T-SPOT 为 88%，QFT-GIT 为 84%；由于纳入的 HIV 阴性病例少，特异性未进行统计。T-SPOT 与 QFT-GIT 的敏感性差异为 19%，但无显著性差异。同时对 IGRA 与 TST 的敏感性进行了比较，差异无统计学意义。结论认为，IGRA 和 TST 一样，在中低收入国家，对活动性结核病的诊断尚无价值。

因此，目前多数研究结果表明，IGRA 在诊断活动性结核病中的价值有限，可能需要扩大样本量并调整目前所采用的诊断阈值来重新评价。

4. 检测人群的选择

（1）适合应用 IGRA 检测的情况

1）从既往的经验来看，对那些 TST 皮试后行结果判读可能性不大的人群建议应用 IGRA 检测，如无家可归和吸毒人群，因为这样可以提高检测的完成率。

2）对应用过 BCG（接种或肿瘤治疗）的人群，可以提高检测的特异性，同时便于针对这些人群的 LTBI 进行预防性治疗。

（2）适合应用 TST 检测的情况：<5 岁的儿童适合应用 TST，而不适合应用 IGRA。

（3）两种检测都适合的情况

1）对近期接触或怀疑有活动性结核病、需要随访的人群，IGRA 能提供比 TST 更高的特异性。同时，IGRA 没有助强效应，一次可以完成检测。然而，IGRA 与 TST 一样对活动性结核病的发病风险预测困难，IGRA 对接触者调查阴性结果需要 8～10 周再次复查，这和 TST 类似。

2）IGRA 或 TST 对职业暴露的人群周期性筛查。相比较而言，IGRA 的优势在于一次检测，无助强效应，其劣势在于存在低风险卫生工作者的阳转属于假阳性的可能性。

（4）两种检测都需要的情况

1）当感染风险、发病风险和疗效差风险提高，如 HIV 感染者或<5 岁儿童感染风险增加时。

2）当活动性结核病临床可疑症状存在时，如临床症状、体征及影像学证据存在，急需明确结核分枝杆菌感染是否存在。

对这些病人，首次试验结果阴性，再次结果阳性，需要提高检测的敏感性。多次联合检测阴性的结果仍然不能除外结核分枝杆菌的感染。

首次检测结果为阳性，下列情况联合应用 TST 和 IGRA 有利：①需要其他证据来补充，如外国出生的卫生工作者其 TST 阳性是因为接种 BCG 的关系。②感染和发病均为低风险人群。第一种情况，IGRA 阳性对其实施 LTBI 预防性治疗的依据就比仅 TST 阳性要充分，后一种情况需要另一种试验的阳性结果来证明其感染增加可信度；第二种情况，如果没有别的证据，一种阳性结果可能推测为假阳性或者发病风险不能明确。另外当 IGRA 的阴性对照或阳性对照结果异常，重新试验需要再次采血，较为麻烦，此时，TST 可以作为很好的补充。

（九）小结

（1）IGRA 诊断结核潜伏感染价值肯定，优于 TST。

（2）活动性结核病诊断的价值有限。

（3）特异性的界定困难。

（4）试验的诊断阈值（cut-off）缺乏有力证据。

（5）试验结果的判断需要结合检测人群结核感染的背景。

（6）目前的检测成本较高。

（陈效友）

第三节　结核病的影像学检查

一、正常影像学表现

在结核病的临床诊治工作中，影像学承担着疾病诊断、鉴别诊断及疗效评价的重要任务，可以称为临床医生的“眼睛”，因此医学影像学在结核病诊治中占有重要地位，其发展决定着结核病诊治水平的提高。

自 1895 年伦琴发现 X 线不久，X 线摄影就应用于疾病的检查，此后的 70 余年胸部平片是诊断肺部疾病最方便而快速的必备检查方法之一，对了解病变的部位、范围、性质并了解病情的演变有重要价值。除了常规的 X 线胸片外，临床上还应用其他许多相关检查技术，如胸部透视、支气管断层摄影、支气管造影及高千伏摄影（电压高于 120kV）等，全方位、多角度、动态观察不同性质的肺部病变，对其进行诊断及评价。

随着数字化影像设备的进展，1982 年和 1995 年分别推出了电子计算机 X 线摄影（computed radiology，CR）和数字 X 线摄影（digital radiology，DR）。两者的区别在于，CR 是将 X 线影像信息首先记录在由钡氟溴（BaFX）化合物结晶物质构成的影像板（image plate，IP）上，然后再经逐步转换形成数字化影像图像。而 DR 是将 X 线影像信息直接记录在电子暗盒内，并完成数字化影像存储。CR 和 DR 所获得的影像信息量大，层次丰富，清晰度高，同时也便于存储和管理。随着数字化影像进程推进，CR 正逐步被 DR 所取代。

计算机横断体层成像（computed tomography，CT）于 20 世纪 70 年代应用于临床，由于采用横断面扫描，CT 消除了肺内其他组织结构与肺内病变的重叠，也消除了骨骼对于肺内结构和病理改变的遮挡，因而有利于评价肺内病灶。采用对比剂增强检查，可明确病灶内血供情况，有利于区分血管病变与肺内病灶，同时也可在一定范围内区分肺癌、肺炎与肺结核。CT 对于淋巴结的显像更直观，通过对比剂增强检查，CT 可以精确评价淋巴结的增大、坏死及其确切位置。CT 与 X 线摄影相比，其密度分辨力明显提高，通过 CT 值测量，可确定肺内病灶有无钙化、脂肪、水，因而可确定诸多肺内病灶的性质，以明确诊断。

近 10 年来，多层 CT 进展迅猛，从四排 CT 迅速进展到 256 层 CT，这使得数秒钟内完成全肺亚毫米层厚扫描得以实现。同时，多层 CT 高分辨检查对于肺部的粟粒性结节、肺间质改变的观察更为细致。由于后处理软件的发展，任意角度的 MPR 重建（多平面重建）、MIP（最大密度投影），以及仿真内窥镜技术得以瞬间完成。这些重建技术可以帮助我们清晰地观察气管、支气管腔，以及观察肺内病灶在各个方位的形态变化、肺内微小结节的形态和分布，并且可以从气管支气管腔内来观察和分析受累支气管的状况，不仅可以精准评价支气管结核对管腔形态的影响，而且可以为真正支气管镜的活检提供重要指导信息。

磁共振成像（magnetic resonance imaging，MRI）检查为无创检查，具有多参数成像的优势，有利于评价纵隔内的结构及淋巴结，通过应用特殊序列，病灶的性质可以确认，例如脂肪抑制序列可以确认脂肪成分的存在。但由于肺组织大量气体中的氢质子含量低，磁共振所获取的肺部影像清晰度较差，在肺部疾病的应用上受到明显的限制，因此，目前在肺部疾病的影像诊断与鉴别诊断中 CT 扫描仍然是首选的检查技术。

其他影像学检查技术还包括：超声检查、放射性核素检查、CT 引导下肺穿刺活检等，它们在临床工作中针对不同部位与不同性质的病灶有不同的应用。

正常胸部正位片与正常胸部 CT 影像表现如下。

（一）正常胸部正侧片影像

体位、吸气良好及投照条件良好的正常后前位胸片，可清晰显示肺组织的各种解剖结构在其上的投影，主要表现为：肺门、肺纹理和气管、支气管影像。

正常胸片肺门阴影主要由肺动脉、肺叶动脉、肺段动脉、伴行支气管，以及与肺动脉重叠的肺静脉阴影构成。尽管解剖学上肺门由肺动静脉、支气管、淋巴、神经及其周围的结缔组织构成，但正常大小的淋巴结、神经及结缔组织不能形成影像，因而胸片上肺门主要由上述结构构成。正位胸片中，肺门位于两肺中野内带第 2 至 5 前肋间处，左侧比右侧高 1～2cm。

右肺门可分为上、下两部，上部由上肺静脉及段间静脉近段、上肺动脉及肺段动脉起始部，以及上叶支气管及肺段支气管起始部形成，其最外沿由上叶后静脉或偶为上肺静脉后下干构成。下部由右肺动脉及肺段动脉起始部构成，其内侧有含气的中间支气管衬托而轮廓清晰，正常成人不超过 15mm。上下部相交形成一钝的夹角，相交点称肺门点。

左肺门上部由左肺动脉弓、左上叶支气管及肺段支气管起始部、左上叶肺动脉及肺段动脉起始部，以及上肺静脉的分支构成。下部由左下肺动脉及肺段动脉起始部构成。由于心脏阴影的遮盖不能见其全貌。左肺门点位于左肺动脉与引流左上叶尖段的静脉相交处。左肺门比右侧高 1～2cm。

侧位胸片上两侧肺门大部重叠，右肺门略偏前。肺门表现似一尾巴拖长的“逗号”，其前缘为上肺静脉干，后上缘为左肺动脉弓，拖长的逗号尾巴由两下肺动脉干构成。

肺纹理（lung markings）为自肺门向肺野呈放射状分布的树枝状影。由肺动脉、肺静脉及支气管形成，其主要成分是肺动脉及其分支。肺纹理自肺门向外围延伸，随着血管的逐级分支逐渐变细。肺野内带的纹理包括肺动脉、肺叶动脉、叶间动脉、静脉干、段间静脉近段、叶支气管及中间支气管的影，主要是肺动脉的 1、2 级分支。肺野中带的肺理主要是肺动脉的 3、4 级分支，段间静脉及亚肺段间静脉、肺段、亚肺段支气管也参与其构成。肺野外带的肺纹理主要由 5 级以下的肺动脉影像构成。正常立位时，由于重力作用，肺下部血流量较上部大，故下野纹理较上野粗，而卧位时则上下野相差不多。观察肺纹理应注意其多少、粗细、分布及有无扭曲、变形和移位等。其正常粗细和多少并无明确标准，但变化明显时则不难确定。肺纹理的改变受多种因素影响，密切结合临床进行分析，对多种心肺疾病的诊断有重要意义。

在高电压胸片上气管和肺门区的主支气管、叶支气管可以显示。肺段以下支气管因与周围含气肺组织缺乏对比而不能显示，需行支气管造影方可清楚显示。气管起于环状软骨下缘，长 11～13cm，宽 1.5～2cm，在第 5～6 胸椎平面分为左、右主支气管。气管分叉部下壁形成隆突，分叉角度为60°～85°，吸气角度略大。两侧主支气管与气管长轴间的角度不同，右侧为20°～30°，左侧为30°～45°。两侧主支气管逐级分出叶、亚肺段、小支气管、细支气管、呼吸细支气管、肺泡管和肺泡囊。自气管至肺泡管可分 2、3 级。终末细支气管以上的支气管仅有空气传输作用，终末细支气管以下的呼吸细支气管、肺泡管和肺泡囊则兼有气体传输和气体交换两种作用。

熟悉两侧肺叶及肺段支气管的名称及分支形式，有利于根据正侧位胸片判断肺内病变位于哪一肺叶或肺段。两肺支气管的分支形式不完全相同，有以下几点差异：

（1）右主支气管分为上、中、下三支肺叶支气管。左主支气管分为上、下两支肺叶支气管。

（2）右上叶支气管直接分为肺段支气管，而左上叶支气管先分为上部及下（舌）部支气管，然后再分出肺段支气管。

（3）右上叶支气管分为尖、后、前三支肺段支气管，左上叶的上部支气管分为尖后支及前支两支肺段支气管。

（4）右侧主支气管分出上叶支气管后至中叶支气管开口前的一段称为中间支气管。左侧无中间支气管。

（5）右下叶支气管共分出背、内、前、外、后五支肺段支气管，左下叶支气管则分为背、内前、外、后四支肺段支气管。

在胸部X线片上，除非叶间胸膜显影借以分辨肺叶外，并不能显示各肺叶的界限。但结合正侧位胸片却可推断各肺叶的大致位置，借以确定病变的所在。

右肺有上、中、下三叶，左肺有上、下两叶。各肺叶由叶间裂分隔：侧位片上水平裂上方为上叶，下方为中叶，斜裂之后下方为下叶。左肺只有斜裂，其前上方为左上叶，后下方为左下叶。左肺上叶相当于右肺的上、中两叶。

肺叶在后前位像上前后重叠，如右肺叶与下叶完全重叠，中叶在前，下叶在后。右肺上叶与下叶的上部重叠。

（二）正常胸部CT影像

构成胸部的组织复杂，包括低密度的含气、脂肪组织，中等密度的肌肉组织及高密度的骨组织，因而其CT值范围宽广。在CT图像上肺、纵隔有较大的密度差别。在一幅图像上不可在显示肺野的同时清楚显示纵隔内结构。因此胸部CT至少需采用两种不同的窗宽和窗位，分别观察肺野与纵隔。一种是肺窗，其窗位–500～700HU，窗宽为1000～1500HU，适于观察肺实质。另一种是纵隔窗，其窗位为30～60HU，窗宽为400～600HU，适于观察纵隔。胸部CT图像是不同层面的横断面图像，因而必须在熟悉冠状解剖的基础上掌握胸部不同层面的横断面解剖，因为这是理解肺部异常CT表现的前提和基础。下面对肺裂、支气管和血管的正常表现进行概要叙述。

肺裂的CT表现主要为低密度的“高密度线影”（或称乏血管带）、中等密度的“灰条影”及高密度的“细线影”。这主要与CT机的型号、扫描参数和体位有关。由于左肺较右肺狭长，故左肺斜裂走向较右侧陡直，在由上至下的连续扫描时，左肺斜裂先出现，多见于主动脉弓或其稍上方的层面，可较右肺斜裂高出 1～2cm。斜裂的位置和形态在不同高度的扫描层面表现不同。在由肺尖至肺底的连续扫描中，斜裂的位置由肺野的后方逐渐向前方推移，其形态也随之改变。水平裂多见于中间支气管或右肺动脉干的层面上，其 CT 表现与斜裂相似，表现为较斜裂更宽的低密度“透亮带”，往往与其后方的斜裂共同构成类圆形或底在肺表面的楔形透亮区，在薄层扫描时，水平裂也常表现为线样致密影，以高分辨率 CT 显示最佳。

支气管是 CT 图像上确定肺段和肺亚段的主要依据。CT 上的支气管是胸片上支气管的横断面显像，理解时可参考胸片支气管影像。支气管 CT 表现与管径大小、走行及扫描参数有关。

肺血管的 CT 表现与支气管相同的是，肺内血管的 CT 表现亦主要取决于其管径的大小和走行方向；与支气管不同的是，支气管内含空气，呈低密度影，而血管内充盈血液，显示高密度影。肺动脉紧密伴行于同名支气管，多位于支气管的前、外或上方；肺静脉主干则位于同名支气管的后、内或下方。

CT 图像上确定肺段的主要依据是肺段支气管，它位于肺段的中心。肺裂和肺段静脉主支位于相邻肺段之间，构成肺段的边缘。各肺段之间的界限并非整齐划一，可从 6 个标志层面上理解肺段分布：①经主动脉弓上方层面，主要为两肺上叶尖段分布，可见上叶尖段支气管断面。②经主动脉弓的层面可显示上叶的尖段、后段和前段支气管影。③经左肺动脉的层面可显示上叶的前、后段和下叶背段。④经右肺动脉干的层面，右肺内主要为上叶前段、中叶外侧段和下叶背段，左肺内主要为上叶前段和上舌段、下叶上段分布。⑤经叶间动脉的层面，两肺下叶背段达到其最大面积，向下将逐渐变小。本层面右肺可见中叶外、内侧段及下叶背段，左肺则为上叶上舌段和下叶背段占据。⑥经两下肺静脉的层面，右肺斜裂前方仍为中叶的外、内侧段分布，斜裂后方由下叶内、前、外、后基底段占据。左肺斜裂前方仅有下舌段，有时亦可见上舌段，斜裂后方基本同肺，亦为内前、外、后基底段分布。

纵隔淋巴结分区：

1 区：最上纵隔组。上纵隔胸腔入口区淋巴结，位于气管两侧。左侧头臂静脉横部以上。

2 区：气管旁上淋巴结。位于左侧头臂静脉横部至主动脉弓之间气管两侧。位于右侧者为 2R，位于左侧者称为 2L。

3 区：主动脉弓上方层面血管前淋巴结为 3A，气管后淋巴结为 3P。

4 区：气管旁下淋巴结，主动脉弓至两侧主支气管起始部上方。位于右侧者称为 4R，位于左侧者称为 4L。

5 区：主肺动脉窗淋巴结。位于 4L 组外侧，以肺动脉韧带为隔。

6 区：主动脉弓旁淋巴结及血管前方淋巴结。

7 区：气管隆嵴下淋巴结，即在气管分叉下部至右中叶支气管开口水平。

8 区：7 区下方（右中叶支气管开口下方）层面，食管旁淋巴结，位于食管两侧。

9 区：肺韧带淋巴结，在纵隔下部，肺韧带旁。

10 区：主支气管周围淋巴结，即肺门淋巴结。位于两侧肺门部，右侧者称为 10R，左侧称为 10L。

11 区：叶间支气管淋巴结，在肺叶支气管分叉部。

12 区：叶支气管周围淋巴结。

13 区：段支气管周围淋巴结。

14 区：亚段支气管周围淋巴结。

二、肺结核的影像学表现

（一）原发性肺结核

原发性肺结核包括原发综合征和胸内淋巴结结核两型。原发综合征的影像特点包括：原发灶、淋巴管炎和肺门及纵隔淋巴结肿大三大特点。

1. 原发灶　结核菌侵入肺部后在细支气管和肺泡内产生急性渗出性炎症，可在任何部位出现，多见于上叶后段及下叶背段边缘部。原发病灶多为单发，呈斑点状、结节状、斑片状影，大小为 0.5～2.0cm，边缘模糊，中央区密度较高，边缘部较淡，也可表现为肺段或肺叶范围的片状密度增高影，边缘模糊不清。

2. 淋巴管炎　病菌在原发病灶内很容易通过淋巴管向肺门方向蔓延，并在途经区产生淋巴管炎。影像上表现为原发病灶与肺门方向的条索状、条带状影，边缘不甚清楚。

3. 肺门及纵隔淋巴结肿大　结核菌经淋巴管到达肺门及纵隔淋巴结内，即引起肺门及纵隔淋巴结炎症。影像学表现由肺内原发灶及淋巴管炎和肺门及纵隔淋巴结增大，即组成典型的哑铃状原发综合征。

胸内淋巴结结核的影像特点：原发性肺结核大多数有自然愈合趋向，或通过治疗好转、吸收，最后愈合。应该特别指出的是原发性肺结核的原发病灶及淋巴管炎和肺门纵隔淋巴结的演变过程大多是不一致的，因为原发病灶大多数较小，其内部的结核菌又沿着淋巴回流迁移至肺门及纵隔淋巴结内，很多不留下任何痕迹，少部分留下局部少许纤维条索或钙化点。然而，肺门及纵隔淋巴结结核的愈合速度相对为慢，甚至有相当部分的淋巴结病变发生干酪性变，而不见吸收缩小，反而表现出阶段性增大。影像学上可见肺内原发病灶及淋巴管炎已经吸收，见不到肺野内原发病灶和淋巴管炎，仅肺门及纵隔淋巴结结核继续存在，或者原发结核病变直接感染淋巴结而形成，主要表现为肺门及纵隔淋巴结肿大的肺结核称为胸内淋巴结结核。

肺门淋巴结增大分为肿块型和炎症型两种类型。肿块型肺门淋巴结增大的影像特点表现为：①部位。增大的淋巴结常位于右肺门上缘、右肺门角区、右下肺动脉走行的周围。左肺门区常位于左肺动脉弓的上缘、外缘和左下肺动脉走行周围。以右肺门区多见。②形态。完全暴露的淋巴结呈结节状，圆形、椭圆形，边缘清楚完整，不完全暴露的淋巴结因部分与肺门区血管重叠表现为半弧形向肺野突出。较大淋巴结相互融合时呈团块状影，肿块外缘呈多个分叶似梅花瓣样改变。CT 平扫影像上可见到部分淋巴结相互间有一定的脂肪间隙，由此可以区分出肿块是由多个结节聚集融合而成。③密度，可以是均匀的，也可以是不均匀的（淋巴结内发生干酪性坏死、液化），甚至可以见钙化。增强扫描呈环形强化（淋巴结周边为肉芽组织，增强时造影剂进入其内毛细血管而产生环形强化或边缘强化，而淋巴结中央部发生干酪坏死，无强化）；当多个淋巴结融合成较大团块状影时多表现为分隔状强化。肿大淋巴结与相邻肺门区血管强化程度相比形成明显区别（血管呈明显均匀一致性强化）。炎症型肺门淋巴结增大的影像特点为：①因部分淋巴结干酪样坏死包膜破溃，引起部分边缘毛糙不齐，模糊不清。或因淋巴结周围出现渗出性炎变，边缘部密度变淡模糊。②肺门区各大支气管腔多通畅，内壁清楚光滑。偶有肿大淋巴结侵及相邻支气管或同时出现相邻支气管结核时可见该段支气管壁增厚、支气管管腔狭窄等征象。

纵隔淋巴结增大影像特点：结核引起的纵隔淋巴结增大多位于气管旁区和气管支气管区，以右侧多见。大多数呈多个或多组淋巴结同时肿大，肿大淋巴结大小不一；同组多个肿大淋巴结可以发生融合，表现为较大的肿块状影。CT 平扫时多数淋巴结密度均匀，少部分淋巴结内发生干酪样坏死、液化密度不均匀，少部分可见淋巴结内或边缘部钙化。增强 CT 扫描显示较小淋巴结常是均匀性强化，较大淋巴结多为周边不规则厚壁强化，薄壁环状强化剂分隔状强化。强化区在病理上显示为血管丰富的结核肉芽组织，不强化部分多为干酪样坏死。分隔状强化是多个含有干酪样坏死淋巴结融合的结果。分为三型：①淋巴结边界清楚光滑，病理示肿大淋巴结包膜完整，X 线平片呈半弧形向肺野突出，常见纵隔呈波浪状，CT 平扫示增大淋巴结呈圆形或椭圆形，其周围脂肪间隙存在，尤其可以观察到血管前间隙，右侧主支气管前腔静脉后，左侧主–肺动脉窗和右侧奇–食窝内淋巴结增大，这些明显优越于 X 线平片。②淋巴结边界不清楚，其周围脂肪间隙部分消失，部分存在（病理示淋巴结干酪样坏死并破溃至包膜外）。③多个淋巴结融合成不规则团块状影，与纵隔内大血管之间密贴，但对血管无包绕包埋。大血管间可见大范围脂肪间隙。螺旋 CT 可以三维多平面影像重建，更加清晰地显示肺部和纵隔正常组织及病变的影像学征象，无影像重叠，有利于发现肺部隐匿区域，包括肺尖、胸骨后、肺门及其前后、心影后，以及后肋膈角等部位的病灶。同时对于纵隔内包括血管前间隙、气管前腔静脉后、主–肺动脉窗、隆突下、奇静脉–食管隐窝等部位在内的淋巴结肿大都能很好地显示。结合 CT 增强扫描肿大淋巴结强化状况，对确定原发性肺结核具有重要价值。高分辨率 CT 扫描具有很高的密度分辨率，可以显示肺内病灶和肺门及纵隔肿大淋巴结内或边缘处极小的钙化点，对于结核病的诊断有很大的帮助。

（二）血行播散型肺结核

1. 急性血行播散型肺结核的影像表现　典型表现出现在发病 2 周后，从肺尖到肺底均匀分布大小及密度相同的粟粒状影，直径约 2mm，边缘清楚，当病灶周围有渗出时，其边缘较模糊，绝大多数病变为双肺对称性。后期粟粒影可增大、融合，病灶密度明显增高，边缘模糊。此时要结合就诊以来的系列影像及其变化情况进行判断和分析。

2. 亚急性及慢性血行播散型肺结核影像特点　病灶多位于一侧或双侧肺野上部及中部。上部肺野病灶可见渗出性、增殖性，甚至干酪性病变并存，表现为：斑点状、无伏、斑片状、斑块状形态影像，而中部肺野以小结节状及粟粒状影像为多，表现出肺上野病程较长、肺中野较新的特征。

（三）继发性肺结核

继发性肺结核是指发生于原发性肺结核后任何时期的肺结核病，主要包括浸润性肺结核、结核球和慢性纤维空洞性肺结核等类型。继发性肺结核是肺结核病中的一个主要类型，也是肺结核中最常见的类型。

浸润性肺结核影像表现：好发部位位于上叶尖后段、下叶背段。绝大多数为多发病灶。病变可在一个肺段或肺叶内，也可以分布在一侧或双侧肺野。渗出性病灶表现为云絮状影，呈斑片状、小片状或片状密度增高影，密度可均匀或不均匀，边缘模糊。斑片状影可以发生融合成为片状影。增殖性病灶为斑点状、小结节状、斑块状影，密度较高，边缘较清楚。增殖性病灶很少出现病灶之间相融合趋向。浸润性肺结核病变内可出现干酪化溶解，形成低密度半透明区或出现空洞，显示为大小不一、形状各异的透光区。浸润性肺结核在不同病程时期可以出现无壁空洞、薄壁空洞、干酪厚壁空洞、张力空洞及净化空洞等。在空洞的周围可见斑点状、小结节状影，影像学称为卫星病灶。浸润性肺结核经常可见渗出、增殖、干酪、空洞、钙化及纤维化等之中的两种或多种基本病变同时发生于一个患者肺部的情形，影像学上表现为多病灶、多密度、多形态的特点。尤其在双肺上叶尖后段同时可见多病灶、多形态、多密度病变是浸润性肺结核典型的影像学征象。

肺结核球影像表现：结核球是指肺部结核干酪性病灶被纤维组织所包围而形成的球形病灶。结核球是继发性肺结核中的一种特殊类型。肺结核球的形成主要是由于干酪性病灶被纤维组织包围而形成的球形病灶。还可因空洞的引流支气管阻塞、空洞被干酪样物质充填而形成。结核球好发于上叶尖后段和下叶背段，因为结核球绝大多数是由继发性肺结核病灶演变形成的，因此，结核球的好发部位应与继发性肺结核的好发部位一致，且多为单发，少数可多发。其形态可为圆形或椭圆形，直径＜2cm 的称为纤维干酪样病灶，直径在 2cm 以上的称为结核球。结核球轮廓清楚整齐，少见有切迹及分叶，其密度可为均匀性，也可见内部溶解半透明区，其溶解区多位于结核球偏向肺门侧。也可见空洞。结核球病灶附近的肺野内多见散在增殖性或纤维性病灶，呈斑点状、小结节状及条索状影，即所谓卫星病灶。在结核球与肺门之间有时可见条索状影，为空洞形成的结核球遗留的引流支气管。在结核球的内部或边缘处可以发生钙化，典型表现为成层的环形钙化影或散在斑点状钙化灶。增强 CT 检查肺结核球不强化或仅轻度强化，可有包膜环形强化。

慢性纤维空洞性肺结核影像表现：慢性纤维空洞性肺结核是肺结核发展到晚期阶段，结核病程较长，在病程中病变恶化与好转交替出现，肺组织局部或大部破坏较重。同时发生病灶周围广泛性纤维组织增生修复，即出现了纤维性空洞。慢性纤维空洞性肺结核主要是由浸润性肺结核演变而来。由于肺结核病发现较晚或没有得到积极的规范化治疗或没有能够坚持全程用药，或由于某些原因引起机体抵抗力明显低下，最终造成病情反复好转与恶化交替出现，肺部产生的一个或数个空洞长期不能闭合。病变反复活动进展，患者排菌的同时也会造成自身反复发生支气管播散。肺组织长期较严重的破坏与较广泛的纤维组织增生即会引起支气管牵拉、扭曲、变形，导致支气管扩张、肺大疱及肺不张等，伴局部肺容积缩小，同侧及对侧肺常可见较广泛的支气管播散灶，同侧中下肺或对侧肺出现代偿性肺气肿。因此，浸润性肺结核的影像表现为：在锁骨上、下区，即上叶尖后段或下叶背段可见形状不规则的纤维性空洞，周围有广泛的条索影，局肺部容积缩小，常使患侧肺门上提，肺纹理显垂柳状；气管纵隔向患侧移位。同侧或对侧上中肺野常见新老不一的结核病变，即渗出性、增殖性、干酪性、空洞性、纤维性及钙化病灶同时存在于一个患者的肺部。空洞可单发，经常可见数个大小不一、形状各异的透亮区。病灶内可见点状、索条状或小斑片状钙化灶。空洞壁上经常可见点状或线条状钙化灶。患侧中下肺及对侧肺野常见支气管播散病灶。未被侵及的肺野呈代偿性肺气肿。患侧上部胸膜长时间受侵出现胸膜增厚粘连，引起局部肋间隙变窄，胸廓塌陷。同时由于肺上部容积缩小和胸膜增厚粘连牵拉作用，导致上部纵隔及气管明显向患侧移位。CT对发现和明确继发性支气管扩张明显优于常规X线检查，多表现为多发薄壁较小的气泡，呈串状或蜂窝状改变，也可显示扩张之支气管双轨征。

（四）结核性胸膜炎

结核性胸膜炎是由结核菌及其代谢产物进入胸膜腔引起的胸膜腔炎症。其发病机制为邻近胸膜的肺内结核灶的直接蔓延，胸内淋巴结内的结核菌经淋巴管逆流到胸膜所致。也可以是弥散至胸膜的结核菌体蛋白引起过敏反应。临床上分为干性胸膜炎和渗出性胸膜炎。结核性干性胸膜炎系指不产生明显渗液或仅有纤维素渗出的胸膜炎。多数患者继续发展即出现胸腔积液。早期胸膜表面仅有少量纤维素渗出时，影像学检查可无异常发现。当胸膜腔有一定量纤维素渗出时，引起胸膜变厚达到2～3mm时，X线平片在病变切线位才能发现，表现为局部胸膜增厚，边缘不甚清楚；CT 检查可以肺窗和纵隔窗转换观察，从而更为敏感地显示出胸膜增厚改变或伴有少量液性密度区导致胸膜向肺野内轻度突出，边缘模糊不清。结核性渗出性胸膜炎液体一般为浆液性，大多数为单侧胸腔发病。胸腔积液发病初期通常为游离状态，随患者体位变化，积液即流到胸膜腔最低处。随着病情进展，其中一部分患者积极规范治疗后即吸收好转；一部分患者治疗不及时或不规范或机体抵抗力低下，则胸腔积液内大量纤维素沉着，引起胸膜增厚粘连导致胸腔积液分隔或引起包裹性胸腔积液；另一部分患者后期还会发生胸膜增厚及钙化。

游离性胸腔积液影像特点：胸膜腔内出现的液体可随体位改变自由移动至胸膜腔的最低处或随胸内压力变化产生自由上下波动表现。胸部转体透视、CT、超声检查和 MRI 均可发现胸腔内较少量积液。少量胸腔积液表现为：①侧位胸片可见后肋膈角消失，被少量液体充填，液面呈中央部下凹弧形，前后边缘沿胸膜腔上延。②斜位胸片较正位好，可见后外侧肋膈角变浅变钝，透视下可见积液随呼吸及体位改变，液体沿胸壁内侧上升或下移，并可见液带宽度变化。③CT 可以显示胸腔最低凹面向前的新月形液体密度影，液面前缘清楚光滑。CT 值多在 0～15HU。中等量胸腔积液：①正位胸片上肋膈角消失，膈界限不清，表现为均匀一致的致密阴影，液体上缘表现为外高内低的斜行弧线。②CT 上可见胸腔背侧凹面向前的小半月形液性密度影，液面前缘清楚光滑。患侧下叶后基底段肺组织受压萎陷前移。大量胸腔积液：①正位胸片上肋膈角、膈面和心缘轮廓消失，中下肺野被大片均匀的液性密度影取代，有时仅见肺尖部肺野透明。纵隔向健侧移位，患侧肋间隙增宽。②CT 上可见胸腔中部凹面向前的大半月形液性密度区。患侧上叶后段和大部分下叶肺组织明显受压向前萎陷，CT 上可见压缩不张肺的边缘，肺野透亮度减低，可以发现胸片被胸腔积液掩盖的肺内病灶，对于胸腔积液的定性具有重要价值。

包裹性胸腔积液影像特点：由于脏、壁层胸膜的粘连，导致积液局限于胸膜腔的某些部位称为包裹性胸腔积液。X 线多发生于下部胸腔的侧后胸壁内侧缘，胸片切线位时呈半圆形或称为“D”字形，自胸壁向肺野突出，边缘清楚光滑，其上下缘与胸壁的夹角呈钝角。

胸膜增厚粘连影像特点：由于胸膜发生炎症引起纤维蛋白的沉着或肉芽组织增生，可使胸膜增厚并常伴有粘连。轻度局限性的胸膜增厚被视为胸膜炎治愈的后遗改变。重度、广泛性的胸膜增厚常引起一系临床症状。轻度胸膜增厚粘连多发生在肋膈角区，胸部平片表现为肋膈角变浅钝，呼吸时膈外侧运动受限固定，膈穹隆圆顶状外形消失而变为平直。广泛胸膜增厚时，胸部平片可在肺野显示大片致密影，沿胸壁内缘可见纵行的带状致密影。同时伴有患侧胸廓体积缩小表现，如患侧肋间隙变窄、患侧胸廓变直甚至局部内陷，胸廓缩小或纵隔向患侧位等。CT 检查的意义主要是与胸膜肿瘤相鉴别。CT 在明确胸膜结节的数量、位置、密度、大小和形态，以及有无周围组织侵犯等方面均明显优于普通 X 线检查。结核病在胸膜增厚的基础上发生胸膜钙化，胸部平片显示外胸壁内缘纵行的索条状或成链状的斑点状钙化影，甚至为连成片的钙化斑。同时可出现结核性、局限性、包裹性胸膜增厚及钙化，也可出现胸膜结核球样改变。

（史景云）

第四节　内科胸腔镜检查和支气管镜检查

一、内科胸腔镜检查

内科胸腔镜检查技术的开展已经有近一百年的历史，1980 年后在全球范围内开始广泛使用。该技术不同于外科胸腔镜的手术治疗，主要是用于诊断胸腔疾病。其设备更简便，可在内镜室直接进行，局麻即可，操作简单易学，术后只需短暂的住院观察便能出院。内科胸腔镜以微创、安全、经济、简便、高效的特点赢得了呼吸科医生的广泛推崇，也适合基层医院的开展和推广。

（一）内科胸腔镜检查的适应证

（1）需进行胸腔积液及胸膜占位性病变的诊断。

（2）需进行肺癌的分期。

（3）需行胸腔积液的胸膜固定术。

（4）对于自发性气胸的诊断与治疗。

（5）考虑肿瘤胸膜转移、外周型肺部肿块、累积肺外周的弥漫性疾病，需行肺活检者。

（6）对于脓胸的治疗。

（7）对于少见胸膜肿瘤的诊断与治疗。

（二）内科胸腔镜检查的禁忌证

（1）可容操作的胸腔内壁与肺内气胸线横径＜10cm 的患者。

（2）有蜂窝肺、肺动静脉瘘、高度血管增生性病灶的患者。

（3）有慢性呼吸系统疾病伴严重呼吸功能不全，若需要检查时，可在供氧和机械通气下进行。

（4）麻醉药物过敏，不能用其他药物代替者。

（5）有严重出血倾向及凝血机制障碍者，1 周内服用过抗凝药、抗血小板凝聚药物者。

（6）陷闭肺（近端支气管被肿瘤阻塞、远端肺不张、壁层胸膜由于肿瘤浸润而增厚，弹性差）、胸腔积液严重包裹分隔。

（7）患者一般情况差，预计生存期短或无法配合者。

（8）脓胸患者必须待体温正常、感染得到控制后方能行胸腔镜检查。

（9）有顽固性咳嗽的患者，操作中会增加皮下气肿的风险，检查前需对咳嗽进行控制。

（三）内科胸腔镜检查的操作方法

1. 术前评估 术前需对每位患者的检查适应证、禁忌证进行全面分析，并进行影像学、实验室检查（血常规、血凝、肝肾功能、电解质）、心电图等术前检查，明确指标无禁忌，方能进行操作。

2. 麻醉 一般可分为局部麻醉与全身麻醉两种。局部麻醉主要是使用 2%利多卡因对切口处皮肤及皮下组织进行浸润麻醉，还有对胸腔内病变需活检处进行麻醉。同时可辅以镇痛、镇静药物：通常使用咪达唑仑（咪唑安定）合并芬太尼静脉推注。使用剂量：咪达唑仑 2mg/kg，2min 后根据需要以 1mg/min 的速度追加；芬太尼 0.05～1mg 单次静注。全身麻醉根据医院条件而定，因为需要气管插管及有经验的麻醉师来完成。

我们主张尽可能局部麻醉来完成操作，在操作过程中使患者保持清醒状态，更有利于患者的术后恢复，减少患者经济负担。

3. 术前准备 内科胸腔镜检查可于手术室中开展，也可于有无菌条件的内镜操作室、治疗室中进行。术前 30min 给予阿托品 0.25～0.5mg 肌内注射，使迷走神经反射降低到最小化。嘱患者健侧卧位，给予枕头支撑颈部。操作者站于患者的背侧，助手站于对面，麻醉师、护士站于患者的头侧便于操作。术前给予患者吸氧（2～3L/min），进行心电、脉氧仪监测，并全程观察指标变化，如有异常，及时进行处理。

4. 操作流程

（1）定位、消毒、铺巾：穿刺点一般选择在一侧的腋中线上，具体位置可根据病变不同进行适当调整。一般自发性气胸患者选择第 3、4 肋间隙；胸腔积液的患者选择第 5、6、7 肋间隙；疑似转移性肿瘤或间皮瘤的患者选择第 6、7 肋间隙；需肺活检的患者建议在第 4、5 肋间隙进行穿刺。

定位后使用消毒棉球进行穿刺点皮肤消毒，消毒时以穿刺点为圆心，由内向外进行消毒，范围涉及半径 15cm 的胸壁皮肤。反复消毒 3～4 次为宜。

消毒后使用无菌手术铺巾或胸穿用洞巾进行铺巾，仅暴露穿刺点附近皮肤即可。

（2）麻醉、切开、分离：使用利多卡因于穿刺点皮肤处皮下注入，形成一个皮丘。半分钟后垂直于皮丘进针，回抽无气体后继续注射，逐步深入，当出现突破感后说明进入胸膜腔，这时略退针，于胸膜外注射较多的麻醉药物，减少胸膜反应及疼痛。

麻醉结束后使用手术刀平行于肋骨对皮肤进行切开，长度 1～1.5cm 为宜，尽量靠近下一肋的上缘，避开肋骨下的神经与血管，切开深度为切开皮肤、见皮下组织为宜，不宜过深，以防损伤肌肉。切开时尽量避让可视的皮下静脉，切开后如有少量出血，可使用纱布局部按压止血。

使用血管钳对皮下组织、肌肉进行钝性分离，当触及胸膜时患者会有疼痛感觉，此时进一步深入，即能穿破壁层胸膜，可听到气体进入的声音，形成人工气胸。此时置入软性胸腔镜套管，完成检查前的预备步骤。

（3）胸腔镜检查操作：目前常用的内科胸腔镜为先端可弯曲的硬性内窥镜，这样的设计便于在胸腔内全面观察及获取标本。进入胸腔后主要观察胸膜、肺、纵隔及大血管、气管和腔内静脉等组织并对其拍照留图。

胸腔镜进入后，胸腔积液较多的患者会大量涌出胸腔积液，这时需尽量吸除，以利于保持视野清晰，同时送病理学、细菌学及生化检查。

1）胸膜：正常的胸膜是透明的，可见肋骨、肌肉、血管等穿梭于其中。也可见脂肪堆积及碳末沉着。异常的胸膜会出现色泽的改变（充血变红、苍白），胸膜有不同程度的增厚或出现新生物（结节性、肉芽肿性）。

2）肺：压缩的肺呈圆锥形，上窄下宽，能分辨出斜裂。正常的肺色泽是粉红色，质地柔软，可见黑色的碳末沉积于表面。异常的肺表面会出现色泽的改变（变红或苍白）及新生物的出现（肉芽肿性、颗粒性、结节性、肿块性）；如肺部表面出现脐形凹陷，常由于恶性肿瘤牵拉胸膜所致。

3）纵隔、血管、气管：初学者更需要熟悉纵隔的解剖结构，特别是大血管的走行，以防止操作过程中的损伤，造成不可挽回的局面。气管有标志性的软骨环结构，但一般很难被发现，偶尔可从右侧上腔静脉后见到气管。

（4）胸膜活检术：内科胸腔镜一般只对脏层、壁层胸膜做活检，肺活检不多。使用活检钳深入胸腔镜钳子通道，视野对准活检部位，助手张开活检钳，术者使用活检钳抵住活检部位，助手关闭活检钳，术者快速提拉，获取组织完成活检。尽量在肋骨对应的胸膜处活检以减少出血的危险，如少量出血，局部注入肾上腺素或冰盐水止血，如出血较多，必要时使用高频电止血。

（5）退镜、闭式引流：检查完毕后，确认无活动性出血，这时可退出胸腔镜，拔除软性胸腔镜套管。同时准备带针胸管，置入 6～8cm，接水封瓶进行闭式引流。无胸腔积液的患者置管方向朝上，有胸腔积液的患者朝下置管，有利于积液的引流。带针胸管进入胸膜腔后注意进管的同时及时推出针芯，以防损伤胸腔内其他组织。置管完成后于皮肤切口上缝扎一针，缝线同时固定住带针胸管，防止滑脱。

（四）内科胸腔镜检查的并发症及其处理方法。

内科胸腔镜操作极其安全，并发症发生率低于 0.017%，即使对 70 岁以上的老年患者也是非常安全的，严格的无菌操作、熟练的手法可以避免并发症的发生。

1. 胸膜反应 钝性分离胸膜时可能出现迷走神经受刺激而产生的反射症状（心率减缓、血压下降、脸色苍白、出冷汗等），此时应停止操作，待生命体征平稳后，充分麻醉再进行操作，如严重者则需停止操作。

2. 复张性肺水肿 操作时间过长或老年患者在术后排气后肺快速的复张导致，排气后应注意观察患者有无胸闷气促、剧烈咳嗽等症状，有无发生复张性肺水肿。可通过暂时夹管 1～2h 或脱水对症治疗来缓解。

3. 低氧、支气管痉挛 与肺压缩及操作时患者紧张、器械刺激等有关。给予持续吸氧，必要时面罩吸氧，使用解痉药物。

4. 血胸 常常为进针时损伤肋间动脉或活检时损伤血管所致。

5. 空气栓塞 在人工气胸或穿刺过程中空气进入血管造成，主要临床表现为神经系统和心血管系统症状。如早期发现，可进行高压氧治疗、减压治疗及对症处理。

6. 皮下气肿 多由于术后闭式引流不畅或皮肤切口皮下缝合过松所致。一旦发生皮下气肿，建议首先疏通引流管，然后给予适量吸氧，严重时可行皮下切开，释放气体。

7. 感染、脓胸 由于患者自身抵抗力低下、并发症多，或操作过程中没有严格掌握无菌原则等均会引起术后感染，较轻者局部伤口红肿，严重者可出现脓胸，此时需加粗引流管，进行充分的冲洗、引流，明确病原菌，及时抗感染治疗，必要时手术治疗。

总而言之，内科胸腔镜的发明与推广对胸膜及部分肺疾病的诊断带来了革命性的改变，相较外科胸腔镜，它简便、微创、经济的特点显而易见，特别是通过此项简单的操作便能对原本的疑难病例明确诊断，是一项不可多得的技术。希望有越来越多的单位开展这项技术，拓宽其使用面，开拓其新的适应证，使更多的患者受益。

二、支气管镜检查

自从 1897 年德国人 Killian 发明了第一台硬质支气管镜以来，已经过去了整整一个多世纪，在这一个多世纪中，支气管镜技术得到了长足的发展，特别是 1966 年日本学者 Ikeda 发明了第一台可弯曲纤维支气管镜后，其在呼吸道疾病中的应用更加广泛。目前，通过支气管镜可以对支气管、纵隔、肺内病变进行精确定位与诊断。气管、支气管，甚至于肺内病变的微创治疗使其摆脱了原本单一的外科手术治疗方式，特别是在肺内结核、淋巴结结核与支气管结核的诊疗上占有不可替代的地位。

（一）支气管镜检查的适应证

（1）原因不明的咯血或痰中带血。

（2）原因不明的咳嗽，难以用吸烟或气管炎解释，或原有的咳嗽在质上发生了变化，特别是中老年人。

（3）支气管阻塞，表现为局限性肺气肿、局限性干性啰音或哮鸣音，以及阻塞性肺炎或肺不张等。

（4）有相关临床表现或 X 线检查疑为肺癌者。

（5）痰细胞学检查阳性，肺内未找到病变者。

（6）原因不明的喉返神经麻痹或膈神经麻痹者。

（7）诊断不明的支气管、肺部疾病或弥漫性肺部疾病诊断困难，需经支气管镜检查，做支气管肺活检、刷检或冲洗等，进行细胞学及细菌学检查者。

（8）难以解释的痰中结核抗酸杆菌或肺结核并发肺癌者。

（9）支气管镜在治疗上的应用，如移除分泌物、治疗肺不张、止血、吸引冲洗、引流肺脓疡、了解病变范围、确定外科手术方式、评价治疗效果、冷冻治疗、高频电治疗、球囊扩张治疗、支架置入治疗等。

（10）通过临床及影像学等考虑有支气管结核可能者。

（二）支气管镜检查的禁忌证

（1）一般情况差、体质衰弱不能耐受支气管镜检查者。

（2）精神不正常或不能配合检查者。

（3）慢性心血管疾病者，如不稳定型心绞痛、心肌梗死、严重心律失常、严重心功能不全、高血压或检查前血压仍高于 160/100mmhg、动脉瘤等。

（4）慢性呼吸系统疾病伴严重呼吸功能不全，若需要检查，可在供氧和机械通气下进行。

（5）麻醉药物过敏、不能用其他药物代替者。

（6）有严重出血倾向及凝血机制障碍者，1 周内服用过抗凝药、抗血小板凝聚药物者。

（7）呼吸道有急性化脓性炎症伴高热、急性哮喘发作者，可在病情缓解后进行。

（8）持续性中等量以上咯血者，或近期反复有咯血病史者需谨慎，待症状缓解后再行检查。

（三）支气管镜检查操作方法

1. 术前评估　首先，行支气管镜检查前应对患者的机体功能状态进行全面评估。主要通过以下检查来评估：心电图、胸部影像学资料、血常规、血凝，必要时还需加上肺功能检查。如行全麻检查，还需要检测电解质、肝肾功能指标。另外，根据消毒隔离及不同地区质量监控要求，还需进行艾滋病抗体、梅毒抗体、肝炎标志物等传染病相关指标的检测。

其次，根据患者的支气管镜检查要求做好术前分析及讨论，包括诊断及治疗两部分，充分了解病史及完善的术前准备是顺利完成检查及减少并发症产生的重要步骤。必要时可以借助高分辨率 CT、磁共振、气管三维重建、PET-CT 等先进技术来帮助定位。

最后，要对患者及其家属进行充分的术前告知，签署知情同意书。特别是要耐心对患者进行健康宣教，告知检查的目的、方法、可能出现的并发症等。尽量缓解其对于检查的恐惧心理，使其了解检查的整个过程，有利于患者更好地进行术中配合，减少不良事件的发生。

2. 麻醉　支气管镜检查麻醉分为局部麻醉与全身麻醉。

（1）局部麻醉：一般使用 2%利多卡因溶液行咽喉部喷雾或雾化吸入，前者操作时间短、起效快，适用于检查患者多、等待时间长的单位，但缺点是咽喉部受刺激，恶心反应大，且如果麻醉手法不佳，影响麻醉效果；后者能减少患者麻醉时的不良反应，且麻醉较充分，但缺点是需要独立麻醉区域和固定设备，以及较长的麻醉时间（15～20min），适用于检查患者不多，或预期检查时间较长的患者。术前还需使用利多卡因凝胶等对鼻腔进行适当的麻醉。另外，最有效的声带麻醉为环甲膜穿刺，但约有 1/3 的患者表示此操作非常不适，这在某种程度上限制了其在临床上的常规使用。

如果患者局麻后仍有较大反应，或者在进行一些特殊治疗、操作前可适当加以镇静。目前通常使用咪达唑仑（咪唑安定）合并芬太尼静脉推注。使用剂量：咪达唑仑 2mg/kg，2min 后根据需要以 1mg/min 的速度追加；芬太尼 0.05～1mg 单次静注。

进入气管后，根据患者情况，可注入适量的 2%利多卡因溶液进行气管、支气管壁的局部麻醉，特别是在病变操作部位注入，可减少操作时的不良反应，加快检查速度。

（2）全身麻醉：适用于无法耐受局麻气管镜检查的患者，需要有经验的麻醉师经行操作，静脉麻醉后经行气管插管或喉罩置入，使用简易呼吸囊或呼吸机进行人工呼吸，整个过程中需要密切监测生命体征，有条件的单位可以酌情开展。

3. 术前准备　术前患者需禁食禁水 4h 以上，如果为全身麻醉，则需要 8h 以上禁食禁水，以防操作过程中胃内容物反流气道，造成误吸。如患有高血压，术前应按时服用降压药，操作前测量血压，防止发生高血压并发症。如患有糖尿病，因禁食故不需再使用降糖药，以防低血糖的发生。哮喘患者或气道反应高者可于术前适量使用解痉平喘药物。

检查时患者应取仰卧位，如不能平卧者可适当抬高头部。检查患者有无活动性义齿，及时取出，以防误吸；清理患者鼻腔，并使用消毒巾遮盖患者眼部，以防药物滴入；然后给予单侧鼻道吸氧，并监测氧饱和度和脉搏。

在操作之前，还需要使用生理盐水纱布擦拭支气管镜插入部，润滑剂涂抹插入部前端，便于支气管镜的进入。部分患者因鼻腔狭小，需从口腔进入的要使用咬口器，嘱咐患者轻轻咬住并给予固定，以防操作过程中患者牙齿对支气管镜造成损坏。

4. 操作过程

（1）插入鼻腔：支气管镜进入鼻腔后可以见到屏幕上方扁平的下鼻道，以及屏幕下方由三块鼻甲骨排列形成的三角形空隙即中鼻道。这两个鼻道均能通过，往往中鼻道更易进镜。进入后可见闭合的后鼻腔咽部开口，此时可嘱患者鼻腔吸气，令后鼻腔咽部通道打开，以便顺利进镜。气管镜于鼻腔中的整个操作过程必须轻巧、柔和，忌蛮力。因为鼻腔弯曲多，且黏膜下血管丰富，较易出血，会造成患者疼痛，需注意。如遇进镜困难，可适当作水平旋转，并选择两侧较宽的鼻道进入。

鼻道狭窄可分为膜性狭窄与骨性狭窄。膜性狭窄一般是由上呼吸道感染后黏膜肿胀引起，此时，肉眼可见鼻道明显狭窄，黏膜充血、肿胀，但借助缓慢挤压的进镜手法可以通过。骨性狭窄由于先天性或外伤、病理等因素造成鼻甲骨增宽或畸形，导致鼻道狭窄，此时支气管镜无法进入，切忌蛮力通过，对鼻道造成损伤。

（2）插入声门：通过鼻腔后，可清晰地看到咽部结构，以及声门及前方的会厌软骨。声门两侧为梨状隐窝，声门后方则为闭合的食管开口。进入声门前先观察声门闭合是否正常，声带有无结节、充血等，必要时嘱患者发“一”的声音，来观察声带运动。部分患者会厌紧贴声门或过度卷曲，造成进镜困难，此时可嘱患者抬高下颚，会厌则会适度打开。支气管镜沿着会厌后侧进入声门前，镜头应对准声带前段的联合部（会厌结节），当镜头触及声门时，患者会反射性地闭合声门，此时右手给予一定的力度顶住声门，画面上可见略苍白的声带黏膜；然后嘱患者吸气或者咳嗽使其声门打开，此时右手推动气管镜进入的同时，左手向上推动角度控制钮，支气管镜顺利滑入气管。

声门的进入对初学者来说是一项难点，需要在掌握操作手法之后反复练习，获得一定的操作手感后，方能得心应手。最常见的误操作为支气管镜滑入食管，此时有明显的落空感，但多数情况下镜头被黏液覆盖，显示不清，不能看到气管软骨环，取而代之的是鳞状上皮覆盖的食管上段黏膜，此时应及时退镜，重新进入。还有些初学者在顶住声门时滑到两侧梨状隐窝内，画面显示的是粉红色的咽部黏膜，需与声带黏膜相区别，以防强行进镜造成咽部损伤。如患者咽部反应较大，产生剧烈咳嗽、恶心等症状，可于声门处注入 2% 利多卡因进行局部麻醉，便于支气管镜的插入。

（3）气管、支气管内的操作：支气管镜进入声门后需掌握如下操作要领。首先，要循腔进镜，不可盲目推送；其次，要保持视野清晰，尽量吸除分泌物；再次，要使视野保持在管腔的中央，避免碰触支气管壁，减少患者的不适感；最后，检查顺序一般为先健侧、再患侧，先正常管腔、再病灶管腔，最后进行相关检查操作。

在支气管镜检查过程中，拍照留图很重要，可以为操作留下宝贵的图片证据，以便术后分析及对照。留图的重点在于摆正各支气管的位置；尽量把管腔最大化，全覆盖病灶及其周边图像；健侧留图到叶支气管，患侧留图至段支气管。

支气管镜检查主要是针对气管、支气管内黏膜，管腔及新生物的观察。

1）黏膜：观察黏膜是否光整，血管纹理是否清晰。黏膜是否苍白、肿胀、充血，是否有色素沉着、碳末沉积，是否有凹凸不平、局部隆起，是否有疤痕形成，是否有溃疡、坏死物覆盖，软骨环是否清晰等。

2）管腔：观察管腔是否通畅，有无狭窄（外压性、疤痕性、软化性、阻塞性），如有狭窄，需观察狭窄的位置、长度、最小直径、远端能否进入等；还需观察管腔有无出血（新鲜血迹或陈旧性血迹、有无活动性出血），有无分泌物，并观察分泌物的颜色、量、性质（黏稠、胶冻、泡沫、稀薄）；注意观察有无盲端、憩室、瘘口、变异等。

3）新生物：观察新生物的数量（孤立、多发、弥漫）、大小、形状（颗粒、结节、扁平、球形、柱状、乳头状、菜花状）、位置、范围、是否有蒂、表面是否光滑、有无坏死物覆盖、边界是否清晰、周边黏膜是否光整等。

确定病变部位后可以进行相关操作，获取病理学或细菌学标本，以便明确诊断。常用操作：使用保护性细胞刷的刷检、活检钳钳取标本的活检术及支气管肺泡灌洗术。

1）刷检：使用保护性细胞刷，通过支气管镜钳子通道，送达病灶部位，助手拉动扳手，伸出细胞刷，于病灶部位来回刷动 5～10 次，收回细胞刷，取出后刷毛上的组织可作涂片、液基细胞学检查等。刷检的过程中动作需轻柔，特别是在黏膜充血明显或碳末沉着处防止用力过度，减少出血等并发症的发生。如支气管内未见明显病变部位，亦可根据影像学上提示部位，伸入远端支气管进行盲刷。

2）活检：应用活检钳对病灶部位的组织进行钳夹，获取标本送病理学或细菌学检测。活检的操作一般分为四个步骤：①通过钳子通道插入活检钳，支气管镜视野置于管腔中央；②助手张开活检钳，调整好角度；③调节气管镜角度，推进活检钳，使其紧贴活检部位；④助手关闭活检钳，术者快速提拉，获取组织。活检的次数根据病情而定，如怀疑恶性病变应多点多次活检，以保证较高的阳性率。还需注意的是，活检时必须保持清晰的视野，防止损伤周边正常组织；如出血较多，立即止血治疗，停止活检；活检组织时需快速、果断，给予组织一个快速的物理切割，忌缓慢撕扯，造成组织撕裂损伤、大量出血。

3）支气管肺泡灌洗术：术前准备痰液收集器连接于负压吸引装置中，支气管镜进入需灌洗段或亚段口，使用 10～20ml 生理盐水进行灌洗，灌洗过程中需阻断负压吸引。灌洗后立即开放负压，同时进行吸引，回收一定量的灌洗液进行细胞学、细菌学检测。注入灌洗液时需注意压力变化，如阻力过大，可少许退镜，减缓推送注射器的力度，以免造成远端支气管黏膜撕裂；灌洗后如无法吸引，说明支气管镜完全阻塞管腔，无空气进入，此时可稍微退镜，便能获得较多的回收液。如回收量不满意，可再次进行灌洗，注意充分全面的吸引，防止术后感染。

另外，还有经支气管肺活检术（TBLB）、经支气管淋巴结穿刺术（TBNA）等常用技术，需有一定的操作基础及技巧方能进行。

（4）退镜：在进行完所有观察及检查等操作后，即可进行退镜，结束检查。退镜前需先观察操作部位有无渗血，如有活动性出血，千万不可急于退镜，需进行止血处理，血止后方能退镜。退镜前尽量吸除双侧支气管分泌物，在退镜过程中亦需要不断进行吸引，清除整个呼吸道的分泌物。退镜时不可过快，避免遗漏术中未发现的或因操作产生的病灶或损伤，及时对其进行处理。

整个支气管镜操作过程中，全程监测脉搏、氧饱和度，如有高血压者还需监测血压，发现异常需停止操作，及时处理，必要时及时退镜。

5. 术后注意点 结束检查后可令患者平躺片刻，继续吸氧，无特殊不适后方可在助手搀扶下离开检查室，特别是老年患者，如在检查后立刻起身，可能会发生直立性低血压、缺氧等并发症。因咽部麻醉，嘱患者术后禁食禁水 2h，如术后出现胸痛、咯血、气促等不适需及时来院就诊。术后如有一过性的咽痛、咳嗽、痰血等，常为支气管镜操作所致，不需特殊处理。

6. 常见并发症的处理

（1）麻醉药物过敏与术前用药所引起的不良反应：发生率为 0.02%～0.08%，术前需询问麻醉药物过敏史，在麻醉时可先少量给药，如无过敏反应，方可常规麻醉。

一旦发生麻醉过敏或中毒需立即停药，给氧，保持呼吸道通畅，输液，应用抗过敏和抗休克药物（肾上腺素、甲波尼龙或地塞米松等），必要时给予气管插管机械通气及心肺复苏等一系列抢救措施。

（2）出血：出血为支气管镜检查最常见也是最严重的并发症，大出血时如抢救不利往往导致患者快速死亡，后果严重。

为避免出血，于术前应做好充分的评估。对于少量的出血，术中可应用 1∶10 000 肾上腺素、凝血酶等局部止血，必要时静脉使用止血药物。注意在气管内注入止血药后不要马上吸除积血，要使局部的药物有一定的时间凝固、止血。同时也要注意在气管出血时及时吸除血凝块，以防阻塞气管，造成窒息。

发生大出血时一定要冷静，沉着应对，这对患者生命的抢救尤为关键。以下为笔者总结的在气管镜相关操作大出血时的抢救流程：操作全程检测血氧，给予吸氧，高危患者建立静脉通路。出血后氧饱和度低于 90%采取以下急救措施：

1）气管出血插管、单侧支气管出血立即翻身。

2）进行血压、心电监测。

3）静脉使用垂体、巴曲亭（立止血）等止血药物。

4）如有血压升高或血管硬化者联合使用酚妥拉明。

5）插管或烦躁者给予静脉镇静（咪达唑仑+芬太尼）。

6）腔内持续吸引，并进行药物灌注（肾上腺素、凝血酶、冰盐水）。

7）必要时进行球囊填塞或封堵治疗。

8）如出血量大、持续时间长，需备血、输血。

9）止血后清理健侧血栓、脱机、拔管、观察。

10）反复多量出血可进行血管介入栓塞止血，大量出血不止者急诊手术。

（3）低氧：一般 80%的患者在行支气管检查时均会出现不同程度的氧饱和度下降，且下降程度与操作时间成正比。充分麻醉、检查时给氧、操作时进行血氧饱和度监测能有效防止缺氧的发生。如发生严重缺氧，需及时增加氧流量，如仍不能缓解，立即退镜，必要时面罩给氧。

（4）喉头水肿与喉支气管痉挛：麻醉不充分、操作不熟练等原因可以引起喉头水肿、支气管痉挛，导致窒息。充分麻醉、操作轻巧可有效减少此并发症的发生。如发生喉头水肿、痉挛，应立即停止操作，予以吸氧、补液、静脉注射糖皮质激素，以及给予解痉平喘药物等，必要时可予以镇静，如无明显好转，且出现严重呼吸困难，应尽快气管插管，机械辅助通气。

（5）误吸：误吸多发生于禁食时间不够、过度肥胖，或有胃排空延迟等疾病的患者中。误吸时尽量吸除下呼吸道的食物残渣，必要时进行支气管肺泡灌洗，术后予以抗生素治疗，监测血常规、细菌学、影像学指标。

（6）感染：有 0.03%～13%的患者于术后发生不同程度的发热症状。出现发热后，应密切监测血常规、细菌培养、胸片等，必要时进行抗生素治疗。另外还需注意器械的消毒，规范操作。

（7）心血管系统并发症：心律失常的发生率为24%～86%，操作时如出现室上性心动过速，可停止检查，观察2～3min，如自行好转则可继续，不需特殊治疗。如出现严重的心律失常或其他严重的心血管并发症，立即停止操作，依据不同情况给予相应处理。

（8）其他：气胸、纵隔气肿、检钳、毛刷折断、气道烧伤、低血糖、器械损坏等。

由于相关操作引起的机械性或化学性损伤有时难以避免，需操作者有一定的经验与熟练度，方能减少此类并发症的发生，一旦发生，及时给予相应处理。低血糖可发生于糖尿病患者或年老体弱者，应尽量缩短检查时间，必要时静脉注射葡萄糖。

最后，在长期实践操作中发现，部分患者在检查后出现歇斯底里的症状，考虑为癔症。此类并发症的出现往往是由患者极度恐惧的心理，以及检查中的抵触反应所致。检查者需要及早发现患者的紧张情绪，及时疏导，并加快检查速度。如在进入声门后出现挣扎、剧烈呛咳、长时间不能配合等情况，可立即注入麻醉药物，同时退出支气管镜，休息1～2min后再次进镜，此时患者往往较易配合。如术后出现癔症，应及时给予心电监护，监测生命体征，保护舌部，一般静卧一段时间后可自行好转，必要时予以镇静药物治疗。

常用支气管镜操作的学习周期为1～2个月，并保持每月10例左右的操作加以巩固。一般学习第一周熟悉器械与操作方法，如有模拟机可进行模拟操作；第二周进行进入声门训练；第三周起可在指导下进行完整操作训练；再用1个月左右的时间熟练操作，完成学习进程。

支气管镜技术是一项实用性强、操作简便、经济安全的呼吸道常用诊疗手段，已广泛应用于临床第一线。在微创技术不断发展的今天，支气管镜技术也作为前沿学科，突飞猛进。在诊断领域，有超声支气管镜、经支气管超声引导下淋巴结活检术（EBUS）、荧光支气管镜，窄谱成像等技术；在治疗领域，有高频电、冷冻、球囊扩张、激光、氩气刀、支架植入、放射性粒子植入、后装放疗等技术，更有内科减容术、支气管胸膜瘘封堵术、支气管哮喘消融术、共聚焦支气管镜技术等先进方法。相信在不久的将来，支气管镜的应用能更广泛、更全面，特别是在某些疾病的诊疗中，能替代外科手术方法，以微创、简便、安全的特征为更多呼吸病患者带来福音。

（顾　晔　沙　巍）

三、胸　腔　镜

1910年瑞典的Jacobaeus教授成功应用双孔道胸腔镜技术解决了肺结核患者的胸膜腔粘连问题。传统胸腔镜由于结构简单、视野狭小、直视操作有碍外科无菌技术且操作不便等缺点，胸腔镜操作逐渐退出临床治疗的舞台。在欧美等国家虽继续保留有传统胸腔镜的医院，也仅限于进行一些胸膜和肺表面疾病的诊断性检查。

20世纪80年代，随着内镜电视技术的发展，尤其是1986年，人们首次将微型内镜摄像技术应用于胸腔镜，使之有了更为广阔的视野和清晰的图像，极大地方便了手术操作和手术人员的配合，标志着电视胸腔镜的临床应用日趋成熟。尤其是随后的内镜缝合切开器

（Endo-GIA）等内镜手术器械的问世，为现代电视辅助胸腔镜手术（video-assisted thoracoscopic surgery，VATS）的广泛开展，提供了必要的条件。

20 世纪 90 年代初，随着高清晰度电视显像及摄像系统、高技术内镜手术器械和现代麻醉及监护水平的发展，现代电视辅助胸腔镜手术广泛应用于临床，并迅速在世界范围内得到应用和普及。1992 年，Michael Mack 等首先报道了现代电视胸腔镜在胸外科的诊断和治疗作用，全组无手术死亡及并发症，标志着胸腔镜由传统的诊断为主转变为以治疗为主要目的的外科技术。其应用范围几乎涉及胸外科的各个领域。随着新的内镜器械不断发展和技术的日益精湛、规范，VATS 已成为胸部各种疾病的重要诊断和治疗方法之一，代表现代胸外科科学发展的方向。

我国开展胸腔镜手术起步较慢，20 世纪 80 年代中后期到 90 年代初，许多中国医生报道用纤维支气管镜或膀胱镜代替胸腔镜行胸部疾病的诊断与治疗，取得了一定的临床效果。1992 年以后，我国许多医院引进了电视胸腔镜设备，由于该设备具有创伤小、术后疼痛轻、恢复快的优点，迅速在国内普遍开展，应用领域和技术水平逐步接近国际水平。

（一）胸腔镜在开胸肺活检中的临床应用

对弥漫性肺病而言，VATS 是一项能提供病理诊断且并发症相对较少的技术。1996 年 7 月～2002 年 2 月，上海市肺科医院胸外科用 VATS 为 202 例患者施行了肺活检术。这些患者中位年龄 51 岁（21～77 岁）；男性 92 例，女性 110 例。手术采用全麻、双腔插管、非 CO_2 注气法、多点活检和单根胸管。

其中 21 例患者（8.9%）需要中转开胸或辅助小切口，原因有胸膜腔消失、出血、活检部位难以确定、缝切器故障及需要完全切除病肺。手术病死率为 0.4%，多见于严重肺病患者。9%的患者出现并发症，包括漏气时间延长、需要延长插管时间的呼吸衰竭和气胸、肺部感染、心律失常等。病理结果显示：间质纤维化或肺炎 82 例，肺癌 36 例，转移癌 27 例，组织胞质菌病 6 例，结核病 36 例，Wegener 肉芽肿 2 例，其他原因 15 例。

施行 VATS 必须特别谨慎，它并非对所有患者都通用，且其手术耗材较贵，一般患者一次胸腔镜肺活检的费用较高。相信随着技术的进步，VATS 的并发症发生率和费用都将下降，从而以更简便的方式进行诊断。

（二）胸腔镜在胸膜疾病诊断中的临床应用

胸腔积液是多种疾病在胸膜的一种表现形式，结合临床表现及胸腔积液分析，大部分患者可以确诊，但胸腔积液分析中多种疾病可有同一种改变即重叠性，因而对良、恶性胸腔积液的病因诊断有时非常困难，因为结核菌或癌细胞并非均存在于胸腔积液中，文献报道胸腔积液中癌细胞检出率为 33%～80%。癌灶在胸膜上呈点状分布，结核病变多分布于胸膜基底部或膈胸膜，经胸壁盲检不易取到病变组织，故阳性率低。Canto 等曾对 203 例恶性胸腔积液患者行胸腔镜检查，证实 53%的病变转移到肋胸膜。Rodrigucz 对 55 例胸膜转移癌作了尸检，发现肿瘤先扩散到脏层，然后累及壁层，不存在单独壁层受累，故认为盲目行肋胸膜活检往往漏诊。而胸腔镜可窥视整个胸膜腔，能发现微小病灶，在直视下活检能避开大血管、清除病变表面糜烂坏死组织及覆盖物，可任取数块组织，不仅能取脏层胸膜、纵隔、膈面胸膜，也能取肋胸膜及肋膈角处病变，这是胸壁活检做不到的，故胸腔镜对胸腔积液病因诊断阳性率高。

Loddenkenper 等对 35 例已确诊的恶性胸腔积液患者分别采用细胞学、针刺活检或胸腔镜活检的方法，结果确认率分别是 31%、46%、94%。对 208 例可疑恶性胸腔积液经胸腔镜检查 95%可确诊。Boutin 等对 150 例恶性胸腔积液经胸腔镜检查后 87.3%确诊。笔者对 245 例原因不明的胸腔积液患者经胸腔镜检查后，92.7%可明确病因。不同学者报道的胸腔积液病因诊断准确率见表 5-5。

表 5-5 胸腔镜检胸腔积液诊断准确率

作者	例数	诊断准确率	作者	例数	诊断准确率
Neissberg	113	96%	徐树德	82	96%
Canto	172	95%	张敦华	163	90%
Loddenkenper	250	88%	薛立福	245	92.7%

（三）胸腔镜对气胸的诊断价值

对排气后仍不能复张的气胸或复张性气胸有必要行胸腔镜检查，查明原因选用不同治疗方案。Weissberg 报道对 200 例持续性或复发性气胸做胸腔镜检查，发现 65%为胸膜下大泡或肺大疱，15%因胸膜粘连阻止肺复张，10%肺不张原因是肺纤维化、肺部炎症、阻塞性肺不张及胸膜肥厚，10%未发现异常。笔者经胸腔镜检查气胸 92 例，75%找出病因，并确定病变部位再决定选用何种治疗方案。

自发性气胸是一种常见病，有许多不同的病因，最常见的病因是肺大疱的破裂，可发生于不同的患者或由于不同的病因，但其主要治疗理念是相同的。因为自发性气胸是一种良性疾病，通常不会致命，故应采取最小的侵入治疗使之愈合。电视辅助胸腔镜手术已渐渐成为治疗自发性气胸的首选方式。在施行大宗电视辅助胸腔镜手术病例的治疗中心，其复发率与传统开胸手术所得结果相似。其优越的视野和精良的器械可对病灶准确定位，且完成外科切除，患者可很快恢复正常活动。故对持续引流 72h 仍有漏气或复发性气胸的患者，早期进行胸腔镜探查，可以及时诊断并且关闭裂口；对有弥漫性肺大疱或 COPD 等肺质较差的患者，加用胸膜处理技术可有效防止气胸复发。

（四）胸腔镜检术的安全性

胸腔镜检术是通过器械在胸腔内检查或操作的诊疗技术，首要条件是使一侧肺萎缩或部分萎缩，在胸腔内创造一个可视可操作的空间，从而改变正常生理状态，即患侧胸腔由呼吸肌调节的正负压变为正压或与大气压平衡，并引起胸内器官位置的改变，血液重新分配。这些改变不仅影响术侧肺的气体交换，同时也影响健侧肺功能及循环系统，尽力使其影响降低到最低限度是非常重要的。

胸腔镜术的标准体位是侧卧位，这种体位下侧膈肌受腹内压影响向胸腔凸度较大，自主呼吸时膈肌收缩幅度较上部大，其 V/Q 变化不大，故能对患侧肺萎缩充分代偿。从理论上讲，术中上侧胸腔内压与大气压平衡，下肺仍为负压，纵隔随呼吸节律运动，下胸内压发生周期变化，纵隔会上下移动，引起纵隔摆动。实际上开胸侧胸内负压消失或肺弹性回缩及重力作用而向肺门聚拢及纵隔固有的稳定性，并未发现明显摆动，而以膈肌活动加强代偿，对患者不会有太大影响。

Faurschou 对 8 例患者进行胸腔镜术前、术中及术后动脉血气、呼吸频率测定及心电监护，均未发现明显异常。Martin 等通过心脏和耳测氧仪监护 69 例胸腔镜检查者，未发现心律失常。郭敦华对犬做 16 次胸腔镜检查显示，其心率和呼吸频率增加及血气改变，但均能耐受。有学者在开放式气胸状态行胸腔镜术对机体影响做了研究，对 65 例原因不明的胸膜疾病患者用纤维支气管镜行开放式胸腔检查，通过术中、术后与术前比较，收缩压、舒张压、脉搏、呼吸均无显著差异（$P>0.05$），其中 32 例术后与术前比较动脉氧分压亦无显著差异（$P>0.05$），二氧化碳分压术后平均下降 0.76kPa，有显著差异（$P<0.05$）（表 5-6）。

表 5-6　32 例胸腔镜检查患者血压、脉搏、呼吸、血气变化（$\bar{x}\pm s$）

患者情况	收缩压（kPa）	舒张压（kPa）	脉搏（次/分）	呼吸（次/分）	PaO_2（kPa）	$PaCO_2$（kPa）
术前	16.72 ± 2.52	10.56 ± 1.63	90.3 ± 13.55	25.16 ± 5.33	9.16 ± 1.42	5.52 ± 1.07
术中	16.07 ± 1.94	10.36 ± 1.29	95.53 ± 13.40	25.91 ± 4.81	–	–
术后	16.70 ± 2.11	10.76 ± 1.39	92.59 ± 15.37	25.25 ± 5.69	9.41 ± 1.54	4.76 ± 0.54

总之，近年来电视胸腔镜技术在全世界得以迅速发展和普及，应用范围涉及胸外科的大部分领域，代表着微创外科发展的方向，已被认为是自体外循环问世以来，胸外科领域又一重大技术进步。

四、纵隔镜检查诊断技术

早在 19 世纪，西方国家为治疗纵隔疾病就已经开展了纵隔手术，但是直到 20 世纪中期纵隔手术才有了较大的发展，并且，随着胸腔内肿瘤和感染性疾病发病率的增高，纵隔检查的侵入性和非侵入性方法都发生了很大的变化。

近年来，随着电视纵隔镜的临床应用，使得纵隔镜检查的手术视野暴露更加清晰、宽阔，操作者能够进行更加准确、广泛的组织分离和活检，同时电视监视图像能为教学、临床病例讨论、操作标准化提供依据和方便。

国内于 20 世纪 70 年代引进该技术，主要用于诊断而非治疗，近年来随着超声支气管镜下纵隔淋巴结及肿物穿刺活检技术（EBUS-TBNA）的成熟，纵隔镜检查在肺癌和结核病的诊断上已基本被 EBUS 取代。

1. 适应证

（1）观察肺癌纵隔淋巴结转移情况。

（2）对气管周围肿物的性质做诊断和鉴别诊断。

（3）对无手术指征的纵隔及肺内病变。

（4）气管周围病变的切除。

（5）治疗性适应证：胸腺切除术治疗重症肌无力，探查治疗甲状旁腺瘤，纵隔囊肿的摘除，纵隔积存物的引流或清除（血肿、乳糜、脓肿）。

2. 禁忌证 纵隔镜检查是20世纪50年代发展起来的一种新的外科检查方法，经过数十年的临床实践，形成了纵隔镜检查的临床禁忌证。纵隔镜手术的绝对禁忌证很罕见，主要如下：

（1）严重的呼吸功能或心功能不全。

（2）严重的贫血或凝血机制不良。

（3）大动脉瘤的病人，经颈或胸途径的纵隔镜检查都是绝对禁忌的，因瘤体时刻有自行破裂的可能。

（4）既往曾行劈开胸骨开胸或胸膜固定术者及有胸膜炎史的纵隔镜检查者，因粘连不易分离，检查很难成功。

（5）严重颈关节炎，颈椎强直不能后仰者。

（6）小儿或身材十分矮小者，其颈部纵隔隧道不能置入纵隔镜。

（7）气管切开造口者。

（8）上腔静脉阻塞综合征，为相对禁忌证，必要时仍可进行检查。

3. 在纵隔疾病中的应用 纵隔疾病多为疑难疾病，常规检查方法常难以确诊，纵隔镜检查有明确诊断作用，尤其是中纵隔最常见的淋巴瘤，因不同类型的淋巴瘤治疗方法及预后明显不同，这类病人需有明确的组织学诊断。当针吸活检不能明确诊断时，应行纵隔镜检查，切除可疑肿大的淋巴结。吴一龙等总结了 25 例对胸部疑难疾病行纵隔镜检查的病例，确诊率是80%，良性病变为48%。病种包括淋巴结结核、结节病、淋巴瘤、淋巴结癌转移等。位于气管前、气管旁、气管支气管区、隆凸下的病变确诊率＞85%。气管后、前纵隔及距气管较短的纵隔其他部位为纵隔镜检查的盲区，病变直径 3cm 以下确诊率为92.3%，直径3cm以上确诊率为66.67%。因此，纵隔镜检查阳性率与病变部位有关而与病变大小无关。

（汪 浩）

第五节 结核病的诊断

一、结核病定义

结核病指机体内感染了结核分枝杆菌，具有结核病相关的临床症状和体征，经结核分枝杆菌细菌学、病理学、影像学等检查有活动性结核的证据。结核病分肺结核和肺外结核，结核病变发生在肺、气管、支气管和胸膜等部位为肺结核。

二、结核病分类

按照 2001 年《中华人民共和国卫生行业标准》(WS196—2001)，结核病分为以下五类：①原发性肺结核，包括原发综合征及胸内淋巴结结核；②血行播散型肺结核，包括急性血行播散型肺结核（急性粟粒型肺结核）及亚急性、慢性血行播散型肺结核；③继发性肺结核，包括浸润性、纤维空洞及干酪性肺炎等；④结核性胸膜炎，包括结核性干性胸膜炎、结核性渗出性胸膜炎、结核性脓胸；⑤其他肺外结核，按部位及脏器命名，如骨关节结核、结核性脑膜炎、肾结核、肠结核等。

三、结核病诊断方法

（一）流行病学史

了解结核病接触史对诊断有提示作用。大量研究资料表明，涂阳肺结核病患者的家庭成员发生结核病的频率显著高于普通人群，分别为 2040/10 万及 343/10 万，表明涂片阳性病人的密切接触史对结核病诊断有重要参考意义。病人近期结核菌素皮肤试验阳转，既往曾有肺结核和肺外结核病史者，对确诊也有重要参考意义。

（二）临床表现

结核病的临床症状多种多样，轻重程度不一，部分患者可无症状或症状轻微而被忽视。

1. 临床症状 结核病临床症状分为低热、无力、盗汗、消瘦等结核中毒症状，肺结核时可出现与其他呼吸系统疾病相似的咳嗽、咳痰、胸痛等呼吸系统症状，常无特征性。

（1）乏力：患者全身无力，没做体力劳动也感到疲倦，经过休息后也不恢复。常伴有食欲不振、失眠。

（2）发热：是结核病的最常见症状，有 37%～80%的结核病患者可有不同程度的发热。午后低热是结核病最显著的发热特点。粟粒性肺结核、干酪性肺炎、渗出性胸膜炎患者常有高热或中等发热。末梢血检查，常无白细胞总数、中性粒细胞明显增多及核左移等急性炎症表现。

（3）盗汗：入睡后出汗，醒后汗止称为盗汗，常发生于体虚患者，系自主神经功能紊乱所致，也是结核病的中毒症状之一。

（4）咳嗽、咳痰：是呼吸系统疾病最常见的症状。轻症肺结核可无咳嗽或仅为轻微干咳，或伴有少量白黏痰。病变活动、空洞形成、并发支气管结核、支气管扩张时则咳嗽剧烈并伴有多量白黏痰，有时为血痰。继发感染时可表现为脓性痰。当并发支气管淋巴结结核、淋巴结支气管瘘、支气管结核时，患者常频繁刺激性咳嗽或喘鸣。当并发脓气胸、胸膜支气管瘘时，则为阵发性剧咳伴多量脓痰或脓血痰。对咳嗽、咳痰持续 2 周以上，抗感染治疗无效，应考虑有肺结核的可能。

（5）咯血：是支气管肺部疾病常见症状。咯血的常见原因有肺结核、支气管扩张、支气管肺癌、急慢性支气管炎、肺栓塞等。当肺部结核病变进展，侵蚀邻近血管时，可发生咯血。空洞性病变较易发生咯血，纤维厚壁空洞内肺动脉瘤或支气管动脉破损时，则咯血量大，甚至可引起失血性休克或窒息。肺内陈旧性结核灶由于继发性结核性支气管扩张或钙化灶脱落、纤维灶的牵引，也可引起咯血。此外，急性渗出性病变由于毛细血管通透性增高，可引起血染痰。

（6）胸痛：部位不定的隐痛常是神经反射作用引起的，不受呼吸影响。固定部位针刺样疼痛、随呼吸和咳嗽加重等，是因为炎症波及壁层胸膜所引起的。结核病灶钙化、纤维化后也会引起局部针刺样疼痛。

（7）呼吸功能障碍引起的症状：当肺组织破坏严重，范围广泛，或并发肺萎缩、肺气肿、广泛胸膜增厚时，代偿功能已经不能满足生理需要，患者首先会在体力活动后感到气短。

（8）结核超敏感症候群：包括结核风湿性关节炎、疱疹性结膜角膜炎及结节性红斑。年轻女性患者多见，常有四肢关节痛、低热、血沉增快，且抗链“O”及类风湿因子阴性，关节无明显肿胀畸形，抗风湿治疗无效，PPD 皮肤反应呈强阳性或阳性，抗结核治疗有效等特点，进一步检查可发现肺门纵隔、腹腔淋巴结结核或盆腔结核病。有些患者可反复发生结节性红斑或环形红斑，多见于下肢胫前伸侧面或踝关节附近，红斑常多发、易于融合，周围组织可有水肿。有些患者还可有疱疹性结膜角膜炎，排除寄生虫、病毒感染所致的变态反应后，应考虑为结核超敏感反应的表现。

2. 体征　肺结核的典型体征改变有患侧呼吸运动减低、触震颤增强、叩诊呈浊音、听诊有支气管肺泡呼吸音和湿性啰音。病灶轻微者体征无明显改变。广泛慢性病变、纤维组织增生可使局部胸廓下陷；胸腔积气、积液可使胸部饱满、呼吸运动减低。干性胸膜炎时，局部有摩擦音。肺炎性实变、大量胸腔积液、肺硬变时，叩诊呈实音，范围大的浸润性病灶使叩诊呈浊音。当病变严重且空洞形成，可听到响亮的中型湿啰音。有时虽然空洞存在，也可以没有阳性体征；阳性体征出现与否决定于空洞的大小、是否靠近胸膜、是否与支气管相通。

（三）实验室检查

从痰液、支气管肺泡灌洗液、肺及支气管活检标本、脓液、尿液、胸腹水、脑脊液等标本，检出结核分枝杆菌是结核病病原学诊断的直接证据。肺结核实验室检查包括细菌学、分子生物学及免疫学检查等。

1. 涂片染色显微镜检查　涂片检查采用齐-内抗酸染色和荧光染色法。涂片染色阳性只能说明抗酸分枝杆菌存在，不能区分是结核分枝杆菌还是非结核分枝杆菌。由于我国非结核分枝杆菌病发病较少，故检出抗酸分枝杆菌对诊断结核病有极重要的意义，应作为常规检查方法。直接涂片方法简单、快速，但敏感性不高，阳性率仅 30%～50%，其检出灵敏性为 104～105/ml。涂片阴性不能排除肺结核，连续检查≥3 次，可提高其检出率。

2. 分离培养法　是高灵敏的结核分枝杆菌检查方法，其灵敏性为 10～100/ml。分枝杆菌培养可用于各类标本，包括痰液、胸腔积液、腹水、脑脊液、尿液和脓液等。分枝杆菌的培养技术依照不同的标准可以分为不同的类别，目前全球最常用的结核菌培养技术是基于罗氏（Lownstein-Jenson，L-J）培养基的固体培养和基于 Middle brook 7H9 培养基的液体培养（通常也称为“快培”）。

罗氏培养基结核菌在 L-J 培养基上生长时，培养时间较长，一般培养阳性的标本为 2～5 周可以报结果，但报告培养阴性需要在 8 周以后，因此不能满足临床快速检测的需求。液体培养的阳性率比固体培养的阳性率高 10%以上，而且阳性结果多在 1～3 周内报告，阴性结果则在培养满 6 周后报告，总体较固体培养缩短了 2～3 周的时间。

3. 分子生物学检查 分子生物学技术是结核病实验室诊断技术未来的发展方向。近年新的分子生物技术克服了传统实验室技术的不足，在敏感性、特异性、快速等方面都获得了提高。常用技术包括：聚合酶链反应（PCR）、环介导等温扩增（LAMP）、线性探针、DNA 芯片等。

4. 免疫学检查 结核菌素试验是判断机体是否感染过结核菌的主要手段。但结核菌素含有与其他分枝杆菌共有的多种抗原成分，因此在鉴别结核菌自然感染与卡介苗接种后效应、结核菌与非结核分枝杆菌感染方面，均有其局限性。

γ-干扰素释放试验，目前采用 ELISA/ELISPOT（酶联免疫吸附/酶联免疫斑点）方法定量检测全血/外周血单核细胞在结核菌特异性抗原刺激下释放 γ-干扰素的水平，可帮助判断结核分枝杆菌感染。

结核菌抗原及抗体检查，即结核血清学试验，包括检测结核抗原、结核抗体、结核特异性免疫复合物三种。但在实践过程中，就现有的抗原抗体检测技术敏感性和特异性而言，结果都不甚理想，对结核病的诊断只能起到参考作用。

（四）影像学检查

胸部 X 线检查是肺结核的主要诊断手段之一，影像学检查是发现肺结核包括肺门、纵隔淋巴结结核、胸膜炎、心包炎等不可缺少的手段，但影像学诊断的特异性远远低于细菌学检查，需密切结合临床及实验室检查进行综合分析，注意与其他肺部疾病鉴别。肺结核可分为原发性肺结核、血行播散型肺结核、继发性肺结核和结核性胸膜炎，不同类型肺结核的典型胸部影像学表现如下：

1. 原发性肺结核 原发性肺结核主要表现为肺内原发病灶、淋巴管炎和肺门淋巴结肿大（原发综合征），或仅表现为肺门和/或纵隔淋巴结肿大。儿童原发性肺结核也可表现为空洞、干酪性肺炎，以及由支气管淋巴瘘导致的支气管结核。

2. 血行播散型肺结核 急性血行播散型肺结核表现为两肺弥漫粟粒阴影，典型者病灶大小、密度和分布呈均匀状态，而亚急性或慢性血行播散型肺结核的弥漫病灶，多分布于肺的上中部，大小不一，密度不均匀。儿童急性血行播散型肺结核有时仅表现为磨玻璃影，婴幼儿粟粒状病灶周围渗出明显，边缘模糊，易于融合。

3. 继发性肺结核 继发性肺结核多发生于成人，影像表现多样。轻者以斑片、结节及索条影共存最为常见，或以结核球或空洞形成为主要表现；重者可表现为段性或大叶性实变，或为干酪性肺炎、多发空洞形成和支气管播散等；慢性迁延者可出现肺损毁，损毁肺组织体积缩小，其内多发纤维厚壁空洞、继发性支气管扩张和多发钙化等，邻近肺门和纵隔结构牵拉移位，胸廓塌陷和胸膜增厚粘连显著，其他肺组织出现代偿性肺气肿和新旧不一的支气管播散病灶等。

气管及支气管的结核主要表现为气管或支气管壁不规则增厚和管腔狭窄，狭窄支气管远端肺组织可出现继发性不张或实变、支气管扩张及其他部位支气管播散病灶。

4. 结核性胸膜炎 结核性胸膜炎分为干性胸膜炎和渗出性胸膜炎。干性胸膜炎通常无明显影像表现，渗出性胸膜炎主要表现为胸腔积液。胸腔积液可分为游离积液和存在于胸腔任何部位的局限积液。部分患者可合并胸膜增厚、粘连、钙化，也可演变为胸膜结核瘤（球）及脓胸。

（五）支气管镜检查

气管、支气管结核是指发生在气管、支气管黏膜和黏膜下层、平滑肌、软骨及外膜的结核病。支气管镜下表现常随病变程度和病期的不同而表现各异。一般包括黏膜充血、水肿、肥厚、糜烂、溃疡、坏死、肉芽肿、瘢痕、管腔狭窄、管腔闭塞、管壁软化、支气管淋巴结瘘等。镜下气管支气管结核可分为Ⅰ型：炎症浸润型；Ⅱ型：溃疡坏死型；Ⅲ型：肉芽增殖型；Ⅳ型：瘢痕狭窄型；Ⅴ型：管壁软化型；Ⅵ型：淋巴结瘘型。通过支气管镜检查可以抽吸分泌物、刷检及活检等。

（六）组织病理检查

原因不明的胸腔积液及原因不明的周围性肺内肿块或肺门纵隔肿块经上述各项检查仍无法确诊者，胸膜、肺活体组织检查对诊断、鉴别诊断均具有极大价值。胸膜、肺活体组织检查的方式较多，包括经皮针吸活检、经支气管镜肺活检、经胸腔镜行胸膜、肺活检及开胸胸膜、肺活检等，其中最常用也是最易被接受的是经胸壁皮肤针刺活检。

四、肺结核诊断原则及标准

肺结核的诊断是以细菌学实验室检查为主，结合胸部影像学、流行病学和临床表现、必要的辅助检查及鉴别诊断进行综合分析作出的。按照肺结核诊断标准（WS288—2008），肺结核分确诊病例、临床诊断病例和疑似病例。

1. 确诊病例 包括涂阳肺结核、仅培阳肺结核和肺部病变标本病理学诊断为结核病变者三类。

（1）涂阳肺结核：凡符合下列三项之一者为涂阳肺结核病例。

1）2 份痰标本直接涂片抗酸杆菌镜检阳性。

2）1 份痰标本直接涂片抗酸杆菌镜检阳性加肺部影像学检查符合活动性肺结核影像学表现。

3）1 份痰标本直接涂片抗酸杆菌镜检阳性加 1 份痰标本结核分枝杆菌培养阳性。

（2）仅培阳肺结核：同时符合下列两项者为仅培阳肺结核病例。

1）痰涂片阴性。

2）肺部影像学检查符合活动性肺结核影像学表现，以及 1 份痰标本结核分枝杆菌培养阳性。

3）肺部病变标本病理学诊断为结核病变者。

2. 临床诊断病例　凡符合下列条件之一者为临床诊断病例（涂阴肺结核）。

（1）三次痰涂片阴性，胸部影像学检查显示与活动性肺结核相符的病变且伴有咳嗽、咳痰、咯血等肺结核可疑症状。

（2）三次痰涂片阴性，胸部影像学检查显示与活动性肺结核相符的病变且结核菌素试验强阳性。

（3）三次痰涂片阴性，胸部影像学检查显示与活动性肺结核相符的病变且抗结核抗体检查阳性。

（4）三次痰涂片阴性，胸部影像学检查显示与活动性肺结核相符的病变且肺外组织病理检查证实为结核病变者。

（5）三次痰涂片阴性的疑似肺结核病例经诊断性治疗或随访观察可排除其他肺部疾病者。

符合临床诊断病例的标准，但因无痰而未做痰菌检查的未痰检肺结核按涂阴肺结核的治疗管理方式采取治疗和管理。

注：胸部影像学检查显示与活动性肺结核相符的病变指与原发性肺结核、血行播散型肺结核、继发性肺结核、结核性胸膜炎任一种肺结核病变影像学表现相符。

3. 疑似病例　凡符合下列条件之一者为疑似病例。

（1）5 岁以下儿童：有肺结核可疑症状同时有与涂阳肺结核患者密切接触史，或结核菌素试验强阳性。

（2）仅胸部影像学检查显示与活动性肺结核相符的病变。

五、耐药结核病诊断

耐药结核病诊断是耐药结核病治疗、管理，以及减少和消除危险传染源的前提。从结核病患者痰或其他标本分离的结核分枝杆菌，体外试验显示在一种或多种抗结核药物存在时仍能生长，即可确诊为耐药结核病。耐药结核按耐药种类分为如下五种：

（1）单耐药结核：指结核菌对一种一线抗结核药物耐药。

（2）多耐药结核：结核菌对一种以上的一线抗结核药物耐药，但不包括对异烟肼、利福平同时耐药。

（3）耐多药结核（MDR-TB）：结核菌对包括异烟肼、利福平在内的至少两种及以上的一线抗结核药物耐药。

（4）广泛耐药结核（XDR-TB）：结核菌除对一线抗结核药物异烟肼、利福平同时耐药外，还对二线抗结核药物氟喹诺酮类抗生素中至少一种，以及三种注射药物（如卷曲霉素、卡那霉素、阿米卡星等）中的至少一种耐药。

（5）利福平耐药结核：结核菌对利福平耐药，无论对其他抗结核药物是否耐药。

（周　林）

第六节　结核病的治疗

一、化学治疗及标准化方案

（一）化学治疗的原则

肺结核化学治疗的原则是早期、联合、适量、规律、全程。整个治疗方案分强化和巩固两个阶段。

1. 早期　对所有检出和确诊患者均应立即给予化学治疗。早期化学治疗有利于迅速发挥早期杀菌作用，促使病变吸收和减少传染性。

2. 联合　联合用药系指同时采用多种抗结核药物治疗，可提高疗效，同时通过交叉杀菌作用减少或防止耐药性的产生。

3. 适量　严格遵照适当的药物剂量用药，药物剂量过低不能达到有效的血浓度，影响疗效和易产生耐药性，剂量过大易发生药物毒副反应。

4. 规律　严格遵照医嘱要求规律用药，不漏服，不停药，以避免耐药性的产生。

5. 全程　保证完成规定的治疗期是提高治愈率和降低复发率的重要措施。

（二）标准化学治疗方案

1. 初治活动性肺结核　新涂阳和新涂阴肺结核患者可选用以下方案治疗。

（1）$2H_3R_3Z_3E_3/4H_3R_3$

1）强化期：异烟肼、利福平、吡嗪酰胺、乙胺丁醇隔日 1 次，共 2 个月，用药 30 次。

2）巩固期：异烟肼、利福平隔日 1 次，共 4 个月，用药 60 次。

（2）2HRZE/4HR

1）强化期：异烟肼、利福平、吡嗪酰胺、乙胺丁醇每日 1 次，共 2 个月，用药 60 次。

2）巩固期：异烟肼、利福平每日 1 次，共 4 个月，用药 120 次。

（3）注意事项

1）如新涂阳肺结核患者治疗到 2 个月末痰菌检查仍为阳性，则应延长 1 个月的强化期治疗，巩固期化疗方案不变，第 3 个月末增加一次查痰；如第 5 个月末痰菌阴性，则方案为 $3H_3R_3Z_3E_3/4H_3R_3$ 或 3HRZE/4HR。在治疗到第 5 个月末或疗程结束时痰涂片仍阳性者，为初治失败。

2）如新涂阴肺结核患者治疗过程中任何一次痰菌检查阳性，均为初治失败。

3）所有初治失败患者均应进行重新登记，分类为“初治失败”，用复治涂阳肺结核化疗方案治疗。

4）儿童慎用乙胺丁醇。

2. 复治涂阳肺结核化疗方案

（1）$2H_3R_3Z_3E_3S_3/6H_3R_3E_3$

1）强化期：异烟肼、利福平、吡嗪酰胺、链霉素、乙胺丁醇隔日 1 次，共 2 个月，用药 30 次。

2）巩固期：异烟肼、利福平、乙胺丁醇隔日 1 次，共 6 个月，用药 90 次。

（2）2HRZES/6HRE

1）强化期：异烟肼、利福平、吡嗪酰胺、乙胺丁醇、链霉素每日 1 次，共 2 个月，用药 60 次。

2）巩固期：异烟肼、利福平、乙胺丁醇每日 1 次，共 6 个月，用药 180 次。

（3）注意事项

1）因故不能使用链霉素的患者，延长 1 个月的强化期，即 $3H_3R_3Z_3E_3/6H_3R_3E_3$ 或 3HRZE/6HRE。

2）如复治涂阳肺结核患者治疗到第 2 个月末痰菌仍阳性，使用链霉素方案治疗的患者则应延长 1 个月的复治强化期方案治疗，巩固期治疗方案不变，即 $3H_3R_3Z_3E_3S_3/6H_3R_3E_3$ 或 3HRZES/6HRE；未使用链霉素方案的患者则应再延长 1 个月的强化期，巩固期治疗方案不变，即 $4H_3R_3Z_3E_3/6H_3R_3E_3$ 或 4HRZE/6HRE，均应在第 3 个月末增加 1 次查痰。第 5 个月末或疗程结束时痰菌阳性为复治失败。

3. 结核性胸膜炎推荐化疗方案

（1）2HRZE/7HRE

1）强化期：异烟肼、利福平、吡嗪酰胺、乙胺丁醇每日 1 次，共 2 个月，用药 60 次。

2）巩固期：异烟肼、利福平、乙胺丁醇每日 1 次，共 7 个月，用药 210 次。

全疗程共计 270 次。

（2）$2H_3R_3Z_3E_3$ $/7H_3R_3E_3$

1）强化期：异烟肼、利福平、吡嗪酰胺、乙胺丁醇隔日 1 次，共 2 个月，用药 30 次。

2）巩固期：异烟肼、利福平、乙胺丁醇隔日 1 次，共 7 个月，用药 105 次。

全疗程共计 135 次。

（3）注意事项：可根据病情适当延长巩固期 3 个月，总疗程为 12 个月。

（三）肺外结核病

参见本书第六章第二节至第十一节。

（四）耐药结核病

参见本书第五章第十一节。

（顾 瑾 沙 巍）

二、结核病的免疫治疗

（一）概述

人体在受到结核分枝杆菌的侵犯后可成为结核潜伏感染者，5%～10%的结核潜伏感染者会演变成活动性结核病。免疫调节机制在结核感染的不同阶段均发挥着重要的作用。结核病的免疫机制主要依靠 T 细胞参与的细胞免疫，以及 B 细胞参与的体液免疫来完成。T 细胞介导的细胞免疫反应及调节机制是结核病免疫机制的主要部分。现有研究证明，结核病患者的外周血 Th1/Th2 表达失调、CD4/CD8 T 细胞比值降低，重症结核病患者该免疫失调的表现尤其明显。因此，正确的免疫治疗有利于结核病患者调节、增强机体内的免疫保护功能，辅助化学治疗杀灭体内的结核分枝杆菌，提高结核病灶的清除率、痰菌的阴转率及空洞的关闭率。有效、全新的免疫制剂对缩短疗程及提高结核病治愈率具有重要的作用。此外，免疫治疗可作为耐多药结核病（MDR-TB）、广泛耐药结核病（XDR-TB）的辅助疗法，可减轻免疫病理损伤、强化免疫记忆功能、提高治愈率、减少结核复发及再燃。对于处在结核潜伏感染的人群接受免疫治疗，可能预防或者减缓活动性结核病的发生。

（二）免疫治疗的适应证

（1）初治、复治结核病伴随细胞免疫功能低下者（CD4/CD8＜1）。

（2）老年患者、对抗结核化疗药物耐受性低下者。

（3）重症肺结核，耐药、耐多药、广泛耐药结核病者，无反应性结核病。

（4）结核病伴免疫缺陷者。

（三）免疫治疗制剂的种类

1. 细胞因子类 较常见的如白细胞介素-2（IL-2）、重组人 γ-干扰素、转移因子。较新的处于研究阶段的有 IL-24、IL-12、肿瘤坏死因子-α（TNF-α）抑制剂、重组人巨噬细胞集落刺激因子（rhu-GM-CSF）等。

2. 分枝杆菌免疫制剂 母牛分枝杆菌（*M.vaccae*）、草分枝杆菌（*M.phlei*）、BCG 等。

3. 免疫活性提取物 常见的有转移因子、胸腺素、胸腺五肽、卡介菌多糖核酸（BCG-PSN）、保尔佳（polyerga）等。

4. 治疗性疫苗 目前尚处于研究及开发阶段，大多数以结核分枝杆菌保护性抗原 Ag85B、Ag85A、ESAT-6 作为基础成分添加细胞因子或者佐剂，并通过生物工程合成的人工疫苗，具有在体内诱导较强的免疫保护效应。

（四）常用的免疫治疗制剂

1. 母牛分枝杆菌菌苗 母牛分枝杆菌经过高温灭活后制成母牛分枝杆菌菌苗，具有独特的生物学、免疫学特性，是 20 世纪 90 年代 WHO 推荐的免疫调节剂，具有双向调节作用，对免疫功能低下及亢进者均有调节和治疗作用。研究证明，母牛分枝杆菌菌苗可启动Th1 细胞免疫应答，促进分泌各种细胞因子（IL-2、IFN-γ、TNF-α 等），活化巨噬细胞产生过氧化氢（H_2O_2）和一氧化氮（NO），从而增强对结核分枝杆菌的吞噬及杀菌作用。

（1）用法用量：化疗第 2 周末开始，每 2 周一次，每次 22.5μg，深部肌内注射，总疗程 2～6 个月，或者根据患者具体病情而定。

（2）不良反应

1）注射部位可出现局部红肿、硬结及疼痛。

2）过敏反应，少数病人注射后可有低热，甚至皮疹发生。

2. 白细胞介素-2（IL-2） IL-2 具有诱导 T 细胞增殖和分化的作用。在活动性结核病患者体内，IL-2 可促进肺泡巨噬细胞与结核分枝杆菌的相互作用，激活 T 细胞并促进其分泌 IL-2，同时可释放白介素-2 可溶性受体分子（IL-2R）进入血循环。使用 IL-2 作为结核病的辅助治疗，可提高 Th 细胞分泌 IL-2 的水平、增加巨噬细胞的杀菌能力、促进结核病灶的好转。

（1）用法用量：结核病化疗期间，给予 20 万～50 万单位 IL-2，肌内注射，每日 1 次，连续使用 30 日为 1 个周期。可连续使用若干周期。

（2）不良反应

1）最常见的为发热，部分可伴随皮疹等过敏反应症状。

2）注射局部红肿、硬结、疼痛。

3）少数患者可出现胃肠道反应。

4）大剂量可引起毛细血管渗漏综合征，需要立即停药处理。

（3）注意事项

1）严重低血压，心、肾功能不全者，高热者忌用。

2）孕妇慎用。

3）不宜间断使用。

3. 草分枝杆菌（*mycobacterium phlei*） 为草分枝杆菌 F.U.36 的生物制剂，具有双向调节机体细胞免疫功能的作用，用于结核病的免疫辅助治疗。

（1）用法用量：深部肌内注射，使用前充分摇匀，从极低浓度型开始，极低浓度型或低浓度型每周 1 支，中浓度型每 2～3 周 1 支，高浓度型每 8～12 周 1 支。

（2）不良反应

1）最常见的为注射局部可出现红肿、疼痛。

2）少数患者出现胃肠道反应如恶心、呕吐。

3）过敏反应：药物热、皮疹。

4. 重组人干扰素-γ（IFN-γ） IFN-γ 具有较强的免疫调节功能，能增强抗原递呈细胞功能，加快免疫复合物的清除和提高吞噬异物功能，对淋巴细胞具有双向调节功能，可提高抗体依赖的细胞毒反应，增强某些免疫活性细胞 HLA-Ⅱ类抗原的表达。国内推荐可作为 MDR-TB、XDR-TB 或伴有免疫力低下的结核病的辅助用药之一。

（1）用法用量：本品应该在临床医师的指导下使用。每瓶制品用灭菌注射用水 1ml

溶解，皮下或肌内注射。开始时每天注射 50 万 IU，无明显反应后可将剂量增至每天 100 万 IU，疗程 3～6 个月，或者根据患者病情制定具体疗程。

（2）不良反应

1）最常见为发热：常在注射后数小时出现，持续数小时自行消退，可有低热，少数也可有高热，发热时伴头痛、肌肉痛、关节痛等症状。可对症处理改善发热症状。

2）其他不良反应：乏力、恶心、食欲不振等。

3）常见的实验室检测异常：白细胞减少、血小板减少、谷丙转氨酶升高。一般为一过性，能自行恢复。

5. 其他 目前还有其他免疫制剂用于结核病的免疫辅助治疗，比如胸腺素、胸腺五肽、保尔佳、转移因子等，但均缺乏大量的对照研究以证实其确切的疗效，使用剂量及疗程也缺乏统一。

（五）疗效的考核标准

1. 临床考核标准 有效为痰菌阴转率、影像学病灶吸收率及空洞关闭率提高；无效为上述指标未明显改变。

2. 免疫功能标准 有效为 $CD3^+$T 细胞、$CD4^+$ T 细胞治疗后较治疗前增高或恢复正常；CD4/CD8 治疗前低下，治疗后升高或恢复正常；NK 细胞治疗前低于正常，治疗后恢复正常。无效为上述各项指标治疗前后无变化。

（范 琳）

第七节 抗结核药物

长久以来，抗结核药物就有一线和二线之分，划分的基础有以下四点：①杀菌活性；②临床疗效；③安全性；④药品价格。随着抗结核新药的研发，经常发生一线和二线药物互换类别的现象。早在 20 世纪 60 年代利福平应用于临床之初，对氨基水杨酸还是一线药物，尽管利福平临床疗效卓越，但因其价格昂贵，当时被列为二线抗结核药物，今天这两者的分类已经完全颠倒。

一、抗结核药物分类

1. 按作用效果与副作用大小分类 传统上，按作用效果与副作用大小将抗结核药物分为两类：一线和二线抗结核药物。异烟肼、利福平、吡嗪酰胺、乙胺丁醇和链霉素等因其疗效好、副作用小被归为一线抗结核药物，其余则归为二线抗结核药物。

2. 按杀菌作用与抑菌作用分类 Mitchison 等根据抗结核药物作用分为杀菌药和抑菌药。异烟肼和利福平为全杀菌药物，而吡嗪酰胺和链霉素则为半杀菌药物，其余抗结核药物为抑菌药。

3. 按作用和功能分类 根据作用和功能抗结核药物可分为三类：①早期杀菌作用的药

物，如异烟肼；②灭菌作用的药物，如利福平；③防止耐药性产生的药物，如异烟肼和利福平等。

4. WHO 的抗结核药物五组分类法 在耐药结核病的化学治疗中，WHO 在原有传统分类的基础上主要根据疗效、使用经验和药物分类将抗结核药物分为五组，这种分组法对耐药结核病化学治疗方案的设计十分有用。详见表 5-7。

表 5-7 WHO 抗结核药物 5 组分类法

组别		药名（缩写）
第 1 组	一线口服抗结核药	异烟肼（H）、利福平（R）、乙胺丁醇（E）、吡嗪酰胺（Z）、利福布汀（Rfb）、利福喷丁（Rft）
第 2 组	注射用抗结核药	卡那霉素（Km）、阿米卡星（Am）、卷曲霉素（Cm）、链霉素（S）
第 3 组	氟喹诺酮类药物	莫西沙星（Mfx）、左氧氟沙星（Lfx）、氧氟沙星（Ofx）
第 4 组	口服抑菌二线抗结核药物	乙硫异烟胺（Eto）、丙硫异烟胺（Pto）、环丝氨酸（Cs）、特立齐酮（Trd）、对氨基水杨酸（PAS）
第 5 组	疗效尚不确切的抗结核药物	氯法齐明（Cfz）、利奈唑胺（Lzd）、阿莫西林/克拉维酸钾（Amx/Clv）、氨硫脲（Thz）、亚胺培南/西司他丁（Ipm/Cln）、高剂量异烟肼、克林霉素（Clr）

二、常用抗结核药物介绍

（一）异烟肼（isoniazid，INH，H）

1. 药理作用及其机制 异烟肼易渗入巨噬细胞，对细胞内外的结核分枝杆菌均有杀菌作用，故称为“全效杀菌药”。单药应用易产生耐药，与其他抗结核药物联合应用后可使耐药现象延缓出现。异烟肼耐药性最不稳定，即便耐药情况下仍具有一定的抗结核作用，尤其是低浓度耐药情况下，仍可以作为耐药结核病化疗的可选择药物，但不能作为核心药物。异烟肼作用机制尚未阐明，可能是通过抑制敏感细菌分枝菌酸的合成而使细菌细胞壁破裂。

2. 用法用量 一般采用口服法；口服用药困难或耐药结核、结核性脑膜炎等重症肺外结核可采用肌内注射或静脉注射。每日剂量：成人每日 300mg（5～8mg/kg），儿童每日不超过 300mg（10～15mg/kg）。间歇疗法：成人每次 600mg，隔日用药。发生耐药结核、血行播散型肺结核、结核性脑膜炎时可适当增加剂量，每日 400～900mg。支气管结核可采用雾化吸入法：100mg 溶于生理盐水 5ml，每日 1～2 次。

3. 不良反应

（1）周围神经炎：慢乙酰化代谢者较易出现，初期表现为末梢皮肤感觉异常，进而出现指趾末端麻木、疼痛，四肢无力和关节软弱。

（2）中枢神经系统障碍：表现为欣快感、记忆力减退、注意力不集中。亦可出现兴奋、抑郁、头晕、失眠甚至精神失常。有癫痫或精神病史者可诱发其发作。

（3）肝损害：大剂量服用易致肝损害，与利福平并用时肝毒性增加，表现为血清谷丙转氨酶、谷草转氨酶及总胆红素增高。常规用量时，一过性转氨酶升高较为多见。

（4）过敏反应：偶有药物热、药物性皮炎等反应。

（5）其他不良反应：胃肠道反应如食欲减退、恶心、呕吐；内分泌障碍如男性乳房发育、月经失调、性欲减退；血液系统可有粒细胞减少、贫血、高铁血红蛋白血症。

4. 注意事项 常规剂量时无需加服维生素 B_6，原因是维生素 B_6 在试管内可降低异烟肼的抗菌作用。需服用大剂量异烟肼者，可添加维生素 B_6 预防。异烟肼可抑制双香豆素类抗凝血药、苯妥因类、茶碱类药物的代谢，导致这些药物血药浓度升高、作用增强，合用时需注意。抗酸类药物可抑制异烟肼吸收，不宜同服。肝功能不良者、有癫痫和精神病史者及孕妇等慎用。

（二）利福平（rifampicin，RFP，R）

1. 药理作用及机制 利福平具有广谱抗菌作用，对细胞内、细胞外的结核菌均有杀菌作用，是一种完全杀菌药。单药应用时迅速产生耐药，故临床上需与其他抗结核药物联合应用。利福平耐药性稳定，且药敏试验结果可靠性较高，故药敏试验显示耐药则不宜考虑再用。作用机制：与依赖 DNA 的 RNA 多聚酶的 β 亚单位牢固结合，抑制细菌 RNA 的合成，防止该酶与 DNA 连接，阻断结核分枝杆菌 RNA 转录过程。

2. 用法用量 应空腹顿服，成人每日 8～10mg/kg，体重＜50kg，每日 450mg，体重≥50kg，每日 600mg。儿童每日 10～20mg/kg。重症肺外结核、复治肺结核可于静脉给药，每日 450mg，一次给药。

3. 不良反应

（1）肝损害：表现为转氨酶升高，肝肿大，严重时伴有黄疸。多数患者表现为一过性转氨酶增加，肝损害多见于与其他抗结核药物特别是和异烟肼合用时。老年人，孕妇，长期嗜酒、营养不良和伴有慢性肝病的患者较易发生肝损害。

（2）过敏反应：表现为药物热、皮肤瘙痒、皮疹，严重者可发生剥脱性皮炎甚至过敏性休克。造血系统表现为嗜酸性粒细胞增多、血小板减少、粒细胞减少。还可出现蛋白尿、血尿、少尿甚至急性肾衰竭。

（3）消化系统不良反应：上腹不适、恶心、呕吐、腹痛、腹泻等。

（4）精神系统障碍：头痛、眩晕、疲乏、嗜睡、视力障碍、共济失调等。

4. 注意事项 空腹服用，宜于餐前 2h 服用。严重肝病、胆道梗阻、妊娠 3 个月内禁用，慢性肝病、3 个月以上孕妇慎用。对氨基水杨酸、巴比妥等药物可降低利福平的吸收和血浓度，同时应用需间隔 8h。间歇使用利福平较易引起过敏反应，建议慎用。对利福平过敏的患者禁忌采用脱敏疗法，因可能发生严重的再过敏反应，少数可能为致死性。

（三）乙胺丁醇（ethambutol，EMB，E）

1. 药理作用及机制 乙胺丁醇仅对各种生长繁殖状态的结核分枝杆菌有抑菌作用，对静止状态结核菌无作用，因此为抑菌药。迄今为止，未发现乙胺丁醇与其他抗结核药物有交叉耐药性，且与其他抗结核药物联合应用有延缓产生耐药的作用。乙胺丁醇作用机制：可渗入分枝杆菌体内干扰 RNA 的合成从而抑制细菌的繁殖，但是具体机制尚未完全阐明。

2. 用法用量 成人每日 750～1000mg（15～20mg/kg），儿童每日 15mg/kg，一次顿服，可与其他抗结核药物同时服用。采用间歇疗法时成人体重＜50kg 者，1000mg 一次顿服；≥50kg 者，1250mg 一次顿服，隔日服用。

3. 不良反应

（1）视神经损害：为乙胺丁醇最为常见和严重的不良反应，早期表现为视物模糊、眼球胀满感、异物感、流泪、畏光等，严重者出现视力损害、视野缺损、辨色力减弱甚至失明，视神经毒性与剂量呈正相关。

（2）一般常用剂量其他不良反应较少，如过敏、皮疹、纳差、恶心、呕吐、眩晕、关节痛、肝功能损害、粒细胞减少等。

4. 注意事项 糖尿病已发生眼底病变者禁用，不能确切表达症状的儿童禁用，肾功能减退时排泄减少，可引发积蓄中毒，故慎用。用药期间应定期做视力、视野、眼底、色觉的检查，发生视神经炎者应立即停用。

（四）吡嗪酰胺（pyrazinamide，PZA，Z）

1. 药理作用及机制 对人型结核分枝杆菌有较好的杀菌作用，对其他非结核分枝杆菌不敏感。抗菌作用受环境因素的影响，在酸性环境（pH＜5.6）中可增强其杀菌作用。吡嗪酰胺主要在细胞内抗菌，在胞内的杀菌活性可因氟喹诺酮类药物的应用而得到加强。单药应用可迅速发生耐药，与其他抗结核药物联用可延缓耐药，且相互之间无交叉耐药。由于大多数耐药结核病患者都有慢性肺部炎症，而吡嗪酰胺在炎症的酸性环境下可充分发挥抗菌活性，故其对治疗耐药结核病仍然有一定的价值。吡嗪酰胺作用机制：可能与吡嗪酸有关，吡嗪酰胺促使结核分枝杆菌体内的酰胺酶脱去酰胺基，转化为吡嗪酸而发挥抗菌作用。

2. 用法用量 主要用于与异烟肼、利福平和乙胺丁醇联合的化疗强化期，通常为 2 个月。每日用药：成人每日 1500mg（20～30mg/kg），三次口服，500mg 每日三次；儿童 30～40mg/kg。隔日用药：成人体重＜50kg，1500mg，体重≥50kg，2000mg。

3. 不良反应

（1）肝损害：转氨酶升高，肝肿大。长期大剂量应用时可发生中毒性肝炎，造成肝细胞坏死、黄疸、血浆蛋白减少等。肝损害与剂量和疗程有关。

（2）高尿酸血症：其代谢产物吡嗪酸能抑制肾小管对尿酸的排泄（促进尿酸重吸收），从而引起高尿酸血症，导致痛风发作，关节疼痛。

（3）胃肠道反应：恶心、呕吐、食欲不振等。

（4）过敏反应：少数患者可有药物热、皮疹、光敏反应等。

4. 注意事项 慢性肝病、高尿酸血症、肾功能不全者及孕妇慎用，吡嗪酰胺毒性作用较大，除非必需，儿童慎用。

（五）利福喷丁（rifapentine，Rft）

1. 药理作用及机制 为利福类药物衍生物，体内外抗菌活性与利福平相仿，由于其半衰期长，约为 32.8h，是利福平的 4.05 倍，因此适合间歇用药。单独使用易产生耐药，与利福平成交叉耐药。利福喷丁作用机制与利福平相仿。

2. 用法用量 成人体重≥55kg，600mg 每周两次，体重＜55kg，450mg 每周两次，顿服。

3. 不良反应 同利福平，但较轻微。多数患者肝损害呈可逆性变化，表现为一过性转氨酶升高。过敏反应表现为皮疹、药物热，且与利福平无交叉过敏反应。少数患者可出现轻度粒细胞、血小板减少，少见胃肠道反应。

4. 注意事项 与利福平有交叉耐药性，对利福平耐药患者理论上对利福喷丁亦耐药。其余注意事项同利福平。

（六）利福布汀（rifabutin，Rfb）

1. 药理作用及机制 利福布汀是由 S 利福霉素衍生而来的半合成抗生素，与利福平一样，抗结核分枝杆菌作用强，且对部分非结核分枝杆菌尤其对鸟复合分枝杆菌有较强的杀菌作用。利福布汀对细胞内和细胞外的结核分枝杆菌均有杀菌作用，与其他抗结核药物联用时杀菌作用更加显著，是完全杀菌药。与利福平、利福喷丁之间存在着不完全的交叉耐药性。利福布汀作用机制：目前尚不明确，可能和抑制 MAC 或胞内分枝杆菌的 DNA 依赖的 RNA 多聚酶有关。

2. 用法用量 口服，一日一次，每次 300mg。

3. 不良反应 利福平。临床上肝损害、粒细胞减少发生率较高。

4. 注意事项 动物实验中对胎儿骨骼生长有影响，孕妇慎用。老年患者、肝肾功能不全患者慎用或减少剂量。虽然利福布汀和利福平、利福喷丁之间存在着不完全的交叉耐药性，但有研究表明利福布汀对低浓度利福平耐药菌株仍保留一定的杀菌活性，因此在不能组成有效的抗结核治疗方案时利福布汀仍然是耐多药结核病化疗中的可选药物，但不作为核心药物。耐药结核病合并艾滋病的情况下宜选用利福布汀。

（七）链霉素（streptomycin，SM，S）

1. 药理作用及机制 链霉素为氨基糖苷类广谱抗生素，具有较强的抗结核分枝杆菌作用，因仅对吞噬细胞外的结核菌有杀菌作用，为半效杀菌药。单药应用迅速产生耐药，且链霉素耐药稳定性强，耐药后不考虑再使用。链霉素与阿米卡星和卷曲霉素具有单向交叉耐药性，对阿米卡星和卷曲霉素耐药时使用链霉素无效。作用机制：主要作用于结核分枝杆菌的核糖体，通过干扰氨酰基-tRNA 和核糖体 30S 亚单位结合，抑制 70S 复合物形成，从而抑制肽链的延长，抑制结核菌蛋白质的合成。

2. 用法用量 一般采用肌内注射。成人每日 750mg，儿童每日 20～30mg/kg，肌注。间歇疗法：成人每日 750～1000mg，隔日肌注。

3. 不良反应

（1）第Ⅷ对脑神经的毒性作用：主要损害前庭和耳蜗神经，与年龄增长及剂量成正比。前庭神经损害主要表现为眩晕、头痛、恶心、平衡失调；耳蜗神经损害表现为耳鸣、听力减退、耳聋等。耳聋多在持续性耳鸣后出现，停药后难以恢复。

（2）肾毒性：主要损害近端肾小管，致上皮细胞退行性变和坏死，引起蛋白尿、管型尿，血尿素氮、肌酐升高。

（3）口唇麻木，肌抽搐：注射后不久即可出现。此反应与药品所含杂质如甲醛链霉胍和甲醛链霉素有关。

（4）过敏反应：表现为皮疹、药物热、关节痛等。偶有严重者发生过敏性休克，大多于注射后一、两分钟至十分钟内出现，表现为突然发作的呼吸困难、面色先苍白后青紫、昏迷、抽搐、口吐白沫、大小便失禁等。过敏性休克发生率比青霉素低，但死亡率较青霉素高。

4. 注意事项　妊娠小于 3 个月的孕妇禁用，由于链霉素可透过胎盘进入胎儿循环，引起先天性耳聋。老年人、慢性肾功能不全者，易造成积蓄中毒，应慎用，儿童慎用，必须应用时减少用量或间歇应用。由于链霉素存在单向交叉耐药，用药顺序为链霉素、卡那霉素、阿米卡星、卷曲霉素，一般后者耐药，前者不宜选用。用药期间应定期检测听力，一旦出现耳毒性症状应立即停药。

（八）卡那霉素（kanamycin，Km）

1. 药理作用及机制　为氨基糖苷类抗生素，对结核分枝杆菌有杀菌作用，由于对耐链霉素的结核分枝杆菌仍可能敏感，故主要用于对本药仍敏感的复治、耐药病例的化疗。不易透过血–脑屏障，脑脊液中含量不能达到有效治疗浓度。卡那霉素作用机制：通过破坏核糖体的功能而抑制结核分枝杆菌蛋白质的合成。

2. 用法用量　成人常规剂量 750mg 肌内注射，每日 1 次。老年患者用量酌减，500～750mg 每日或隔日 1 次。儿童每日用量 7mg/kg。

3. 不良反应　同链霉素。耳神经毒性大于链霉素，前庭神经损害轻于链霉素。肾毒性为氨基糖苷类抗结核药物中最大。过敏性休克发生较链霉素少。

4. 注意事项　由于与其他氨基糖苷类抗结核药物有单向交叉耐药，故需注意临床用药顺序，链霉素耐药时再考虑使用。禁止与强利尿剂并用，禁止做胸腔、腹腔注射，避免呼吸抑制。其余注意事项同链霉素。

（九）阿米卡星（amikacin，Am）

1. 药理作用及机制　为氨基糖苷类抗生素，具有较强的抗结核分枝杆菌的作用，对部分非结核分枝杆菌亦有良好的抗菌活性，主要用于链霉素耐药者。与卡那霉素作用相似，两者具有完全交叉耐药性，但阿米卡星对结核分枝杆菌的杀菌活性更高，而毒副反应低，因此在耐药结核病化疗中提倡选用阿米卡星。阿米卡星作用机制同卡那霉素，通过干扰蛋白质的合成阻止细菌生长。

2. 用法用量　成人常规用量 400mg，肌内注射，或 400mg 溶于生理盐水 250ml 静脉滴注，每日 1 次，老年患者酌情减量或隔日应用。儿童每日用量 4～8mg/kg。阿米卡星禁止静脉推注。

3. 不良反应　过敏反应、过敏性休克较链霉素发生率低。其余同链霉素。

4. 注意事项　与卡那霉素交叉耐药，故不可用于卡那霉素耐药病例，可用于链霉素耐药病例。其余同链霉素。

（十）卷曲霉素（capreomycin，Cm）

1. 药理作用及机制 为环多肽类药物，其化学结构不同于氨基糖苷。对结核分枝杆菌和部分非结核分枝杆菌如堪萨斯分枝杆菌具有一定的抗菌活性。单药应用易产生耐药性，与卡那霉素具有单向交叉耐药性，对耐链霉素、卡那霉素和阿米卡星的结核分枝杆菌仍可能敏感，故用于治疗复治或耐药结核病。卷曲霉素作用机制：与氨基糖苷类抗结核药物抗菌机制类似，多肽的作用是抑制肽基-tRNA 的转移和蛋白质的合成，为杀菌药。

2. 用法用量 成人常规剂量 750～1000mg，肌内注射或溶于 250ml 生理盐水静脉注射，每日 1 次。

3. 不良反应

（1）肾毒性：表现为肌酐、尿素氮升高，肌酐清除率减低，蛋白尿、管型尿等，用药期间需监测肾功能和尿常规。

（2）血尿、尿量或排尿次数显著增加或减少，食欲减低或极度口渴，低钾血症。

（3）对第Ⅷ对脑神经有损害，一般在用药至 2～4 个月时可出现前庭功能损害，而听觉损害则较少。

（4）过敏反应、神经阻滞等不良反应发生率较少。

4. 注意事项 听力减退、重症肌无力、帕金森病、肾功能不全者禁用；孕妇和儿童禁用，老年人慎用，必须使用时可减少剂量；有电解质紊乱者，需在电解质纠正后使用。用药期间应定期检测肾功能、电解质，定期做听力测定。若有肾功能、听力减退现象应立即停用。

（十一）氟喹诺酮类药物

目前常用的氟喹诺酮类药物包括氧氟沙星（ofloxacin，Ofx）、左氧氟沙星（levofloxacin，Lfx）和莫西沙星（moxifloxacin，Mfx）。

1. 药理作用及机制 主要适用于复治、耐药结核病的化疗，对部分非结核分枝杆菌亦有一定的抗菌作用。国内外多项研究已肯定了氟喹诺酮类药物的抗结核作用与地位，而且在巨噬细胞中与吡嗪酰胺有协同作用。在耐药结核病的化疗中，抗结核作用强弱依次为：莫西沙星＞左氧氟沙星＞氧氟沙星。加替沙星可获得与莫西沙星相似的效果，但由于加替沙星对糖代谢影响较大，WHO 已将其从常规抗结核药物中去除。氟喹诺酮类药物与其他抗结核药物无交叉耐药性，但这类药物自身之间存在交叉耐药性，只要条件许可，推荐使用高一级的氟喹诺酮类药物治疗耐药结核病，以确保其发挥最佳效果并使耐本类药物的概率降至最低。氟喹诺酮类药物作用机制：作用于结核分枝杆菌 DNA 旋转酶（拓扑异构酶Ⅱ），致使结核分枝杆菌染色体上 DNA 链断裂，并抑制 DNA 旋转酶 A 亚单位，从而抑制 DNA 的复制、转录而杀灭结核分枝杆菌。

2. 用法用量 口服或静脉注射给药。氧氟沙星每日 600～800mg，左氧氟沙星每日 400～600mg，莫西沙星每日 400mg，1 次或分次。

3. 不良反应

（1）中枢反应：头痛、眩晕、失眠、多梦，重者出现幻觉、抑郁、精神错乱、诱发癫痫等。

（2）过敏反应和光敏反应：皮肤瘙痒、皮疹、药物热，光敏反应发生率与光照和药物剂量密切相关，表现为红斑、大疱疹，严重时出现全身红斑、糜烂、剥脱性皮炎，但发生率较低。

（3）胃肠道反应：恶心、呕吐、腹胀、腹泻等。

（4）其他：关节损害、结晶尿、肝肾损害、血白细胞降低、贫血、心脏毒性、干扰糖代谢等。

4. 注意事项 18 岁以下青少年及儿童不宜使用，有精神病史、癫痫史者慎用或禁用。服用本类药时，不宜与含铝、镁、铁、锌制剂同服，以免防止药物吸收；亦不可与茶碱、咖啡因同服，以防茶碱中毒。禁止非甾体消炎药（阿司匹林、丁苯羟酸、双氯芬酸）与本类药物并用，防止加剧中枢神经系统毒性和诱发癫痫发作。用药期间检测肝肾功能、血糖，糖尿病患者应注意调节降糖药用量。

（十二）丙硫异烟胺（protionamid，Pto）

1. 药理作用及机制 Pto 为异烟酸的衍生物，对结核分枝杆菌有杀菌作用，能抑制异烟肼在肝内的乙酰化，具有增加异烟肼的抗结核作用。该药与乙硫异烟胺、氨硫脲有完全交叉耐药性，与异烟肼有部分交叉耐药，与其他抗结核药物无交叉耐药性，需与其他抗结核药物联用以延缓耐药性的产生。Pto 适用于复治、耐药结核病或不能耐受其他抗结核药物的患者。作用机制：目前尚不十分明确，主要是阻碍结核分枝杆菌细胞壁的主要成分之一——分支菌酸的合成。

2. 用法用量 成人每日用量 600mg，分三次口服，儿童每日用量 10～20mg/kg。

3. 不良反应

（1）发生率较高者：精神忧郁（中枢神经系统毒性）。

（2）发生率较少者：步态不稳或麻木、针刺感、烧灼感、手足疼痛（周围神经炎）、精神错乱或其他精神改变（中枢神经系统毒性）、眼或皮肤黄染（黄疸、肝炎）。

（3）发生率极少者：视物模糊或视力减退、合并或不合并眼痛（视神经炎）、月经失调或怕冷、性欲减退（男子）、皮肤干而粗糙、甲状腺功能减退、关节疼痛、僵直肿胀。

4. 注意事项 慢性肝病、精神病、孕妇和 12 岁以下儿童禁用，胃肠道不能耐受者，可酌情减量分次服用，逐步递增药量，同时可用抗酸药、解痉剂减轻胃肠反应。与环丝氨酸同服可使中枢神经系统反应发生率增高，尤其是全身抽搐症状，应适当调整剂量，并严密监查中枢神经系统毒性症状。丙硫异烟胺为维生素 B_6 拮抗剂，可增加其肾脏排泄。因此接受丙硫异烟胺治疗的患者，维生素 B_6 的需要量可能增加。长期服用定期检测肝功能。

（十三）环丝氨酸（cycloserine，Cs）

1. 药理作用及机制 对结核分枝杆菌有抑制作用，主要用于复治、耐药结核病的治疗。

必须与其他抗结核药物联用以延缓耐药性的产生。环丝氨酸作用机制：通过竞争性抑制 L-丙氨酸消旋酶和 D-丙氨酸-D-丙氨酸合成酶，抑制结核分枝杆菌细胞壁的合成。

2. 用法用量 成人常用剂量为：最初 2 周每 12h 口服 250mg，然后根据必要性和接受性小心加量，最大加至每 6～8h 口服 250mg，并检测血药浓度。最大剂量为每日 1g。

3. 不良反应

（1）中枢神经反应：常见头痛、眩晕、嗜睡、行为异常、精神抑郁、定向或记忆障碍、震颤、抽搐、烦躁不安、惊厥或昏迷。可诱发精神病性反应，出现精神障碍和自杀倾向。

（2）偶见加重心力衰竭、发热、恶心、呕吐、腹痛、肝功能异常。

4. 注意事项 癫痫、严重忧郁症、烦躁或精神病者、严重肝肾功能损害、嗜酒者禁用。孕妇及哺乳期妇女慎用，儿童安全性未明。与异烟肼或丙硫异烟胺联合应用时，两药可促进其血药浓度升高，加重中枢神经系统毒性作用。与苯妥英钠联用，使后者代谢减慢，毒性作用增强。

（十四）对氨基水杨酸（sodium aminosalicylate，PAS）和对氨基水杨酸异烟肼（Pa）

1. 药理作用及机制 对结核分枝杆菌有抑菌作用，与异烟肼、链霉素联用可加强后两者的作用，同异烟肼联用时由于竞争乙酰化而有助于异烟肼血药浓度增加，故有协同抗结核作用。与其他杀菌药联用可延缓耐药性的产生，主要用于复治、耐药结核病的治疗。对氨基水杨酸作用机制：一般认为通过对结核分枝杆菌叶酸合成的竞争性抑制作用破坏结核分枝杆菌叶酸代谢。

2. 用法用量 成人每日用量：片剂 8g，分 3 次服用；粉针剂 4～12g，用生理盐水或 5%葡萄糖液稀释成 3%～4%浓度，避光下 2～3h 内滴完，需新鲜配制，遮光，变色不能使用。儿童每日用量：200～300mg/kg，分 3 次口服。

3. 不良反应

（1）胃肠道症状：食欲不振、恶心、呕吐、胃烧灼感、腹痛、腹胀、腹泻，甚至可致溃疡出血。

（2）肝损害：转氨酶升高、胆汁淤积、黄疸等。

（3）过敏反应：皮肤瘙痒、皮疹、剥脱性皮炎、药物热和嗜酸性粒细胞升高。

（4）肾刺激症状：结晶尿、蛋白尿、管型尿、血尿等。

（5）偶可引起甲状腺肿大或黏液性水肿，大剂量可抑制凝血酶原的生成，使凝血时间延长。

4. 注意事项 需与异烟肼、链霉素等其他抗结核药物联用，静脉滴注需新鲜配制、避光保存、避光注射，变色后不能使用。可干扰利福平吸收，与之联用两者给药时间宜相隔 8～12h。可促使抗凝血药、苯妥英钠作用增强，并用时需观察有无出血倾向。与阿司匹林等药并用，加重胃肠道刺激，严重时可产生溃疡。肝肾功能减退者慎用，发生过敏反应者立即停药。

对氨基水杨酸不仅自身能抑制结核分枝杆菌，还可以预防耐异烟肼菌群的产生，是异烟肼的有效联用药物。对氨基水杨酸异烟肼是一种复合制剂，为异烟肼和对氨基水杨酸组成的分子化合物。对部分耐异烟肼或耐对氨基水杨酸的菌株仍敏感，多用于复治、耐药结核病的化疗。

（十五）氯法齐明（clofazinmine，Cfz）

1. 药理作用及机制 对麻风分枝杆菌有缓慢杀菌作用，与其他抗结核药物联用对结核分枝杆菌亦有效。主要用于耐药结核病的治疗。作用机制：可能通过分枝杆菌的核酸代谢，与其 DNA 结合，抑制依赖 DNA 的 RNA 聚合酶，阻止 RNA 的合成，从而抑制细菌蛋白质的合成。

2. 用法用量 用于抗结核治疗时成人用量 50～100mg 口服，每日 1 次。小儿用法尚不明确。

3. 不良反应

（1）皮肤黏膜着色为其主要不良反应。服药 2 周后即可出现皮肤和黏膜红染，呈粉红色、棕色，甚至黑色。着色程度与剂量、疗程成正比。停药 2 个月后色素逐渐减退，1～2 年才能褪完。可使尿液、汗液、乳汁、精液和唾液呈淡红色，且可通过胎盘使胎儿着色，但未有致畸报道。

（2）70%～80%用本品治疗的病人皮肤有鱼鳞病样改变，停药后 2～3 个月可好转。

（3）可致食欲减退、恶心、呕吐、腹痛、腹泻等胃肠道反应。

（4）个别患者可产生眩晕、嗜睡、肝炎、上消化道出血、皮肤瘙痒、阿斯综合征等。

4. 注意事项 肝、肾功能障碍及胃肠道疾病患者，孕妇，哺乳期妇女禁用或慎用。应与食物或牛奶同时服用。每日剂量超过 100mg 时应严密观察，疗程应尽可能短。对诊断的干扰：可致血沉加快，血糖、白蛋白、血清氨基转移酶及胆红素升高，血钾降低。用药期间，患者出现腹部绞痛、恶心、呕吐、腹泻时应减量、延长给药间期或停药。

（十六）利奈唑胺（linezolid，Lzd）

1. 药理作用及机制 为恶唑烷酮类抗菌药物，具有很强的抗结核分枝杆菌作用。对敏感菌株和耐药菌株具有同等的抗菌活性，对快速增殖期和静止期菌群均有抗菌作用。用于耐多药、广泛耐药结核病的治疗。作用机制：与细菌 50S 亚基上核糖体 RNA 的 23S 位点结合，从而阻止 70S 始动复合物的形成而发挥抗菌作用。

2. 用法用量 开始时，每日剂量 1200mg（50mg/kg）分 2 次口服或静脉滴注，疗程 1～2 个月。巩固期，每日 600mg，1 次口服或静脉滴注。在治疗广泛耐药结核病时总疗程可延长至 1 年以上。儿童每 8h 10mg/kg，口服或静脉注射。

3. 不良反应

（1）骨髓抑制：为利奈唑胺最为严重的不良反应，多发生在用药的 4～8 周，包括血小板减少症、贫血。

（2）腹泻、消化不良、头痛、恶心、外周神经炎、视神经炎，另外还有口腔念珠菌、阴道念珠菌感染，假膜性肠炎、低血压、瘙痒、舌变色等。

4. 注意事项 孕妇、哺乳期妇女慎用，用药时每 1～2 周复查血常规，若发现骨髓抑制，应减量或立即停药。利奈唑胺有单胺氧化酶抑制剂作用，如与肾上腺素神经药物合用，可引起可逆性血压增高，如与 5-羟色胺神经药合用，有发生 5-羟色胺综合征可能。

（十七）阿莫西林/克拉维酸（amoxicillin/clavulanate，Amx/Clv）

1. 药理作用及机制 克拉维酸是β-内酰胺酶抑制剂，与阿莫西林联合可使阿莫西林免遭β-内酰胺酶水解、破坏。该药有一定的抗结核活性，而结核分枝杆菌可产生β-内酰胺酶，破坏阿莫西林结构，削减其抗结核作用，因此用克拉维酸与阿莫西林结合可增加阿莫西林的作用。

2. 用法用量 成人每次 1.0g，每日 2～3 次口服。也可每日 1.2g，每日 2～3 次静脉滴注。

3. 不良反应

（1）常见胃肠道反应如腹泻、恶心和呕吐等。

（2）皮疹，尤其易发生于传染性单核细胞增多症者。

（3）可见过敏性休克、药物热和哮喘等。

（4）偶见血清转氨酶升高、嗜酸性粒细胞增多、白细胞降低及念珠菌或耐药菌引起的二重感染。

4. 注意事项 青霉素皮试阳性反应者、传染性单核细胞增多症患者、孕妇禁用，哺乳期妇女慎用，对头孢菌素类药物过敏者及有哮喘、湿疹、花粉症、荨麻疹等过敏性疾病史和严重肝功能障碍者慎用。肾功能减退者应根据血浆肌酐清除率调整剂量或给药间期。

（十八）克拉霉素（clirithromycin，Clr）

1. 药理作用及机制 为大环内酯类抗生素、红霉素的 6-氧甲醇衍生物，在同类药物中抗结核分枝杆菌活性最强，用于耐药结核病和部分非结核分枝杆菌病的治疗。克拉霉素与利福布汀合用是治疗 AIDS 合并鸟分枝杆菌复合群（MAC）感染的最有效药物。作用机制：可透过细菌细胞膜与细菌核糖体的 50S 亚基可逆性结合，阻断转肽作用和信使核糖核酸的位移，抑制细菌蛋白质合成。

2. 用法用量 成人≤50kg，每日 500mg，分 2 次口服；＞50kg，每日 750mg，分 2～3 次口服，或根据 7.5mg/kg 计算。

3. 不良反应

（1）口腔异味，腹痛、腹泻、恶心、呕吐等胃肠道反应，头痛，血清氨基转移酶短暂升高。

（2）过敏反应，表现为药疹、荨麻疹、剥脱性皮炎。

（3）偶见肝毒性、艰难梭菌引起的假膜性肠炎。

（4）短暂性中枢神经系统副作用，包括焦虑、头昏、失眠、幻觉、恶梦或意识模糊。

4. 注意事项 孕妇、哺乳期妇女禁用，儿童安全性尚未确定。严重肝功能损害者、水电解质紊乱患者、服用特非那丁治疗者禁用。某些心脏病（包括心律失常、心动过缓、QT 间期延长、缺血性心脏病、充血性心力衰竭等）患者禁用。本药可抑制茶碱的正常代谢，故不宜与茶碱类药物合用，以防止茶碱中毒。

（十九）亚胺培南（imipenem）

亚胺培南为新型β-内酰胺类抗生素，又有β-内酰胺酶抑制作用，具有极强的广谱抗菌活性。对结核分枝杆菌亦有一定的抗菌活性。作用机制：可与多种青霉素结合蛋白（PBPs），尤其是PBP1a、PBP1b和PBP2结合，抑制细菌细胞壁合成，导致细胞溶解和死亡。我国目前尚缺乏亚胺培南治疗结核病的临床经验和资料。

（孙　勤　唐神结）

第八节　抗结核药物的不良反应

抗结核治疗需要多种药物联用，并且疗程达半年以上，在治疗过程中患者出现各种不同程度的药品不良反应（ADR）较为常见，并很可能因此影响到结核病的治疗用药。临床医生要熟悉抗结核药物的常见不良反应，做到及时发现和正确处理，治疗前做好预防，尽可能地避免和减少抗结核药物所致不良反应的严重后果，保证治疗顺利进行。

一、常用抗结核药物的不良反应

（一）异烟肼

（1）周围神经炎：如四肢感觉异常、指（趾）端发麻等。
（2）中枢症状：如欣快、兴奋、癫痫发作。
（3）肝脏损害：转氨酶升高、黄疸较少。
（4）内分泌失调：如男性乳房肥大、库欣综合征。
（5）血液系统：如白细胞、血小板减少。
（6）胃肠道反应：如恶心呕吐、纳差等。
（7）过敏反应：如皮疹、药物热。

（二）利福类（利福平、利福喷丁、利福布汀）

（1）肝损害：如转氨酶升高，可出现黄疸及坏死性肝炎。
（2）胃肠道反应：如恶心呕吐、腹痛。
（3）血液系统反应：如白细胞减少、血小板减少、急性溶血性贫血。
（4）过敏反应：如药物热、流感样症状、皮疹。
（5）其他：如关节痛、流感样综合征等少见。

（三）吡嗪酰胺

（1）肝损害：较多见，如肝区不适、转氨酶升高，甚至肝坏死。
（2）关节痛、痛风样发作：高尿酸血症引起，停药后可好转。

（3）胃肠道反应：如纳差、恶心、胃部不适。
（4）过敏反应：如皮疹、发热。
（5）其他：如皮肤色素沉着。

（四）乙胺丁醇

（1）视神经炎：眼干燥感、视力下降、视物模糊、视野缩小。
（2）周围神经炎：下肢麻木；个别出现听力损害。
（3）过敏反应：皮疹，呼吸困难，过敏性休克。
（4）其他：如关节痛、胃肠道反应。

（五）氨基糖苷类（链霉素、卡那霉素、阿米卡星）

（1）耳毒性：眩晕、运动失调、耳鸣、听力下降、耳聋。
（2）肾毒性：如蛋白尿、管型尿，个别出现肾功能损害。
（3）骨髓抑制：白细胞减少，血小板减少，再生障碍性贫血。
（4）过敏反应：如发热、嗜酸性粒细胞增多、过敏性休克等。
（5）其他：如神经肌肉接头阻滞等。

（六）卷曲霉素

（1）耳毒性：耳鸣、听力下降、耳聋。
（2）肾毒性：如蛋白尿、血尿、肾功能损害。
（3）电解质紊乱：如低钾血症、低镁血症、低血钙。
（4）其他：皮疹、过敏性休克、神经肌肉接头阻滞等。

（七）对氨基水杨酸

（1）胃肠道反应：恶心、纳差、腹胀、胃部不适。
（2）肝肾损害：转氨酶升高、腰痛、蛋白尿。
（3）内分泌障碍：甲状腺功能减退、血糖紊乱、男性乳房肥大。
（4）过敏反应：发热、皮疹、嗜酸性粒细胞增多等。

（八）丙硫异烟胺

（1）胃肠道反应：如恶心呕吐、腹泻。
（2）肝功能损害：转氨酶升高、黄疸。
（3）神经精神异常反应：如抑郁、失眠、周围神经炎。
（4）其他：如内分泌紊乱、脱发、低钾血症、甲状腺增生。

（九）氟喹诺酮类

（1）胃肠道反应：如胃部不适、恶心、腹泻腹痛。

（2）神经系统反应：如头痛头晕、失眠等。
（3）过敏反应：如皮疹、瘙痒、药物热。
（4）心脏毒性：如 QT 间期延长、心肌酶升高等。
（5）运动系统损害：如影响软骨发育，可引起肌肉酸痛、肌腱断裂。
（6）其他：如光敏反应、肝肾损害。

（十）克拉霉素

（1）胃肠道反应：较多见，如恶心、呕吐、食欲减退、腹泻，长期腹泻可致假膜性肠炎。
（2）肝损害：转氨酶升高，黄疸。
（3）其他：如头痛、耳鸣等少见。

二、临床常见抗结核药物引起的不良反应及处理

（一）胃肠道反应

1. 临床表现 胃肠道反应为抗结核药最常见的不良反应，报道发生率达 53%以上。主要表现为食欲减退、恶心、上腹部不适、烧灼感、厌油，严重者有呕吐、腹痛，有时伴腹胀、腹泻或便秘，个别患者可引起胃炎及出血，时间久者伴有体重减轻。

2. 相关药物 吡嗪酰胺、对氨基水杨酸、丙硫异烟胺、利福平、乙胺丁醇、氟喹诺酮类。

3. 处理 轻度患者可先观察，部分患者可自行恢复。加重者可先考虑改变给药方式，如将空腹用药改为餐后服用，或睡前服用、分次服用，部分药物可改变用药的剂型或用药的途径，如将异烟肼、利福平等改为静脉使用。必要时可给予碳酸氢钠、雷尼替丁、多潘立酮（吗丁啉）等抗酸、止吐对症治疗。腹泻者如无不洁进食史，排除胃肠炎后可使用整肠生、蒙脱石散（思密达）等对症治疗，避免使用阿片类强效止泻药，注意维持水电解质平衡，及时补液。如症状加重，需排除肝功能损害后，在不影响疗效的情况下适当调整可疑药物剂量。如怀疑引发胃炎、胃溃疡或出现消化道出血等症状不能缓解时，应立即停用相关抗结核药物，给予制酸药及止血对症治疗，及时至医院诊治。药物性肝损害的起始症状与胃肠道反应表现一样，需注意排除。

（二）肝脏功能损害

1. 临床表现 肝脏功能损害在治疗中也较为常见。发生率在 10%左右。分为：
（1）肝功能异常：谷丙转氨酶（ALT）超过正常值，在上限 2 倍以内。患者多无症状，或有食欲不振、厌油、恶心等不适。
（2）轻度肝损害：谷丙转氨酶在上限 2～3 倍，或合并胆红素（TBIL）升高超过正常上限 3 倍以下者。患者可有恶心、呕吐、肝区不适、有时腹胀、黄疸和皮肤瘙痒等。
（3）中度肝损害：谷丙转氨酶在上限 3～5 倍，或合并胆红素（TBIL）升高在上限 3～

5倍。患者伴有肝损害症状及体征，如恶心、呕吐、肝区不适、腹胀、黄疸等症状，体检可见肝肿大、肝区压痛叩痛。

（4）重度肝损害：谷丙转氨酶及胆红素超过正常上限5倍。患者出现明显的肝损害症状及体征。

（5）肝衰竭（参见本书第七章第四节）。

2. 相关药物 吡嗪酰胺、利福平、对氨基水杨酸、丙硫异烟胺、异烟肼、乙胺丁醇、氟喹诺酮类。

3. 处理 发生肝功能损害者，均需充分休息，给予高热量、高蛋白、高维生素饮食，食纳差者可静脉补充营养及补液，重症者可输血浆、白蛋白以加强支持治疗。

（1）肝功能异常者需密切监测肝功能，继续抗结核治疗，必要时加强保肝治疗。

（2）轻度肝损害需停用有关的抗结核药物，加强护肝治疗，如口服甘草酸苷 50～75mg/次，每日3次；甘草酸二铵 100～150mg/次，每日3次口服；水飞蓟宾 100～150/次，每日3次口服；硫普罗宁 0.1～0.2/次，每日3次口服，以及联苯双酯、胆维他、熊去氧胆酸等药。

（3）中度肝损害及重度肝损害需立即停用所有抗结核药物，积极保肝（利胆，如有胆红素升高）治疗，密切观察，重度肝损害需住院进行综合治疗。需口服护肝基础上静脉护肝治疗，如还原性谷胱甘肽 1.8～2.4g/日加入葡萄糖静脉滴注，甘草酸苷注射液 40～160mg/日加入葡萄糖静脉滴注、茵栀黄 20～30ml/日静脉滴注、腺苷蛋氨酸 1000～2000mg/日静脉滴注，以及多烯磷脂酰胆碱、异甘草酸镁等药。

（4）肝功能异常伴有变态反应，如发热、皮疹、关节痛、嗜酸性粒细胞增多等，考虑过敏性肝损害，应立即停药，给予抗过敏及护肝治疗，密切注意病情变化。

（三）肾脏损害

1. 临床表现 轻者可表现为一过性蛋白尿、血尿及管型尿，早期可无任何症状。损害重者可厌食、恶心、呕吐，全身水肿或少尿等，出现血尿素氮及肌酐升高，或伴有发热、皮疹、腰痛、关节痛等过敏症状，严重时可发生氮质血症甚至急性肾衰竭。

2. 相关药物 链霉素、阿米卡星、卷曲霉素、卡那霉素、利福平。

3. 处理 立即停用可能引起肾损害的抗结核药物，轻度损害，如出现蛋白尿、管型尿等停药后可恢复。密切观察肾功能、小便常规变化，注意出入量、电解质；进食优质动物蛋白，尽可能不摄入植物蛋白。肾功能损害严重者（如出现少尿、全身水肿、恶心、呕吐等）应立即就诊住院治疗，并积极行保护肾治疗，以免发生肾衰竭，必要时给予包醛氧淀粉酶胶囊或开酮片（复方α-酮酸片），少尿患者利尿治疗，必要时行血液透析等治疗。

（四）血液系统损害

1. 临床表现 白细胞减少、血小板减少最为常见，还可发生血小板减少性紫癜、粒细胞缺乏症、溶血性贫血、再障性贫血等。早期临床可无症状或出现乏力，严重者有皮下出血点、瘀斑、牙龈易出血，极个别出现消化道、皮下、内脏大出血。实验室检查可见粒细胞减少、贫血、血小板减少、出凝血时间延长和凝血酶原时间延长。

2. 相关药物 利福平、异烟肼、氟喹诺酮类、氨基糖苷类、乙胺丁醇、链霉素、对氨基水杨酸。

3. 处理 白细胞＞3.0×10^9/L、血小板＞80×10^9/L者，密切监测末梢血常规的变化，继续原方案治疗，口服升白细胞药物（利血生、鲨肝醇等）或升血小板药物（血宁糖浆）。根据检查情况补充有关缺乏的物质，如铁剂、维生素B_{12}、维生素B_4、叶酸等。白细胞在（2.0～3.0）$\times10^9$/L或血小板降至（50～70）$\times10^9$/L时，应立即停用可疑药物，给予升白细胞、升血小板药物治疗，密切监测血常规变化，必要时调整治疗方案加用抗生素预防感染；全血细胞减少或再障性贫血白细胞＜2.0×10^9/L，或血小板较前继续降低＜30×10^9/L者病情严重，需住院治疗，应停用所有抗结核药物，给予重组粒细胞集落刺激因子（rhG-CSF）和重组粒细胞–巨噬细胞集落刺激因子（rhGM-CSF）治疗，必要时可输成分血及进行骨髓穿刺检查，排除血液系统疾患。利福平引起急性溶血性贫血，好转后避免再使用该类药物，以防再次发生急性溶血性贫血，引起休克和急性肾衰竭等严重并发症。

（五）神经系统损害

神经系统损害可分为视神经损害、位听神经损害、外周神经炎、中枢神经损害。

1. 视神经损害

（1）临床表现：多发生在用药后1周至6个月内。常为球后视神经炎，早期表现为眼睛不适、干燥感、畏光、流泪，疼痛、视物疲劳，继之出现视物模糊、视力下降、色觉及视野损害等，严重时可造成失明、视野缩小（严重时可呈管状视野）。

（2）相关药物：视神经损害主要由乙胺丁醇引起。

（3）处理：视神经损害为可逆性改变，需要及早停用乙胺丁醇，使用大剂量维生素B类、肌苷、腺苷三磷酸，并应用复方丹参、烟酸，可适当补锌，如硫酸锌口服等辅助治疗。停药过晚可引起不可逆失明。老年人、视网膜病变者应慎用。

2. 位听神经损害

（1）临床表现：分为前庭损害和耳蜗损害。前庭损害为用药后发生恶心、呕吐、眩晕、平衡失调、步态不稳，或渐进性头晕、自觉环境摇晃、行走不稳。耳蜗损害：开始表现为耳痛、重听、耳饱满感或耳堵塞感、耳鸣，有高音调耳鸣音，继续用药首先高频区听力下降，耳内有胀满感，以后影响中音、低音区，也可无预兆。

（2）相关药物：链霉素、卡那霉素、阿米卡星、卷曲霉素。

（3）处理：位听神经损害多为不可逆反应，因此发现患者听力减退时需及时停药，避免因自行观察而延误并加重病情。给予多种维生素、腺苷三磷酸、辅酶A、细胞色素C、胞二磷胆碱等治疗，防止病情进一步发展。止吐抗眩晕：可选用苯海拉明、异丙嗪、甲氧氯普胺（胃复安）。改善内耳局部血液循环：倍他司丁、尼莫地平、盐酸氟桂利嗪、川芎嗪、复方丹参。应严格掌握剂量与疗程，及时发现神经损害。

3. 中枢神经损害

（1）临床表现：兴奋、烦躁不安、失眠、头痛、多梦、幻觉、癫痫样发作，甚至精神失常及有自杀的念头，或记忆力下降、注意力不集中、抑郁、嗜睡等。

（2）相关药物：异烟肼、环丝氨酸、氟喹诺酮类、丙硫异烟胺等。

（3）处理：轻度中枢神经损害可服用维生素 B_6 并密切观察，无好转者应停用可疑药物予以镇静、对症治疗。癫痫样发作均需予以镇静剂治疗，并需停用可疑药物。频繁大发作和癫痫持续状态需住院治疗，神经内科会诊治疗，发作中需注意保护患者头部、身体和舌头不受伤害，并保持呼吸道通畅。出现抑郁等精神异常应加强陪护，及早停用可疑药物，在精神科医生的指导下干预性治疗。严重幻觉、精神失常需精神科专科医院诊治。

4. 外周神经炎

（1）临床表现：多表现为四肢末端蚁走感、麻木，严重者可出现刺痛，常呈对称改变，最初表现在双下肢，以后可发展至手部，常左右对称，呈手套状、袜套状分布。需注意排除糖尿病合并周围神经病变、甲状腺疾病等。

（2）相关药物：异烟肼、丙硫异烟胺、乙胺丁醇等。

（3）处理：可使用B族维生素，适当减少异烟肼、丙硫异烟胺用量。

（六）关节痛

1. 临床表现 主要为关节痛、肿胀、活动受限，大小关节均可受累，多见于膝和指趾关节。高尿酸血症引起类似痛风的表现，多为小关节，单侧或对称分布，多发生在开始用药的1～2个月内。喹诺酮类药物可影响儿童骨骺发育及肌腱疼痛。

2. 相关药物 吡嗪酰胺、乙胺丁醇、氟喹诺酮类。

3. 处理 痛风者避免使用吡嗪酰胺，慎用乙胺丁醇。如为高尿酸引起者一般不需停药。

（1）合理饮食：减少或避免食用高嘌呤和蛋白质的饮食（肉类、海产品、动物内脏、豆制品等）。食用低嘌呤的食物（蛋类、牛奶、蔬菜、水果等）。

（2）多饮水：24h尿量在2000ml以上以利于尿酸的排出。

（3）碱化尿液：可促进尿酸的排出，服用碳酸氢钠片，以及碱化尿液的蔬菜、水果。

（4）药物治疗：排尿酸药物如丙磺舒，从小剂量开始口服0.25g，1～2次/日，逐渐增加至0.5g，2～3次/日。抑制尿酸生成药物如别嘌呤醇，起始量0.1g，每日1～2次，逐渐增加至0.3g/d。抑制尿酸重吸收，如苯溴马隆片，50mg口服，每日1～2次，耐受性好，疗效较好，偶有单项转氨酶增高反应，必要时可与秋水仙碱合用。关节疼痛严重者可短期使用非甾体类消炎药，如萘普生，但须慎用吲哚美辛等肝损害较大药物。如仍不缓解则需停药，应进一步检查，排除合并关节疾病。如因喹诺酮类引起的关节、肌腱疼痛，必须停药，同时给予对症处理。

（七）过敏反应

1. 临床表现 过敏反应是抗结核药物的另一大类不良反应，各种抗结核药物均可引起不同程度的变态反应，大多数发生于用药治疗1周至2个月以内。轻者仅表现为不同类型的皮疹，重者可出现药物热、剥脱性皮炎、急性溶血或喉头水肿、过敏性休克等。严重的过敏反应（特别是老年人）甚至可很快导致死亡。表现有多样：

（1）全身性反应：如过敏性休克、荨麻疹、药物热等。

（2）皮肤反应：药疹，亦称药物性皮炎，最为常见，为弥漫性鲜红色斑或米粒大至豆粒大红色丘疹或斑丘疹，类似于麻疹、猩红热感染所致的皮损。重症型药疹包括剥脱性皮炎型、大疱表皮坏死松解型、重症多形性红斑型。

（3）血液损害：如血小板减少、血小板减少性紫癜、白细胞减少、粒细胞缺乏、溶血性贫血、红细胞生成不良、再障性贫血等。

（4）内脏器官损害：如过敏性肝炎、过敏性肺炎、淋巴结肿大、急性间质性肾炎及急性肾衰竭等。

2. 相关药物　所有抗结核药物均可引起过敏反应，常见依次为链霉素、利福平、对氨基水杨酸、吡嗪酰胺、异烟肼、丙硫异烟胺、乙胺丁醇等。

3. 处理　轻症患者在严密观察下停用引起过敏可能性最大的药物，其余药物继续使用，同时避免食用易引起过敏的食品（如海产品、牛奶、蛋类等），症状多在停用过敏药物后很快消失，鼓励患者多饮水，可服用抗组胺药物及外用止痒药物。重者停用全部抗结核药物，抗过敏治疗，如口服马来酸氯苯那敏（扑尔敏）、二苯环庚啶（塞庚啶）、盐酸异丙嗪（非那根）、苯海拉明、氯雷他定（开瑞坦），严重者需住院观察，静脉使用糖皮质激素，如泼尼松、氢化可的松、地塞米松等，待过敏反应消退后，再逐一试用每种药物，直到剔除致敏药物。合并血液损害和内脏器官损害需积极住院治疗抢救。继续抗结核治疗时，优先选择未使用过的品种，同类药物避免再次使用，比如考虑利福平过敏，不应再试用利福喷丁。

（八）内分泌紊乱及代谢异常

1. 临床表现　异烟肼可能引起雌激素异常，而引起男性乳房增大。丙硫异烟胺及对氨基水杨酸钠可引起甲状腺功能减退、甲状腺肿大，患者出现疲乏、行动迟缓、嗜睡、怕冷等症状。加替沙星、异烟肼、利福平等药物可导致糖代谢紊乱。卷曲霉素、阿米卡星等可引起低钾、低钙，引起心悸和乏力、肌肉抽搐等症。严重的胃肠道症状也可能引起电解质丢失过多，出现低钾血症、低镁血症、低钙血症。

2. 相关药物　异烟肼、丙硫异烟胺、卷曲霉素、加替沙星、利福平等。

3. 处理　异烟肼引男性乳房增大者轻度可不予处理，严重者需停药，停药后可好转。发生甲状腺功能减退者需完善甲状腺功能检查，经内分泌科确诊，予以左旋甲状腺素补充治疗，同时继续监测甲状腺功能，抗结核药物可以继续使用。发生低钾、低钙者需及时补钾补钙，注意监测电解质情况，并注意寻找病因，治疗呕吐和腹泻；如血钾水平低于3.0mmol/L，应静脉补充钾等电解质，住院观察，祛除病因，及时纠正电解质紊乱。

（九）致畸及对胎儿影响

妊娠不足3个月应尽量避免使用任何药物或考虑终止妊娠。丙硫异烟胺、乙硫异烟胺在动物实验中有致畸作用，应尽可能避免使用。氟喹诺酮类药物会限制骨骺发育，在妊娠期禁用。氨基糖苷类药物使用会损害胎儿听力，应慎用。

（十）其他

各种药物均可因过敏反应引起哮喘样发作、呼吸困难等呼吸系统不良反应，一般较少发生。部分药物过敏反应引起心肌炎或心肌酶升高。异烟肼等药物可引起肺间质纤维化。利福平可致脱发脱毛。乙胺丁醇引起低钾血症伴房颤、癫痫发作增加。氨基糖苷类引起手足抽搐等。氟喹诺酮类药物具有心脏毒性，可延长 QT 间期，引起电解质紊乱、发生心律失常等，最新的报道显示氟喹诺酮类药品具有重症肌无力加重和周围神经病变的严重不良反应，需进一步警惕。

三、不良反应的判定

（一）不良反应的关联性评价

1. 不良反应关联性评价原则 药品与患者所出现的不良反应之间的关联性是很复杂的，涉及很多影响因素，医务人员应综合分析。按照卫生部《药品不良反应报告和监测工作手册》，对于药物与不良反应之间的关联性评价主要遵循以下五条原则：

（1）用药与不良反应事件的出现有无合理的时间关系。

例如：氰化物中毒死亡仅需几秒；青霉素引起的过敏性休克或死亡在用药后几分钟至几小时发生；吩噻嗪类引发肝损害一般为服药 3～4 周以后出现。

（2）反应是否符合该药已知的不良反应类型。

（3）停药或减量后，反应是否消失或减轻。

（4）再次使用可疑药品是否再次出现同样反应事件。

（5）反应事件是否可用并用药的作用、患者病情的进展、其他治疗的影响来解释。

2. 不良反应的关联性评价分级 依据不良反应事件分析的五条原则，将关联性评价分为肯定、很可能、可能、可能无关、待评价、无法评价 6 级。

（1）肯定：用药及反应发生时间顺序合理；停药以后反应停止，或迅速减轻或好转（根据机体免疫状态，某些 ADR 反应可出现在停药数天以后）；再次使用，反应再现，并可能明显加重（即再激发试验阳性）；同时有文献资料佐证；并已排除原患疾病等其他混杂因素影响。

（2）很可能：无重复用药史，余同“肯定”，或虽然有合并用药，但基本可排除合并用药导致反应发生的可能性。

（3）可能：用药与反应发生时间关系密切，同时有文献资料佐证；但引发 ADR 的药品不止一种，或原患疾病病情进展因素不能除外。

（4）可能无关：ADR 与用药时间相关性不密切，反应表现与已知该药 ADR 不相吻合，原患疾病发展同样可能有类似的临床表现。

（5）待评价：报表内容填写不齐全，等待补充后再评价，或因果关系难以定论，缺乏文献资料佐证。

（6）无法评价：报表缺项太多，因果关系难以定论，资料又无法补充。

3. 不良反应的发现和处理　抗结核药物的不良反应亦应参照以上原则，做到及时发现和处理，医务人员应该充分利用自己的医药学知识、临床经验来综合分析，同时也不能草木皆兵，患者稍有异常不适即随便换药停药，影响治疗。医务人员要对患者不适及病史、用药史、各种检查资料等多方面综合分析，除了以上原则，还应注意以下几点：

（1）全面了解患者服药后出现的症状、体征，必要时进行实验室检查，如血常规、尿常规、肝肾功能、尿酸、电解质、血凝等项目检查；部分患者需考虑根据条件完善心电图、腹部彩超、骨穿、听力视力等检查；发生不良反应病情严重或处理无好转者应及时联系专科医师会诊进行相应专科检查、诊治，如癫痫、血液系统严重异常、精神异常、肝肾衰竭等。

（2）注意患者基础情况、既往病史及合并用药情况。如患有活动性肝炎或酒精性肝硬化等，易出现肝功能损害；如患者既往曾出现肝功能损害，再次使用容易导致肝功能损害的药物，较容易再次肝功能损害。

（3）注意鉴别合并疾病。通过了解患者病史、完善实验室检查及必要时专科医师会诊，排除合并疾病，区别药物引起不良反应与合并疾病。比如患者发现血液系统异常，需注意排除合并血液系统疾病，发生皮疹，需排除皮肤疾患如麻疹、湿疹等皮肤病；原有胃炎等胃肠道疾病患者易发生胃肠道反应，也要注意排除合并急性胃肠炎、胃十二指肠溃疡等。关节痛患者应注意合并风湿疾病、痛风、各型关节炎等。出现过敏反应的患者需结合既往过敏史，排除食物、花粉等其余过敏源，以及其余合并用药引发过敏的可能。

（4）从时间上来看，抗结核药物发生的不良反应均发生在服用药物以后，与用药时间有一定的规律。过敏性休克发生在数秒钟至数小时；固定性药疹、荨麻疹、血管神经性水肿，多发生在用药数分钟至数小时内，或用药后病情有加重。胃肠道反应多发生在用药后半小时至两小时。药物性肝损伤多发生在用药数天至三个月。

（5）抗结核药物与不良反应类型具有一定的规律，但并不绝对。如链霉素、阿米卡星常引起肾损害和听力损害，高尿酸血症及关节痛多为吡嗪酰胺引起。白细胞下降多为利福平引起。但同时也不能绝对化，应考虑人群的个体化差异，比如乙胺丁醇亦可引起患者关节痛，吡嗪酰胺引起听力下降。过敏反应则所有的药物均有可能发生。

（6）可疑药物停药或者减量以后，不适症状或不良反应是否减轻或者消失。如肝损害发生后吡嗪酰胺减量或利福平更换为利福喷丁，肝功能恢复正常，则可基本确定为该药引起。可疑过敏药物停用后症状好转，可确定为该药。

（7）如果再次使用某种药，出现再激发现象，即再次用药发生同样的反应，则可基本确定该药引起的不良反应。但需慎重，因个别情况下可能引发严重不良反应发生。

四、不良反应的处理原则

（1）使用抗结核药物前充分了解所用药物引发的常见不良反应，用药后监测不良反应，是防止或避免发生严重不良反应的最好方法，因此要做到早期发现，及时诊治。

（2）轻微药物不良反应，如轻度肝功能异常、皮肤瘙痒、轻度胃肠道反应、轻度眩晕等，可在调整给药方式及继续抗结核治疗的同时予以对症处理，并密切观察症状的发展，必要时需经专家小组讨论以更改治疗方案，但应杜绝因轻微药物不良反应造成治疗中断。

（3）出现严重不良反应（如高热、严重皮疹、皮肤黄染、听力改变、尿少或癫痫等）时应立即就诊，并停用相关药物或所有抗结核药物，及时住院诊断、治疗。

（4）已引起不良反应的药物需考虑不再使用，注意避免不良反应的再次发生及严重不良反应的发生。如可疑利福平过敏者慎用其余利福类药物。如肝功能损害后慎用对肝脏毒性大的药品。过敏反应好转后应逐一试用抗结核药物，并应从小剂量逐步加量。

（5）及时做好不良反应的记录和上报工作。

五、不良反应的预防

（1）抗结核治疗前，医生应向患者及家属介绍所用抗结核药物常见不良反应，并告知一旦出现不良反应及时向医务人员汇报和就诊。

（2）用药前应全面了解患者的既往病史，本人及家属药物过敏史，既往血、尿常规，肝肾功能基本情况。有过敏史治疗期间避免再次接触过敏原。对某种抗结核药物过敏的病人，不再使用同类药物。

（3）治疗前完善检查血常规、尿常规、肝肾功能及乙肝检查，治疗期间须定期检查肝肾功能、血尿常规，建议在开始 2 个月内，每 1～2 周检查 1 次，以后每月检查 1 次。高危人群加强血、尿常规，肝肾功能等检查频次。如有条件时，使用氨基糖苷类药物并定期检查听力，使用乙胺丁醇定期检查视力、视野，使用丙硫异烟胺时定期检查甲状腺功能，使用卷曲霉素注意电解质。

（4）医务人员和督导员要了解抗结核药物常见的不良反应，完善随访内容，及时发现和处理不良反应，必要时将患者及时转至上级医疗机构或专科病房。

（5）掌握抗结核药物不良反应的高危人群，高危人群应加强随访，并给予预防性治疗，必要时调整抗结核治疗方案。如既往肝功能不佳，或合并病毒性肝炎、长期饮酒者，可同时使用护肝药物，必要时使用肝损伤较小的治疗方案，避免使用既往曾引起肝功能损害的药物。听力异常、既往肾功能不佳者，以及孕妇、婴幼儿避免使用氨基糖苷类和卷曲霉素等。胆道梗阻、怀孕 3 个月以内孕妇禁用利福平；视网膜病变者不用乙胺丁醇。小于 18 岁者慎用氟喹诺酮类药物，如必须使用需取得家长同意并签字。癫痫、精神病慎用异烟肼、环丝氨酸、氟喹诺酮类等药物。老年患者如基础情况不佳，应考虑使用个体化治疗方案，避免使用肝肾损害大的方案。低体重患者考虑药物适当减量。

（6）改变不良生活方式，避免不良反应的发生。治疗期间注意休息，加强营养，病情好转后适当锻炼，防止过度劳累加重身体负担。多饮水，少食海产品、动物内脏、豆制品等富含嘌呤食物，避免尿酸过度升高。过敏性体质治疗期间避免接触过敏原。合并肝脏基础疾病患者治疗期间不宜进食过多油腻食物，避免饮酒。

（7）注意患者的基础疾病和基础用药，避免合并用药增加不良反应。合并眼疾、耳疾、眩晕、胃肠疾病、皮肤病、血液病、脂肪肝、胆结石等症患者及时诊治，避免与药物不良反应重叠影响判断。部分患者合并基础疾病，或使用对肝肾功能、造血系统有影响的药物，抗结核治疗时应调整药品及剂量，考虑使用个体化方案。如抗结核治疗期间避免使用肝功能损害大的药物，如红霉素，阿奇霉素、乙酰氨基酚类药。肾功能不佳时部分药物考虑减量。

第九节 特殊患者的用药原则

一、老年结核病的用药原则

多年来结核病流行病学调查显示结核病的患病率高峰向老年推移，我国是全球结核病高负担国家之一，而且随着人口逐步老龄化，老年结核病患者也日趋增多。因此，我们应重视老年结核病的诊断与治疗。

老年结核病的治疗与其他各年龄组一样，应坚持“早期、联合、适量、规律、全程”的原则。但由于老年人年老体衰、耐受性差，对抗结核药物的毒副作用比较敏感，治疗用药更应强调个体化。

1. 初治老年肺结核的治疗 如果患者没有肝、肾、胃肠道、血液系统慢性疾病，且全身一般情况较好，营养情况良好，耐受性较好，可选用 2HREZ/4HRE、2HREZ/4HR、2HREZ/4HR（FDC）方案，治疗 2 个月时痰抗酸杆菌涂片阳性者，继续原方案再治疗 1 个月。如果患者有肝、肾、血液系统、胃肠道疾病，不能耐受常规方案，治疗用药应根据患者的全身情况及肝肾功能血常规情况制定适合患者的个体化方案，建议可以用 9HRE 或者在上述方案基础上以左氧氟沙星替代吡嗪酰胺，或利福喷丁替代利福平，以便让患者能耐受药物，保证全程规律治疗。合并有糖尿病的初治肺结核患者抗结核治疗疗程为 9～12 个月。

2. 复治老年肺结核的治疗 应常规做药物敏感试验，如果无耐药的情况可选用 2HREZ/1HREZ/5HRE、2HREZ（S）/6HRE 方案，氨基糖苷类药物尽量少用或酌减剂量。对于那些曾在 20 世纪 60 年代中期以前接受过抗结核治疗的复治老年肺结核患者，仍可以使用标准的初治短程化疗方案。对于不能耐受上述方案的老年患者，也可以不用利福平、吡嗪酰胺，以利福喷丁、左氧氟沙星替代，或用左氧氟沙星代替链霉素。合并有糖尿病的复治肺结核患者抗结核治疗疗程为 12 个月，必要时可延长疗程至 1 年半左右。

3. 注意事项

（1）老年肺结核的高峰年龄是 70～80 岁，老年人各脏器功能和代谢状况较差，对抗结核药物的利用和排泄能力均减低，易发生不良反应。有作者报道，用 2HREZ/4HR 方案治疗初治老年肺结核，2HREZ/6HRE 方案治疗复治老年肺结核，抗结核治疗过程中，不良反应率为 34.5%，肝功能异常占所有不良反应的 32.4%，抗结核药物发生不良反应的时间主要在用药后 2 个月内，其他不良反应还有胃肠道反应、尿酸增高、神经系统异常、过敏反应、血液系统异常、男性乳房发育。

（2）老年人容易发生不良反应的原因

1）老年患者因各系统功能衰退，对抗结核药物的吸收和代谢能力降低，不良反应发生率高。

2）老年患者合并乙型肝炎与低蛋白血症时，抗结核治疗更容易出现肝损害。

3）其他并存疾病对抗结核药物治疗的影响。老年肺结核患者抗结核治疗不良反应的发生使部分患者难以全程规律用药，甚至出现停药或拒绝治疗。

（3）要谨慎选择药物，掌握好用药剂量。老年患者应减量用药，抗结核药每日剂量应减至青壮年药量的 1/2～2/3。老年人的肾功能处于临界水平，氨基糖苷类药物应用需格外小心和谨慎，若必须使用应减少用量或改为间歇用药，监测听力、前庭功能和肾功能，对于 70 岁以上的老人不推荐使用氨基糖苷类药物。

（4）慢性肝病、肝炎病毒携带者，嗜酒的老年肺结核患者应避免使用利福平、吡嗪酰胺、丙硫乙烟胺等对肝脏损害大的药物。可选用利福喷丁替代利福平，以左氧氟沙星替代吡嗪酰胺。

（5）乙胺丁醇和对氨基水杨酸主要由肾脏排泄，老年肾功能不良者慎用，否则易发生药物蓄积性中毒。

（6）重视合并症的治疗。老年人常并存多种慢性病，如糖尿病、慢性营养不良、恶性肿瘤、胃肠道疾病，肺部感染、肺心病、呼吸功能不全，以及心、肝、肾功能不全等。合并症使病情更为复杂，甚至可能提高病灶的播散率。结核患者合并其他慢性病往往比单发结核病情严重。糖尿病患者结核病的患病率比非糖尿病人群高 2～4 倍，糖尿病的患病率也是随着年龄的增长而增高，这也是老年结核病增多的原因之一。有报道 1/3 的老年肺结核伴有糖尿病，结核复治和患有糖尿病是影响肺结核治愈率的主要因素。因此，在治疗结核病的同时，应积极治疗合并症，这样才能改善预后。

4. 免疫制剂的辅助治疗 老年人的免疫器官逐渐萎缩和免疫功能减退。体内潜伏病灶是老年肺结核的根源，免疫功能减退导致 MTB 迅速繁殖、病灶复活和播散。因此在化疗的同时可给予免疫调节剂，如母牛分枝杆菌菌苗、草分枝杆菌菌苗、卡介菌多糖核酸、转移因子，胸腺素、重组人白细胞介素-Ⅱ。

5. 加强营养和支持治疗 老年人消化功能差，加之疾病消耗，多有营养不良，因此在治疗中要加强营养支持治疗，提高患者对药物的耐受能力，加快疾病的恢复。

6. 加强服药管理 老年人因记忆力减退，常忘记服药或多服、误服而引起不良后果。全程督导管理是老年肺结核患者治疗管理的有效方法。有条件者最好采取直接面视下的督导治疗（DOT）或强化期住院治疗。

老年肺结核治愈率比较低，有报道其仅 76%，老年肺结核治愈率低主要有以下三方面的原因：一是老年肺结核患者耐药率较高，影响化疗效果；二是老年人群并发症种类多且发病率高，特别是合并糖尿病是影响肺结核治愈率的主要因素；三是老年人各脏器功能和代谢状况较差，对抗结核药物的利用和排泄能力均减低，易发生不良反应，也降低了治愈的可能性。因此，提高老年结核病的治愈率不但需要制定合理有效的化疗方案，加强营养及免疫治疗，同时治疗合并症，还需要在管理方面采用全程督导管理方式来提高老年结核病的治愈率。

（李　红）

二、儿童结核病用药

儿童结核病指初生至 14 岁儿童所患结核病，传染源主要是成人患者，尤其多见于家庭内传染。接触活动性肺结核病患者的儿童结核感染率、发病率都较无接触史的儿童显著升高。儿童时期初染结核病易形成血行播散和结核性脑膜炎，如果治疗不彻底，还可能导致成年后复发，部分还会成为耐药结核病。因此，对儿童原发性肺结核早期发现和早期治疗对整个结核病的防控非常重要。

儿童结核病的用药基本原则与成年人相同，包括早期、联合、适量、规律、全程分阶段治疗。强化期使用强有力的药物联合治疗，目的在于迅速杀死代谢活跃的分枝杆菌。巩固期目的在于消灭生长缓慢及细胞内存活的结核菌，巩固治疗效果，防止耐药或复发。由于抗结核药物，尤其是二线药物在儿童体内的药代动力学及药效学研究资料极少，因此，儿童用药多根据成人用药经验来制定剂量与方式。目前我国使用的抗结核药物剂型多为成年人服药设计，儿童服用并不方便，因此用药依从性及安全性需要特别重视。

儿童的初次发病，尤其是低龄儿童的初次发病，多为原发性肺结核，这一点与成人结核病发病情况不同。儿童结核病发病后淋巴系统侵犯常见，可以出现典型的“哑铃征”（原发灶、淋巴管炎、肺门淋巴结肿大），但也可能没有典型的表现，由于幼年儿童机体限制结核菌播散的能力弱，如不及时治疗，很快会出现血行播散、肺部浸润、胸膜炎、肺外病变等表现。因此，儿童的结核病应该作为全身性疾病来考量。目前儿童肺结核的常用化疗方案仍按照成年人短程化疗方案 2HRZE（S）/4HR 来制定，该方案是否适用于儿童尚无足够的循证医学证据。根据经验，笔者建议适当延长总疗程，一般情况下不建议选用链霉素，推荐方案：3HRZ/9HR 或者 3HREZ/6HR。血行播散型肺结核总的疗程至少 1 年，如果存在肺外播散，可考虑延长强化期及总疗程。儿童结核性脑膜炎的总疗程为 1 年到 1 年半，根据恢复情况调整强化期时间，治疗早期一般需要加用糖皮质激素。

1. 常用药物 以下介绍几种儿童常用抗结核药物的使用剂量及不良反应。体重 45kg 以上的儿童，抗结核药物用量参考成人。

（1）异烟肼（INH，H）：体内易于广泛分布，容易通过血脑屏障，对结核菌有抑制和杀灭作用，儿童安全性良好，作为儿童结核病首选药。常用剂量 10～20mg/（kg·d），最大 300mg，每日 1 次，15kg 及以上儿童可以考虑使用到成人量 300mg/d。异烟肼的主要不良反应是肝毒性、周围神经炎、中枢神经系统兴奋及皮疹。

（2）利福平（RFP，R）：为儿童结核病主要治疗药物之一，组织渗透性良好，杀菌作用强大，但不易透过血脑屏障。常用剂量 10～20mg/（kg·d），最大 600mg，每日 1 次。主要不良反应为肝毒性、胃肠道不适、皮疹、发热、血细胞减少。利福平是一种潜在的肝微粒体酶诱导剂，提高药物代谢率，会降低一些药物的作用，如美沙酮、华法林、糖皮质激素、伏立康唑等。此外，异烟肼与利福平联合用药会明显增加肝损害的发生率。

（3）乙胺丁醇（EMB，E）：抑菌剂，大剂量时有杀菌作用，但不良反应的发生率与剂量有明显的相关性，不易透过血脑屏障。常用剂量 10～20mg/（kg·d），每日 1 次。主要不良反应为球后视神经炎，表现为中央性盲点，红绿色觉减退，视力减弱，以 15mg/（kg·d）

给药时，这种不良反应发生率<1%。由于年龄偏小的儿童难以监测不良反应，因此一般用于年龄较大的儿童，低龄儿童如使用乙胺丁醇建议眼科随访。此外乙胺丁醇还有可能引起高尿酸血症、皮疹、胃肠道不适。

（4）吡嗪酰胺（PZA，Z）：强大的杀菌剂，易于透过血脑屏障，在抗结核治疗的前2～3个月效果较好。常用剂量10～20mg/（kg·d），最大2000mg，每日1次。主要不良反应为肝毒性（发生率较高）、高尿酸血症、胃肠道不适。

（5）阿米卡星（Am）：氨基糖苷类抗结核药物，与链霉素、卡那霉素、卷曲霉素有交叉耐药性及相似的毒副作用，不易透过血脑屏障。常用剂量8～15mg/（kg·d），每日1次。由于有耳毒性（常不可逆）及肾毒性，低龄儿童慎用。阿米卡星几乎没有肝毒性，因此在存在严重肝损害或耐药而无法组成合理方案的情况下，可以考虑使用此药，但需要征求患儿监护人同意。对于严重耐药的病例，剂量可考虑增加至15～30mg/（kg·d），最大1000mg，每日1次.

（6）对氨基水杨酸（PAS，P）：抑菌剂，二线抗结核药物，组织渗透性良好，但不易透过血脑屏障。对氨基水杨酸钠单独应用容易产生耐药性，因此必须与其他抗结核药合用。链霉素和异烟肼与本品合用时能延缓结核分枝杆菌对前二者耐药性的产生。常用剂量150～200mg/（kg·d），最大600mg，每日1次，静脉注射使用需要避光。由于药物剂量较大，胃肠道不良反应（恶心、呕吐、腹泻）较明显时，可以考虑饭后服用。其他不良反应包括皮疹、肝损害、甲状腺功能减退。

（7）丙硫异烟胺（Pto）：抑菌剂，二线抗结核药物，常用剂量10～15mg/（kg·d），分2～3次服用，低龄儿童慎用。主要不良反应为肝毒性、周围神经炎、口炎、胃肠道不适。

（8）氟喹诺酮类药物（FQs）：氧氟沙星、左氧氟沙星、莫西沙星、加替沙星均具有抗结核作用，喹诺酮类药物是耐多药结核病（MDR-TB）的支柱药物，但有研究表明，喹诺酮类药物会导致动物软骨发育不良，因此不推荐用于儿童。对于耐多药结核病或者因为药物不良反应不能组成合理的方案时，征求监护人同意可考虑使用氟喹诺酮类药物，剂量（左氧氟沙星）：由于5岁以下儿童代谢左氧氟沙星速度明显快于5岁以上儿童，因此5岁以下儿童7.5～10mg/kg，每日2次，超过5岁，7.5～10mg/kg，每日1次。

2. 儿童常见抗结核药物不良反应的处理

（1）肝毒性：常见于异烟肼、利福平、吡嗪酰胺、对氨基水杨酸钠、丙硫异烟胺。识别方法：监测肝功能或者肉眼发现黄疸。处理：停用所有药物；等待肝功能恢复；重新加用药物时从一个药物开始，至少观察2天无异常才考虑加用后一个药物，并且密切监测肝功能。适当加用肝脏解毒剂。

（2）视觉异常：见于乙胺丁醇。识别方法：视力监测（如眼底检测、色彩视力检验图）。处理：停用乙胺丁醇，使用其他药物替代。

（3）听力损害：见于阿米卡星、卡那霉素、卷曲霉素。识别方法：听力检测异常，频发耳鸣，听觉交流异常。处理：停用此类药物，选择其他药物替换，如症状轻微，可考虑先减少药物剂量或增加用药间隔。

（4）甲状腺功能异常：见于对氨基水杨酸钠、丙硫异烟胺。识别方法：甲状腺功能监测或临床发现甲状腺肿大。处理：如有临床甲状腺功能减退表现或者 TSH 升高而 fT_4 减低的话，可考虑使用甲状腺素口服，0.05mg/d；如果 TSH 升高而 fT_4 正常，那么每个月随访一次检查甲状腺功能。

（5）肾功能减退：见于阿米卡星、卡那霉素、卷曲霉素。识别方法：肾功能随访；肾功能减退的表现：水肿、血钾升高。处理：停用注射剂，根据肾功能损害情况调整用药或暂停所有经肾脏代谢的药物。

（6）严重的皮疹：见于任何抗结核药物。识别方法：肉眼可见的皮疹，尤其是剥脱性皮炎，儿童极度的不适感。处理：停用所有药物，待症状明显改善后重新加用药物，从一个药物开始，至少观察 2 天无异常才考虑加用后一个药物。严重的皮疹需要随访肝肾功能、淀粉酶、心肌酶谱。

（7）恶心呕吐：常见于丙硫异烟胺、乙胺丁醇、对氨基水杨酸钠。识别方法：临床症状。处理：可以考虑将引起呕吐的药物与其他药物分开使用，或者将药物减量，此后经过 2 周以上时间缓慢增加用量至正常量。严重反应者需要停药更换为其他药物。

（8）腹泻：常见于对氨基水杨酸。识别方法：临床症状。处理：将药物分成多份一天多次服用，无效可考虑减少用量，可考虑加用止泻药（如洛派丁胺），严重腹泻需要停药更换为其他药物。

（9）周围神经炎：常见于异烟肼。识别方法：临床症状。处理：加用或者增加维生素 B_6 的用量，严重者需要停药更换为其他药物。

（10）精神症状：常见于异烟肼。识别方法：癫痫发作、头痛、行为异常、兴奋、睡眠障碍。处理：调整用药剂量，症状显著者停用引起症状的药物，如果症状严重且持续不改善，需要停用所有可能影响神经系统的药物，待症状改善后重新尝试用药。

（11）关节软组织损害：见于吡嗪酰胺、喹诺酮类药物。识别方法：临床症状。处理：调整药物剂量，如果持续不改善，考虑停用相关药物；吡嗪酰胺引起的高尿酸血症，如症状明显，可考虑加用别嘌呤醇。

（12）注射部位的疼痛：见于阿米卡星、卡那霉素、卷曲霉素。识别方法：临床症状。处理：每日更换注射部位，严重者可考虑将药物剂量分成 2 份，在 2 个部位分别注射，或加用适量的局部麻醉剂。

3. 药物的依从性 对于儿童结核病的治疗来说，依从性是至关重要的问题，儿童可能因为服药不方便、药物引起胃肠道不适或家长对于药物不良反应的过度顾虑而中止服药，从而导致初次治疗失败或耐药的出现。对于耐药结核病的儿童来说，长期大量服药带来的依从性问题难以解决，成为治疗失败的重要因素。建议如下：

（1）对儿童的家长或监护人给予充分的指导，详细告知用药剂量、服用方法、目前的治疗阶段及不良反应监测方法，使其重视患儿服药依从性并配合医生密切关注患儿服药情况，反馈用药后情况。这是提高用药依从性的最重要环节。

（2）避免使用物理强迫服药或鼻胃管给药的方式，如果必需使用，请每日评估是否可以及早撤除。

（3）与患儿建立友好关系，允许患儿发挥主动性。如让患儿自己拿勺子服药，或者自行决定服药顺序。

（4）大量抗结核药物顿服可能引起患儿的不适感从而降低依从性，可以考虑改为两次或三次服用，即使对于顿服的药物，也可以考虑早晚各半来服用。

（5）在不影响整个治疗计划的前提下，儿童感觉不适的药物可以使用其他药物替换。

（6）根据不同年龄段的特点制定奖励机制，对服药进行记录，经过一段依从性良好的服药阶段后给予适当的奖励，如给予特别的零食、外出游玩等。此外，提供治疗的医师需要与家长或监护人进行交流，对其进行适当的鼓励与指导，提高家长的信心。

4. 儿童耐多药结核病的处理 根据 WHO 2011 年估计，全球约有 500 万人受到耐药结核菌感染或罹患疾病，虽然没有儿童患者的具体数字，但毫无疑问，儿童耐药结核病的数量是相当庞大的。儿童耐药结核病，尤其是耐多药结核病（MDR-TB）的治疗原则与成人相似，开展治疗前需要咨询结核病学专家，并参照有关法规制定方案。

（1）使用一线药物中敏感或可能敏感的药物（目前部分研究提示高剂量的异烟肼对于儿童的安全性良好，如果没有高剂量异烟肼的耐药报告或 *Kat-G* 基因变异，可考虑使用高剂量异烟肼），如果不是高度怀疑吡嗪酰胺耐药，应考虑加用吡嗪酰胺。

（2）使用至少 4 种以上可能敏感的二线抗结核药物，如无特殊禁忌，方案中应包括注射剂（链霉素、阿米卡星、卡那霉素、卷曲霉素），必要时需谨慎使用氟喹诺酮类药物（氧氟沙星、左氧氟沙星、莫西沙星）。

（3）按照剂量范围的高限使用，如乙胺丁醇常用剂量 10～20mg/（kg · d），在 MDR-TB 中按照 20mg/（kg · d）应用。

（4）建议在医务人员或疾控管理人员的监督下用药（DOT）。

（5）疗程一般需要 18～24 个月，至少在细菌学转阴后的 12 个月或病灶停止进展后的 18 个月停药。

（6）如有条件的话，根据药敏试验结果选用药物。

（7）仔细评估药物获益与风险，这在儿童结核病中尤其重要。

（8）根据患儿体重变化调整药物剂量，一般每个月需要评估 1 次。

（刘旭晖　卢水华）

三、结核病合并继发性免疫缺陷综合征

（一）定义

结核病是结核分枝杆菌引起的慢性传染病。艾滋病即获得性免疫缺陷综合征，是人类免疫缺陷病毒所导致的慢性传染病。HIV 主要侵犯、破坏辅助性 T 细胞，导致机体细胞免疫功能严重缺陷，并发各种严重的机会性感染和肿瘤。HIV 感染或艾滋病合并结核病（HIV/TB 或 AIDS/TB）是人类免疫缺陷病毒与结核分枝杆菌所导致的双重感染。

（二）发病情况

据 WHO 统计，全球约 30%以上的 HIV 感染者同时感染了结核分枝杆菌，每年增幅达 10%。70%双重感染的患者生活在撒哈拉沙漠以南的非洲国家，20%在东南亚。2007 年，全球约有 927 万新发结核病例（其中 137 万患者合并 HIV 感染），与 2006 年（924 万）、2000 年（830 万）及 1990 年（660 万）相比又有了大幅的增长。同时，结核病也已成为艾滋病患者最常见的机会性感染和致死原因。2007 年，全球约 45.6 万 HIV/TB 患者死亡。在我国，HIV/TB 患者占 HIV/AIDS 患者的 15.9%，且呈现不断增长的趋势。我国卫生部 2005 年 6 月底最新统计结果显示，全国累计报告 HIV 感染者 126 808 例，其中 AIDS 患者 28 789 例，累计病死 7375 例。专家估计，我国现存 HIV 感染者约 102 万，其中 AIDS 患者约 12 万。从总体上看，当前我国 AIDS 疫情仍呈低流行状态，但在局部地区和特定人群中已出现高流行趋势。

（三）艾滋病合并结核病的临床特点

1. 临床表现及传染性 HIV 感染早期（$CD4^{+}T$ 细胞＞300 个/μl）时肺结核表现与普通患者相似，PPD 试验大多阳性，病变多位于上肺，空洞多见，淋巴结病变少见，肺外病变发病率 10%～15%。HIV/AIDS 晚期（$CD4^{+}T$ 细胞＜200 个/μl）肺结核患者 PPD 试验大多阴性，病变多在下肺和中肺，空洞少见，淋巴结病变多见，肺外病变发病率约 50%。肺外病变可发生在全身各器官，临床表现复杂多样。HIV 阳性患者新发生的结核菌感染常表现为快速进展的无空洞型播散性结核，病死率相当高。应注意 HIV 阳性的肺结核患者，即使痰液检查阴性，也可能有传染性。

2. 临床常见类型

（1）肺结核：在 HIV 感染的患者中，肺结核最常见，其临床表现的特点取决于患者免疫抑制的程度。如 HIV 感染早期合并肺结核时，其症状和体征与 HIV 阴性的肺结核患者类似，但在 HIV 感染晚期合并结核病时，体重减轻、干咳和发热更为常见，而咳痰和咯血少见，这可能是由于 HIV 阳性患者很少出现空洞、炎症和支气管黏膜刺激症。

（2）肺外结核

1）淋巴结结核：HIV 阳性患者合并淋巴结核时，多急性起病，伴有急性化脓性淋巴结炎。其组织学表现取决于患者免疫缺陷的程度，轻度免疫缺陷患者的淋巴结极少或仅有抗酸染色阴性的干酪样坏死物，重度免疫缺陷患者的淋巴结可见大量抗酸杆菌，但不伴细胞学反应。

2）结核性浆膜腔积液：HIV 阳性患者合并结核性浆膜腔积液时，其临床表现与 HIV 阴性患者类似。

3）血行播散型结核：HIV 阳性、晚期、恶液质的患者由于其严重的免疫抑制，胸部 X 线检查常无异常所见，导致其血行播散型结核常不能明确诊断。

4）结核性脑膜炎：HIV 阳性患者合并结核性脑膜炎时，临床表现与 HIV 阴性患者类似。

3. 影响治疗的因素 HIV 阳性患者结核耐药率更高，美国 HIV 阳性结核病患者异烟肼耐药率为 11.3%，利福平耐药率为 8.9%，均接近于 HIV 阴性患者的 2 倍。艾滋病患者出现明显的消化道病变时常会影响抗结核药物的吸收，影响抗结核疗效。部分患者 HAART 起效后，由于免疫重建出现治疗矛盾现象，可能模拟抗结核治疗失败的表现：高热、淋巴结肿大、肺部浸润加重；特点：通常不伴毒血症状，病原学检查无恶化，治疗一般不需要调整。

（四）治疗

1. 结核病的治疗

（1）抗逆转录病毒和抗结核药物的相互作用：利福平激活代谢蛋白酶抑制剂（PI）和非核苷类反转录酶抑制剂（NNRTI）的细胞色素 P450 肝酶系统，导致 PI 和 NNRTI 血药浓度显著下降。反之，PI 和 NNRTI 也可增强或抑制该酶系统，致使血中的利福平水平改变。这种潜在的药物相互作用可使抗逆转录病毒（ARV）治疗和结核病治疗无效或药物毒性增加。由于利福布汀对细胞色素 P450 肝酶系统的诱导能力弱，WHO 建议在抗病毒和抗结核治疗同时进行时，应首选利福布汀替代利福平，因各种原因无法应用利福布汀时，可改用利福喷丁。

异烟肼和核苷类反转录酶抑制剂（NRTI）（齐多夫定、扎西他滨和斯塔夫定）均可引起周围神经病变，若合用，这种毒性可能增加。此外，异烟肼与阿伯卡韦在上也有相互作用。在治疗中应注意监测。

（2）耐药结核病治疗中的药物选择：在 HIV/TB 高流行的地区，WHO 推荐在可能的情况下，避免链霉素、卡那霉素等注射剂的肌内注射，可应用乙胺丁醇。此外，也不推荐使用氨硫脲，其可能会引起坏死性皮疹。

地达诺新为碱性药物，含有铝/镁抗酸剂，若与氟喹诺酮类药物合用，可能会减少后者的吸收，因此，应避免两药的联合应用，若必须联合，应在间隔 6h 或 2h。

由于乙硫异烟胺/丙硫异烟胺也是通过 CYP450 肝酶系统代谢，可能与抗病毒药物相互作用，在联合治疗中，是否调整二者的剂量尚未见指南性的意见。

克拉霉素是 CYP3A 的底物和抑制剂，并与 PI 及 NNRTI 有多种相互作用，如果可能，HIV/TB 患者应避免使用克拉霉素。

（3）药物的配伍：可以与利福平同时使用的抗逆转录病毒药物组合首选依非韦仑+2NRTI。以下组合也可考虑使用，包括：利托那韦 400mg bid+沙奎那韦或洛匹那韦 400mg bid+ NRTI；奈韦拉平+2NRTI；或三种 NRTI 联用。利福布汀疗效与利福平相当，但其对 P450 酶系的诱导作用比利福平弱得多；可以与多数 PI 同时使用，此时利福布汀的剂量应下调；但不宜与单用的沙奎那韦同时使用；与依非韦仑同时使用时利福布汀剂量应上调。吡嗪酰胺较少引起感觉异常，与抗 HIV 药物配伍较优越。

（4）激素的应用：激素是免疫抑制剂，可增加 HIV 阳性患者机会感染的危险。但当 HIV 患者出现结核性脑膜炎（意识不清、神经病变或椎管狭窄时）、结核性心包炎（伴积液或心包缩窄时）、结核性胸膜炎（积液量大，有严重症状时）、肾功能减退、喉结核（伴有致命气道阻塞时）、对抗结核药有严重过敏反应、尿道结核（防止输尿管瘢痕形成）、大量淋巴结核肿大引起压迫症状时，还应适当应用激素。激素使用时间一般不超过2个月。

（5）免疫重建综合征的治疗：HIV相关的结核病患者在开始抗结核治疗后偶尔会出现短暂的结核病恶化，表现为高热、淋巴结肿大、中枢神经系统病变加重、胸部影像学显示病变恶化。这种反应被认为是免疫重建的结果，也是同时给予ART和抗结核药物的结果。对于严重的免疫重建综合征，可应用泼尼松（1～2mg/kg服用1～2周，逐渐减量）。

（6）疗程：HIV阳性成人抗结核疗程最短6个月（四联治疗2个月+二联治疗4个月）；如果治疗反应不佳（如2个月治疗后痰培养仍阳性），总疗程应当为9个月（四联治疗2个月+二联治疗7个月）。美国儿科学会建议HIV阳性结核患儿最短疗程应为9个月（四联治疗2个月+二联治疗7个月）。不包含利福霉素的治疗至少应持续12个月。当不能确定是否为抗结核药物引起的不良反应时，不应当持久停用一线药物（尤其是异烟肼、利福平）。每周1次的异烟肼加利福平的延续疗法不宜用于HIV感染者；每周2次的异烟肼加利福平的延续疗法不宜用于$CD4^+$淋巴细胞计数＜100/μl的患者，否则容易诱导耐药，主要是对利福平单独耐药。

（7）药物毒副反应：双重感染患者对抗结核药物的毒副反应尤其是变态反应的危险性高于HIV（–）的结核病患者，故宜谨慎使用。氨硫脲容易引起严重的甚至致命的皮肤反应，且该药疗效差，主张放弃应用或乙胺丁醇替代，对异烟肼、利福平主要抗结核药在HIV（–）结核患者发生尚不严重的变态反应者可行脱敏疗法，但对HIV（+）的结核患者忌用脱敏疗法，否则可能引起严重后果。对异烟肼、利福平、吡嗪酰胺有严重毒副反应或过敏的患者可考虑选用毒副作用较低的第二线抗结核药物，如对氨基水杨酸异烟肼、氟喹诺酮等替代。

（8）预防性抗结核治疗

1）菌苗：卡介苗（BCG）不能预防结核感染，但可以有效预防感染者发病；BCG不能用于HIV阳性患者，因其可能引起播散性牛分枝结核菌减毒株感染，但可用于HIV阳性母亲分娩的婴儿。目前，一些新的结核菌苗正在进行临床试验，对于HIV阳性患者的安全性和有效性尚待进一步研究。

2）化学预防：美国疾病控制中心（CDC）推荐，对于确诊或疑似HIV感染患者，结核菌素试验直径＞5mm是化学预防的指征。也有一些专家认为直径＞2mm就应当实行化学预防。推荐的化学预防疗法有：异烟肼治疗1年，异烟肼加吡嗪酰胺治疗9个月，多药方案短程治疗。多药方案短程疗法较为方便，但较易因肝损害引起治疗提前终止。

利福喷丁副作用比利福平小，但在HIV阳性的结核病患者中易诱发结核菌对利福霉素耐药，因而一般不推荐。利福布汀的预防性治疗，在很多国家利福布汀已被批准用于严重免疫缺陷的HIV（+）者，对预防鸟分枝杆菌复合体（MAC）的作用较好，用利福布汀预防MAC的患者有望在结核病方面也获得保护作用。

常用的二线药物包括卷曲霉素、丙硫异烟胺、环丝氨酸、利奈唑胺、对氨基水杨酸等。

2. HIV感染的治疗（ART） 抗逆转录病毒药物的作用原理是阻断对HIV复制和功能具有重要作用的酶活性。高效抗逆转录病毒治疗（HAART）至少是3种抗逆转录病毒（ARV）药物的联合应用，尽管HARRT不能治愈HIV感染，但是能最大限度地抑制HIV的复治，增加疗效，降低耐药率。

（1）抗逆转录病毒药物：分为逆转录酶抑制剂（RTIs）和蛋白酶抑制剂（PI），前者包括核苷类逆转录酶抑制剂（NRTI）、非核苷类逆转录酶抑制剂（NNRTI）和核苷酸类逆转录酶抑制剂（NtRTIs）。

（2）抗病毒疗法

1）"鸡尾酒疗法"：是目前治疗 AIDS 较好的方法，即将 2 种核苷类逆转录酶抑制剂加一种非核苷类逆转录酶抑制剂或一种蛋白酶抑制剂（PLs）联合使用。

2）中医治疗：中医药治疗 AIDS 在国际上已取得相当的成功经验。单味中药如天花粉、黄芪、苦瓜、甘草、夏枯草、紫花地丁、芦荟、雷公藤等均具有抑制 HIV、增强免疫功能的作用。

3）免疫治疗：免疫调节制剂如 IL-2、IFN-γ 和 TNF 可增强细胞免疫功能，增强抗结核药物对 MTB 的杀伤及增强抗病毒作用。

（3）HIV/DR-TB 患者 ART 的起始时间：对 HIV/TB 患者进行抗病毒治疗可以提高其生存率，降低死亡率。由于抗结核药物和 ARV 药物会出现药物间相互影响，加重肝毒性，故对诊断结核病时未接受 HAART 的 HIV 感染者，一般建议在开始 HAART 前先完成抗结核的治疗。但对于艾滋病晚期患者，推迟 HAART 可能会影响患者生存，故建议对 $CD4^{+}T$ 淋巴细胞计数＜50/mm^3 的患者，一旦抗结核治疗有效，病情有好转即开始 HAART；对 $CD4^{+}T$ 淋巴细胞计数在 50～200/mm^3 的患者，在抗结核治疗强化阶段结束后开始 HAART。就 HIV/DR-TB 患者而言，抗结核治疗后开始 ART 的最佳时机尚未达成共识，2010 年 WHO 指南推荐患者结核病治疗 2～8 周内尽快行 ART 治疗。一项研究显示：在 ART 治疗前 3 个月诊断出结核病的患者死亡率比 ART 治疗 3 个月后诊断结核病患者的死亡率更高。这说明行 ART 治疗虽然仍有机会性感染，但是会帮助结核感染的患者提高生存率。Lancioni CL 等人对 HIV 病毒载量和 T 细胞数量的研究显示：HIV 与 TB 合并感染且 $CD4^{+}T$ 细胞数量＞350/μl 的患者中，单纯抗结核治疗组与结核和 HIV 同时治疗组比：$CD4^{+}T$ 细胞与 $CD8^{+}T$ 细胞数量没有明显差别，但同时治疗组 HIV 病毒载量明显降低。

（五）总结

尽管近几年来在 HIV/TB 诊断和治疗等方面有了不少的进步，目前仍有诸多问题有待解决。诊断依旧是 TB 的重点，虽然 IGRA 的发明使 TB 诊断有了较大的发展，但是 IGRA 不能区分潜伏性和活动性 TB，且其与 TST 一样，其灵敏度同样受 CD4 细胞计数影响，在重度免疫缺陷患者中具有较高的假阴性。同时，抗结核药物与许多抗逆转录病毒治疗药物有着许多相互作用，且分别具有不同的副作用，如利福平与非核苷酸类逆转录酶抑制剂及蛋白酶抑制剂类药物有着明显的相互作用，可显著降低后者的血药浓度。临床使用需调整剂量又需监测副作用。此外，HIV/TB 患者在 ART 后易发生 TB 相关的免疫重建炎症综合征（IRIS），对临床治疗造成严重影响。另外，随着近几年耐药结核病、耐多药结核病（MDR）、广泛耐药结核病（XDR）的全球性流行，HIV/TB 患者治疗日益困难。

（蒋瑞华　卢水华）

四、妊娠结核病

（一）定义和发病情况

妇女在妊娠期间发生结核病或育龄妇女在结核病未愈时出现妊娠称为妊娠结核病，最常见为肺结核。妊娠合并结核病的发病率各国报道不一致。我国育龄妇女多，又是结核病的高发国家，所以妊娠合并结核病在我国是一个常见问题。妊娠合并肺结核约占妊娠妇女的 2%～7%。

由于在妊娠结核病中有近半数患者缺乏明显症状，或症状与妊娠期某些生理反应极为相似，易被误诊或误治。目前抗结核治疗的迅速发展给妊娠结核病的诊治带来新机遇，同样面临新挑战。

（二）妊娠与结核病的相互影响

目前妊娠与结核病之间是否有相互影响说法不一，大多数学者认为结核病只要有正确合理的化疗作保障，妊娠不是导致结核病恶化、复发的原因。妊娠对结核病的影响已降至最低水平，但妊娠妇女必须经过妊娠、分娩和哺乳这三个生理阶段，因此绝不可低估这三个阶段对结核病患者带来的影响。

1. 妊娠对结核病的影响

（1）妊娠早期：早孕反应影响孕妇的进食及营养吸收，使体内代谢紊乱影响了机体的免疫力，表现为 T 细胞活性降低。

（2）妊娠期：胎儿生长迅速，既要满足母体本身的需要，又要满足胎儿营养和物质代谢，增加了整个机体的负担。由于孕妇及胎儿代谢的需要，母体肺通气量增加，产生过度通气现象；妊娠期血中雌激素浓度增加，可提高肺间质的亲水性，引起肺间质水肿，可使上呼吸道黏膜充血、肿胀和增厚，导致局部抵抗力下降，易发生感染。毛细血管通透性增加，易引起结核菌的播散；而妊娠期体内三酰甘油增加，有利于结核分枝杆菌的生长。

（3）妊娠晚期：子宫增大，腹内压增加，局部血管支气管引流不畅，也是感染的原因之一。

（4）分娩时：体力消耗明显，身体负担加重，抵抗力下降；同时分娩第二产程中肺内压增加，易导致咯血、呼吸衰竭及病灶播散。

（5）分娩后：膈肌下降，肺急剧扩张，容易使肺结核病灶播散。

2. 结核病对妊娠的影响

（1）结核病使妊娠并发症如妊娠中毒症、阴道出血和难产的发生率明显增加，有报道妊娠合并肺结核时流产率较正常孕妇高 9 倍。

（2）孕妇合并肺结核或肺外结核，由于机体抵抗力下降，存在导致妊娠妇女结核病血行播散的可能；肺结核病导致的剧烈咳嗽可造成流产及被迫中止妊娠；同时发生于第二产程的大咯血或呼吸衰竭可使母婴双亡。

（3）妊娠合并活动性肺结核，特别是病变范围较大、伴有心肺功能不全的孕妇，可严重损害自身及胎儿的健康。明显的结核中毒症状和呼吸道症状，可使孕妇发热、咳嗽、厌食、缺氧和营养不良，胎儿可因缺氧及能量供应不足，导致宫内发育迟缓或死胎，从而使流产、早产发生率增加。

（4）至于对胎儿或婴儿的感染较为复杂，结核分枝杆菌可通过感染的胎盘进入脐静脉而侵入胎儿体内造成全身感染，或"误吸"感染的羊水造成宫内感染或分娩时将结核分枝杆菌直接传播给婴儿。

（三）妊娠结核病的临床表现

1. 一般表现 1/3～1/2 的妊娠期结核病患者无明显症状或不易被察觉，最常见的临床表现：咳嗽（74%）、体重减轻（41%）、发热（30%）、不适及疲劳（30%）。妊娠妇女肺外结核较少见，肺外结核最常累及的器官有淋巴结、骨及肾。结核性乳腺炎少见。

2. 特殊表现

（1）宫内感染结核

1）感染方式：①胎儿吞入感染性羊水；②胎儿吸入感染性羊水；③经脐静脉血源性感染。

2）诊断标准：①肺内有原发综合征；②出生后几天内发热；③排除子宫外感染。

（2）急性粟粒性结核。

（3）腹膜结核。

（四）治疗

1. 孕妇和婴儿结核病的预防 目前国内外有关妊娠妇女化学预防的适应证和方案尚未制定统一标准。我国是结核病高流行国家，与菌阳肺结核密切接触的孕妇、有 HIV 感染或患有糖尿病的孕妇、临床怀疑有结核中毒症状的孕妇，经 PPD 试验证明有结核菌新近感染者，应进行化学预防治疗，异烟肼口服 6 个月；HIV 感染者的预防治疗需要延长 1 倍时间。

2. 维持及终止妊娠指征

（1）终止妊娠：一般主张早孕期间、胎儿器官形成期，为保证母体治疗效果，且从优生优育的角度出发，一旦出现下列情况均建议终止妊娠。

1）妊娠反应严重者或出现严重肺结核呼吸道症状和中毒症状。

2）各型肺结核进展期病变广泛及有空洞形成、反复咯血、痰涂片阳性者；肺结核伴有结核性脑膜炎、结核性心包炎等肺外结核；尤其是肾、肝、骨结核需长期治疗者。

3）妊娠使肺结核病情恶化，抗结核治疗效果差者。

4）结核病伴心、肝、肾功能不全，不能耐受妊娠、自然分娩及剖宫产术。

5）耐多药结核分枝杆菌感染者；HIV 感染或艾滋病孕妇合并结核病者；糖尿病孕妇合并结核病者。

6）治疗期间应用了大量的引发胎儿异常、可能造成新生儿先天不足的药物。

（2）终止妊娠时间一般为妊娠3个月内，若妊娠时间超过3个月者，应选择适当的抗结核药物治疗，并维持妊娠。终止妊娠后肺结核的治疗与一般人群相似，同时注意支持和免疫辅助治疗。

（3）继续妊娠：以下情况可继续妊娠。

1）初治或复治病例无明显耐药。

2）单纯肺结核。

3）无或有轻微的妊娠反应。

4）无心、肝、肾等严重合并症和并发症。

5）无子女的高龄初产妇。

6）上述患者具有剖宫产手术适应证者。

（五）妊娠结核病的药物选择

1. 用药原则 根据药敏试验选用药物，应当遵循的原则：既要有效，又要注意孕妇和胎儿的安全，避免给胎儿造成不利影响。

2. 可供选择的药物 迄今已明确肯定与胎儿畸形无关的抗结核药物有异烟肼、乙胺丁醇和吡嗪酰胺等。异烟肼为妊娠期结核病患者广泛使用的药物，虽能通过胎盘屏障，但其毒性反应小，可安全用于孕妇，未发现有致畸作用。乙胺丁醇也为妊娠结核病最常用的药物之一，但也有文献认为，其对幼畜也有一定程度的影响，在人体中未被证实。吡嗪酰胺的疗效好且对胎儿无明显副作用，可以选用。

3. 禁用或慎用的药物

（1）利福霉素类：包括利福平、利福布汀、利福喷丁等，在妊娠期都应避免使用。

（2）异烟胺类：包括乙硫异烟胺和丙硫异烟胺。有致畸作用，为孕早期禁用的药物，而在妊娠中晚期则对孕妇有较为明显的消化系统不良反应和肝损害现象。

（3）氟喹诺酮类：能抑制软骨发育，使关节软骨糜烂或肿瘤形成，属于禁忌药物。氧氟沙星在妊娠期和哺乳期均应禁止使用。

（4）氨基糖苷类：在妊娠期此类药物都属禁忌，尤其是链霉素，可引起婴儿先天性耳聋或眩晕，甚至终生耳聋。此外，卡那霉素、卷曲霉素、阿米卡星等也会对听神经产生不良反应，应当禁用。

（5）对氨基水杨酸：为妊娠结核病可选用的药物。口服，由于在妊娠期的胃肠道耐受性差，早被乙胺丁醇所替代。随着耐药结核病的增多，该药已广泛采用静脉途径，且由于其耐药率较低，该药对耐多药结核病的治疗在国外亦得到重新重视和高度评价。

我国防痨协会临床委员会1993年提出妊娠结核病治疗原则：①怀孕初3个月不应使用RFP；②避免使用氨基糖苷类抗生素；③避免使用硫胺类药；④禁止使用氟喹诺酮类药。

（六）手术治疗

除非必要，在妊娠期一般不行肺结核的外科治疗。若出现结核性支扩反复大量咯血或结核性脓胸，孕妇如无禁忌，经周密术前准备后可施行手术。手术时间以孕期16～28周内进行为宜，因在妊娠头 3 个月易致流产，后 2 个月易致早产，不宜进行手术。

（七）妊娠结核病处理需要关注的几个问题

1. 晚期妊娠和产褥期结核感染的控制 妊娠期间结核感染的控制与其他结核病感染的控制是相同的，对有潜在传染性的孕妇，即菌阴的病人，只要是敏感菌，一般应用含 HR 的方案治疗 2 周后，可变为无传染性，或没有传染的危险，可以正常分娩。如果为菌阳或 MDR-TB 的母亲，则应严格隔离，产后婴儿与母亲应隔离。涂阳肺结核母亲所分娩的婴儿，应该接受预防性 INH 5mg/kg，于第 6 周时做结核菌素试验，如果为阴性则接种 BCG，停止预防性化疗，若为阳性，则应该考虑是否为先天性或者宫内感染结核病，需除外上述情况后才能进行预防性化疗。在美国，BCG 的接种只是对那些与有传染性或者 MDR-TB 病人有接触者，但对 HIV 感染的婴儿不主张接种 BCG 预防结核病，因 BCG 为活菌苗，有播散感染的可能。

2. 哺乳喂养 近年的研究认为第一线抗结核药物在母乳中的含量差异性很大，利福平分泌到乳房中约为血浆的 20%，转运到乳汁中则为母亲药量的 0.05%，不会引起副作用。吡嗪酰胺分泌到乳汁中的量很小，约为摄入量的 0.3%。链霉素分泌到乳汁中与血浆比值为 0.5～1.0，但因为它不被吸收或被胃酸破坏，故经胃肠道对婴儿无影响。乙硫异烟胺在乳汁与血浆的比值为 1。上述这些药物一般哺乳期可以应用，美国儿科和呼吸科也认为可以应用。但必须注意的是，婴儿是否也因结核感染而接受抗结核药物的治疗，来自乳汁中的药物会增加中毒反应的危险性，应该停止母乳喂养或者母亲在哺乳后服药，为减少因 INH 引起的维生素 B_6缺乏，可适当补充维生素 B_6。较合理的方法，是母婴同时需用抗结核药物治疗时，应行动学监测以调整剂量，主要是调整婴儿的用药剂量，达到适宜、合理的有效血浓度而避免毒副作用。

（八）预后

近年的研究一般认为母亲和胎儿的预后与结核病的部位、有无肺外结核病、确诊时间早晚和治疗是否延误及得当有关，在并发肺外结核如急性血行播散型肺结核合并结脑，常增加母亲病残率和病死率。而在妊娠早期即确诊肺结核并及时接受适当治疗，其预后与非妊娠结核病相比均无显著性差异，预后良好。

（蒋瑞华）

五、肾功能不全患者的抗结核治疗

肾功能不全特别是慢性肾衰竭时，患者中性粒细胞功能低下，单核细胞和淋巴细胞功能异常，使免疫功能明显减低，加之营养不良，亦并发结核感染，特别是血液透析患者，结核的发病率甚至 10 倍于正常人。慢性肾衰竭患者并发结核时，以肺外结核多见，其中以淋巴结核最为多见。这些患者抗结核治疗时需要密切监测肝肾功能及抗结核药物的不良反应，耐药结核病更是如此。而肾脏是药物排泄的主要途径，肾功能不全时药物代谢与排泄进程缓慢，表现为药物分解代谢基本正常，而还原反应和水解反应缓慢。故肾功能不全合并结核病患者不仅要注意结核药物对肾功能的影响，也应注意因肾功能不全导致药物蓄积等引起的毒性增加。

（一）治疗原则和药物选择

（1）继续治疗肾脏原发疾病。

（2）根据各类肺结核定义分别采用与其肺结核分类相对应的方案治疗。

（3）保护肾功能避免或尽量避免选用对肾脏有损害的药物，如氨基糖苷类、氟喹诺酮类主要经肾脏排泄，大部分以原型由尿排出，而乙胺丁醇则部分经肾脏排泄。倘有替代药物则应避免使用氨基糖苷类药物、氟喹诺酮类药物和乙胺丁醇，否则需与肺结核患者慎重沟通，可采用间歇式的用药方式。吡嗪酰胺的代谢途径是通过生成吡嗪酸自尿液排泄，应减量使用。利福平和利福喷丁主要从胆汁排泄，仅小部分从肾脏中清除，肾衰竭时不建议使用。选用异烟肼抗结核治疗是比较安全的，异烟肼乙酰化后大部分从肾脏排泄，肾衰竭时应减量，但可被透析清除。

（4）伴肾功能不全的结核病患者应慎重使用二线抗结核药物，剂量和服药间隔应根据肌酐清除率进行调整（表 5-8）。肾衰竭患者避免使用氨基水杨酸，以防酸中毒进一步加剧。此外，肾衰竭患者禁用氨硫脲，因其治疗剂量接近中毒量，安全性小。

（5）治疗过程中应同时行护肾利尿治疗，必要时血液透析治疗，并密切监测肾功能，及时调整抗结核药物剂量或间歇用药。

表 5-8　肾衰竭时抗结核药物剂量调整

药物	调整方法	推荐药物剂量和用药次数（肌酐清除率＜30ml/min 或血液透析）
异烟肼	不变或间歇用药	300mg，每日 1 次，或 900mg，每周 3 次
利福平	不变或间歇用药	600mg，每日 1 次，或 600mg，每周 3 次
吡嗪酰胺	间歇用药	25～35mg/kg，每周 3 次
乙胺丁醇	间歇用药	15～25mg/kg，每周 3 次
左氧氟沙星	间歇用药	750～1000mg/kg，每周 3 次
莫西沙星	不变	400mg，每日 1 次
环丝氨酸	间歇用药	500mg，每周 3 次
乙硫异烟胺	不变	15～20mg/kg，每日 1 次
对氨基水杨酸	不变	每次 4g，每日 1 次
链霉素	间歇用药	12～15mg/kg，每周 2～3 次
卷曲霉素	间歇用药	12 ~ 15mg/kg，每周 2 ~ 3 次
阿米卡星	间歇用药	12 ~ 15mg/kg，每周 2 ~ 3 次

（二）治疗方案

1. 初治、复治肺结核　方案同非肾功能不全的结核病患者，但需遵循药物选择原则。

2. 耐药结核病 方案同各类型耐药结核病，但需遵循药物选择原则进行药物替代。

（1）含 R 或 H 耐药者，可选择 PAS（Cs）、PZA、Pto（H 或 R）联合 Mfx。

（2）可慎重选择氨基糖苷类和氟喹诺酮类药物，但需密切监测肾功能变化。

（3）MDR-TB 的患者可加用第 5 组药物，如 Clr、Amx/Clv 等。

（三）化学治疗方案的实施

（1）初治患者原则上采用短程化疗的方案，疗程不可短于 6 个月，方案中吡嗪酰胺至少使用 2 个月，利福平必须贯穿全疗程，建议尽量采用全程每日用药方式。治疗方案分强化期和巩固期 2 个阶段。强化治疗阶段，以期达到尽快杀灭各种菌群、保证治疗成功的目的。继续治疗阶段，其目的是巩固强化阶段取得的疗效，继续杀灭残余菌群。强化期结束时的处理如下。

（2）采用间歇用药方式治疗时，全疗程必须实施 DOT 管理（督导给药）。

（3）根据肾功能情况严格调整药物剂量。

（4）需在督导员严密管理下完成治疗和检查。

（四）注意事项

（1）对于通过肾脏排泄的药物，一般原则是延长用药的间隔时间，而不是减少用药的剂量。

（2）应考虑血清药物浓度监测，确保足够的药物吸收，无过度的药物蓄积，避免毒性反应，特别是使用注射剂、乙胺丁醇或环丝氨酸治疗时。

（3）异烟肼、利福平、乙硫异烟胺和对氨基水杨酸不在肾脏清除，不需调整剂量。

（4）对于肌酐清除率＜30ml/min 或正在接受血液透析的患者，根据剂量调整指南调整用药剂量。对于轻度肾功能受损或腹膜透析患者剂量的调整经验不多。

（5）肾衰竭时血液透析后用药较为安全。

（6）密切监测神经毒性的临床表现。

（7）肥胖患者氨基糖苷类药物、吡嗪酰胺和乙胺丁醇的剂量应通过理想体重（男：50kg+2.3kg/身高＞1.5m，女：45kg+2.3kg/身高＞1.5m）计算确定。

（郝晓晖）

六、结核病合并肝功能不全

（一）肝功能不全的定义

当肝脏受到某些致病因素的损害，可能引起肝脏形态结构的破坏（变性、坏死、肝硬化）和肝功能的异常。但由于肝脏具有巨大的储备能力和再生能力，比较轻度的损害，通过肝脏的代偿功能，一般不会发生明显的功能异常。如果损害比较严重而且广泛（一次或长期反复损害），引起明显的物质代谢障碍、解毒功能降低、胆汁的形成和排泄障碍及出血倾向等肝功能异常改变，称为肝功能不全（hepatic insufficiency）。肝功能不全指间隔2周以上、连续2次检测谷丙转氨酶＞正常值上限或总胆红素＞正常值上限。

肝脏是药物浓集、转化和代谢的主要场所，药物代谢一方面受肝脏健康状态的限制，同时肝脏也受药物及代谢产物的影响。大多数的抗结核药物均可造成不同程度的肝脏损害，尤其对于肝脏基础差的各型病毒性肝炎、酒精中毒性肝炎、营养不良和老年患者。由于结核病的治疗原则是多种药物联合应用，故肝损害的发生频率较高，其中以H、R、Z、Th等药物所致的肝损害最为多见。

（二）药物性肝损害的机制

肝脏是人体新陈代谢和解毒的重要器官，其解毒功能主要依靠肝细胞的各种合成酶和解毒酶完成。脂溶性较强的药物由于与肝细胞有一定的亲和力，更易造成肝损害。

1. 药物在肝脏代谢 药物进入人体后，均要经过吸收、分布、代谢、排出体外等过程，药物在体内经转化才能变成容易排出体外的物质，这种转化过程称为生物转化。生物转化主要在肝脏经两个程序完成：①氧化、还原和水解反应（又称第Ⅰ项反应）；②合成反应（又称第Ⅱ项反应）。参与反应的酶主要是细胞色素P450、葡萄糖醛酸转移酶及多种还原酶等。药物经过第一程序后产生的部分代谢产物可排出体外；另一部分转化为有毒物质而损害肝脏。这些代谢产物还要经第二个程序的作用才可变为活性较低的产物而排出体外；或者转化为烷化剂或芳化剂对肝脏造成损害或无损害。

2. 肝脏疾病对药物代谢的影响 发生肝脏疾病时必然导致肝功能减退，也必将干扰药物在体内的代谢过程，造成药效降低，甚至可因药物的毒性反应进一步加剧肝脏损害。肝脏疾病时，有多种因素影响药物代谢和药物血浓度：

（1）慢性肝病致肝硬化时由于肝脏本身血流量减少，而形成较多的侧支循环，药物可不经门静脉而直接进入侧支血流，其结果使药物生物利用度增加，作用增强，但需经肝脏代谢后才显示药效的药物则作用减低。

（2）肝病时肝脏的微粒体酶合成减少，活性减低，药物代谢速率减慢而引起药物蓄积。

（3）肝病时蛋白代谢障碍，血浆蛋白产生受阻，影响药物与血浆蛋白的结合，其结果使游离部分增加，药物蓄积于体内增加了毒性反应。

（4）肝病时肝脏对药物的灭活能力降低，也导致半衰期延长，如不调整用药剂量，毒性反应将大大增加。

（5）肝病时胆汁的排泄功能降低，将不同程度地阻碍药物从胆汁排泄。

对以肝脏代谢为主要代谢途径的药物，如异烟肼、利福平、利福喷丁、利福布汀、吡嗪酰胺、丙硫异烟胺、克拉霉素等，受肝脏状态的影响是非常显著的，特别对老年患者，营养不良、酒精中毒患者应适当调整用药剂量。

3. 药物性肝损害的原因 药物在肝脏代谢的过程中，可因药物过敏或药物中毒而发生肝损害。药物代谢所产生的代谢产物可直接或间接损害肝脏组织结构和肝脏功能。而机体对药物的特异质反应是造成肝损害的另一方面原因。

（1）药物直接损肝：药物经细胞色素P450氧化还原而产生自由基或亲电子基，自由基通过脂质过氧化而使肝细胞膜受到破坏，释放溶酶体使酶膜通透性增加甚至崩溃，水解酶大量外溢导致肝细胞坏死；亲电子基与肝细胞的大分子蛋白共价结合，正常情况下通过与葡萄糖醛酸结合而解毒；或亲电子基代谢物与谷胱甘肽结合而解毒。但患肝病时或所服药量超出解毒能力，造成谷胱甘肽缺乏，即可造成肝细胞坏死。

异烟肼和吡嗪酰胺最容易引起肝损害，并随剂量的增加而加重。异烟肼在肝脏经细胞色素 P450 作用，代谢转化为活性毒性代谢产物乙酰肼，乙酰肼与肝内大分子物质共价结合，即造成肝坏死。同时在转化为乙酰肼过程中，消耗大量谷胱甘肽而加重肝损害。利福平除因胆汁竞争性排泄作用而导致黄疸外，对肝脏损害并不严重。但利福平和异烟肼联合应用时，利福平刺激微粒体酶加速乙酰肼合成，因此，肝损害加重。

（2）药物间接损肝：药物干扰肝细胞正常代谢的某个环节，造成肝细胞的脂肪变性和肝细胞坏死或胆汁淤积。如药物影响蛋白质合成时，即可导致肝细胞变性和肝细胞坏死。药物通过对肝细胞膜运载胆盐受体的干扰，对细胞的流动性、ATP 酶的活性、细胞骨架及细胞质膜完整性的干扰而影响胆汁分泌及造成胆汁的淤积，引起黄疸。

（3）免疫性肝损害：由于遗传基因的变异，使药物代谢酶系统功能呈多态现象或缺陷，造成药物代谢的个体差异。药物被细胞色素 P450 转化后，其代谢产物与肝细胞的部分成分结合成为半抗原，诱发免疫性肝损害。

（三）肝功能不全的类型

1. 肝细胞损害型 谷丙转氨酶/碱性磷酸酶＞5 时，提示肝功能不全为肝细胞损害型，此类患者约占 25%。

2. 胆汁淤积型 谷丙转氨酶/碱性磷酸酶＜2 时，提示胆管损害，肝功能不全属胆汁淤积型，约占 35%。

3. 混合型 2≤谷丙转氨酶/碱性磷酸酶≤5 时，为混合损害型肝功能不全，约占 40%。

肝穿刺活检证明，发生药物性肝损时可造成肝细胞脂肪变性、肝细胞坏死、胆汁淤积等。依据肝损害的程度而有不同的临床经过。轻者仅发生点状及灶性坏死，或急性弥漫性肝炎，表现为一过性转氨酶增高，重者可出现肝带状、块状坏死，表现为脂肪、蛋白代谢障碍，亦可有黄疸或急性肝衰竭表现，病情凶险，病死率高。

（四）肝功能不全严重程度分级

1. 肝功能异常 正常值上限＜谷丙转氨酶≤2倍正常值上限，患者无相关症状和体征。

2. 轻度肝损害 2 倍正常值上限＜谷丙转氨酶≤3 倍正常值上限，或 2 倍正常值上限＜总胆红素≤3 倍正常值上限，病人无症状或仅有轻微症状。

3. 中度肝损害 3 倍正常值上限＜谷丙转氨酶≤5 倍正常上限，或 3 倍正常值上限＜总胆红素≤5 倍正常值上限；或 2 倍正常值＜谷丙转氨酶≤3 倍正常值上限和总胆红素＞2 倍正常值上限（或伴有上腹部饱胀不适、食欲下降、恶心呕吐等肝损害症状和体征）。

4. 重度肝损害 谷丙转氨酶酶明显升高或/和总胆红素＞5 倍正常值上限，病人出现明显肝损害症状和体征。

5. 肝衰竭

（1）谷丙转氨酶＞正常值上限5倍。

（2）胆红素平均每天上升17μmol/L。

（3）凝血酶原活动度＜40%。

（4）病人极度乏力、厌食、呕吐。

（5）肝脏进行性缩小，黄疸进行性加深。

（6）出现腹水、水肿、出血倾向。

（7）发病10天内出现精神症状。

（8）肝性脑病，肝肾衰竭。

符合（1）、（2）或（3）及（8）中两条即为肝衰竭。

（五）结核病合并肝功能不全的用药原则

1. 以下情况的结核病患者可以采用通常的抗结核治疗方案

（1）没有临床慢性肝病依据的乙肝病毒携带者。

（2）既往急性肝炎病史及过度饮酒，但治疗前肝功能正常的患者。

然而，需要预计到这些患者抗结核治疗过程中发生肝毒性的可能性明显增高，需在治疗过程中密切监测肝功能指标。根据肝功能情况及结核病病情调整抗结核治疗方案及剂量。亦可做血药浓度监测，肝功能持续升高时必须停药观察。可在保肝治疗的同时进行抗结核治疗。治疗中出现多项肝功能指标异常，特别在转氨酶超过2倍正常上限，碱性磷酸酶超过1.5倍正常上限，胆红素增高，或出现蛋白代谢障碍时需立即停药保肝治疗。

2. 针对已有肝功能不全患者的抗结核药物分类

第一组（可用药物）：链霉素、卡那霉素、阿米卡星、卷曲霉素、乙胺丁醇、莫西沙星、加替沙星及左氧氟沙星。

第二组（选用药物）：异烟肼、利福喷丁、氯法齐明、克拉霉素、阿莫西林/克拉维酸、利奈唑胺、对氨基水杨酸异烟肼及环丝氨酸。

第三组（慎用药物）：利福平、利福布汀、吡嗪酰胺、丙硫异烟胺、对氨基水杨酸及氨硫脲。

3. 不同程度肝功能损害患者的抗结核治疗用药原则

（1）肺结核患者根据各类肺结核定义分别采用与其肺结核分类相对应的方案治疗。

（2）对于肝功异常患者，上述3组药物均可选用，至少每2周监测1次肝功能，并建议同时加用护肝药物。

（3）对于轻度肝损害患者，上述3组药物均可选用，但组成的抗结核治疗方案中仅可包括1种第3组药物，至少每10天监测1次肝功能并同时加用护肝药物。

（4）对于中度肝损害患者，在第1及第2组药物中组成抗结核治疗方案，不建议选用第3组药物，并同时护肝，至少每周监测肝功能1次。

（5）对于重度肝损害患者，在第1组药物中选择组成抗结核治疗方案，不建议使用第2及第3组药物，建议在消化科专家指导下护肝，至少每3天监测肝功能1次。

（6）对于肝衰竭的患者，不建议使用任何抗结核药物，建议立即至消化科专科接受诊治。

（六）药物性肝损害的处理

抗结核药物造成肝损害，主要为肝细胞中毒性损害和过敏性损害，究竟是哪一种机制引起尚难以区分。在发生严重的药物性肝损害时，由于病情重、进展快，临床上需严格区分肝损害发生的机制，因其对治疗有非常重要的意义。

（1）祛除引起肝损害的病因，停止一切可导致肝损害的药物。

（2）加速肝细胞的解毒，促进肝细胞恢复和再生。

1）应用还原型谷胱甘肽：目的是补充因药物毒性作用所致的肝内谷胱甘肽缺乏，并使肝细胞免受氧自由基的损害，保护肝细胞，利于药物代谢。

2）葡醛内酯：在肝内与毒物结合起解毒作用。

3）甘草酸二铵：甘草酸二铵可抑制氧自由基和过氧化脂质形成，阻止肝细胞损害；减少过敏介质形成，利于肝细胞的解毒。

4）硫普罗宁：可使肝细胞线粒体中的 ATP 酶活性降低，清除氧自由基，发挥解毒和组织细胞保护作用。

（3）促进肝细胞恢复和再生

1）促肝细胞生长肽可以刺激肝细胞 DNA 合成，促进肝细胞再生。

2）高血糖素–胰岛素治疗，可有效防止肝细胞坏死，具有促进肝细胞再生和调整氨基酸代谢的作用。

3）交替静脉滴注血浆蛋白和血浆：肝衰竭时清蛋白合成障碍，输入清蛋白有助于肝细胞再生，减轻高胆红素血症。输入血浆提高渗透压，减少渗液，增加补体，增强抵抗力。

4）适当应用大剂量 B 族维生素。

（4）促进黄疸消退：早期短程应用激素有助于黄疸消退，但看法不一。

（5）对症处理：卧床休息，补足液量、热量和必要的电解质。

（6）积极处理腹胀：可采用大剂量助消化的酶类和胃肠动力药等。

（7）如有出血倾向和肾衰竭，予以相应处理。

（桂徐蔚）

七、结核病合并血细胞缺乏

结核病患者治疗前后及治疗过程中，进行血液常规检查时经常出现血细胞缺乏情况，分析原因不尽相同，对患者的病情及治疗有不同程度的影响，临床工作中应重视结核病合并血细胞缺乏的及时发现和处理。

当结核病合并血细胞缺乏时，常见的症状为：贫血、发热和感染、出血倾向、脾大，乏力等。一旦发现相关症状应及时复查血常规，必要时行骨髓穿刺检查以了解血细胞缺乏原因，并及时治疗。体征上可表现为：贫血容貌，皮肤瘀点瘀斑，牙龈出血、肿胀，血尿等。

结核病合并血细胞缺乏一般可分为以下三种类型：①继发于结核病的血液学异常。有文献报道结核病可继发贫血、类白血病反应、白细胞减少、血小板变化等血液学改变。②抗结核药物所致的血细胞缺乏。③结核病合并血液系统疾病所致的血细胞缺乏，如再生障碍性贫血、脾功能亢进、特发性血小板减少性紫癜、急慢性白血病、骨髓异常增生综合征等。临床工作中较为常见的是前两种原因所致的血细胞缺乏。结核病合并血常规三系异常有以下特点：贫血是结核病最常见的血液系统表现之一。继发于结核病所致贫血，多以轻中度贫血为主，大部分为正细胞正色素性贫血，有 10%～20%的患者表现为小细胞低色素贫血。结核病患者贫血的原因，一般认为，结核病是一种消耗性疾病，结核菌感染后出现食欲下降、造血原料缺乏，以及长期慢性咯血导致失血等。同时，结核病患者存在多种免疫调节异常，免疫活性细胞产生的炎性细胞因子，如肿瘤坏死因子（TNF-α）、白细胞介素-1（IL-1）、IL-6 和干扰素-γ（IFN-γ）等大量释放，同时继发脾功能亢进，红细胞大量破坏，导致贫血。因此，在治疗结核病合并贫血时要注意原因的分析，在抗结核治疗的同时，选择不同纠正贫血的方法。白细胞变化主要以白细胞减少多见，中性粒细胞绝对计数$<0.5\times10^9$/L 时称为粒细胞缺乏，通过对白细胞变化与结核病患者病情分析发现，各类细胞减少特别是白细胞减少是结核病病情严重的表现之一。经过抗结核及对中重度白细胞减少患者予以升白细胞治疗后，大部分患者的白细胞在 4 周内上升，病情也有好转。所以对于一些中重度白细胞减少患者进行抗结核治疗的同时可以选择一些升白细胞药物，以提高治疗效果，缩短病情改善时间。研究认为，免疫性损害是结核病患者血小板减少的重要因素；此外，造血干细胞和造血微环境的改变、血小板大量丢失、继发脾功能亢进也是血小板减少的重要原因之一。研究发现对于结核病合并有血液学改变的病例来说，抗结核治疗 4 周后痰菌转阴率相对较低，可能与继发有血液学改变的肺结核患者病情相对较重、治疗过程中易出现肝肾功能损害而药物调整过于频繁有关。因此，继发有血液学改变的肺结核患者痰菌转阴时间可能更长，治疗更加困难。

几乎所有的抗结核药物都可能引起血液系统异常。抗结核药物影响造血物质的吸收和干扰代谢，主要见于红细胞发育不全、缺铁性贫血、铁粒幼细胞性贫血等；抗结核药物可引起机体变态反应，变态反应可为Ⅰ、Ⅱ或Ⅲ型单独或同时出现，Ⅰ型变态反应少见，与药物剂量无关，一次服用数分钟后即可发生速发反应；对骨髓造血系统的直接毒性抑制作用 RFP、INH、PAS、SM 都能引起中性粒细胞减少，不仅有免疫损害，还对骨髓组织有毒性作用，有报道 RFP 引起的中性粒细胞减少，其骨髓细胞增生不良。抗结核药物引起血液系统损害，既有红细胞、白细胞或血小板单系改变，也有两系或多系统受到损害。临床以粒细胞缺乏最常见，其次是溶血性贫血和血小板减少。抗结核药物致血液系统损害的表现为：致红细胞发育不全（INH）；致缺铁性贫血（INH、PZA）；致铁粒幼细胞性贫血（INH、PZA、Cs）；致巨幼红细胞性贫血（INH、PZA、Cs）；致免疫性溶血性贫血（RFP、INH、PAS、Sm、EMB、Ofx）；致 G-6-PD 溶血性贫血（PAS、Sm）；致单纯红细胞再生障碍（INH、PAS）；致再生障碍性贫血（RFP、INH、PAS、Sm、EMB、Ofx）；致叶酸缺乏性贫血（Cs）；致白细胞减少（RFP、INH、PAS、SM、Cm、EMB、

Rfb、Ofx）；致粒细胞缺乏症（RFP、INH、PAS、Cm、Ofx）；致类白血症反应（RFP、PAS）；致血小板减少（RFP、INH、PAS、Sm、Cm、EMB、PZA、Ofx）；致血小板减少性紫癜（RFP、Pto）；致血小板溶解（Ofx）。

早期，正确地处理血细胞缺乏是保证患者依从性、取得较好疗效的关键。

1. 粒细胞受损时的处理原则

（1）白细胞（3～4）$\times 10^9$/L：维持原治疗方案，在严密检测下进行抗结核治疗（每周复查一次或两次血常规）。

（2）白细胞（1～3）$\times 10^9$/L：停用所有可能引起骨髓抑制的药物，积极给予升白细胞治疗，每周复查 2 次血常规。

（3）白细胞 $< 1\times 10^9$/L：停用所有抗结核药物，并给予集落刺激因子，皮下注射集落刺激因子 2μg/kg（或 50μg/m^2），每日 1 次。如皮下注射有困难，可改为静滴，成人 5μg/kg（或 100μg/m^2），儿童 2μg/kg（或 100μg/m^2）。

（4）当白细胞恢复至 4×10^9/L，且中性粒细胞恢复至 2×10^9/L 以上时：在严密监测血常规的情况下，可逐步恢复抗结核资料，尽量避免使用可能引起骨髓抑制的药物。

2. 常用的升白细胞药物

（1）利可君。药理作用：利可君在水中难溶，但服用后在十二指肠中处于碱性条件下，与蛋白结合形成可溶性物质迅速被吸收，同时在酶的作用下利可君的巯基在细胞中游离出来而起到解毒作用，对白细胞形成刺激剂。该药物促进白细胞增生，主要用于预防、治疗白细胞减少症，治疗再生障碍性贫血及血小板减少症，预防和治疗放射线照射、化学药物所引起的白细胞减少等病症，特别是与放射线疗法或抗肿瘤药品合并使用，疗效更佳。用法用量：20mg/次，一日 3 次或遵医嘱，口服。

（2）鲨肝醇。药理作用：本品为动物体内固有物质，在骨髓造血组织中含量较多，可能是体内造血因子之一，有促进白细胞增生及抗放射线作用，还可对抗由苯中毒和细胞毒类药物引起的造血系统抑制。用法用量：口服，成人 50～100mg/d，分 3 次服，4～6 周为 1 个疗程；儿童每次剂量为 1～2mg/kg，一日 3 次。不良反应：偶见口感，肠鸣音亢进。

（3）粒细胞集落刺激因子。药理作用：本品为由 DNA 重组技术产生的人粒细胞集落刺激因子（G-CSF），可与靶细胞膜受体结合而起作用。主要刺激粒系细胞造血，也可使多能造血干细胞进入细胞周期；促进髓系造血祖细胞的增殖、分化和成熟，调节中性粒细胞系细胞的增殖、分化、成熟；并促使中性粒细胞释放至血流，使外周中性粒细胞数量增多，并提高其功能及吞噬活性。用法用量：中性粒细胞减至 1×10^9/L（白细胞数 2×10^9/L）以下的成人患者或 0.5×10^9/L（白细胞数 1×10^9/L）的儿童患者，在使用化疗药品后，皮下注射本品 2μg/kg（或 50μg/m^2）每日 1 次。如皮下注射有困难，可改为静滴，成人 5μg/kg（或 100μg/m^2），儿童 2μg/kg（或 100μg/m^2）。不良反应：偶有皮肤发红、皮疹，有时会有食欲不振、恶心、呕吐等消化道反应及肝功能损害；可引起骨痛、腰痛、胸痛等；还可能引起发热、头痛、倦怠、心悸、尿酸和肌酐升高等。

3. 存在血小板受损时的处理原则

（1）血小板（80～100）$\times 10^9$/L：维持原治疗方案，在严密监测下继续抗结核治疗（每周复查1次或2次血常规）。

（2）血小板（30～80）$\times 10^9$/L：停用可疑药物，并应用升血小板药物。

（3）血小板<30$\times 10^9$/L 以下：应密切监测出、凝血时间。有出血倾向时，应及时给予输注血小板或新鲜全血。

4. 常用升血小板药物 白介素-11。药理作用：本药是应用基因重组技术生产的一种促血小板生长因子，可直接刺激造血干细胞和巨核细胞的增殖，诱导巨核细胞的成熟分化，增加体内血小板的生成，从而提高血液血小板计数，而血小板功能无明显改变。适应证：用于实体瘤及非髓性白血病患者，前一个疗程化疗后发生Ⅲ/Ⅳ度血小板减少症，下一个疗程化疗使用本药，以减少患者因血小板减少引起的出血和对血小板输注的依赖性。用法用量：推荐剂量为25μg/kg，于化疗结束后24～48h开始或发生血小板减少症后皮下注射，每日1次，疗程一般7～14天。血小板计数恢复后应及时停药。不良反应：大部分不良反应为轻至中度，停药后迅速消失。各系统不良反应表现如下：

（1）全身性：水肿、头痛、发热及中性粒细胞减少性发热。

（2）心血管系统：心动过速、血管扩张、心悸、晕厥、房颤及房扑。

（3）消化系统：恶心、呕吐、黏膜炎、腹泻、口腔念珠菌感染。

（4）神经系统：眩晕、失眠。

（5）呼吸系统：呼吸困难、鼻炎、咳嗽次数增加、咽炎、胸膜渗出。

（6）其他：皮疹、结膜充血，偶见用药后一过性视力模糊。

当出现贫血时，轻至中度贫血可在严密监测血常规下使用大部分抗结核药物，重度贫血可行成分输血治疗，并鉴别贫血原因以治疗原发病。如由于结核病继发性贫血，在结核病情控制后，贫血可得到不同程度纠正。血红蛋白很少受药物影响，一旦发生溶血性贫血可危及患者的生命。有些结核病患者尤其是重症结核病患者，在抗结核治疗前后由于结核菌毒素的作用，或因食欲不振长期处于营养不良状态，存在不同程度的贫血，因此血红蛋白的变化应与患者治疗前水平或前次复查结果比较，当血红蛋白较前下降30g/L时，在排除其他原因引起的血红蛋白下降后，应该考虑为抗结核药物引起的骨髓抑制或溶血，停用可疑药物。当出现严重造血功能障碍时需注意并发症的预防。如血小板减少时应注意预防出血，粒细胞减少时应注意预防感染，必要时少量输入新鲜血或成分输血，以尽快缓解症状。如出现血红蛋白尿时，给予大量补液，保证有足够的尿量排出，并使尿液呈碱性，注意电解质平衡。如为血液系统原发疾病或其他系统疾病导致，应积极治疗原发病。

建议使用抗结核药物前应详细了解病史，检查血常规，结合病情及年龄决定是短程化疗还是标准化疗。临床医师应高度重视血液系统方面的检查，定期复查血常规，发现异常，及时停药，并进行积极治疗。药物性血液系统不良反应一般不应行脱敏治疗。绝大多数药物性血液系统异常的患者经正确处理后能逐渐恢复正常，但当发生再生障碍性贫血、骨髓纤维化时预后差，严重时可导致死亡，应高度警惕。

（何　娅）

第十节　复治结核病

复治结核病由于治愈率低，已经成为结核病控制中的难题，亦是耐药、耐多药结核病产生的重要来源。对复治患者进行早期、规范化治疗，是提高患者治愈率、减少耐药的发生、降低病死率的重要干预措施。

一、定　义

复治结核病的定义包括以下四种情况：①初治失败的患者；②初治规则用药满疗程、临床治愈后又复发的患者；③初治不规律化疗超过 1 个月的患者；④慢性排菌患者。其中前三种情况属于初次复治的人群，WHO 将这些人群又定义为Ⅱ类结核病患者。第四种情况属于多次复治人群，WHO 定义为Ⅲ类结核病患者。

初治失败的患者是指通过正规抗结核治疗，在第 5 个月或是疗程结束时痰（或其他样本）涂片和培养仍为阳性者。

规则用药满疗程后复发者，又称初治复发者，是指初次结核病经规则抗结核满疗程后（＞6 个月），再次出现活动性结核的表现。复发性活动性肺结核可以为菌阴或者菌阳，复发性肺外结核可以合并肺结核或单纯肺外结核病。

不规则化疗超过 1 个月的患者是指在初次患病时，由于依从性差或者药物不良反应导致患者不规律使用抗结核药物，或者患者一度规律服用抗结核药物，但疗程未满自行停药。患者的累计抗结核治疗时间＞1 个月。

慢性排菌的患者是指经过至少 2 个疗程的治疗仍未痊愈，出现痰菌持续阳性者，这类患者绝大多数为耐多药者。

二、症状和体征

复发结核病患者的症状与初发患者类似，症状可以在停药后数月出现，也可以在数年甚至数 10 年才出现。但是仍有 10%左右的患者没有任何症状，是在疗程结束后的常规复查中发现的。

（一）呼吸道症状

复发肺结核病患者大部分有呼吸道症状，例如咳嗽、咳黄脓痰、咯血等症状，初治结束的时间间隔不定。如果病灶累及胸膜，可能会合并胸痛，如肺组织破坏严重，可出现胸闷、气促和呼吸困难。在复发患者中，Ⅱ类结核病患者的症状较慢性排菌者相对较轻，慢排者由于长期带菌，病灶持续恶化，咳嗽、咳黄脓痰症状较重，往往会出现大咯血。

（二）全身症状

可有发热，但出现的比例不高，多为午后低热，但也可出现高热，如合并浆膜腔积液。

慢排者如合并感染也可能出现中、高热。另外可见盗汗、乏力、纳差、体重减轻等症状，慢排者因长期消耗，甚至会出现类似恶液质的表现。

（三）肺外症状

肺外结核病的复发可以出现与发病部位相关的局部症状和全身症状。例如结核性脑膜炎可出现头痛、恶心和呕吐等神经系统症状或者原有的症状缓解后再次加重；结核性胸膜炎可出现胸痛、胸闷、活动后气促等症状；骨结核患者可有局部的疼痛，活动受限。

（四）体征

胸部阳性体征因肺部病变大小、程度、有无并发症而差异很大且缺乏特异性。肺部病变较广泛时可在病变局部闻及湿啰音。大面积浸润病变、干酪性肺炎、肺不张时可闻及管状呼吸音。局限性的中小水泡音常提示有空洞或并发支扩。广泛肺损害可呈现呼吸衰竭、发绀及杵状指（趾）等体征。肺外结核可有相应的体征，例如神经系统出现颅内高压的体征，累及脑实质后会出现椎体外系的体征；结核性胸膜炎出现胸膜腔积液的体征；骨结核出现局部压痛，甚至局部的皮下脓肿。

三、实验室检查

（一）病原学检查

细菌学检查阳性是确诊的依据。痰液、胸液、脑脊液、淋巴结穿刺液、局部脓肿穿刺液等均可以进行分枝杆菌涂片和培养检查，培养阳性后需鉴定菌群是否为结核分枝杆菌。如果涂片为阴性，可以通过多次查痰，或者行气管镜检查进行病灶部位的刷检、生理盐水灌洗等手段，提高检测的阳性率。

（二）药物敏感性检测（DST）

对于复发性结核病，基于药敏结果的方案调整非常重要，因此在条件允许的地区，对于复发性结核病患者，应常规开展药敏检测。

1. 固体培养基　可以使用绝对浓度法或者比例法。绝对浓度法在我国一些实验室还在用，但是国际上并不推荐，目前推荐使用的是比例法。一线药物中目前常规开展的是链霉素（S）、异烟肼（H）、利福平（R）和乙胺丁醇（E）4种药物的药敏；二线药物中建议对氧氟沙星（Ofx）和/或左氧氟沙星（Lfx）、丙硫异烟胺（Pto）和对氨基水杨酸（PAS）进行药敏检测，如有条件可以进行利福喷丁（Rft）和对氨基水杨酸异烟肼（Pa）药敏测试。

2. 液体培养基　除了上述药物的敏感性测试，还可以使用液体培养基对阿米卡星（Am）、卷曲霉素（Cm）和莫西沙星（Mfx）进行DST检测。由于吡嗪酰胺（Z）耐药比例的增加，有条件的地区应该常规开展。

值得关注的是，无论是固体培养基还是液体培养基，药敏结果可靠性和可重复性最高的药物是H和R，其他药物DST结果的准确性均低于90%，因此在治疗过程中应检测DST

结果的变化，并根据临床治疗的效果来判定药敏结果的可靠性，及时调整方案。

3. 分子生物学快速药敏检测　是通过 PCR 对药物靶基因进行扩增后检测其是否有突变，临床已投入使用的是 Xpert MTB/RIF 和 HAIN。前者主要检测对利福平的耐药，而且是集痰标本处理、DNA 提取、核酸扩增、结核菌特异核酸检测、利福平耐药基因 *rpoB* 突变检测于一体的结核病和耐药结核病快速诊断方法，全过程只需 90min。后者又称为 GenoType MTBDRplus，可以快速检测 SHREZAk 及氟喹诺酮（FQs）等多种药物的耐药性。

（三）影像学检查

胸片和/或胸部 CT 检查是复发结核病诊断的重要手段，尤其是菌阴的患者。复发性肺结核的影像学特征和初治肺结核类似，其以“多部位”“多形态”“多钙化”和“少增强”的三多一少为特征。与初治肺结核相比，从复发性肺结核患者的影像学中可能存在初次治疗残留的陈旧性病灶，因此纤维化或者高密度增殖结节灶和钙化病灶相对较多。新出现的病灶应包含渗出性病变或者空腔性病变，可能为原有病灶增多或者在新的部位出现新的病灶，因此，和既往的影像进行对比尤为重要。

复发性肺外结核往往也伴随着影像学恶化，例如结核性胸膜炎患者的胸腔积液增多；结核性脑膜炎患者在颅内出现新的病灶如结核瘤、结核性脑脓肿；骨结核患者出现骨质持续性破坏合并局部的脓肿增多等。

（四）血液学检查

其他血液学检查包括血沉、血结核抗体、CRP 和 γ-干扰素释放试验（IGRA）等。在复发患者中，血沉和 CRP 可能增高，血结核抗体和 IGRA 阳性，值得关注的是，即使所有的这些指标均异常，仍无法确定是否有活动性结核，因此对于诊断结核复发的价值并不高。

（五）病理学检查

在细菌学阴性，单纯依靠影像学无法确诊时，如有条件应进行各种介入检查取得组织病理学，如病理标本具有特征性的活动性结核表现，抗酸染色阳性，则可明确诊断。

（六）其他检查

对于结核性胸膜炎患者可进行胸腔积液生化常规检查；对于结核性脑膜炎患者可进行腰穿；肠结核可进行肠镜检查等。

四、鉴别诊断

（一）非结核分枝杆菌病

本病的临床表现与肺结核相似，痰涂片阳性无法确定是结核分枝杆菌病还是非结核分枝杆菌病，尤其后者，常常有基础疾病史如既往结核病史。但是非结核分枝杆菌肺病的病灶多发于右肺中叶和左侧舌叶，常常表现为多发性小叶中央结节影，常有空洞形成，表现以胸膜下的多发性薄壁空洞为主。少有胸腔积液。临床上可见症状与病变的分离现象，即患者肺部病变较广泛，而症状相对较轻。因此，如患者缺乏结核中毒症状，胸部影像学表现为肺中叶、舌段支气管扩张，多发小叶中心性结节及树芽征，病情迁延不愈或反复进展，痰抗酸杆菌持续阳性，药敏结果显示高度耐药性，应高度怀疑非结核分枝杆菌肺病。确诊需要进行菌种鉴定，即分枝杆菌培养阳性后需进行对硝基苯甲酸钠培养基（PNB）培养试验，非结核分枝杆菌能在此培养基上生长，而结核分枝杆菌则不能生长。

（二）疤痕癌

既往结核病痊愈后可能会留下增殖性病灶、钙化、纤维条索影，瘢痕组织内及其周围的细支气管–肺泡上皮异型增生和癌变，肺癌可呈团块、分叶状块影，需与结核球鉴别。肺癌多见于 40 岁以上嗜烟男性，常无明显结核中毒症状，多有刺激性咳嗽、胸痛及进行性消瘦。X 线胸片示团块状病灶边缘常有切迹、小毛刺，周围无卫星灶，胸部 CT 扫描可进一步鉴别，增强扫描后肺癌病灶常有增强。结合痰菌、脱落细胞检查和纤支镜检查及活检等，常能及时鉴别。但需注意有时肺癌与肺结核可以并存。临床上难以完全排除肺癌者，结合具体情况，必要时可考虑剖胸控查，以免贻误治疗时机。

（三）支气管肺炎

肺炎链球菌性肺炎起病急骤、高热、寒战、胸痛伴气急、咳铁锈色痰，X 线胸片病变常局限于一叶，血白细胞总数及中性粒细胞增多，痰涂片或培养可分离到细菌，抗酸杆菌或分枝杆菌阴性，抗生素治疗有效。有轻度咳嗽、低热的支原体肺炎，病毒性肺炎或过敏性肺炎（嗜酸性粒细胞肺浸润症）在 X 线上的炎症征象，与早期继发性肺结核相似，对这一类一时难以鉴别的病例，不宜急于抗结核治疗，应先行结核相关检查如 PPD 试验，血清结核抗体、痰抗酸杆菌涂片等，如仍无法鉴别，可行抗炎治疗后复查。支原体肺炎通常在短时间内（2～3 周）可自行消散；过敏性肺炎的肺内浸润常呈游走性，血中嗜酸性粒细胞增多。

（四）支气管扩张

支气管扩张有慢性咳嗽、咳痰及反复咯血，需与继发性肺结核鉴别。支气管扩张的痰结核菌阴性，X 线胸片多无异常发现或仅见局部肺纹理增粗或卷发状阴影，CT 尤其是高分辨 CT 有助于确诊。需注意两种疾病可同时存在，而且结核病本身可导致支气管扩张，此时判定结核的活动性非常重要。

五、治 疗

（一）治疗原则

（1）同初治结核病的治疗“十字”原则。

（2）有条件的地区应进行 DST 检测，尤其是初治失败的患者。

（二）治疗方案

标准复治方案为 $2H_3R_3Z_3E_3S_3/6H_3R_3E_3$ 或者 2HRZES/6HRE。

（三）复治患者的个体化治疗

多次复治的患者往往意味着耐药，对此类结核病最科学的治疗方法应该是建立在充分的细菌学检测和对患者正确评估的基础上，即个体化治疗，但目前各地的细菌学检测手段和专科医生的水平参差不齐，是导致个体化有可能演变为随意化的主要因素，也是加剧耐药的根源之一。因此，全面实施个体化复治方案的可能性较小。总的原则应该是根据复治患者的既往抗结核药物应用史和近期的药敏试验，以及患者对药物的耐受性来决定患者接受何种方案更合适。

（沙　巍　肖和平）

第十一节　耐药结核病的诊治原则

一、耐药结核病的治疗原则

在制定耐药结核病的治疗方案时应根据耐药结核病患者的耐药情况、治疗史等进行综合考虑。

（一）耐药结核病化学治疗方案的设计

耐多药和广泛耐药结核病化学治疗方案的设计应由专家组集体讨论决定，而非专家的个人行为。以下要素可供耐药结核病化学治疗方案设计时参考。

1. 药物效果　抗结核药物有效性的参考标准如下。

（1）被选药物没有在患者既往失败的方案中被使用过。

（2）DST 结果提示被选药物为敏感药物（异烟肼、利福平、2 组和 3 组药物的 DST 结果往往可靠，其他药物 DST 结果的可靠性较低）。

（3）被选药物与已知耐药药物间没有较高的交叉耐药性。

有 DST 结果者符合上述所有条件或（2）+（3）为有效，暂无 DST 结果者符合上述条件中的（1）+（3）为有效。有效的抗结核药是组成方案的核心药物。不符合上述条件，经过专家组讨论后仍可入选的药物为可能有效，但不能作为方案中的核心药物对待。

同时要注意了解与药物有效性密切相关的代表性数据，包括新发、复发、失访后再治疗、一线抗结核药治疗失败的初始或复治、二线抗结核药治疗失败等，这些数据对于耐药结核病化学治疗方案的设计非常关键。

2. 药物数量　至少由 4 个有效的抗结核药和吡嗪酰胺组成。无 4 个有效的抗结核药组成方案时或方案中某种药的有效性不确定或有疑问时，方案中药物使用的数量可超过 5 个，这些情况常见于广泛耐药结核病。

3. 药物剂量　年龄和体重是药物剂量确定的基本要素，为避免新的耐药产生，应尽可能足量使用。胃肠道反应或副作用较大的药物可采用开始从低剂量递增的方法在 1～2 周内达到足量，如丙硫异烟胺、对氨基水杨酸和环丝氨酸等。

4. 用药方法　原则上采用全程每日用药法和顿服法。吡嗪酰胺、乙胺丁醇和氟喹诺酮类药应每天 1 次顿服。顿服法也适用于第 4 组口服二线抗结核药，但为减少不良反应，提高患者的可接受性，乙硫异烟胺／丙硫异烟胺、环丝氨酸和对氨基水杨酸习惯上还是分次服用。注射类抗结核药应每天 1 次给予，即不要将一天剂量分开使用。注射类抗结核药的间歇疗法（每周 3 次），可以在强化期延长或药物毒性对患者危害风险增大的情况下考虑，该方法宜在痰菌培养转阴后实施。

5. 用药阶段　方案由 2 个阶段组成，第 1 阶段为强化期，第 2 阶段为巩固期。强化期的最佳持续时间取决于痰菌是否阴转，如果阴转，意味着治疗成功的概率增加。因此，建议强化期结束时痰菌仍未阴转的患者可酌情延长其强化期。

6. 疗程　根据耐药和疗效情况而定，总疗程一般为 9～30 个月。

7. 治疗管理　实施全程督导下的化学治疗管理模式（DOT）。

8. 方案书写　方案中强化期和巩固期采用“/”隔开。药物书写以药物名缩写表示，备选药物放在括号内。方案中药物书写顺序一般按药效降序排列，注射类抗结核药排在口服药前。药与药之间采用“-”符号隔开，如 H-R-Z-E。药名缩写前数字代表用药的月数，药名缩写下方数字代表每周用药次数，药名缩写下方无数字表示每日用药。

（二）耐药结核病化学治疗药物的选择

1. 顺序选药法　参照药物的五组分类，由第 1 组顺序向下选择合适的抗结核药的选药方法，适合于非耐 R 的 MR-TB、PDR-TB。

2. 五步选药法　为以二线注射类和氟喹诺酮类药为首选，在选择好 4 种有效二线抗结核药的基础上常规加用吡嗪酰胺的方法，适用于 RR-TB、MDR-TB 和 XDR-TB。详见表 5-9。

表 5-9　五步选药法（适用对象：RR-TB、MDR-TB 和 XDR-TB）

第一步	选择第 2 组下列注射类抗结核药中的一种：卡那霉素，阿米卡星，卷曲霉素	根据 DST 结果和治疗史加用一种注射类抗结核药。由于链霉素对 MDR-MTB 临床菌株的高耐药率，一般不推荐使用。阿米卡星和卷曲霉素均敏感时，考虑到药品的不良反应和患者的依从性，推荐直接使用卷曲霉素。阿米卡星和卡那霉素同时敏感时，基于二者的药效和不良反应，推荐直接使用阿米卡星
第二步	选择第 3 组中更高代的氟喹诺酮类药：左氧氟沙星，莫西沙星，加替沙星	若左氧氟沙星被证明耐药，则使用更高代的氟喹诺酮类药，如果要使用贝达喹啉，则尽可能避免使用莫西沙星。XDR-TB 首选莫西沙星或加替沙星
第三步	选择第 4 组二线口服抑菌类抗结核药：对氨基水杨酸，环丝氨酸（或特立齐酮），乙硫异烟胺（或丙硫异烟胺）	选用至少 2 种第 4 组药直到方案中有至少 4 种有效的二线抗结核药，乙硫异烟胺/丙硫异烟胺被认为是这组药物中最有效的。如果需要选用其中 2 种药联合使用时推荐选择环丝氨酸+丙硫异烟胺；需要选用 3 种药时可环丝氨酸+丙硫异烟胺+对氨基水杨酸。选择药物时要考虑患者的治疗史、药品不良反应和费用，药敏试验结果不是选择该组药的可靠标准

续表

第四步	选择第 1 组一线口服类抗结核药：吡嗪酰胺，乙胺丁醇	吡嗪酰胺常规用于大多数方案中。如果乙胺丁醇达到了有效药物的标准就可以选用，但经标准复治化学治疗方案治疗失败者，如无可靠的药敏试验证明乙胺丁醇敏感，原则上不推荐使用乙胺丁醇。如果异烟肼的耐药情况未知或待定，应将其加入至治疗方案中直到药敏结果返回后再决定异烟肼的去留。耐利福平的结核病患者原则上不推荐选择其他利福类药，如利福布汀或利福喷丁
第五步	选择第 5 组其他类抗结核药：贝达喹啉，德拉马尼，利奈唑胺，氯法齐明，阿莫西林/克拉维酸，亚胺培南/西司他丁，美罗培南，氨硫脲，克拉霉素	如果未能在 2～4 组药中选择到有效的 4 种二线抗结核药，可从第 5 组药中选择用药。如果需用该组药，建议至少选用 2 种。药敏试验结果不是选择该组药的标准。贝达喹啉和德拉马尼待的选择有待在中国上市后另行制定使用规范

3. 避免在同一方案中选用 2 种同一类药 例如，注射类抗结核药中的阿米卡星与卷曲霉素和氟喹诺酮类药中的莫西沙星与加替沙星等。

4. 避免使用与已知耐药药物具有双向交叉耐药的品种 例如卡那霉素和阿米卡星、乙硫异烟胺和丙硫异烟胺及环丝氨酸和特立齐酮，当其中任一药耐药时，不能再选用同组中的另一药物。*inhA* 基因存在突变时，仍然可以使用乙 / 丙硫异烟胺，但不能作为核心药物对待。

5. 推荐全程使用吡嗪酰胺 耐药尤其是耐多药肺结核患者往往存在肺部的慢性炎症，理论上讲，吡嗪酰胺在炎症产生的酸性环境中更为有效。如果治疗效果好，在保证患者能够继续保持具有至少 3 个有效药物的基础上，吡嗪酰胺可以与注射类抗结核药同时停用。

6. 中枢神经系统耐药结核病的药物选择 耐药肺外结核选择药物的策略与耐药肺结核相同，唯一的例外是中枢神经系统受累的患者。如果耐药结核病累及中枢神经系统，方案中应采用能通过血脑屏障、经脑膜充分渗透到中枢神经系统的药物。异烟肼、吡嗪酰胺、乙/丙硫异烟胺和环丝氨酸都具有良好的脑膜渗透性，而卡那霉素、阿米卡星、链霉素只有在脑膜炎症存在的情况下脑膜渗透性提高。对卷曲霉素脑膜渗透性的研究较少，疗效不肯定。对氨基水杨酸和乙胺丁醇脑膜渗透性较差或无渗透性。氟喹诺酮类药脑膜渗透性不一，动物研究表明莫西沙星具有更好的渗透性。氯法齐明或克拉霉素的脑脊液渗透性缺乏数据。利奈唑胺可渗透至中枢神经系统中，并在脑膜炎的治疗中使用。亚胺培南具有良好的中枢神经系统渗透性，但用于治疗小儿脑膜炎时，有较高的癫痫发作风险，推荐首选美罗培南。

（三）耐药结核病化学治疗的实施路径

1. 无 DST 结果的复治结核病

（1）根据就诊患者的病史（病程）和既往治疗史，评估耐药的可能性，同时送检痰液行结核分枝杆菌培养、菌种鉴定和 DST。

（2）根据既往用药的种类、总量和联合用药的情况，采用未曾应用过的药物和估计有效的药物，设计经验性化学治疗方案予以治疗。

（3）获得可靠的 DST 结果后，符合者可继续原有的经验性化学治疗方案；不符合者可根据其结果对方案进行相应调整，实施标准化或个体化治疗。

2. DST 结果提示耐药的结核病

（1）根据 DST 结果确定耐药类型，根据患者对药物的耐受情况给予标准化或个体化治疗。

（2）同时再次送检痰液行结核分枝杆菌培养、菌种鉴定和 DST，目的是验证以往的细菌学检测结果和及时发现新的药物耐药。

（3）再次获得 DST 结果后，符合者继续采用原方案治疗；不符合时，应与实验室沟通，必要时重复 DST 或送交专家组讨论。

二、耐药结核病化学治疗方案推荐

耐药结核病化学治疗方案推荐表见表 5-10。

表 5-10　耐药结核病化学治疗方案推荐表

已耐药物		方案	备注
1 种	H	3S-R-Z-E/6R-Z-E	适用对象：病变范围不广泛的初治患者
		9R-Lfx-Z-E	适用对象：①复治患者；②病变范围广泛*的初治患者；③不能耐受 S 的患者
	R	3S-H-Lfx-Z-E/9H-Lfx-Z-E	适用对象：病变范围不广泛的初治患者
		3S-H-Lfx-Z-E/15H-Lfx-Z-E	适用对象：①复治患者；②病变范围广泛的初治患者
2 种	含 H	3S-R-Lfx-Z-E/9R-Lfx-Z-E	
	含 R	6S-H-Lfx-Z-E/12H-Lfx-Z-E	
3～4 种	含 H	3S-R-Lfx-Pto-Z/15R-Lfx-Pto-Z	
	含 R	6S-H-Lfx-Pto-Z/14H-Lfx-Pto-Z	
耐多药		6Cm（Am）-Lfx（Mfx）-Pto（PAS，E）-Cs（PAS，E）-Z/18Lfx（Mfx）-Pto（PAS，E）-Cs（PAS，E）-Z	痰菌在治疗 6 个月末仍阳性者或病变范围广泛的复治患者强化期注射用药可延长至 8 个月
广泛耐药		12Cm-Mfx-Pto（PAS）-Cs（PAS）-Clr-Amx/Clv-Z/18Mfx-Pto（PAS）-Cs（PAS）-Clr-Amx/Clv-Z	经济条件许可或患者能够耐受的情况下，尤其是无二线口服药可以选择时，建议选用利奈唑胺或氯法齐明或两者并用

*指肺结核合并肺外结核者或肺结核符合以下情况之一者：
①轻微散布性病变，分布于一侧或两侧，其总和超过一侧肺的体积；
②浓密融合性病变，分布于一侧或两侧，其总和超过一侧肺的 1/3；
③有空洞存在，无论多寡和部位，空洞直径超过 4cm。

（唐神结　肖和平）

参 考 文 献

蔡春葵. 2011. 老年肺结核抗结核治疗发生不良反应的回顾分析. 中国医师进修杂志，34（28）：71-72

陈鸿义. 1997. 现代胸腔镜外科学. 北京：人民卫生出版社

陈正贤. 2008. 内科胸腔镜. 北京：人民卫生出版社

国家食品药品监督管理总局（CFDA）. 2013. 关注氟喹诺酮类药品的严重不良反应. 药品不良反应信息通报（第 58 期）. http://www.sfda.gov.cn/WS01/CL0078/94324.html

国家药品不良反应监测中心. 2013. 药品不良反应报告和监测工作手册

姜格宁. 2011. 肺外科学. 北京：人民卫生出版社

李强. 2003. 实用内镜学. 上海：上海科学技术出版社

李铁一. 2002. 中华影像医学呼吸系统卷. 北京：人民卫生出版社

刘长庭，张进川. 1997. 现代纤维支气管镜诊断治疗学. 北京：人民军医出版社

陆普选，周伯平. 2013. 新发传染病临床影像诊断. 北京：人民卫生出版社

马玙，朱莉贞，潘毓萱. 2006. 结核病. 北京：人民卫生出版社

唐神结，高文. 2011. 临床结核病学. 北京：人民卫生出版社

唐神结，肖和平. 2009. 耐药结核病的化学治疗药物及其研究进展. 中华医学杂志，89（44）：3160-3162

唐神结，肖和平. 2010. 利奈唑胺抗结核作用的研究及其最新进展. 中华临床医师杂志（电子版），4：63-66

唐神结，肖和平. 2011. 抗结核药物研究进展，中华全科医师杂志，10（11）：814-816

唐神结. 2009. 耐药结核病防治手册. 北京：人民卫生出版社，11

唐神结. 2012. 结核病临床诊治进展年度报告（2011）. 北京：人民卫生出版社，51-57

唐神结. 2013. 结核病临床诊治进展年度报告（2012）. 北京：人民卫生出版社，79-85

王黎霞，成诗明，周林，等. 2012. 结核病化学预防及预防接种手册. 北京：人民卫生出版社

王仲元，苏锐，安慧茹，等. 2012. 老年肺结核 643 例的临床特点. 中华结核和呼吸杂志，35（3）：213-214

肖东楼. 2006. 实用肺结核病影像学诊断图谱. 北京：人民卫生出版社

肖和平. 2000. 要重视老年肺结核. 中华结核和呼吸杂志，23（12）：709-710

肖和平. 2011. 耐药结核病化学治疗指南（2015 年）. 北京：人民卫生出版社

薛立福，林殿杰，王海平，等. 1996. 胸腔镜术对胸膜间皮瘤的诊断价值，中华结核和呼吸杂志，19：165-167

薛立福，苏莉莉，刘吾粱. 2001. 胸腔镜术在内科的应用价值，中华结核和呼吸杂志，4，24（4）：198-200

薛立福，姚秀云，王春亭，等. 1991. 开放式胸腔镜检查对机体的影响. 中华内科杂志，409-411

薛立福. 1993. 胸腔镜对老年人胸腔积液的病因诊断. 中华老年医学杂志，12：212-214

薛立福. 1999. 胸膜疾病. 沈阳：沈阳出版社

姚岚，唐神结，孙华，等. 2013. 耐多药结核分枝杆菌对第 5 组抗结核药物的耐药性初步分析. 同济大学学报（医学版），34（4）：111-115

张敦华. 1996. 实用胸膜疾病学. 上海：上海医科大学出版社

张敦熔. 2000. 现代结核病学. 北京：人民军医出版社

张贺秋，赵雁林. 2013. 现代结核病诊断技术. 北京：人民卫生出版社

张培元，陈东宁，张红. 1995. 肺结核合并肝硬化 24 例临床分析. 中国防痨杂志，165

赵雁林. 2013. 分枝杆菌分离培养标准化操作程序及质量保证手册. 北京：人民卫生出版社

赵雁林. 2013. 结核分枝杆菌药敏感性试验标准化操作程序及质量保证手册. 北京：人民卫生出版社

中华结核和呼吸杂志编委会. 1998. 抗结核药物引起的不良反应综合报告. 中华结核和呼吸杂志，21（1）：40-43

中华人民共和国卫生部. 2008. 肺结核诊断标准. 中华人民共和国卫生行业标准 WS288—2008

中华人民共和国卫生部. 2001. 结核病分类. 中华人民共和国卫生行业标准 WS196—2001

中华医学会. 2005. 临床诊疗指南（结核病分册）. 北京：人民卫生出版社

中华医学会儿科学分会呼吸学组，《中华儿科杂志》编辑委员会. 2006. 儿童肺结核的临床诊断标准和治疗方案（试行）.中华儿科杂志，44：249-251

周康荣. 1996. 胸部颈面部 CT. 上海：上海医科大学出版社

周泽文，胡代玉，李勤，等. 2013. 老年肺结核患者治疗效果影响因素的 Logistic 回归分析. 中国老年学杂志，33：894-896

Adams LV，Waddell RD，Von Reyn CF. 2008. T-SPOT.TB Test（R）results in adults with Mycobacterium avium complex pulmonary disease. Scand J Infect Dis，40（3）：196-203

Alrawi S J，Raju R，Acinapura AJ，et al. 2002. Primary thoracoscopic evaluation of pleural effusion with local anesthesia：an alternative aoproach. JSLS，6（2）：143-147

Alfred P. Fishman，Jack A. 2008. Fishman's Manual of Pulmonary Diseases and Disorders. 3rd edition

Chang KC，Yew WW，Tam CM，et al. 2013. WHO group 5 drugs and difficult multidrug-resistant tuberculosis：a systematic review with cohort analysis and meta-analysis. Antimicrob Agents Chemother，57（9）：4097-4104

Chen J，Zhang R，Wang J，et al. 2011. Interferon-gamma release assays for the diagnosis of active tuberculosis in HIV-infected patients：a systematic review and meta-analysis. PLoS One，6（11）：e26827

Danirl T M. 1993. Diagnostic thoracoscopy for pleural disease，Ann Thorac Surg，56：639-640

Detjen AK，Keil T，Roll S，et al. Interferon-gamma release assays improve the diagnosis of tuberculosis and nontuberculous mycobacterial disease in children in a country with a low incidence of tuberculosis. Clin Infect Dis，45（3）：322-328

Dey T，Brigden G，Cox H，et al. 2013. Outcomes of clofazimine for the treatment of drug-resistant tuberculosis：a systematic review and meta-analysis. J Antimicrob Chemother，68（2）：284-293

Dooley KE，Obuku EA，Durakovic N，et al. 2013. World Health Organization group 5 drugs for the treatment of drug-resistant tuberculosis：unclear efficacy or untapped potential?. J Infect Dis，207（9）：1352-1358

Ettehad D，Schaaf HS，Seddon JA，2012. Treatment outcomes for children with multidrug-resistant tuberculosis：a systematic reviews and meta-analysis. Lancet Infect Dis

Faurschou P，Madsen F，Viskum K. 1993. Thoracoscopy；influence of the procedure on some respiratory and cadiac values. Thorax，38：341-343

Hartsen M. 1999. Faurscou P Medical thoracoscopy；role in pleural and lung disease，In：John FB，Praceen NM（eds）Interventional pulmonology. London：McGraw-Hill

Hoksch B，Birken-Bertsch H，Muller JM，et al. 2002. Thoracoscopy before Jacobaeus. Ann Thorac Surg，74（4）：1288-1290

Jo KW，Ji WJ，Hong YK，et al. 2012. The efficacy of rifabutin for rifabutin susceptible，multidrug-resistant tuberculosis. J Respiratory Medicine，107，292-297

John BE，Catherine MC，John MG. 2001. Tuberculosis and the kidney. Journal of the American society of nephrology，12（6）：1307-1314

Kieser CW，Jackson RW. 2001. Severin Nordcnlolt：The first arlhroseopist. Arthroscopy，17（5）：532-535

Lavender TW，Barrett A，Magee J，et al. 2013. Interferon-γ release assays in the diagnosis of active tuberculosis disease in a low-incident setting：a 5-year review of data. Clin Microbiol Infect，19（11）：1078-1081

Lee JY，Choi HJ，Park IN，et al. 2006. Kim DS，Kim WD，Shim TS. Comparison of two commercial interferon-gamma assays for diagnosing Mycobacterium tuberculosis infection. Eur Respir J，28（1）：24-30

Lumb，R. 2013. Laboratory diganosis of tuberculosis by sputum microscopy：the handbook global edition. 2013：SA Pathology（formerly IMVS）

Mazurek GH，Jereb J，Vernon A，et al. 2010. IGRA Expert Committee；Centers for Disease Control and Prevention（CDC）Updated guidelines for using Interferon Gamma Release Assays to detect Mycobacterium tuberculosis infection - United States，2010. MMWR Recomm Rep，25；59（RR-5）：1-25

Metcalfe JZ，Everett CK，Steingart KR，et al. 2011. Interferon-γ release assays for active pulmonary tuberculosis diagnosis in adults in low- and middle-income countries：systematic review and meta-analysis. J Infect Dis，204 Suppl 4：S1120-1129

Mitchison D，Davies G. 2012. The chemotherapy of tuberculosis：past，present and future. Int J Tuberc Lung Dis，16（6）：724-732

Moon HW，Hur M. 2013. Interferon-gamma release assays for the diagnosis of latent tuberculosis infection：an updated review. Ann Clin Lab Sci，43（2）：221-229

Mulder DS. 1993. Thoracoscopy in Europe：views from North America. Ann Thorac Surg，56（3）：731-733

Organization WH. 2011. Commercial serodiagnostic tests for diagnosis of tuberculosis：policy statement

Organization WH. 2011. Laboratory tool set：Culture，DST and quality assurance package. Available from：http：//www.who.int/tb/laboratory/tool_set/en/index.html

Organization WH. 2011. Use of tuberculosis interferon-gamma release assays（IGRAS）in low-and middle-income countries. Policy statement

Organization WH. 2011. Fluorescent light emitting diode（LED）microscopy for diagnosis of tuberculosis：policy statement

Orgnization WH. 2011. Same-day-diagnosis of tuberculosis by microscopy：Policy Statement. Geneva：WHO

Rieder H. 2007. Priorities for Tuberculosis Bacteriology Services in low-income countries. Paris：International Union against Tuberculosis and Lung Diseases. second ed. 2007：International Union Against Tuberculosis and Lung Disease（The union）

Santin M，Muñoz L，Rigau D. 2012. Interferon-γ release assays for the diagnosis of tuberculosis and tuberculosis infection in HIV-infected adults：a systematic review and meta-analysis. PLoS One，7（3）：e32482

Schaaf HS，Zumla A. 2009. Tuberculosis：A comprehensive clinical reference. Elsevier Health Sciences

Schurr MO，Buess G. 1993. Wittmoser's technique of thoracoscopic sympathectomy and vagotomy. Endosc Surg Allied Technol，1（5-6）：266-270

Shen-jie Tang，Qing Zhang，Lin-hai Zeng，et al. 2011. Efficacy and safety of linezolid for the treatment of extensively drug resistant tuberculosis. Jpn J Infect Dis，64：488-492

United States Agency for International Development（USAID）. 2012. Management of multidrug-resistant tuberculosis in children：a field guide 1：14-29

WHO. 2015. 2015 Global tuberculosis report. WHO/HTM/TB/2015.22

Woods，GL，Brown-Elliott B A，Conville P S. 2011. Susceptibility testing of mycobacteria，nocardiae，and other aerobic actinomycetes：approved standard（M24-A2）. NCCLS，31

World Health Organization. 2008. Guidelines for the programmatic management of drug-resistant tuberculosis：emergency update 2008. Geneva，WHO/HTM/TB/2008.402

World Health Organization. 2011. Guidelines for the programmatic management of drug-resistant tuberculosis 2011 update. WHO/HTM/TB/2011.6

第六章 各 论

第一节 肺 结 核

一、原发性肺结核

（一）定义

原发性肺结核（primary pulmonary tuberculosis）为结核分枝杆菌初次侵入肺部后发生的感染局部的炎性病变。原发性肺结核包括原发综合征和胸内淋巴结结核，前者由肺部原发灶、局部肿大淋巴结及两者相连的淋巴管炎组成，后者以胸腔内肿大淋巴结为主。原发性肺结核多见于儿童，青年和成人有时亦可见。原发综合征的肺部原发灶好发于上叶下部和下叶上部。初染结核时，由于早期特异性免疫力尚未形成，结核分枝杆菌沿引流淋巴管侵入肺门淋巴结，甚至有早期菌血症，形成播散病灶在其他器官潜伏下来，成为日后肺外结核病的来源。大多数肺部原发病灶、淋巴管炎和淋巴结的炎症较轻并可自愈，少数由于机体免疫力明显低下或结核分枝杆菌毒力强、数量大及机体剧烈变态反应，发展为原发性肺结核病。多数患者肺部原发灶因范围极小或因已经吸收致X线检查无法发现，而仅遗留局部肿大的淋巴结，故临床上常常诊断为支气管淋巴结核。实际上两者均为一种类型，即原发性肺结核。肺内淋巴结极易侵及气管、支气管造成损害，并引起严重的临床症状，干酪性淋巴结尚可侵犯附近器官，如心包、血管、食管等，引起以上器官的合并症及临床症状。

（二）临床表现

少数患者症状不明显或全无症状，仅在胸部X线检查时被发现。

1. 起病缓慢 常以全身结核中毒症状为主，长期不规则低热，食欲不振，儿童体重不增或生长迟缓，体重下降，盗汗，疲乏，贫血等，多见于较大儿童或成人。婴幼儿及症状较重者可呈急性起病，高热，似流感、肺炎或伤寒表现，突然高热体温可达38～40℃，持续2～3周或更长，之后可降为持续性低热，并伴结核中毒症状。

2. 少数患者可伴有结核变态反应引起的过敏表现 皮肤结节性红斑、疱疹性结膜炎和/或多发性一过性关节炎等。

3. 胸内淋巴结高度肿大 可出现压迫和刺激症状，常见为干咳和刺激性咳嗽，有的类似百日咳样痉挛性咳嗽，声音嘶哑；引起支气管穿孔可发生呼吸困难甚至窒息；压迫静脉可致胸部静脉怒张；部分患者有胸痛。

4. 可同时伴有周围浅表淋巴结肿大 以颈部常见，多发者可呈串珠状，耳后淋巴结肿大也时有发生。胸部常无阳性体征，原发灶范围大者叩诊可呈浊音，听诊呼吸音减低或有管状呼吸音，当有肿大淋巴结压迫支气管时可听到局部哮鸣音。皮肤变态反应者可见红斑及皮肤结节。

5. 常见合并症 如支气管结核、淋巴结支气管瘘、肺不张及血行播散。

（三）实验室检查

1. 结核菌素皮肤试验多呈强阳性 PPD 阳性度在“++”之上或皮试反应硬结的直径≥10mm。

2. 结核分枝杆菌检查

（1）痰涂片抗酸染色查抗酸杆菌 3 次以上（采用集菌法可提高阳性率）；结核分枝杆菌培养阳性可确诊。亦可用超声雾化导痰、下呼吸道采样、支气管冲洗液、支气管肺泡灌洗液（BALF）、肺及支气管活检标本。

（2）儿童年幼不会吐痰，可在清晨初醒空腹时抽取胃液或胃洗出液替代痰标本检查结核分枝杆菌。

（3）标本的阳性率与病变的性质和发展过程有关。原发结核病灶病变范围广泛，有坏死液化；淋巴结结核波及支气管形成支气管结核及淋巴结支气管瘘时检出几率高。

（4）涂片染色阳性只能说明抗酸杆菌存在，不能区分是结核分枝杆菌还是非结核分枝杆菌。由于我国非结核分枝杆菌病发病较少，故检出抗酸杆菌结合临床资料进行分析，对结核病诊断有重要意义。

（5）分离培养法阳性率高于涂片镜检法，是结核病诊断的金标准。分离培养阳性，有条件时应进行药物敏感性试验。

3. X 线检查 应常规摄照正、侧位胸片，必要时做纵隔断层检查。

（1）原发综合征的 X 线表现由肺内原发灶、淋巴管炎和胸内肿大淋巴结组成“双极像”或“哑铃像”。在急性进展期常见原发病灶、淋巴管炎、淋巴结炎及其病灶周围炎融合成大片状阴影，易误诊为肺炎。

（2）胸内淋巴结结核 X 线上主要表现为如下三种类型：

1）肿瘤型：肿大淋巴结呈团块状阴影，密度高而均匀，边界较清楚，常为单侧，以右肺门及右气管旁淋巴结肿大最为多见。

2）炎症型：肿大淋巴结及其周围炎症融合成片状影，中心密度较周围高，边界模糊。病变以单侧常见，有别于非特异性感染。

3）隐匿型：胸片上肿大淋巴结被纵隔、心脏、大血管所遮盖。

（3）可疑者应进行胸部 CT 检查，增强 CT 片示淋巴结呈环形增强，中央区呈低密度改变（干酪样坏死），CT 检查常对了解肺门、纵隔淋巴结肿大情况，与纵隔肿瘤鉴别，提供有价值的参考。

4. 纤支镜检查 纤支镜检查对疑难的原发型肺结核诊断具有重要意义。可以直接采集痰标本、刷检和灌洗液进行病原学检查（结核分枝杆菌培养及抗酸杆菌涂片检查）。

（1）胸内淋巴结结核常侵及支气管，形成支气管结核，甚至穿孔形成淋巴结支气管瘘，纤支镜检查可确诊。

（2）肿大淋巴结造成支气管外压，未形成支气管病变者可在纤支镜下行淋巴结穿刺检查，对诊断及鉴别诊断均有重要价值。

（3）若痰菌阴性，经纤维支气管镜常可观察到气管外压或支气管受侵，进行刷检、活检及淋巴结穿刺活检有助于确诊。

5. 免疫学和分子生物学检测

（1）抗结核抗体检测：血清抗结核抗体检测在临床上使用较多，成为结核病的快速辅助诊断手段。抗结核抗体检测的特异性取决于所用抗原的特异性，由于检测所用抗原不同，特异性也有差异。抗结核抗体敏感性不高，需进一步研究提高特异性和敏感性。

（2）外周血γ-干扰素释放试验：是利用受试者全血或外周血单个核细胞在受到结核特异性抗原（ESAT6 和 CFP-10）刺激后，已经感染结核而致敏的 T 细胞即产生大量γ-干扰素，通过免疫学方法测定γ-干扰素浓度或细胞数量，用于诊断结核感染或结核病。该方法可以不受卡介苗接种及非结核分枝杆菌感染的影响，较 PPD 皮肤试验灵敏度高、特异性强，近几年应用越来越多。但是该试验对实验室技术条件要求较高，而且试剂及仪器昂贵，不便在基层应用。

（3）聚合酶链反应（PCR）+探针检测：由于结核菌生长缓慢，分离培养阳性率不高，需要采用快速、灵敏和特异的病原学检查和鉴定技术。核酸探针和 PCR 为结核病细菌学基因诊断提供了可能。PCR 是选用一对特定的寡核苷酸引物介导的结核菌某特定核酸序列的 DNA 体外扩增技术。它可以在短时间使特定的核酸序列拷贝数增加数百万倍，在此基础上进行探针杂交，提高了检出的灵敏度和特异性。研究结果显示，痰液 PCR+探针检测可获得比涂片镜检明显高的阳性率和略高于培养的阳性率，且省时快速，成为结核病病原学诊断的重要参考，但是尚有一些技术问题需进一步解决。

6. 病理检查　周围淋巴结肿大可以通过细针穿刺涂片，可发现结核特异性改变，如结核结节或干酪样坏死，有助于结核病的诊断与鉴别诊断。对特殊或疑难病例，可进行肺活检或淋巴结活检等病理检查。

（四）诊断标准

（1）临床表现：发热、咳嗽持续 2 周以上，结核中毒症状及淋巴结压迫和刺激症状。

（2）胸部 X 线检查：有典型原发性肺结核的胸部 X 线表现。

（3）有活动性结核病接触史。

（4）结核菌素试验多呈强阳性或 γ-干扰素释放试验阳性或结核抗体阳性，或结核菌 DNA-PCR 阳性。

（5）痰液、小儿胃液或支气管肺泡灌洗液结核菌涂片或培养阳性。

（6）抗结核治疗有效。

（7）除外肺部其他疾病，如各种原因的肺炎、肺肿瘤、肺囊肿、间质性肺疾病等。

（8）肺组织病理检查符合肺结核特征。

具有第（1）和第（2）项，以及第（3）、（4）、（6）、（7）中的任何 2 项，属于临床诊断病例。具有第（1）和第（2）项，以及第（5）或（8）项者，属于确诊病例。

（五）鉴别诊断

鉴别诊断方面，在X线检查前，轻者应与上呼吸道感染、流感，重者应与伤寒和风湿热等鉴别；X线检查后，原发综合征应与各种肺炎、支气管扩张相鉴别；支气管淋巴结结核浸润型勿与急性支气管淋巴结炎混淆；肿瘤型应与纵隔良性、恶性肿瘤相鉴别。

本病应注意与以下疾病鉴别：X线表现原发病灶呈大片渗出，将肺门淋巴结掩盖时，须与各种肺炎鉴别，此时经肺部体层摄影，胸部CT检查不难发现肺门肿大淋巴结。少数情况下原发灶可出现干酪样坏死和空洞，此时应与肺癌、肺脓肿鉴别；支气管淋巴结结核应注意与结节病、淋巴瘤、组织细胞增生症、肺癌、转移性恶性肿瘤和各种纵隔肿瘤鉴别。结节病肺门和气管旁呈对称性淋巴结肿大，淋巴结中无钙化阴影，患者症状轻，与X线表现不对称。淋巴瘤除胸内淋巴结增大外，可伴全身其他处淋巴结增大，肝脾肿大，且进展快；在与纵隔肿瘤鉴别时，摄正侧位胸片，依据在纵隔的区域位置及形态或通过CT进一步了解肿瘤实质情况，对诊断颇有帮助；儿童患者应排除胸腺肿大或胸腺瘤。

（六）治疗原则及方案

1. 全身治疗　结核病是慢性、全身性疾病，合理的营养（选用富含蛋白质和维生素的食物）、适当的休息仍然是治疗的基础。

2. 抗结核化学治疗　抗结核化学治疗是结核病最主要的治疗方法。化疗原则为：早期、联合、适量、规律、全程。整个化疗方案分为强化和巩固2个阶段。多数患者不住院治疗，采用医务人员直接督导下化疗，同样收到良好效果。

3. 抗结核化学治疗方案　常用抗结核治疗方案为2HRZS（E）/4HR方案：强化期2个月，异烟肼（H）、利福平（R）、吡嗪酰胺（Z）及链霉素（S）或乙胺丁醇（E）等药；巩固期4个月，异烟肼（H）、利福平（R）2种药，总疗程为6个月。以下情况应延长巩固期，使总疗程为9～12月，如强化期不含吡嗪酰胺（Z）的方案，胸内淋巴结较大或断层及CT证实有多组淋巴结肿大，怀疑有原发耐药（如原发耐药较高地区，此时巩固期可加用乙胺丁醇），合并肺外结核或有机体免疫功能损害等患者。

4. 局部治疗　合并支气管结核者，可以采用含抗结核药物（如异烟肼注射液、利福平注射液）作为雾化液，氧驱动或超声雾化吸入，每日1～2次。浅表淋巴结破溃者，可以使用抗结核药物局部换药。

5. 外科治疗　肺门淋巴结肿大发生广泛干酪样坏死或液化，化疗效果不佳或伴有持久性支气管狭窄及肺不张者，可行胸腔内淋巴结摘除术。

（尹洪云）

二、血行播散型肺结核

（一）定义

血行播散型肺结核为结核菌血行播散的结果，包括急性、亚急性和慢性血行播散型肺结核。儿童易发生急性血行播散型肺结核，卡介苗接种有助于预防儿童血行播散型肺结核，儿童血行播散型肺结核与原发肺结核密切相关，多为原发性肺结核进展时，结核菌侵入血液循环而发病。成人多由肺部或其他部位的继发性肺结核病灶或淋巴结内的结核菌侵入血管或淋巴管所致。亚急性及慢性血行播散型肺结核与少量结核菌多次侵入血循环有关。血行播散型肺结核常是全身粟粒性肺结核的一部分，也可仅限于肺部。

（二）症状

儿童急性血行播散型肺结核多以发热为首发症状，可表现为持续高热、中毒症状重、精神差，类似伤寒，称为伤寒型；部分儿童除高热外，可伴有咳嗽、呼吸急促、喘憋和发绀，但肺部体征少，称为肺炎型；机体免疫力极度低下的儿童，临床上为弛张高热、中毒症状重，可有贫血、全身紫癜和出血征象，称为败血症型，此型病情重、预后差，临床较为少见；半数以上小儿同时并发结核性脑膜炎，除发热外，很快出现头痛等脑膜刺激症状，即脑膜炎型。

成人急性血行播散型肺结核起病多急骤，有高热（稽留热或弛张热），部分成规则或不规则发热，常持续数日或数周，可伴有乏力、盗汗、食欲不振等结核中毒症状；可伴有咳嗽，多为刺激性干咳，咳痰量少，患者常有活动后胸闷、气短等，这是因为急性血行播散型肺结核常伴有低氧血症、Ⅰ型呼吸衰竭所致；部分患者可有胃肠道反应，如腹疼、腹胀、便秘等。患者突然呼吸困难伴有胸痛多合并自发性气胸，约半数以上患者并发结核性脑膜炎，此时患者出现头痛、恶心、喷射样呕吐等高颅压症状，以及复视、视神经麻痹症状，肢体活动障碍等，严重的伴有意识障碍。

亚急性及慢性血行播散型肺结核起病缓慢，可有间断发热、盗汗、乏力、食欲不振、消瘦等典型结核中毒症状和咳嗽、咳痰、胸闷、气短等呼吸道症状。

（三）体征

急性血行播散型肺结核肺部体征常不明显，后期病灶融合或继发细菌感染时可有局部呼吸音减低和湿啰音；部分患儿可表现为全身浅表淋巴结肿大，半数患者合并不同程度肝、脾肿大。少数患儿可见皮肤粟粒疹，多为针尖大小淡红色丘疹，中心可有针尖大小水疱或脓疱，多见于躯干，新鲜丘疹中常可找到结核菌。并发胸膜炎、气胸、结核性脑膜炎时可伴有相应的体征。

（四）实验室检查

1. 实验室检查

（1）血常规：急性期白细胞计数可增高伴核左移，极少数患者高达（20～30）$\times 10^9$/L，半数患者血常规正常，部分患者合并贫血，可为正细胞性贫血或小细胞低色素性贫血，多为感染中毒骨髓抑制所致，血小板计数多增高；亚急性血行播散型肺结核和慢性血行播散型肺结核血常规多正常。

（2）血沉：几乎所有患者血沉增快。

（3）细菌学检查：不足一半的患者痰抗酸染色阳性和培养阳性，儿童可收集胃液行抗酸染色检查，气管镜刷检和盥洗液送检抗酸染色可以提高阳性率；患者应常规行痰结核菌快速培养和罗氏培养检查以提高阳性率，罗氏培养阳性可以行药物敏感试验检测以指导治疗；痰 PCR 检查可以阳性，血行播散型肺结核患者血清结核菌 TB-DNA-PCR 阳性率较高，有助于疾病的诊断。

2. 结核菌素试验和干扰素释放试验

（1）结核菌素试验：该试验强阳性有重要参考价值。儿童结核菌素试验阳性有一定参考价值，因本病多发生于机体免疫力低下的人群，结核菌素试验往往呈阴性反应，因此，结核菌素阴性并不能排除本病。

（2）γ-干扰素释放试验分析技术（IGRA）：新的利用结核菌特异抗原体外细胞免疫检测手段，阳性结果提示结核感染，对成人血行播散型肺结核有辅助诊断价值，对＞5 岁的儿童有一定的辅助诊断价值，与传统的结核菌素试验相比，最大的优势为不受卡介苗接种和绝大多数环境分枝杆菌的影响，阴性有一定的排除诊断价值。

3. 影像学

（1）X 线检查：发病初期的急性血行播散型肺结核仅表现为肺野透过度减低。持续高热 2 周以上需要连续复查胸部 X 线。典型的 X 线表现为双肺弥漫分布的粟粒结节样，为大小、密度、分布均匀的“三均匀”X 线征。病变可局限于一侧肺野或局部肺野，但仍呈“三均匀”表现。随着病变进展，病灶可以融合成片影，并可出现溶解空洞。亚急性及慢性血行播散型肺结核因是少量结核菌多次进入血循环所致，故可出现分布、密度、大小“三不均匀”的征象，往往病灶在上中肺野较密集而下肺野较稀疏，结节大小不等，密度不均，有时伴有纤维条索阴影

（2）胸部 CT：HRCT 对于急性血行播散型肺结核有重要的诊断价值和鉴别诊断价值，HRCT 能清晰地显示肺内粟粒结节的大小、边缘和结节的形态。急性粟粒性肺结核分布比较均匀，相对上叶稍密集。结节呈点状或梅花瓣状。直径在 2～3mm。较多部分结节周围可见晕影，常伴有小叶间隔增厚，呈细网状阴影，结节内无钙化。亚急性、慢性血行播散型肺内结节不甚均匀，大小在 2～5mm，并以中、上叶分布较多。较大的病灶结节中心能见点状钙化。常伴小叶间隔增厚，出现支气管扩张和管壁增厚。

4. 眼底检查　为全身血行播散的一部分，眼底检查发现脉络膜结核结节为重要的诊断依据。

5. 脑脊液检查　所有的急性血行播散型肺结核均应常规行脑脊液检查，大部分无症状性结核性脑膜炎均由此发现，表现为颅压正常或增高，脑脊液白细胞数增高，早期以多核细胞为主，后期以单核细胞为主，蛋白增高，糖和氯化物减低，脑脊液抗结核抗体可以阳性，胸苷脱氨酶（ADA）可以增高，脑脊液细胞病理学有助于诊断早期结核性脑膜炎，脑脊液干扰素释放试验可以阳性。

（五）鉴别诊断

1. 细支气管肺泡癌　细支气管肺泡癌患者无明显感染中毒症状，血白细胞不高（合并

感染时有发热伴白细胞增高），部分患者咳大量泡沫样黏痰，影像学检查双肺弥漫粟粒影多在中下肺野，双肺尖较少，结节密度均匀，边缘模糊，有融合倾向，多伴有肺门淋巴结肿大和胸腔积液，患者症状持续加重，痰癌细胞阳性率高，可伴有肺外转移的征象。血清肿瘤标志物活组织检查、气管镜活检有鉴别价值。

2. 肺转移癌 是机体癌瘤血行转移的一种肺部表现，多见于乳腺癌、肝癌等实体瘤，可有原发癌的表现，临床常见消瘦、无力、咳嗽、咳痰等呼吸道症状，感染中毒表现不明显，血行转移的肿瘤结节一般较大，以中下肺野周边部为主，随机分布为其特点。转移癌进展迅速，病灶可在短期内增多增大，常由两下肺向上增多增大，活检有助于诊断。

3. 尘肺 尘肺患者有明确的粉尘接触史，病检可发现硅结节和弥漫性肺间质纤维化，CT 可示密度较高、边缘清晰的粟粒样结节，直径在 2～5mm，多位于肺的周边部胸膜下，小阴影可以钙化，大阴影少有空洞，多有灶周气肿。两肺均有粟粒状阴影，分布不均匀，形成上淡下浓的征象。

其他常见的还需要与结节病、肺含铁血红素沉着症、弥漫性肺间质纤维化、肺泡微石症、肺嗜酸性粒细胞增多症等相鉴别。

（六）治疗原则

遵循早期、联合、适量、规律、全程的基本原则，急性血行播散型肺结核患者常提示其他系统结核病存在，并发症多且严重，必须加强化疗，疗程不低于 12 个月。强化期 2～3 个月，巩固期可分为两个阶段，第一阶段 6 个月，第二阶段 3～4 个月。并发其他系统结核者或病情复杂的患者疗程需个体化。

推荐方案：2-3HRE（S）Z/6HRE/3-4HR。复治病例依据复治方案治疗，疗程可酌情延长到 12～18 个月；考虑有耐药时建议按耐药结核病治疗，使用 3～4 种敏感药物，疗程需要适当延长。

肾上腺皮质激素不作为常规使用，存在以下情况时需要使用激素：①中毒症状特别严重的可以早期使用，症状改善后及时停用；②并发结核性脑膜炎的患者，常用泼尼松 30mg/天。

免疫功能低下的患者可以使用免疫调节剂，如母牛分枝杆菌、胸腺素等

（杨新婷 陈效友）

三、继发性肺结核

（一）定义

结核分枝杆菌（以下简称结核菌）初次感染机体后（多在儿童时期），经早期菌血症播散至体内潜伏病灶中的结核菌重新活动，引起病灶复燃为主要发病原因（称内源性复发）；也可再次由外界感染结核菌而发病（称外源性重染）。继发性肺结核为Ⅲ型肺结核，包含 1978 年肺结核五型分类中的浸润型肺结核（Ⅲ）和慢性纤维空洞型肺结核（Ⅳ）。本型可以发生于原发感染后任何年龄，以成人多见，是成人肺结核的最常见类型。

（二）症状

继发性肺结核是临床最常见的肺结核类型，起病多缓慢，少数干酪性肺炎者也可起病急剧。临床症状分为全身中毒症状和呼吸系统症状两部分，但 15%～20%的活动肺结核也可无症状或仅有轻微症状，健康检查时被发现。

1. 常见的结核中毒症状

（1）发热：多为午后低热，但也可出现高热，如重症肺结核、干酪性肺炎、合并浆膜腔积液、合并感染等。

（2）其他：可见盗汗、乏力、纳差、体重减轻，女性患者月经失调等。

2. 常见的呼吸系统症状　咳嗽、咳痰，可伴咯血、胸痛、呼吸困难等症状。

3. 少数患者可有结核变态反应引起的过敏表现　结节性红斑、疱疹性结膜炎和结核风湿症等。

4. 结核易感人群其临床表现不典型　如糖尿病、尘肺、胃大部切除术、慢性肾衰竭、器官移植和骨髓移植术后、长期使用皮质类固醇或免疫抑制剂治疗的患者应警惕是否合并肺结核，HIV 感染者肺结核发病率高。

（三）体征

长期慢性消耗可呈营养不良、贫血；胸部阳性体征因肺部病变大小、程度、有无并发症而差异很大。肺部病变较广泛时可有相应体征，如局部叩浊、病变局部可闻及支气管肺泡呼吸音。大面积浸润病变、干酪性肺炎、肺不张时可闻及管状呼吸音。局限性的中小水泡音常提示有空洞或并发支扩，空瓮性呼吸音提示有巨大空洞。广泛肺损害可呈现呼吸衰竭、发绀及杵状指（趾）等体征。

（四）实验室检查

1. 结核菌素皮肤试验（PPD）　结核菌素皮肤试验是判断机体是否受到结核分枝杆菌感染的重要手段。由于我国是结核菌高感染的国家，在儿童普遍接种卡介苗的情况下，结核菌素试验诊断价值受到限制。成人结核菌素试验一般阳性仅表示曾受结核菌感染，并不表示患病及活动性。2 岁以下未接种卡介苗幼儿呈阳性反应者，即使无明显症状，亦可认为有活动性结核存在；成人结核菌素试验强阳性反应，表示机体处于超过敏状态，发病率高，同时结合临床表现，即使未发现结核活动病灶，亦可作为临床诊断结核病的一项参考指标。

2. 血清抗结核抗体检查　已成为结核病快速辅助诊断手段，但临床应用中仍存在特异性欠强、菌阴肺结核敏感性低的问题，尚需进一步研究。

3. 混合淋巴细胞检测+干扰素测定　干扰素释放试验是近年来发展起来的用于检测结核分枝杆菌感染的新方法，国外资料报道其检测潜伏性结核感染（latent tuberculosis infection，LTBI）的敏感性达 70%～80%，特异性达 88%～97%，是筛查和检查结核病的重要手段之一。我国结核分枝杆菌感染率高，流行病学背景不同于欧美国家，干扰素释放试验的主要用途应在于结核病的诊断和鉴别。由于该试验并不能明确区分活动性结核病和潜伏性结核感染，因此其应用价值需要进一步研究。

4. 病原学检查 细菌学检查阳性是确诊的依据。由于痰标本采取方便、简单，常作为临床首选的检查。为提高痰菌检出率，应查痰3次以上。若患者无痰，可采用高渗盐水超声雾化导痰或纤维支气管镜下刷检及支气管肺泡灌洗液（BALF）查抗酸杆菌及结核分枝杆菌培养，可提高阳性率。

直接涂片法简单、快速，但敏感性不高，应作为常规检查方法；采用集菌涂片检查及多次连续涂片检查（≥3次）可提高其检出率。涂片检查采用齐–内抗酸染色和荧光染色法，涂片染色阳性只能说明抗酸杆菌存在，不能区分是结核菌还是非结核分枝杆菌。鉴于我国非结核分枝杆菌发病较少，故检出抗酸杆菌对诊断有重要意义。

分离培养法灵敏度高于涂片镜检法，可直接获得菌落，便于与非结核分枝杆菌鉴别，是结核病诊断金标准。分离培养法采用改良罗氏和BACTEC法，BACTEC-460系统较常规改良罗氏培养法的初次分离率提高10%左右，又可鉴别非结核分枝杆菌，检测时间也明显缩短。近年来克服放射污染（BACTEC-460用C^{14}），采用BACTEC-960全自动分枝杆菌培养系统，利用荧光检测，同样收到良好效果。

5. 药物敏感性检测 当获得肺结核患者阳性培养结果后，应进行药物敏感性检测，特别是对原发耐药率较高地区的初治患者及复治、临床疑似耐多药、肺结核痰菌阴转后复阳、化学治疗3～6个月痰菌仍持续阳性和经治疗痰菌减少后又持续增加的患者，应进行药物敏感性检测，可作为制定化疗方案的重要依据。目前国内大多采用绝对浓度间接法检测，也有采用1%比例法（WHO推荐）检测。

6. 基因检测技术 由于结核菌生长缓慢，分离培养阳性率不高，需要快速、灵敏和特异的病原学检查和鉴别技术，临床常用痰、BALF、活检组织作标本，采用结核菌DNA聚合酶链反应（PCR）+探针技术，该技术可以在短时间内使特定的核酸序列拷贝数增加数百万倍，在此基础上进行探针杂交，提高了检出的敏感度和特异性。研究结果显示，痰液PCR+探针检测可获得比涂片镜检明显高的阳性率和略高于培养的阳性率，且省时快速，成为结核病病原学诊断的重要参考，但临床应用中也存在少数假阳性和假阴性等问题。

（五）影像学检查

X线影像学对肺结核诊断有重要参考意义，尤其在菌阴肺结核时。继发性肺结核胸部X线表现并无特异性，但常有如下特点：病变多发生在肺上叶尖后段、肺下叶背段，多肺段侵犯常见（少数病变也可局限），X线影像常呈多形态表现共存（同时呈现渗出、增殖、纤维和干酪性病变），可伴有钙化，易合并空洞，常伴有同侧或对侧支气管播散灶，空洞或病灶内侧可有引流支气管征。呈球形病灶时（结核球）直径多在3cm以内，周围可有卫星灶。可伴有胸腔积液、胸膜增厚与粘连。病变经治疗后吸收较慢（1个月内变化较小）。

胸部CT扫描对发现常规胸片的隐匿区病变（肺尖、肺底、心脏后、脊柱两侧等肺部病变），鉴别胸部X线诊断困难的肿块、空洞、孤立结节和浸润阴影，了解肺门、纵隔淋巴结肿大情况，发现少量胸腔积液及少量气胸有重要价值；增强CT通过不同时相可观察选定部位的密度强化状况，有助于疾病的诊断及鉴别诊断。

临床上应注意有些情况常致使上述X线表现不典型，如干酪性肺炎以渗出和干酪性病变为主。在X线表现为大叶范围的致密阴影或沿支气管走行分布的小叶阴影，病灶中间可见由急性空洞引起的不规则透明区。免疫损害肺结核患者，X线表现“多形性”不明显，而以均质性片絮状阴影表现多见，可在结核病非好发部位，如中下肺叶和上叶前段发生，需与肺炎鉴别。艾滋病合并肺结核时可肺门、纵隔淋巴结肿大，中下肺野浸润病变多见，类似原发肺结核表现，病变进展快，多数合并胸膜炎与肺外结核。糖尿病合并肺结核时，X线特点以渗出、干酪样坏死为主，可呈大片状、巨块状阴影，易形成空洞，好发于肺门区及中下肺野，病变进展快。部分支气管结核所致肺结核病变多在中下肺野或邻近肺段，由于有支气管狭窄，常可合并感染，致使病变X线表现不典型。肺结核瘤（球）也是继发性肺结核较常见的一种X表现，多发于上叶尖、后段，以直径＜3cm、密度低、不均匀者多，可有钙化及卫星灶。

（六）纤维支气管镜检查

纤维支气管镜检查是呼吸系统疾病诊断与鉴别的重要手段，对于痰菌阴性且胸部X线表现不典型、诊断困难的病例，或怀疑合并支气管结核及不能排除肺癌或其他恶性病变的病例，可进行经纤维支气管镜检查刷片，灌洗液、支气管活检等检查，以提高确诊率。

（七）经皮肺穿刺活检

对于肺内病灶诊断不明确，或经过正规抗结核治疗3个月，肺内病变无明显变化，痰结核菌阴性，无典型肺结核临床表现的患者可行肺穿刺活检协助诊断。

（八）诊断标准

1. 肺结核诊断依据

（1）患者病史和临床表现：仍然是诊断的基础。病史应注意结核病接触史，有无一般结核病中毒症状及迁延不愈的呼吸道症状。如长期低热、反复发作及迁延不愈的咳嗽、咳痰或呼吸道感染，经抗感染治疗3～4周仍无改善，有咯血或痰中带血表现，此时应警惕肺结核，及时拍片查痰，避免漏诊、误诊。对有结核病易感因素的患者，如应用免疫抑制剂、糖尿病、硅沉着病、慢性肾衰竭、胃大部切除、器官移植术后者，更应提高警惕。

（2）病原学检查：痰结核菌检查是确诊的特异性方法，多次痰涂片检查是诊断肺结核常用方法，但非结核分枝杆菌肺病临床症状、X线表现与继发性肺结核很难区分，有条件者应在痰涂片检查的同时送检痰结核菌培养，做进一步菌种鉴定。

（3）胸部X线检查：是肺结核诊断的必要手段，继发性肺结核胸部X线表现为多种形态混合存在，常可呈云絮状或斑点（斑片）结节状，干酪性病变密度偏高而不均匀，常有透亮区或空洞形成。一般来说，肺结核空洞壁比较光整（干酪空洞可不光整），液平少见或仅有浅液平。病期延长可同时出现纤维化或钙化灶，结合上叶尖后段或下叶背段好发部位和X线特点可为诊断提供重要参考。

（4）其他检查：PPD 皮肤试验强阳性、混合淋巴细胞培养+干扰素测定阳性、血清抗结核抗体阳性、患者痰结核菌 DNA PCR+探针检测呈阳性，结合肺内病变及 X 线表现，可作为诊断参考。

2. 菌阴肺结核的诊断依据 肺结核患者痰病原学检查阳性率不高，部分肺结核患者最终不能得到病原学的证实，这部分患者临床称为菌阴肺结核患者。中华医学会结核病分会提出诊断标准如下：菌阴肺结核为 3 次痰涂片及 1 次培养阴性的肺结核。其诊断标准为：

（1）典型的肺结核临床症状和胸部 X 线表现。

（2）抗结核治疗有效。

（3）临床可排除其他非结核性肺部疾患。

（4）PPD（5TU）强阳性；血清抗结核抗体阳性。

（5）痰结核菌 PCR 探针检测呈阳性。

（6）肺外组织病理证实结核病变。

（7）支气管肺泡灌洗液检出抗酸杆菌。

（8）支气管或肺部组织病理证实结核病变。

肺内有病变且具备（1）～（6）中 3 项或（7）～（8）条中任何 1 项可确诊。

3. 肺结核活动性判定 肺结核有无活动性对治疗和管理十分重要。痰菌检查（涂片和培养）是判断肺结核是否活动的重要依据，但由于痰菌检查现行方法不太敏感，阳性率不高，在痰菌检查反复多次阴性即菌阴肺结核时，应综合临床、X 线表现及化验结果综合判定。儿童特别是婴幼儿 PPD 皮肤试验结果也可提供重要参考。大多数学者认为有以下五点均提示结核病灶具有活动性：

（1）典型的结核中毒症状，胸部影像学具有渗出、增殖或干酪样病灶的一种，即使仅见纤维增殖性病灶。

（2）胸部影像学上病灶密度不均匀，呈小叶中央结节影、树芽样改变、边缘模糊或部分模糊。

（3）CT 肺窗显示斑点状或条索状阴影，边缘较为清楚，但纵隔窗大部分病灶消隐。

（4）CT 肺窗病变密度较高，边缘较为清楚，但纵隔窗部分病灶消隐，遗留病灶非钙化灶，且 PPD 强阳性或血沉增快或痰结核分枝杆菌 PCR 阳性（定量 PCR≥10^2 拷贝）。

（5）一些患者影像学上病灶的活动性不能确定，可通过动态观察病灶变化来判断，若病灶有吸收或恶化可诊断为活动性结核病。

（九）鉴别诊断

继发性肺结核 X 线表现常呈多种形态。肺内主要表现为渗出性病变时，应注意与各类细菌性和非细菌性肺炎鉴别；肺结核空洞，当其周围有较多炎性浸润或有液平时应与肺脓肿鉴别；肺结核肺内纤维空洞久治不愈，痰菌一直阴性，应注意与慢性肺化脓症和肺囊肿继发感染鉴别；薄壁空洞需与肺囊肿和囊性支气管扩张相鉴别；干酪性空洞内壁不光滑时应与肺癌空洞鉴别；结节性结核灶、结核球，以及支气管结核阻塞所致肺不张等均应注意排除肺癌。

（十）处理原则

1. 化学治疗　化学治疗是肺结核病的基本疗法。正确选择用药，制定合理的化疗方案，遵循化疗原则及科学的管理是治愈病人、消除传染和控制结核病流行的最有效措施。

化疗基本原则为早期、联合、适量、规律、全程。整个化疗方案分为强化和巩固两个阶段，多数肺结核患者不住院治疗同样收到良好效果。在不住院条件下要取得化学疗法的成功，关键在于对肺结核患者实施有效治疗管理，即目前推行的在医务人员直接面试下督导化疗（DOT），确保肺结核患者在全疗程中规律、联合、足量和不间断地实施规范化疗，减少耐药性的产生，最终获得治愈。继发性肺结核化疗方案的制定、疗程的长短应依据患者初治、复治、耐多药情况制定。

初治采用强化期 2 个月，巩固期 4 个月，总疗程 6 个月；复治病例常采用强化期 2～3 个月，巩固期 5～6 个月，总疗程 8～9 个月。初、复治病例的化疗方案全程均含有异烟肼、利福平。强化期含有吡嗪酰胺。所谓耐多药肺结核（MDR-TB）即至少包括对 INH 和 RFP 两种或两种以上药物产生耐药，所以，耐多药肺结核必须有痰结核菌药敏试验结果才能确诊。MDR-TB 可选用一线和二线抗结核药物联合用于治疗。一线药物中除 INH 和 RFP 已耐药外，仍可根据药敏情况选用。二线药物以阿米卡星，卷曲霉素，乙、丙硫异烟胺，氟喹诺酮类为主药，选择应用。化疗方案中至少要保证敏感药物在 3 种以上，强化期至少 3 个月，巩固期至少 18 个月，总疗程 21～24 个月。耐多药肺结核一般主张每日给药，不采取间歇用药方式。

2. 外科治疗　肺结核手术指征大体为：经规律化疗 9～12 个月痰菌仍阳性，干酪性病灶，厚壁空洞，纤维空洞，再通的阻塞空洞。MDR-TB 化疗 4 个月痰菌未转阴，或只对 2～3 种效果较差的药物敏感，对其他抗结核药物均已耐药，有手术适应证者。一侧毁损肺、支气管结核伴肺不张或肺化脓症。结核性脓胸或伴支气管胸膜瘘。非手术措施不能控制的大咯血。诊断不能排除肺癌或合并肺癌。

3. 免疫治疗　可以作为肺结核化学治疗中的一种辅助治疗，从目前材料看，加用了免疫治疗，患者免疫指标恢复快，胸部 X 线病变好转较快。临床上常用于耐多药结核、老年结核和重症肺结核。常用的制剂有母牛分枝杆菌菌苗、草分枝杆菌菌苗及转移因子、γ-干扰素、白介素-2 等。

（李　华　陈效友）

第二节　结核性浆膜腔积液

一、概　述

浆膜（serosa）为衬在体腔壁和转折包于内脏器官表面的薄膜，贴于体腔壁表面的部分为浆膜壁层，壁层从腔壁移行折转覆盖于内脏器官表面，称为浆膜脏层。浆膜壁层和脏层之间的间隙叫做浆膜腔。浆膜的组成成分为间皮和结缔组织。

人体的胸腔、腹腔、心包腔统称为浆膜腔。正常人在生理状态下，这些腔隙内部都存有少量液体，当肺脏在做呼吸运动、胃肠道消化蠕动和心脏不停跳动的时候，这些液体能在肺脏、胃肠道、心脏及其侧壁浆膜之间起到减轻摩擦的作用，有助于体内脏器的运动。据估计正常成人胸腔液在20ml以下，腹腔液小于50ml，心包腔液为10～30ml，它们在腔内主要起润滑作用，一般不易采集到。在病理情况下，浆膜腔内液体的产生和吸收平衡受到破坏，生成了过多的液体积存于这些腔隙而形成浆膜腔液。这些积液随部位不同而分为胸腔积液、腹腔积液及心包腔积液等。严重大量的积液会压迫内脏器官，引起人体呼吸困难、心脏压迫感、腹胀等多种不适症状。

结核性浆膜腔积液是指由结核分枝杆菌引起浆膜腔的炎症或变态反应，在炎症介质作用下，血管内皮细胞受损，血管通透性增高，以致血管内大分子物质如白蛋白甚至球蛋白和纤维蛋白原都能通过血管壁而渗出，造成浆膜腔内渗透压升高，产生浆膜腔积液。在渗出过程中，还有各种细胞成分的渗出。当血管严重受损，红细胞也外溢，因而炎性渗出液中含有红细胞也是炎症反应的征象。结核性浆膜腔积液发病机制常为：①局部结核病变直接蔓延；②结核分枝杆菌沿淋巴播散；③血行播散。多发的结核性浆膜腔积液发病机制可能为：①血行播散。胸膜、腹膜及心包膜积液是结核分枝杆菌血行播散致浆膜感染而引起，是全身结核的一部分。②由一个浆膜腔积液通过直接蔓延或某些解剖上的缺陷或薄弱引进相邻的浆膜腔积液。结核性浆膜腔积液多见于胸腔积液合并腹水，以及胸腔积液合并心包积液。

结核性浆膜腔积液临床表现差别较大，常取决于原发病灶、感染途径、病理类型、机体反应及浆膜腔受累情况不同。大多数患者起病缓慢，部分患者数月才发现，症状较轻。起病时临床表现缺乏特征性，一般常见症状有发热、盗汗、乏力、消瘦、纳差等结核中毒症状；其次，根据浆膜腔积液部位及积液量，可出现局部浆膜腔积液增多，导致邻近器官受压的相应症状和体征，引起呼吸困难及循环衰竭。

结核性浆膜腔积液临床表现呈多样化。在浆膜腔积液中，结核分枝杆菌培养阳性的典型病例不难诊断。而在结核分枝杆菌培养阴性病例中，需要临床医生根据发病过程、病人症状和体征、病情演变过程、辅助检查的结果进行全面分析，做出判断。出现下列情况时应考虑结核性浆膜腔积液诊断：①有发热、盗汗、乏力、消瘦、纳差等结核中毒症状者；②青壮年，伴有肺结核或既往有结核病史者；③X线、CT及B超检查发现浆膜腔积液，经B超检查对浆膜腔积液穿刺提示渗出液，细胞学分类以淋巴细胞为主，生化检测多提示腺苷脱氨酶（ADA）增高者；④浆膜腔活检有慢性肉芽肿及郎格罕细胞核结节者；⑤抗结核治疗有效者。

结核性浆膜腔积液治疗应包括：抗结核治疗、浆膜腔积液穿刺抽液治疗、全身支持治疗、肾上腺皮质激素应用及外科治疗。

1. 抗结核治疗 浆膜腔积液常为局部结核病变直接蔓延及淋巴播散或血行播散引起，因此，全身抗结核药物化学治疗是结核性浆膜腔积液治疗原则。在“早期、规律、适量、联用、全程”化疗原则下，选用3～4种抗结核药物联合治疗，强化期2～3个月，疗程1年以上。

2. 浆膜腔积液穿刺抽液治疗 浆膜腔积液穿刺抽液一方面可以减轻患者的毒血症状；另一方面在抽出大量浆膜腔积液中含有许多纤维素，可以减少治愈后的浆膜腔粘连，提高疗效，减少并发症。抽液量应根据患者的浆膜腔积液量和抽液时患者的情况决定，抽液的速度应该缓慢。

3. 全身支持治疗 结核病是一种慢性消耗性疾病，大多数患者多伴有纳差及营养不良。因此，在治疗上要改善饮食，加强营养，给予高热量、高蛋白质饮食；对症治疗结核中毒症状。

4. 肾上腺皮质激素应用 肾上腺皮质激素可促进浆膜腔积液吸收、减轻症状，适用于下述患者：①合并血行播散型肺结核患者；②结核性多浆膜腔积液者；③浆膜腔积液量较多并有发热，特别是高热者；④穿刺有困难，抗结核药物治疗吸收慢者。肾上腺皮质激素应用时间不宜过长，一般 4～8 周为宜，开始用量为 30～40mg/d。症状改善或积液量减少时，逐渐减量，每周减 5mg。对结核中毒症状较轻、少量积液者，不宜用肾上腺皮质激素治疗。

5. 外科治疗 外科治疗是在有效的抗结核治疗基础上，出现下列情况者可考虑手术治疗：①脏层浆膜形成较厚的纤维板影响心肺功能者；②慢性脓腔形成致不能吸收者；③结核性浆膜腔形成瘘道者。

结核性浆膜腔积液的预后与浆膜腔位置、临床病理类型、治疗是否及时和合理、有无并发症等有密切关系。早期发现、早期治疗，预后良好。

（谭守勇）

二、结核性胸膜炎

（一）定义

结核性胸膜炎是由于结核分枝杆菌直接感染和/或胸膜对结核分枝杆菌感染产生高度变态反应而发生炎症。可发生于任何年龄。临床上常分为干性胸膜炎、渗出性胸膜炎、结核性脓胸 3 种类型。干性胸膜炎是结核性胸膜炎的早期表现，患者受累胸膜局限，炎症反应轻，如患者免疫力强，迟发性超敏反应低，炎症可局限并逐渐吸收痊愈；如患者免疫力低，超敏反应过高，炎症反应重，胸膜广泛充血、水肿，产生大量炎症渗出物，出现渗出性胸腔积液；渗出性胸膜炎如果治疗不当或胸膜下结核病灶向胸腔破溃或大量结核分枝杆菌侵犯壁层胸膜，可形成结核性脓胸。

（二）症状

干性胸膜炎受累胸膜较局限，症状轻重不一，可以很少或完全没有症状，常可自愈。大多数发病徐缓，少数患者起病较急，有畏寒，轻、中度发热，干咳。主要症状为局限性针刺样胸痛，深呼吸及咳嗽时更甚。渗出性胸膜炎起病多较急，有结核中毒症状，初期有胸痛，多为刺激性剧痛，随着胸液的出现和增多，胸痛反而减轻或消失，但可出现不同程度的气短和呼吸困难。

（三）体征

干性胸膜炎患侧呼吸运动受限，局部有压痛，可触及胸膜，有摩擦感，听诊局部有胸膜摩擦音。渗出性胸膜炎积液较多时，患侧胸廓饱满，肋间隙增宽，呼吸动度及语颤减弱，气管和心脏向健侧移位，液平面以下扣诊浊音，呼吸音减弱或消失；右侧胸腔积液时肝浊音界消失。如有胸膜肥厚则局部胸廓下陷，呼吸运动受限。

（四）实验室检查

1. 结核菌素（PPD）皮肤试验及血常规、血沉检查 PPD 皮试阳性，少数阴性。血常规示白细胞正常或偏高，血沉正常或升高。

2. 细菌学检查 胸液离心后抗酸杆菌涂片及培养阳性率均较低，一般涂片阳性率＜3%，培养阳性率＜15%。

3. 胸膜活检 胸膜活检发现结核性肉芽肿或干酪样坏死可确诊。穿刺活检阳性率 71%～88%，胸膜活检标本结培阳性率 70%。胸腔镜活检阳性率可高达 85%～97%。

4. 胸液检查 外观：多为草黄色、深黄色、深褐色或微混，易凝。有 1.5%～12%为血性。老年患者血性胸液发生率可达 23.6%。

（1）常规：比重≥1.018，pH 7.0～7.3，pH 降低易发展为包裹性积液和脓胸。细胞数＞0.3×10^9/L，急性期以中性粒细胞为主，逐渐转变为以淋巴细胞为主，可达 80%或以上。

（2）生化

1）蛋白＞30g/L，胸水蛋白/血清蛋白＞0.5。

2）乳酸脱氢酶（LDH）＞200U，胸水 LDH/血清 LDH＞0.6。

3）糖＜2.5mmol/L。

4）腺苷脱氨酶（ADA）＞45U/L，胸液（P）ADA/血清（S）ADA＞1。

5. 结核抗体检测 阳性率 60%～95%，特异性 80%～95%。有一定假阳性和假阴性。

6. 分子生物学检测 胸腔积液聚合酶链反应（TB-PCR）的敏感性为 52%～81%，特异性为 90%～100%，有假阴性和假阳性报道。

7. γ-干扰素释放试验（T-SPOT.TB） 特异性 94.1%，灵敏度 95.3%。

（1）阳性提示存在结核感染，是否为活动性结核病，需临床综合判断。

（2）阴性结果 95%以上可排除结核感染，但如标本是在细胞免疫发生前获取的，以及免疫功能低下如 HIV 感染、肿瘤患者及儿童等可引起假阴性结果。

（3）另外阳性结果有可能是堪萨斯、苏氏、戈登或海分枝杆菌感染引起的。因此 T-SPOT 结果不能作为单独的或是决定性的诊断结核病的依据。

注意事项：1 周内有输血史或做过 PET-CT 的患者会影响血液中淋巴细胞的分离，建议 2 周后再行检测。

8. B 超检查 B 超检查可估计胸腔积液的深度和积液量。

9. 影像学检查

（1）干性胸膜炎：一般无 X 线改变。

（2）渗出性胸膜炎

1）胸腔内游离积液：①少量胸腔积液（少于 300ml）。后前位胸片表现为肋膈角变钝，侧位片见后肋膈角填塞。②中量胸腔积液。积液约平第 4 前肋，正位胸片上表现为外高内低、上淡下浓的弧线状阴影，侧位胸片上可见前后胸壁形成与正位胸片一样的两个外高内低的渗液曲线阴影（Ellis 线）。③大量胸腔积液。积液约平第 2 前肋，正位胸片上表现为一侧胸腔均匀的致密阴影，有时仅肺尖部可见一小部分稍透亮被压缩的肺组织，患侧肋间隙增宽、气管及纵隔向健侧移位等，侧位胸片上亦呈均匀的致密阴影。

2）胸腔内局限积液：为胸腔液体被局限、包裹，分布于粘连的胸腔内所形成。①胸腔内包裹性积液：主要由于胸膜腔的粘连所致，一般多发生于胸腔下部的侧壁和后壁，少数发生于上部胸壁或前胸壁。在 X 线上，非切线位表现为片状阴影，边缘不清。切线位表现为凸向肺内的"D"字形阴影，宽基底紧贴胸壁，边缘光滑锐利，与胸壁夹角呈钝角。②叶间积液：为胸腔游离液体积聚于叶间胸膜内而形成，其 X 线表现视液体积聚于不同叶间而不同。水平叶间积液在正侧位胸片上均表现为边缘光滑的梭形阴影，斜裂叶间积液在正位胸片上无一定的形态特点，但在侧位上亦呈边缘光滑的梭形阴影。③纵隔叶间积液或胸壁叶间积液：为胸腔游离液体积聚于纵隔胸膜或胸壁叶间部位内而形成。正侧位胸片均表现为三角形阴影，其尖端沿叶裂指向肺野，宽基底贴在胸壁或纵隔面，纵隔叶间积液三角形阴影在前弓位显示得更加清楚。④肺底积液：胸腔游离液体积聚于肺底与膈面而形成。其影像表现可随体位变化而异。

CT 扫描可更加清晰地显示胸腔积液部位、形态、积液量，对某些特殊类型的胸膜炎如叶间积液、纵隔积液、单发或多发包裹性积液及胸膜结核瘤等，CT 片显示更清楚。

（五）诊断标准

结核性胸膜炎的确诊有赖于细菌学和病理学检查。由于细菌学检出率低，临床上根据以下情况综合分析做出诊断：

（1）有结核中毒症状及相关体征。

（2）B 超及影像学检查提示胸腔积液。

（3）胸液化验示渗出液，以淋巴细胞为主。

（4）胸液 ADA＞45U/L、胸液 ADA/血清 ADA＞1。

（5）TB-AB（+）；胸液 TB-PCR（+）。

（6）血 T-SPOT（+）。

（7）PPD 皮试阳性或强阳性。

（8）血常规示白细胞总数正常或偏高，血沉增快。

除外其他性质胸膜炎。

（六）鉴别诊断

1. 渗出液与漏出液的鉴别（表 6-1）

表 6-1 渗出液和漏出液的差异

项目	渗出液	漏出液
病因	感染、肿瘤、结缔组织疾病等	如心衰、肝硬化、肾炎低蛋白血症
外观	清晰或混浊，血性，乳糜性	清晰，透明，呈淡黄色
比重	＞1.018	＜1.018
凝固	自凝	不凝
蛋白定性	阳性	阴性
白细胞数	$>0.5\times10^9/L$	一般$<0.1\times10^9/L$
pH	＜7.4	＞7.4
蛋白量	＞30g/L	≤30g/L
胸水蛋白/血清蛋白	＞0.5	＜0.5
LDH	＞200U	＜200U
胸水 LDH/血清 LDH	＞0.6	＜0.6

2. 感染性胸腔积液

（1）呼吸道感染：如细菌、病毒、支原体、立克次体、真菌和寄生虫均可引起胸腔积液。病毒、支原体、立克次体和真菌引起的胸腔积液量少，以单核细胞为主。寄生虫引起者，以嗜酸性粒细胞为主。

（2）病毒感染：诊断困难。表现为发热、胸痛、呼吸困难。可伴有肺实变、心包积液等。胸腔积液量少，为渗出性，以单核细胞为主，胸水可分离出病毒。

（3）肺吸虫病并发胸腔积液：有生食石蟹、蝲蛄史。表现为胸痛、胸闷，可咳褐色果酱样黏痰或咯血，亦可出现游走性皮下结节、腹痛、腹泻、肝区痛、肝功能损害等。外周血嗜酸性粒细胞增多、血沉增快，皮内试验及补体结合试验阳性；胸水嗜酸性粒细胞增高，IgE 升高，可检出肺吸虫虫卵。

3. 恶性胸腔积液 约占全部胸腔积液的 20%，是老年患者渗出性胸腔积液中最常见的原因。分为原发性和转移性，绝大多数为转移性，原发性仅见于弥漫性恶性胸膜间皮瘤。

（1）转移性：肺癌、乳腺癌、淋巴瘤是恶性胸胸积液最常见的三大原因，其中肺癌占 36.3%、乳腺癌占 25%。最常见症状为呼吸困难、胸痛和干咳，进行性加重。胸胸积液生长速度较快。持续性胸痛为壁层胸膜转移。肿瘤侵犯肋骨、脊椎时，则剧痛难忍。其他症状为消瘦、纳差、乏力、发热、恶液质等。胸腔积液为血性或浆液血性或黄色混浊渗出液，以淋巴细胞为主，约 15%的患者胸胸积液 pH 及糖降低，胸水癌胚抗原（CEA）升高。文献报道胸胸积液病理细胞阳性率为 40%～87%，假阳性率为 0.3%。

（2）原发性：年龄多在 50 岁以上，主要为持续性胸痛和呼吸困难，胸痛逐渐加重。可有干咳、消瘦，少数咯血和不规则发热。肿瘤侵犯胸壁后形成“冰冻胸”，限制胸廓运动。典型 X 线表现为胸内侧弥漫性不规则胸膜增厚和突向胸膜腔内的多发结节，呈波浪状。胸液多为血性，少数黄色；非常黏稠，甚至可拉成细丝；胸液蛋白含量高，糖和 pH 常降低，胸液透明质酸和 LDH 较高。

4. 结缔组织疾病引起的胸腔积液

（1）系统性红斑狼疮（SLE）胸膜炎：约 33%的患者出现胸腔积液，其中 1/3 的患者为双侧性。可出现胸痛、低热、咳嗽、气促和胸液体征。胸腔积液多为草黄色，蛋白升高，糖与血糖值相近，但胸腔积液细胞数较低，胸液抗核抗体（ANA）增高。

（2）类风湿病胸膜炎：常有皮下结节，血清类风湿因子（RF）强阳性，胸腔积液糖降低。

5. 其他性质的胸腔积液

（1）乳糜胸：系胸导管破裂或阻塞所致。50%呈乳状，一般为白色混浊，也可为浅黄色或粉红色，无异味。pH 偏碱，胸腔积液蛋白升高，细胞数减少，以淋巴细胞为主，罕见中性粒细胞，细菌培养阴性。镜下可见脂肪小滴。乳糜液脂肪含量较高，胆固醇较低。胸腔积液加乙醚摇荡后变清澈。

（2）肺栓塞所致胸腔积液：起病急，突然胸痛，伴心悸、呼吸困难、咯血等，X 线表现为斑片阴影、肺不张、胸腔积液。胸腔积液多为渗出液，有 65%为血性。D-二聚体明显升高。肺血管 CT 检查可发现明显肺栓塞征象。

（3）尿毒症胸膜炎：慢性肾衰竭晚期发生率为 15%～20%。胸腔积液中含有较多蛋白、乳酸，蛋白含量为 3.0～6.7g/dl。可呈血清血性或完全血性。pH＞7.3，糖正常。

6. 结核性脓胸的鉴别

（1）化脓性胸膜炎：起病较急，常有高热、咳嗽、咳痰、咯血、呼吸困难等。胸腔积液为脓胸，外周血及胸腔积液白细胞明显升高，核左移。胸腔积液糖明显降低。胸腔积液细菌涂片及培养阳性。抗炎有效。

（2）阿米巴脓胸：常继发于阿米巴肝脓肿或肺脓肿，可直接破溃入胸膜腔，也可经淋巴途径感染。临床与一般脓胸相似，但中毒症状减轻，部分有腹泻血便史。胸穿可抽出典型巧克力样糊状脓液，镜检可找到阿米巴滋养体。

（3）胆固醇脓胸：少见，多见于男性青壮年。病程漫长，迁延数年。如无继发感染，多无发热及血白细胞增高等临床表现。胸腔积液呈褐红色，较黏稠而混浊，无气味、不凝固。镜检可见胆固醇晶体及红、白细胞和脂肪球。胆固醇定量一般为 150～500mg 可确诊。

（七）处理

治疗措施包括全身抗结核化疗、糖皮质激素治疗、局部治疗、外科治疗、营养支持及免疫治疗、中医中药治疗等。

1. 全身抗结核化疗 是结核性胸膜炎最主要的治疗手段，与肺结核治疗一样，必须遵守“早期、联合、适量、规律和全程”的化疗原则。早期诊断与治疗尤其重要，在急性渗出期积极合理治疗能够避免或减少胸膜肥厚、包裹、脓胸、结核瘤形成等。化疗方案参照相关章节。

2. 全身糖皮质激素治疗

（1）适应证：①渗出性胸膜炎早期；②大量胸腔积液并有发热症状；③结核性多浆膜腔积液；④合并血行播散型肺结核。

（2）相对禁忌证：结核性脓胸、胸腔混合感染、消化道出血、合并真菌感染、严重骨质疏松等。

（3）剂量及疗程：一般泼尼松 30mg/d，体温正常及胸腔积液明显吸收后采用小剂量递减法，每周减 1 次，疗程 4～6 周。

（4）注意事项：①激素应在有效的抗结核治疗保护下使用；②不宜作为结核性胸膜炎的常规治疗。

3. 穿刺抽液　多数学者主张积极抽液。有学者统计：发病 1 周内抽液者，治愈率可达 100%；病程 1 个月抽液者，无胸膜粘连肥厚者仅 33.71%；超过 2 个月，无胸膜粘连增厚者仅 2.96%。

注意事项：①速度不宜太快，若出现咳嗽、胸闷、心慌、气短等症状时，应立即停止抽液。②首次抽液量一般不超过 800～1000ml。③尽量避免漏入空气，因为液气胸的形成不但加重炎症，且增加胸腔积液吸收困难。④一般不需向胸腔内注入抗结核药物，因为全身用药能使胸膜腔达到有效的药物浓度。

4. 胸腔内留置微管引流　与单纯胸穿相比，操作简单，减少胸膜损伤，方便携带，安全性高，引流效果较好，便于局部注药，且无明显不良反应，因此近年来临床广泛应用。

5. 腔内注药

（1）抗结核药物：是否需要局部注入抗结核药治疗，多年来一直争议很大。适应证：①结核性脓胸；②胸腔积液找到结核菌或有耐药性；③肝功能异常。常用药物：Sm、Am、INH、PAS。

（2）尿激酶：能够溶解纤维蛋白，减轻胸膜粘连肥厚，改善肺功能。国外报道有效率 92%左右。疗效好，副作用少，起到标本兼治的双重作用，临床上广泛应用。

文献报道的 3 种用法：①尿激酶 25 万 U+NS 10ml/次，每周 2～3 次。②尿激酶 25 万 U+DXM 5mg+NS 10ml，每周 2～3 次。③尿激酶 25 万 U+呋塞米 20mg+NS 10ml，每周 2～3 次。

6. 激光治疗　文献报道在抗结核基础上加用低能量的 He-Ne 激光体表局部照射，可加速胸腔积液吸收。激光照射可作为胸腔积液吸收缓慢或包裹性胸膜炎的辅助治疗方法。

7. 外科治疗　有下列 5 种方法：

（1）肋床开窗引流术：改善原有的脓腔引流，使脓液排除干净。

（2）胸膜纤维板剥脱术：适用于病程不长、肺内无病变能复张的病例。

（3）脓胸肺切除术：适用于慢性脓胸合并肺和（或）支气管有广泛病变者。

（4）胸膜内胸廓改形术：适用于局限性脓胸。

（5）带蒂大网膜移植填塞术。

8. 中医中药治疗　在抗结核同时配合中医中药治疗能缩短病程，减少胸膜粘连、增厚等并发症，特别适用于年老体弱、有肝肾功能异常或抗结核药物过敏者。

9. 免疫治疗　研究表明，免疫治疗在改善症状、促进病灶吸收、提高疗效等方面有良好作用，尤其适用于结核性脓胸、支气管胸膜瘘、胸膜结核瘤患者。

（八）预后

总的预后良好。如不抗结核化疗，2～4 个月多数病人能自行吸收，但日后部分病人会发生活动性结核病。约 25%的病例 2 年后发生肺结核或肺外结核。5 年内发生肺结核或肺外结核可达 65%。

（吴福蓉）

三、结核性腹膜炎

结核性腹膜炎是由结核分枝杆菌感染腹膜引起腹腔的慢性炎症，是临床常见的腹腔结核病，可发生于任何年龄，以中青年多见，尤其 20～40 岁之间，女性多于男性。结核性腹膜炎可为全身血行播散型结核的一部分，但更多的是继发于腹腔内各器官结核灶的蔓延，如肠结核、肠系膜淋巴结结核或泌尿生殖系统结核，少数是肠系膜淋巴结干酪样坏死的溃破，肠结核或脊柱结核的蔓延是主要感染途径，约占 5/6。由于肠结核、肠系膜淋巴结结核直接蔓延到浆膜或因肠黏膜溃疡穿孔而引起的，多是局限性腹膜炎，但如干酪化的肠系膜淋巴结破溃，大量结核菌散布于腹腔，则可发生弥漫性腹膜炎。此外，腹膜炎偶可起源于结核性输卵管炎，但较少见。

（一）临床表现

结核性腹膜炎的临床表现随原发病灶、感染途经、病理类型及机体反应性的不同而异，起病缓急不一。多数患者起病较缓，出现不同程度的慢性结核中毒症状，伴腹痛、腹胀，可有腹水、腹壁柔韧感和/或腹部肿块；畏寒、高热急性起病者少见。

1. 全身表现 发热与盗汗最为常见，以低热和中度发热居多，部分患者呈驰张热。渗出型、干酪型病例或合并有严重腹外结核的患者可呈稽留热，盗汗严重，重者有贫血、消瘦、水肿、口角炎及维生素 A 缺乏症等营养不良的表现。在育龄妇女中，停经不育者较常见。

2. 腹痛与腹泻、便秘 腹痛为主要症状，多为持续性隐痛或钝痛，疼痛多位于脐周、下腹，有时在全腹部，并伴有腹泻或便秘，部分患者有腹泻与便秘交替出现。缓慢起病者腹痛部位常较固定。当患者出现急腹症时，应考虑腹腔结核病灶溃破后引起的急性腹膜炎，结核性腹膜炎少有穿孔。

3. 腹胀与腹水 多数患者有腹胀感，可由结核病中毒症状或腹膜炎伴有的肠功能紊乱引起。患者可出现腹水，以小量、中等量为多见。腹水量较多时可出现移动性浊音。

4. 腹壁柔韧感 柔韧感是粘连型结核性腹膜炎的临床特征。绝大多数患者均有不同程度的压痛，一般较轻微，少数压痛明显并有反跳痛，后者多见于干酪型。

5. 腹部包块 粘连型及干酪型患者的腹部常可触及包块，多位于中下腹部。包块大小不一，边缘不齐，有时呈横形块状物或有结节感，多有轻微触痛。

6. 其他 恶心、呕吐、食欲减退等。肝肿大可由营养不良所致脂肪肝或肝结核引起。压痛，甚至可有反跳痛。多数可有肠鸣音活跃或不同程度的亢进；如并发肠梗阻，可见蠕动波，气过水声、肠鸣音减弱或消失。

7. 临床分型 临床分为渗出型（腹水型）、粘连型（纤维性成形型）、干酪溃疡型及混合型（上述两种或两种以上同时存在）。以主要表现定型，但各型间可有过渡形式，可以共存，难以截然分开。

（1）渗出型：典型症状为四肢消瘦与腹部的极度膨隆形成鲜明的对比。开始时叩诊有移动性浊音，积液增多后腹部呈球状，脐部变平，甚至突出。腹部触诊有波动感。横膈与肝被压向上移位，腹壁静脉怒张，可伴下肢水肿。腹腔穿刺为典型的草黄色浆液性或浆液纤维素性渗出液；少数为血性及乳糜样腹水。有全身粟粒性结核存在时，发病较急，出现高热甚至神经系统症状。渗出型腹膜炎可单独存在，也可为多发性浆膜炎的一部分。

（2）粘连型：常表现为反复出现的不全性肠梗阻。腹腔内可有少量包裹性积液，易被遗漏。主要体征为腹膨隆和胀气。有时腹部可见蠕动波。触诊腹部柔韧有揉面感，可触到大小不等的肿块。肿块位置比较固定，多在脐周和右下腹。增厚变硬的大网膜横贯于上腹部可被误认为肝肿大。由于肠管和融合成块的淋巴结、腹膜及大网膜可扭结粘连在一起，叩诊时某处出现浊音，某处出现鼓音，可毫无规律。肿块可压迫周围组织和器官致下肢水肿、肠梗阻及泌尿道梗阻症状。

（3）干酪溃疡型：多为上述两型发展的结果。其特点是结核性病变转入干酪样坏死和液化。临床症状特别严重，体温较前两型为高，多表现为弛张热。常有腹泻、腹痛和压痛等症状，并有严重的进行性消瘦、无力和贫血，甚至恶液质。腹部触诊柔韧或呈板状，腹肌紧张，轻度反跳痛，腹腔内有大小肿块并有压痛。如干酪液化病变破溃入腹腔，可成局限性化脓性腹膜炎，叩诊可发现不规则的鼓音区和浊音区。如病变与腹壁粘连，可见脐部发红有炎性浸润，后有波动，甚至穿孔于腹壁外而形成脐瘘。有时干酪液化病变向内穿入肠道形成肠瘘，如同时向外穿出腹壁，则形成粪瘘。

（二）实验室检查

1. 血象和血沉、血生化 可有不同程度的贫血，腹腔结核病灶急性扩散者、干酪型及继发感染者的白细胞计数可增高，血沉即红细胞沉降率多数增快。血沉也可作为病变活动的简易指标。可有低蛋白血症。

2. 结核菌素试验，腹水抗结核抗体，γ-干扰素释放试验 结核菌素试验呈强阳性、腹水抗结核抗体阳性和/或γ-干扰素释放试验阳性者对诊断本病有帮助，但免疫抑制、重症病人等反而可呈阴性。

3. 腹水检查 腹水葡萄糖＜3.4mmol/L，pH＜7.35时，提示感染性疾病可能性大，特别是腹水腺苷脱氨酶（ADA）活性增高时，提示结核性腹膜炎。

4. X线检查 钡餐检查如发现肠粘连、肠结核、肠瘘、肠腔外肿块等现象，对本病诊断有辅助价值。腹部平片有时可见到钙化影，多系肠系膜淋巴结钙化。

5. 腹腔CT和MRI检查 可见游离或包裹积液，腹腔脏器被推挤移位。腹壁增厚，大网膜、肠系膜增厚，肠系膜可见肿大淋巴结，腹腔内不规则包块。

6. 超声检查 早期即可发现腹水，监测腹水量的变化。可用于腹腔包块的鉴别，有助于发现淋巴结肿大，并可在超声引导下腹穿或经皮腹膜活检、包块穿刺。

7. 腹膜穿刺活检 有助于获得病理诊断，阳性率可达64%。

8. 腹腔镜检查 在诊断困难时是一种安全可靠的诊断技术。有腹膜广泛粘连者禁忌检查。适用于有游离腹水的患者，腹腔镜可窥见腹膜、网膜、内脏表面有散在或集聚的灰白色结节，活组织检查可确诊。

（三）诊断

结核病患者密切接触史、饮用结核菌污染的牛奶史、结核菌素试验阳性、γ-干扰素释放试验阳性，身体其他部位结核病、肠结核及肠系膜淋巴结结核的发现等，都有助于诊断。如患者出现以下1～5项即可以考虑诊断性抗结核治疗。

（1）原因不明的发热，持续2周以上，伴有盗汗，经一般抗生素治疗无效。

（2）有结核病患者密切接触史或本人有其他肠外结核者。

（3）腹壁柔韧感，有腹水或可触及包块者。

（4）血沉增速、腹水抗结核抗体阳性。结核菌素试验阳性和/或γ-干扰素释放试验阳性。

（5）腹腔穿刺、腹水检查提示腹水为渗出液、γ-干扰素、ADA增高者，对渗出型结核性腹膜炎诊断有重要意义。γ-干扰素、腺苷脱氨酶的检测可用于对结核性和癌性腹腔积液的鉴别诊断。经抗结核治疗后，结核性腹膜炎CA125明显降低，血清CA125可作为判断结核性腹膜炎抗结核疗效的观察指标。

（6）X线检查或CT、MRI发现肠结核征象。

（7）腹水和/或腹膜活检组织涂片或培养找到结核菌，或活检组织病理证实。

（四）鉴别诊断

渗出型腹膜炎应与心脏病、肾脏病、肝硬化、恶性肿物及营养不良性水肿所引起的腹水区别，还应与化脓性腹膜炎、巨结肠及腹腔内囊肿尤其是大网膜囊肿相鉴别。粘连型及干酪溃疡型腹膜炎应与腹部恶性肿瘤、局限性回肠炎、蛔虫肠梗阻等相区别。

1. 与有腹水的疾病鉴别

（1）肝硬化失代偿，患者有肝功能异常、门静脉高压、脾功亢进、肝病面容及蜘蛛痣等表现。

（2）癌性腹水多为血性腹水，反复腹水检查可找到瘤细胞。

（3）缩窄性心包炎、肝静脉阻塞综合征均可产生腹水，但二者均有相应的心包和肝脏体征。

2. 与腹痛为主要症状的疾病鉴别 应注意与克罗恩病等鉴别，合并有肠梗阻、肠瘘及腹膜炎时，应与其他原因引起的急腹症鉴别。

3. 与腹块为主要体征的疾病鉴别 本病有时与结肠癌、卵巢癌等恶性肿瘤相混淆，应注意鉴别。

（五）治疗

一般处理与活动性肺结核相同。抗结核药物对单纯的结核性腹膜炎疗效明显，但在合并其他严重的结核病型时则疗效受后者的影响。不治病例多死于肠梗阻、肠出血、肠穿孔、重症肺结核或结核性脑膜炎。对于中毒症状严重或并发营养不良、贫血及恶液质的病例，多次小量输血可收到良好效果。如果发生肠穿孔或肠梗阻应施行外科手术。

1. 综合治疗 结核性腹膜炎病应进行全身综合治疗，合理的生活习惯和充足的营养很重要。给予高热量、高蛋白、高维生素、少渣的饮食。胃肠道症状明显或有肠梗阻影响进食时，应给予流质、半流质或胃肠外高营养，并注意纠正水和电解质失衡。营养不良、消瘦病人可适当增加水解蛋白、复方氨基酸等以增加机体能量。若腹腔内混合其他细菌感染时应酌情给予抗生素治疗等，可同时加用中医药、免疫增强剂等辅助治疗提高疗效以及时阻止病情恶化。

2. 肺结核治疗的原则仍适用于结核性腹膜炎的治疗 其关键是早期、足量、全程地彻底抗结核治疗，避免复发，防止并发症的发生。抗结核药物对本病的疗效略低于肠结核，因此用药及疗程应予以加强或适当延长。在治疗前最好能对所分离的结核菌进行药物敏感试验，可进一步提高疗效。对于初治患者，一般强化期 3 个月，以链霉素或乙胺丁醇联合吡嗪酰胺、异烟肼及利福平或利福喷丁四联应用为佳；病情控制后，可改为异烟肼与利福平、乙胺丁醇继续巩固期治疗。总疗程应在 12～18 个月。鉴于本病常继发于体内其他结核病，如患者已接受过抗结核药物治疗，应选择以往未用或少用的药物，制定联合用药方案，再根据疗效和/或药敏结果调整用药。耐药患者原则上依据药敏试验结果选药。对一些具有对结核菌耐药危险因素的病人，可能需要制定个性化抗结核治疗方案治疗。这些危险因素有：①既往曾接受过抗结核药物的治疗。②未完成原定抗结核治疗方案、不规则用药或疗程不足。③来自一些原发耐药结核菌株发生率超过 50%地区的病人，或与其密切接触者。④伴有 HIV 感染的病人。⑤患粘连型伴渗出或干酪型结核性腹膜炎的病人。⑥伴有其他部位活动性结核病灶，且病变重不易控制的病人等。在无药敏结果的情况下，可以参照复治肺结核的治疗原则选药，待药敏结果出来后再酌情调整。

3. 对腹水型患者，腹腔穿刺抽液或引流 在放腹水后，可于腹腔内注入抗结核药物和地塞米松等药物，可以加速腹水吸收并减少粘连。抽腹水的量根据患者的腹水量和患者抽液时的情况决定，应该缓慢抽液。对于已经发生腹膜增厚粘连的患者，可以于留置引流管充分引流腹水/抽腹水后，腹膜腔局部注入用生理盐水 20ml 稀释后的尿激酶 10 万～25 万 IU，夹管＞6h 后放开引流或次日超声定位/引导下抽腹水治疗，必要时可以重复以上注药治疗 2～3 次。

4. 在抗结核治疗中加用激素可缩短病人的中毒期，减少中毒症状 对血行播散、结核中毒症状严重，或腹腔内有大量渗出液的患者，在应用有效的抗结核药物治疗的基础上，亦可加用小剂量肾上腺糖皮质激素口服（如泼尼松 30mg/d，晨顿服），必要时也可以短期内静脉应用（如地塞米松 5mg/d），以减轻中毒症状，防止肠粘连及肠梗阻发生。激素应用后如腹水得到有效控制则予以逐渐减量，应用时间不宜过长，一般 4～8 周为宜。但当腹水趋向结核性化脓性、干酪型结核性腹膜炎、腹水型结核性腹膜炎并发肠结核时，禁用糖皮质激素。

5. 与腹内肿瘤鉴别确有困难时 或少数结核性腹膜炎病人虽经抗结核药物治疗后，其伴发的不全肠梗阻、肠粘连及坏死病灶等未见好转，可考虑行剖腹探查并进行相应的手术治疗。在并发完全肠梗阻严重肠粘连、肠穿孔、肠瘘、腹壁瘘、急性化脓性腹膜炎时，应立即手术治疗。

6. 在选择药物联合治疗方案时 还应考虑的一个重要因素是药物的毒性反应。在服药期间应定期进行血常规、肝功能、肾功能等检查，必要时还应行视觉、听力等相关检查。此外尚应密切观察患者的临床表现，有时上述检查结果正常并不能说明没有毒性反应。若服药期间发现有不良反应时，应立即停用相关或可疑药物并密切观察，及时采取相应的治疗措施。

（六）预后

渗出型的预后最好，可完全治愈。粘连型预后较差，病程多迁延，时而恶化，时而缓解，但如坚持治疗仍可能治愈。有时形成难于处理的粘连和梗阻，需外科手术。干酪溃疡型预后最差，自应用抗结核药物治疗后，预后已大为改善，但如有严重的合并症，诸如严重的肺结核或粟粒性结核合并结核性脑膜炎者，预后则较差。

（史 祥）

四、结核性心包炎

结核性心包炎通常由气管、支气管周围及纵隔淋巴结核直接蔓延而来，或者由原发性肺结核或胸膜结核感染血源性播散，其他少见的心包受累原因包括远隔的泌尿系统结核、骨结核血行播散而致。结核性心包炎早期为纤维素性和血性心包炎，继以心包积液，随后心包肥厚，可转为亚急性期或慢性期，部分发展为心包缩窄。我国结核性心包炎占心包疾病的21.3%～35.8%。

（一）临床表现

1. 纤维蛋白性心包炎 在心包炎急性期，心包壁层和脏层上有纤维蛋白、白细胞及少许内皮细胞的渗出。此时尚无明显液体积聚，为纤维蛋白性心包炎。

（1）症状：主要症状为心前区疼痛，由于结核病通常发展较缓慢，因此部分患者疼痛症状可能不明显。疼痛性质可尖锐，与呼吸运动有关，常因咳嗽、深呼吸、变换体位或吞咽而加重，位于心前区，可放射到颈部、左肩，左臂及左肩胛骨，也可达上腹部：疼痛也可呈压榨样，位于胸骨后。

（2）体征：心包摩擦音是纤维蛋白性心包炎的典型体征，因炎症而变得粗糙的壁层与脏层在心脏活动时相互摩擦而发生，呈抓刮样粗糙音，与心音的发生无相关性，往往盖过心音又较心音更接近耳边。典型的摩擦音可听到与心房收缩、心室收缩和心室舒张相一致的三个成分，但大多为与心室收缩、舒张相一致的双相性摩擦音，多位于心前区，以胸骨左缘第3、4肋间最为明显，坐位时身体前倾，深吸气或将听诊器胸件加压可更容易听到。心包摩擦音可持续数小时或持续数天、数周，当积液增多将两层心包分开时，摩擦音即消失，但如有部分心包粘连则仍可闻及。

2. 渗出性心包炎 随着心包积液增加，转变为渗出性心包炎，液体量可由100ml升至2～3L。

（1）症状：呼吸困难是最突出的症状，可能与支气管、肺受压及肺淤血有关。呼吸困难严重时，患者呈端坐呼吸，身躯前倾、呼吸浅速、面色苍白，可有发绀。也可因压迫气管、食管而产生干咳、声音嘶哑及吞咽困难。此外尚可有发冷、发热、心前区或上腹部闷胀、乏力、烦躁等。

（2）体征：心脏叩诊浊音界向两侧增大，皆为绝对浊音区，心尖搏动弱，位于心浊音界左缘的内侧或不能扪及，心音低而遥远，在有大量积液时可在左肩胛骨下出现浊音及左肺受压迫所引起的支气管呼吸音，称心包积液征（Ewart 征）。大量渗液可使收缩压降低。而舒张压变化不大，故脉压变小。按积液时心脏压塞程度，脉搏可正常、减弱或出现奇脉。大量渗液可累及静脉回流，出现颈静脉怒张、肝大、腹水及下肢水肿等。但在起病较缓、渗液较少或虽大量而积聚甚慢时，可无明显心脏填塞症状。

3. 缩窄性心包炎 缩窄性心包炎继发于急性心包炎，但多数病例因急性阶段隐匿未被发觉，就诊时已成缩窄性。心包缩窄多于急性心包炎后 1 年内形成，少数可长达数年。致密厚实的纤维化或钙化心包包围心脏形成缩窄性心包炎，使心室舒张期充盈受限而产生一系列循环障碍的病征。

（1）症状：常见症状为呼吸困难、疲乏、食欲不振、上腹胀满或疼痛，呼吸困难为劳力性，主要与心搏量降低有关。部分病人临床表现并不典型，起病隐匿，无结核中毒症状。

（2）体征：有颈静脉怒张、肝大、腹水、下肢水肿、心率增快，可见 Kussmaul 征。患者腹水常较皮下水肿出现得早且明显得多，这与一般心力衰竭中所见者相反。产生这种现象的机制尚未肯定，可能与心包的局部缩窄累及肝静脉的回流，以及与静脉压长期持续升高有关。心脏体检可发现：心尖搏动不明显，心浊音界不增大，心音减低，通常无杂音，可闻及心包叩击音，后者系一额外心音，发生在第二心音后 0.09～0.12s，呈拍击性质，系舒张期充盈血流因心包的缩窄而突然受阻引起心室壁的振动所致。心律一般为窦性，有时可有心房颤动。脉搏细弱无力，动脉收缩压降低，脉压变小。

（二）实验室检查

1. 一般检查

（1）血常规：急性期白细胞可轻度、中度增高，也可正常。缩窄性心包炎时正常。

（2）血沉：增快，缩窄性心包炎时正常。

（3）血红蛋白：慢性病人可有贫血。

（4）生化：可有 LDH、ADA 轻度升高。慢性病人白蛋白可降低，缩窄性心包炎出现淤血性肝硬化时，合成蛋白功能降低，白蛋白亦降低，转氨酶升高甚至可出现黄疸。

2. 心包液的检查

（1）常规检查

1）色泽：结核性心包积液常为渗出液，多数为草黄色，少数为血性。如含有大量被破坏的细胞碎屑或胆固醇，也可呈假性乳糜样。

2）比重：1.010 以上，pH 7.0～7.3。

3）白细胞：数十至数百个，以淋巴细胞和单核细胞为主，但在发病 2 周内多核白细胞占多数。结核性脓性心包炎临床少见。

4）李凡他试验：阳性。

（2）生化与免疫

1）蛋白：蛋白含量高，＞30g/L，心包积液蛋白/血清蛋白＞0.5。

2）LDH：因各个实验室方法学不同，一般认为心包积液 LDH/血清 LDH＞0.6。

3）ADA（腺苷脱氨酶）：心包积液中 ADA 浓度明显增高（＞40U/L）对诊断结核性心包炎有 93%的敏感性和 97%的特异性。

4）γ-干扰素：结核性心包积液中含量增加，对诊断有参考价值。胸液中 140pg/ ml 为参考阳性界值。

5）LZM（溶菌酶）：存在于多核细胞及单核巨噬细胞内，＞30mg/L 为参考阳性界值。对结核性渗出液敏感性为 75%，特异性为 62%。

（3）细菌学检查：结核性心包炎确诊是心包液中直接涂片或培养查到结核菌。

（4）聚合酶链反应（PCR）技术快速：本方法可作为早期诊断的重要手段，阳性率高于涂片与培养。

（5）血结核抗体的检查：可为阳性，仅作为参考。

（6）血 γ-干扰素释放试验（IGRA）：该方法是结核诊断领域一个有意义的进步，对活动性 TB 患者有很高的敏感性与特异性。

（三）特殊检查

1. 结核菌素试验（TST） 该试验不能区别 TB 是由既往应用过卡介苗（BCG）后的免疫反应引起的，还是由分枝杆菌感染引起的。在我国，其应用价值正日益下降。

2. 心电图 QRS 波群低电压和 T 波平坦、倒置为特征性表现，常出现窦性心动过速。急性心包炎时，ST 段抬高的特征少见。偶见心房颤动。

3. 超声心动图 是诊断心包积液可靠而简便的方法，能发现 40ml 的少量积液。吸气时，右心室容积增大而左心室减小，常有右心房萎缩和右心室舒张期萎缩。当出现缩窄性心包炎时，可见心包增厚、室壁活动减弱、室间隔矛盾运动。

4. 胸部 X 线片 50%～72%的病人合并有肺结核及胸腔积液的征象。可见心影扩大呈梨形，正常的心脏弧形消失，心缘曲线较为强直，上腔静脉扩张，肺纹理增深，心包可有钙化阴影。胸透和 X 线摄影可见心脏搏动减弱（图 6-1）。

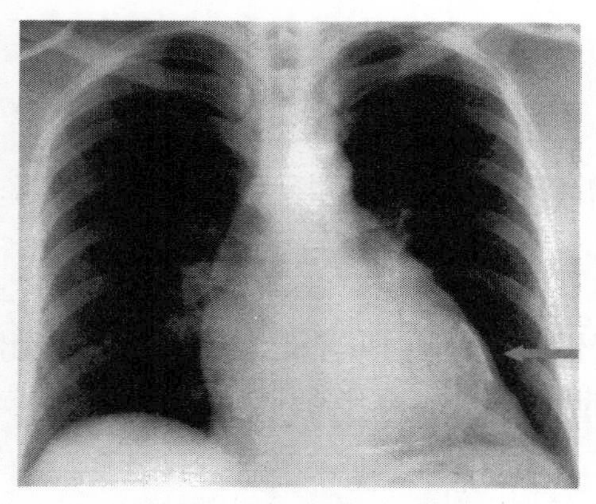

图 6-1 心包钙化的 X 线表现

可见心包多发钙化，表现为高密度影（箭头所指）

5. 胸部 CT 可显示心包积液，增厚的心包及并发的肺内、纵隔内的结核病灶，CT 对心包钙化有诊断价值（图 6-2）

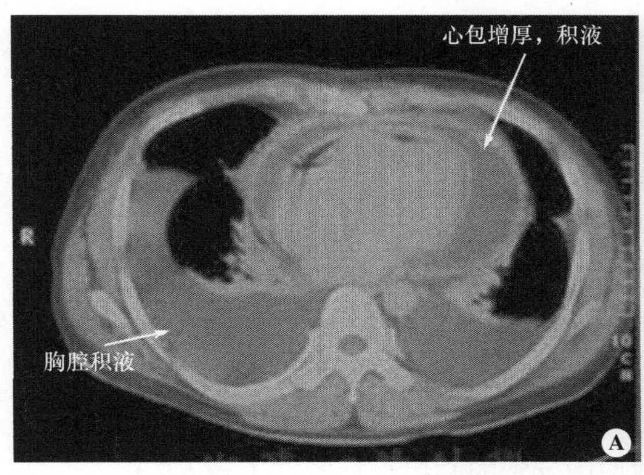

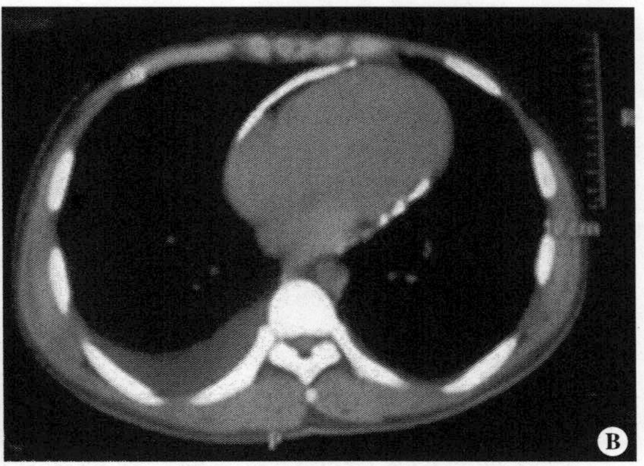

图 6-2 结核性心包炎的 CT 表现

A. 可见心包腔内低密度阴影，为中到大量心包积液，心包膜明显增厚，合并双重胸腔积液；B. 可见高密度的钙化的心包影

6. 磁共振显像 结核性渗出液含蛋白、细胞较多，多表现为中重度信号强度。增强后的 MRI 有特征性改变。T_1 加权图像显示增厚的心包与心肌的图像信号相同，T_2 加权图像显示增厚心包内层损伤面为低信号（因腔内血细胞及纤维素所致）。心包腔内可见长线形低信号（为肉芽组织及干酪样坏死物）。增强后，增厚的心包壁层与脏层呈双轨样均匀增强（因心包脏层、壁层纤维性肥大所致）。

7. 心包镜及心包活检 通过心包镜进行心包组织活检有诊断价值，在 80%～90%病例的心包组织里可见到肉芽肿、干酪样坏死。病理切片行抗酸染色，可找到抗酸杆菌。组织研磨后亦可培养出结核分枝杆菌。

（四）诊断标准

1. 纤维蛋白性心包炎及渗出性心包炎

（1）起病缓慢，也可有急性起病：有发热、盗汗、乏力等结核病中毒症状。

（2）心包炎症状：胸痛可有可无，不剧烈，心包积液逐渐增加时可有心悸，甚至呼吸困难。

（3）胸片及超声检查，可明确心包积液存在。

（4）心包积液为渗出性积液。

（5）心包积液涂片及培养发现结核分枝杆菌。

（6）心包组织病理学报告符合结核改变。

（7）有心包外结核病存在。

（8）PPD 阳性。

（9）IGRA 阳性。

（10）除外其他病的心包炎。

（11）抗结核治疗有效。

2. 缩窄性心包炎

（1）有结核性渗出性心包炎史，已经过抗结核治疗。

（2）有呼吸困难、心悸、咳嗽等症状。

（3）查体心脏搏动减弱，可闻及心包叩击音，脉后缩小，奇脉，重者可存在颈静脉怒张、肝大、腹水等静脉压升高表现。

（4）X 线提示心影呈三角形，心缘变直僵硬。

（5）胸 CT 可见心包增厚、钙化及包裹积液。

（6）超声心动图提示心室容积减少。心房扩大，室间隔矛盾运动，心室后壁增厚，活动消失。

（五）鉴别诊断

结核性心包炎需要与细菌性、恶性和其他原因导致的心包炎相鉴别（表 6-2）

表 6-2　结核性心包炎的鉴别诊断

类型	病史特点	发热	胸痛	心包摩擦音	血白细胞计数	血培养	积液量	性质	细胞分类	细菌学检查
结核性	常伴原发性肺结核病，多与其他浆膜腔结核并存	常无	常无	有	正常或轻度增高	阴性	常大量	多为血性	淋巴细胞较多	有时能找到结核菌
化脓性	常有原发感染病灶	高热	常有	常有	明显增高	可阳性	较多	脓性	中性粒细胞占多数	能找到化脓性细菌
肿瘤性	转移性肿瘤多见，可见于淋巴瘤及白血病	常无	常无	少有	正常或轻度增高	阴性	大量	多为血性	淋巴细胞较多	无
心脏损伤后综合征	有手术、心肌梗死、心肌创伤等心脏损伤史，可反复发作	常有	常有	少有	正常或轻度增高	阴性	一般中量	常为浆液性	淋巴细胞较多	无
急性非特异性	发病前数日常有上呼吸道感染，起病多急骤，常反复发作	持续发热	常剧烈	明显，出现早	正常或增高	阴性	较少	草黄色或血性	淋巴细胞占多数	无

（六）处理原则

1. 急性心包炎　①急性期时应卧床休息，保证充分营养。②全身抗结核治疗：用药涉及 5 种一线抗结核药物，即异烟肼（INH，H）、利福平（RFP，R）、吡嗪酰胺（PZA，Z）、乙胺丁醇（EMB，E）和链霉素（Sm，S）。原则上总疗程 12 个月，2 个月的强化期加上 10 个月的巩固期；可根据具体情况适当延长，一般不超过 18 个月。③皮质类固醇治疗：在抗结核治疗的同时应用皮质类固醇，可加速渗出液的吸收，减少粘连，显著降低缩窄性心包炎的发生，明显改善临床症状，并且应根据患者心包积液量的减少和临床症状的改善而递减，不宜过早停用，否则可致渗液重复出现。④心包大量积液影响呼吸及心脏功能，出现心包填塞时应行心包穿刺抽液或引流。

2. 缩窄性心包炎 缩窄性心包炎或心包钙化一经确诊后，应施行手术治疗，剥离粘连及部分切除心包。及时手术治疗可使预后改善，许多病人可以治愈。如手术过晚，心肌已受严重损害，则预后差。

（方 勇）

五、结核性脓性浆膜腔积液

浆膜（serosa）由间皮（mesothelium）和结缔组织（connective tissue）组成，是衬在体腔壁和转折于内脏器官表面的薄膜，贴于体腔表面的部分为浆膜壁层，壁层从腔壁移行折转覆盖于内脏器官表面成为浆膜脏层。浆膜壁层与脏层之间的间隙为浆膜腔，浆膜分泌少许浆液起润滑作用。浆膜包括胸膜、腹膜、心包膜、睾丸鞘膜。

结核性脓性浆膜腔积液可发生于任何浆膜腔，尤以胸腔、腹腔常见，其发生机理如下：①浆膜受到结核菌感染后产生浆膜腔积液，此时如治疗及时得当，浆液可吸收，如病人此时免疫力下降，治疗不规范或治疗中断，渗出液长期不吸收，有一部分可转化为脓性。②浆膜表面干酪性病灶直接破溃入浆膜腔。③椎旁脓肿破溃入浆膜腔。④内脏淋巴结结核破溃入浆膜腔。⑤血源性播散。⑥外科手术、内镜检查污染。近年来未经过抗结核治疗时的手术及腔镜检查引发的结核性脓胸及脓腹时有发生。本章重点介绍结核性脓胸及结核性脓性腹膜炎。

六、结核性脓胸

结核性脓胸多由肺结核空洞或胸膜下干酪性病灶破裂感染胸膜所致，间或可由脊柱结核的椎旁脓肿直接蔓延所致。肺结核外科手术并发支气管胸膜瘘或胸膜腔感染也可引起脓气胸。此外渗出性胸膜炎长期不吸收，有一部分可逐渐发展成脓胸。

（一）临床症状及体征

1. 全身表现 急性起病者有寒战、高热、多汗、胸痛、干咳。慢性起病者表现为长期发热、盗汗、乏力、食欲减退、消瘦。

2. 胸痛 脓性患者有程度不等的胸痛，如干酪空洞破裂可有剧烈胸痛伴呼吸困难。

3. 咳嗽 为刺激性干咳，若伴有支气管胸膜瘘时，可有剧烈的刺激性干咳，且与体位相关，健侧卧位时可咳大量脓痰。

4. 体征 结核性脓胸查体大致与结核性胸膜炎相似，胸壁局部可有压痛，甚至轻度水肿。慢性者胸廓塌陷，肋间隙变窄，呼吸运动减弱，叩诊实音，听诊呼吸音减低或消失，气管移向患侧，常伴有杵状指。

临床上脓胸有各种表现形式：大量渗出液体布满全胸腔时称为全脓胸；机化纤维组织引起粘连，使脓胸局限于一定范围内称为局限性或包裹性脓胸；有时分隔成多脓腔，成为多房性脓胸；若伴有气管食管瘘，则脓胸内可见有气体，出现液平面，称为脓气胸；脓胸可穿破胸壁，成为自溃性脓胸或外穿性脓胸。判断脓胸不同阶段、不同类型有利于治疗方案的确定。

（二）实验室检查

血沉增快，贫血，血中白细胞一般不高，合并其他感染时可升高。脓胸脓液早期白细胞总数＞10×10^9/L，以单核为主，蛋白 40g/L 以上，比重＞1.020。晚期为灰白色脓液，细胞破坏，无细胞成分。

其他检查可见白细胞介素-8（IL-8）明显增高，白细胞转化生长因子-β（TGF-β）增高及过度表达，但此两项不作为常规检查。

（三）胸部影像学

1. 胸部 X 线 脓胸早期 X 线表现与胸腔积液相同。慢性脓胸晚期胸膜明显增厚，呈一致性透光不良阴影。患侧胸膜粘连肥厚，肋间隙变窄，胸廓塌陷，胸膜钙化，纵隔向患侧移位等表现。

2. 胸部 CT 胸 CT 扫描可以对胸腔积液进行准确定位、定量诊断，大量脓胸分泌物时 CT 值较一般浆液性渗出较高。

3. B 超 脓胸 B 超可发现液体浑浊，弥漫强光点反射，无血流反射。B 超可探脓腔深度及有无分隔，并为穿刺提供准确定位。

（四）诊断

（1）依据病史、症状、体征。

（2）胸腔穿刺所得脓液淡黄色、稀薄、含干酪性物质，涂片及普通菌培养阴性，脓胸中查到抗酸杆菌可确诊。但部分结核性脓胸中很难查到结核分枝杆菌。如脓液中淋巴细胞较多，化脓菌培养阴性，应首先考虑结核性脓胸。

（3）脓腔壁病理学检查，具有结核性的典型特征，即可明确诊断。

（4）X 线和 B 超有助于诊断。

（5）疑有支气管胸膜瘘时，可注入 10%亚甲蓝（美蓝）5～10ml 于胸腔中，若痰染蓝色可证实，但阴性结果不能除外支气管胸膜瘘。

（五）鉴别诊断

1. 化脓性胸膜炎 起病急，高热，胸痛，呼吸困难，血白细胞高，以多核为主，早期脓液 pH 低，糖明显降低，浓汁培养多为肺炎链球菌、葡萄球菌、真菌，也可有大肠杆菌、铜绿假单胞菌。

2. 胆固醇性胸膜炎 发病机制尚不清，一般认为积液中胆固醇来源于炎性细胞，与结核关系最大，也有人认为与糖尿病、梅毒、酒精中毒、肺吸虫病、肿瘤有关。胸腔积液可无色、混浊或带血性，或呈乳白色、淡黄、橙黄、黄绿、暗褐等不同色泽，以黄白色较多见，比重大多为 1.020～1.030，仔细观察可见胆固醇结晶体似鳞屑状有光泽，在阳光下金光闪闪，静止后可见结晶沉积于管底。蛋白含量高（40～90g/L），细胞数＜500×10^6/L，以红细胞、白细胞为主，分类以淋巴、单核为主，也可见脂肪球。离心后可见胸腔积液表面呈乳白色，加碱或乙醚后不消除，称假性乳糜。积液中胆固醇含量明显升高，达 4.4～13mmol/L，卵磷脂、三酰甘油含量不高，细菌学检查阴性。

3. 乳糜胸 因胸导管阻塞、破裂所致，常见于外伤、手术创伤、肿瘤压迫、丝虫病。多发于左侧，常有呼吸困难。胸腔积液呈乳白色，比重 1.012～1.020，胸腔积液中脂肪含量 4.0g/L 以上，多为三酰甘油，乳糜试验阳性。

4. 假性黏液细胞癌 积液呈胶冻样，积液中胆固醇含量高，乳糜试验阴性。

（六）治疗原则

1. 全身支持治疗 适当补充蛋白、维生素，纠正贫血。

2. 药物治疗 急性期 4～5 种估计敏感的抗结核药物联合应用，强化期 2～3 个月，巩固期 6～9 个月，按具体情况而定。慢性脓胸适当延长疗程。

3. 局部治疗

（1）胸腔穿刺抽脓。

（2）胸腔闭式引流：①经肋间插管法，操作简单安全；②经肋骨插管法，经切除 3～4cm 肋骨，利于清创引流。

4. 外科治疗

（1）适应证：慢性脓胸单纯内科治疗效果不佳者，合并支气管胸膜瘘者。

（2）术式：截肋引流术；胸膜纤维板剥离术；胸廓成形术；胸膜全肺切除术；带蒂大网膜移植术。

以上手术需在正规、有资质医院进行，术后以 3～4 种敏感抗结核药物治疗 12 个月以上。

（七）治疗选择

1. 单纯性脓胸 全身应用抗结核药物，反复胸腔抽脓、冲洗和抗结核药物局部注射。一般每周抽脓 2～3 次，每次用生理盐水或 2%～5%碳酸氢钠冲洗脓腔，然后在脓腔内注入对氨基水杨酸钠 4～8g、异烟肼 400～600mg，经上述治疗，脓液可逐渐变稀、减少，肺脏张开，脓腔逐渐缩小乃至消失。有支气管胸膜瘘禁用冲洗。

目前多采用胸腔引流术：分为胸腔闭式引流术和开放引流两种类型。经闭式引流后胸腔积液少于 50ml/d 或更少时剪短引流管，可改为开放引流以方便患者。

胸腔闭式引流适应证：①反复胸腔穿刺抽液不能缓解中毒症状或脓液黏稠不易抽出；②为外科手术前的过渡治疗，一般引流 3～6 个月（2～18 个月）；③张力性脓气胸；④并发支气管胸膜瘘。

2. 支气管胸膜瘘 支气管胸膜瘘是一种严重并发症，除伴继发感染外，并可发生结核病灶的支气管播散，一般先于胸腔引流，待一般情况好转再考虑外科手术治疗。亦有保守治疗，经全身用药、引流、胸腔注药后脓液减少吸收，支气管胸膜瘘者可用 OB 封闭漏道，也可取得良好效果。

3. 慢性结核性脓胸　慢性结核性脓胸不但化脓炎症长期存在，且胸膜增厚并有显著纤维化和脓性肉芽组织。被包裹的肺脏不能张开，严重影响肺功能。若病侧肺部病灶有手术切除指征，或有支气管狭窄，估计肺不能复张者，应在切除脓腔同时，做肺叶或全肺胸膜切除，再加胸廓改行术。若病侧肺部病灶已无活动性，单做脓胸残腔切除术；若有支气管胸膜瘘，则同时做瘘管修补术。

（八）预后

本病宜早发现、早诊断、早治疗。早期脓不多时，予以规范的抗结核治疗，加强营养，适当休息，可能吸收好转。

慢性脓胸不能手术时，可能迁延不愈，病人一般情况逐渐消退。手术不彻底者可能出现伤口不愈合，合并其他感染，窦道形成不愈，甚至需要二次、多次手术。

七、结核性脓性腹膜炎

结核性脓性腹膜炎临床并不少见，多发生于以下几种情况：①由结核性渗出型及粘连型腹膜炎发展而来，多为腹膜、大网膜、肠系膜表面的结核干酪灶破溃入腹腔引发脓肿。②干酪性结核性腹膜炎：此型腹膜炎最易发生腹腔脓肿。其表现特点为在肠曲、大网膜、肠系膜或腹腔内脏器官之间相互粘连而分隔成多数小房，小房中的结核干酪性病灶迅速溶解坏死、液化形成脓腔。③腹腔淋巴结结核发生干酪样坏死溶解、破溃入腹腔引起化脓。④脊柱结核所形成的椎旁脓肿破溃深入腹腔。⑤肠结核合并肠穿孔污染腹腔。⑥盆腔结核，尤以炎性输卵管、卵巢结核形成干酪样坏死侵犯腹腔。⑦腹部手术、内镜检查造成局部结核病灶破溃播散。

（一）临床症状及体征

慢性发病者起病缓慢、症状轻，患者常有低热、盗汗等结核中毒症状，并伴有程度不同的腹痛、腹胀。合并肠梗阻者腹痛、腹胀进行性加重，可出现恶心、呕吐。同时患者食欲差、消瘦明显，伴有贫血、低蛋白血症甚至恶液质。查体可有腹韧，腹部有压痛、包块及腹腔积液的体征，合并肠梗阻可查出相应的体征。

急性发作：当干酪性腹膜炎各小房中结核干酪性病灶迅速坏死液化时，或肠结核穿孔时，患者出现高热，可表现为弛张热，有剧烈腹痛、呕吐等急腹症症状，伴有或不伴有肠梗阻。此时查体可见患者腹部有不对称胀满，可见肠型，拒按，腹部触之为板状，压痛反跳痛明显，可触及大小不等的包块，叩诊有不规则浊音或鼓音，听诊可闻及高调肠鸣音及气过水声，肠麻痹时肠鸣音减弱或消失。

肠结核发生慢性肠穿孔时常形成腹腔局限性脓肿，表现为发热、腹痛加重，腹部出现明显压痛及包块。肠结核发生急性穿孔时表现为高热，全腹弥漫性麻痹，拒按，压痛反跳痛明显。

腹腔局限性结核脓肿可向外穿出腹壁形成瘘道，称腹壁瘘，穿出部位多在脐部，干酪样坏死物可穿入肠道，亦可同时与腹壁瘘相通形成瘘管。

腹腔手术造成的结核脓肿，可在切口处形成瘘道，使切口长期不愈。

（二）实验室检查

患者可有贫血、血沉快、低蛋白血症，血白细胞大致正常，合并其他感染时血白细胞可升高。

腹水初起为混浊，细胞数明显升高，蛋白高，糖及氯化物降低，尤其糖降低明显，乳酸脱氢酶明显升高。少数患者可表现为乳糜性、血性或胆固醇性，形成脓液后表现为黄白色，内有干酪样物质。

（三）影像学检查

（1）X 线：当有肠梗阻时可见胃胀气，腹部阶梯样液平。

（2）CT：可清晰地看到液平分布、分隔情况，并可见浆膜增厚，其表面干酪性病灶及干酪样结节，肿大淋巴结。

（3）B 超：对腹水与脓液鉴别有帮助，同时对脓液分隔及定位抽液有诊断意义。

（四）诊断

（1）多发于青壮年，女性多见，近年来老年人发病率有上升趋势。

（2）可有腹腔外结核或腹腔结核及肠结核病史。

（3）有发热、盗汗、腹痛、恶心、呕吐等相关症状体征。

（4）腹腔抽到脓液并找到抗酸杆菌及培养出结核菌。

（5）腹腔抽出脓液排除其他原因者。

（五）鉴别诊断

（1）其他化脓性腹膜炎。

（2）乳糜性腹水。

（3）胆固醇性腹水。

（4）腹膜瘘。

（六）治疗

（1）充分、规范的抗结核治疗。

（2）营养支持治疗。

（3）腹腔抽脓或引流，局部用药。

（4）外科治疗：合并肠梗阻或不全梗阻，内科指导治疗不见好转或加重者，肠瘘经加强营养和抗结核治疗、引流未闭合者，可行外科治疗。

预后：治疗时间长，恢复慢。

八、结核性脓性心包积液

在我国结核性心包炎占心包疾病的21.3%～35.8%，占急性心包炎的62.3%，结核性脓性心包炎系由结核心包早期诊断延误、不恰当治疗、个体免疫力下降发展而来。

结核性心包炎渗液一般为浆液性，少数为血性，蛋白含量高，甚至有胆固醇结晶。在急性期，心包渗液中可能有大量抗酸杆菌。亚急性期心包活检50%～90%可显示有肉芽肿性炎症和病原体，可见类上皮细胞、郎格罕细胞浸润，也可出现干酪样坏死。近年临床关于结核性脓性心包积液的报道较少，如一旦发生，预后较差。

（一）临床症状和体征

非特异性全身症状，常有发热、食欲减退、消瘦、乏力及盗汗，局部可有胸痛、心悸、咳嗽、呼吸困难等。

体征主要有：心动过速、心界扩大、心音遥远，偶有心包摩擦音，大量可致心脏压塞，可出现颈静脉怒张、奇脉、肝脏肿大、端坐呼吸、下肢水肿等。

结核性脓性心包炎发展为慢性缩窄性心包炎时发热、盗汗等症状不明显，表现为颈静脉怒张、低血压及脉压小、腹部膨胀、腹腔积液及水肿等。

（二）诊断

（1）心包积液的症状、体征及影像表现。

（2）如果患者心包积液中涂片及培养发现大量结核菌，应警惕心包积液化脓性改变。

（3）心包积液抽出后呈灰黄脓性液体，排除其他细菌感染，涂片和培养找到结核菌可确诊。

（三）鉴别诊断

（1）其他感染性心包积液或积脓。

（2）肿瘤性心包积液。

（3）系统性红斑狼疮心包积液。

（4）外伤性心包积液，

（四）治疗

应按重症结核病给予治疗。积极进行全身治疗用药，坚持早期、联合、适量、规律、全程的原则。联合用药疗程至少18个月，可根据局部治疗情况适当延长疗程。

化脓性心包炎如能进行局部引流应积极地置管引流，并给予生理盐水反复冲洗。部分病例在积极全身用药基础上需外科手术引流伴心包开窗，部分患者可发展为缩窄心包炎，并易复发。

（五）预后

结核性脓性心包炎的预后取决于患者的全身状况、病情进展情况、抗结核治疗是否及时有效，以及局部处理的及时性及彻底性。如早期积极用药，局部引流彻底，一般预后较好，否则预后差，死亡率高。

九、结核性脓性鞘膜腔积液

男性鞘膜腔与腹膜腔相通，覆盖附睾、精索、精囊，结核性脓性鞘膜腔积液常继发于上述器官结核，在我国并不少见。

（一）病因

（1）腹腔、盆腔结核性脓肿侵犯穿透入鞘膜腔。
（2）附睾、精索、精囊结核病灶破溃入鞘膜腔所致。

（二）临床表现

脓性鞘膜腔积液以一侧多见，常继发于附睾结核，阴囊内有肿块，可有疼痛肿胀，也可慢性无痛性逐渐增大。病情逐渐发展，脓液可破溃至阴囊外形成窦道。

（三）诊断

（1）有腹腔及生殖器结核史。
（2）鞘膜腔肿大，有波动感。
（3）鞘膜腔穿刺为灰黄色脓性液体，培养排除其他致病菌。
（4）鞘膜腔穿刺脓液涂片、培养发现结核菌。

（四）治疗

（1）抗结核药物治疗 12～18 个月。
（2）充分引流，抗结核治疗至少 1 个月后视不同情况进行手术。
（3）手术治疗，根据不同情况选择不同术式，必要时切除睾丸、精索。

（白大鹏　李　丽）

第三节　气管支气管结核

一、定　义

气管支气管结核（tracheobronchial tuberculosis，TBTB）是指发生在气管、支气管的黏膜、黏膜下层、平滑肌、软骨及外膜的结核病。以往曾称之为支气管内膜结核（EBTB）。

随着临床支气管镜检查技术的广泛应用，气管、支气管结核的检出率越来越高。文献报道：10%～40%的活动性肺结核患者合并支气管结核，而在活动性菌阳肺结核患者中，支气管结核的发生率为40%～80%。

二、症　状

气管支气管结核多发生于中青年，女性发病率是男性的2～3倍，故青年女性最多见，但老年人发病有增多的趋势。绝大多数气管、支气管结核合并肺结核，少数合并纵隔、肺门和/或支气管旁淋巴结结核，极少数仅有单纯的气管支气管结核。

气管支气管结核早期可以无任何症状，早期症状较轻且无特异性，以咳嗽为主。明显的症状主要是肺结核的症状，典型者、严重者才有支气管结核的特征性症状：①全身症状，如发热、盗汗、乏力、纳差、消瘦等。②呼吸道症状，如咳嗽、咳痰、咯血、胸痛、胸闷气急、呼吸困难。③支气管结核的特征性症状，如咳嗽，具有特征性，如干咳、刺激性咳嗽、顽固性咳嗽、犬吠样咳嗽；呼吸困难，伴有喘鸣，能听见呼吸时有鼾音或哮鸣音（多由严重气管支气管结核导致气管支气管狭窄而出现）。气道狭窄导致排痰不畅，痰液阻塞气道时呼吸困难加重，痰液咳出后症状可有所缓解，但不能完全消失，呈进行性加重。

三、体　征

早期可以无任何体征；中晚期支气管管腔内痰液引流不畅或合并肺部其他细菌感染时，可闻及肺部湿啰音；肺部大片实变时可闻及支气管呼吸音；导致支气管狭窄时，可闻及局限于病变部位的吸气性喘鸣音伴吸气时间延长；根据狭窄程度不同，可闻及不同音调的干啰音；狭窄程度很轻者无，稍重者可闻及吹风样干啰音、鼾音，很严重者可有哮鸣音，狭窄严重至闭塞者则无啰音，病变局部呼吸音减低或消失。严重的大气道阻塞狭窄，有吸气性呼吸困难伴喉、颈部的喘鸣音。

四、实验室检查及特殊检查

（一）痰抗酸杆菌涂片及分枝杆菌培养

据文献报道，支气管结核患者的痰抗酸杆菌涂片阳性率为11.8%～50%，与支气管结核的病程有关，高于单纯肺结核患者。痰分枝杆菌培养（+），菌型鉴定为结核分枝杆菌可确诊，但时间太长，阳性率也不够高。

（二）其他实验室检查

血清学、免疫学等实验室检查项目同于继发性肺结核。

（三）影像学检查

1. 胸片 分辨率不够高，不易发现支气管结核。若是支气管结核合并活动性肺结核，则胸片可以显示肺结核的病灶。若支气管结核严重，胸片可显示支气管狭窄的间接征象，比如阻塞性肺不张。但是对于肺结核病灶很轻而以支气管结核为主的病人，若只拍胸片很容易漏诊结核，误诊为支气管炎、支气管哮喘等，往往延误至支气管结核、支气管甚至气管狭窄到一定严重程度时，胸片上才显示出肺不张。

2. 胸部 CT 医生必须提高读片能力。除了要看肺部是否有病灶之外，还需要看气管、支气管是否有狭窄及其他异常，以及纵隔、肺门等处淋巴结是否有肿大等异常。认真完整地读片，有可能发现气管支气管结核的蛛丝马迹。但不少支气管结核胸部 CT 上看不出来，常常在肺结核患者常规行支气管镜检查时才发现。

多数气管支气管结核合并肺结核，故胸部 CT 上可见肺结核的影像学表现，另外可见气管支气管结核的影像特点：

（1）直接征象：气管、支气管黏膜增厚，管腔内结节，管腔狭窄、扭曲、变形、闭塞。

（2）间接征象：阻塞性肺不张；局限性肺气肿；支气管扩张；一侧或两侧出现支气管播散病灶；纵隔或肺门淋巴结结核新近出现肺内播散病灶。

胸部 CT 三维重建：可以显示气管、支气管病变部位、范围、气道狭窄程度及狭窄段的长度等，可为确诊后制定气道内介入治疗方案提供重要参考，还可观察治疗效果。

（四）支气管镜检查

支气管镜检查是目前确诊气管、支气管结核及介入治疗最重要的手段。

1. 支气管镜检查对支气管结核的意义 支气管镜检查可以直接观察到支气管内的病变情况；可对病变部位进行活检，送病理检查；刷检取支气管内的分泌物涂片，查找抗酸杆菌；用生理盐水行支气管肺泡灌洗，取灌洗液送检抗酸杆菌涂片、分枝杆菌培养以帮助明确诊断。可明确支气管结核的分型；还可根据不同的支气管结核类型采取相应的介入治疗措施。

凡是呼吸系统疾病诊断不明者或者怀疑支气管结核的病人，只要没有禁忌证，都应该行支气管镜检查。

2. 支气管结核的支气管镜下特点 最具有特征性的是：病变的支气管黏膜表面弥漫性覆盖白色干酪样物。浸润病变广泛，与邻近支气管黏膜无明显界限。多发性：可累及气管、主支气管，叶、段、亚段支气管。多形性：病变管腔内充血、白苔、糜烂、肉芽肿或狭窄往往同时存在。部分肉芽肿质地韧，活检时出血少，活检钳不易钳除。

3. 支气管结核的分型及分类 《中华结核和呼吸杂志》编辑委员会组织国内专家讨论后，将支气管结核采用“5 型 2 类”标准分型分类。

（1）支气管结核分 5 型

Ⅰ型（炎性浸润型）：气管支气管黏膜充血、水肿，病变局部黏膜表面可见灰白色粟粒状结节，气道管腔由于黏膜及黏膜下组织肿胀而有不同程度的狭窄。此期在病变支气管黏膜处刷检涂片的抗酸杆菌检出率较高，属结核病变的早期组织学改变（图 6-3，见彩图 3）。

Ⅱ型（溃疡坏死型）：病变区域在充血、水肿的基础上，局部出现边缘不整、深浅不一的溃疡，溃疡表面常有灰白色的干酪样坏死组织覆盖，溃疡的深度随病变程度而不同。轻者仅限于黏膜层，重者可深达黏膜下层，并可导致气管、支气管软骨的破坏，病变区域触之易出血。属结核病变损伤的明显期，此时抗酸杆菌的检出率较高。由纵隔或肺门淋巴结结核导致的支气管淋巴结瘘也归于此型（图 6-4，见彩图 4）。

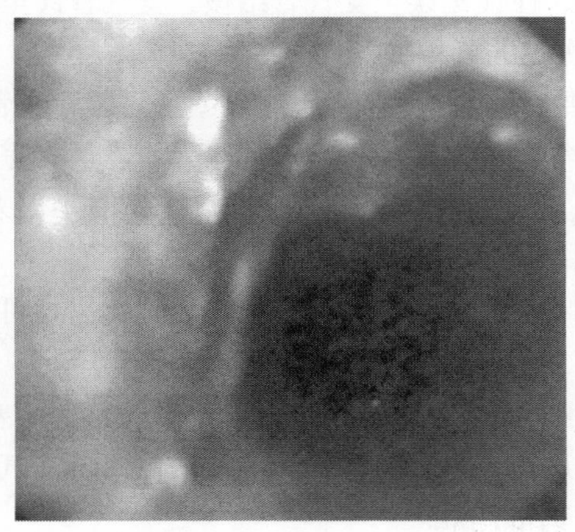

图 6-3　炎性浸润型支气管结核

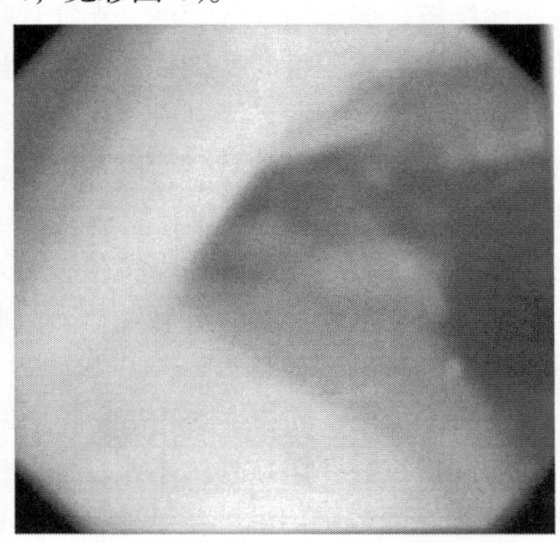

图 6-4　溃疡坏死型支气管结核

Ⅲ型（肉芽增殖型）：气管支气管黏膜充血、水肿较轻，黏膜的溃疡面修复，病变明显处可见肉芽组织增生，并将管腔部分阻塞。此时组织学改变处于结核性损伤向修复期过渡的阶段，活检常可见到较典型的多核巨细胞及朗汉斯巨细胞（图 6-5，见彩图 5）。

Ⅳ型（瘢痕狭窄型）：正常的气管、支气管黏膜组织被增生的瘢痕纤维组织所取代，由于瘢痕组织增生加之瘢痕挛缩常导致病变所累及的支气管管腔狭窄，重者可导致管腔闭塞。此时的结核病变多已稳定或痊愈，痰涂片及支气管镜刷检抗酸杆菌多为阴性（图 6-6，见彩图 6）。

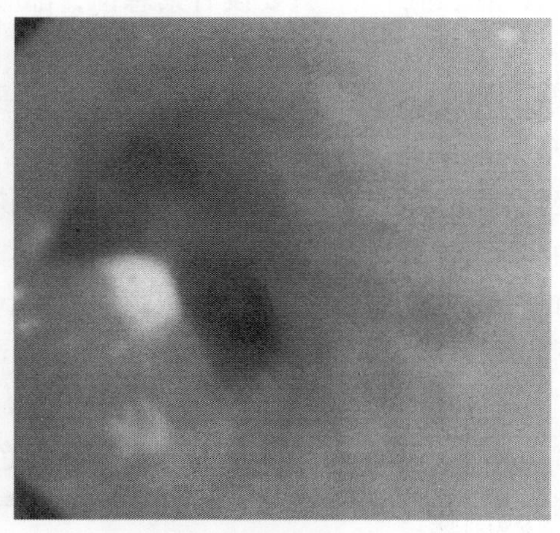

图 6-5　肉芽增殖型支气管结核

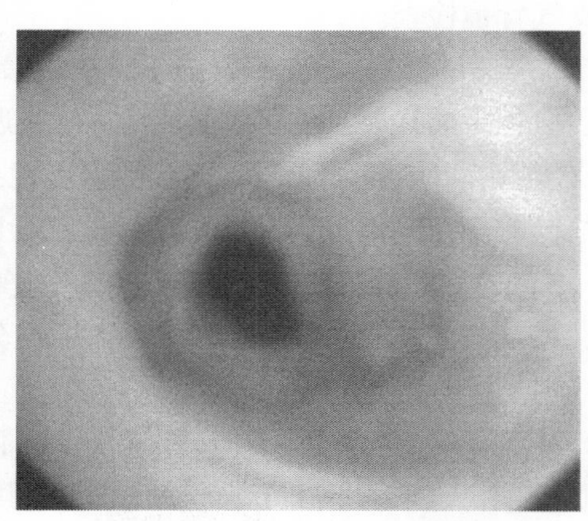

图 6-6　瘢痕狭窄型支气管结核

Ⅴ型（管壁软化型）：结核病变使受累的气管、支气管软骨环破坏、缺失或断裂，气管、支气管壁因失去支撑结构而塌陷，出现不同程度的管腔阻塞，尤以呼气相或咳嗽等致胸膜腔内压增高时明显，病变段远端支气管可出现不同程度的支气管扩张。此型的结核病变多已稳定或痊愈（图 6-7，见彩图 7）。

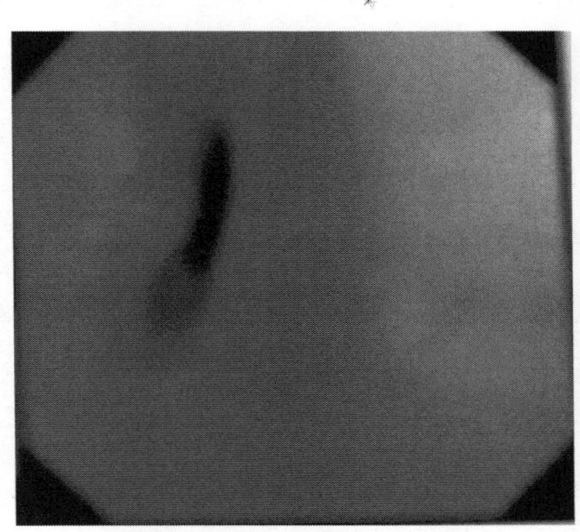

图 6-7　管壁软化型支气管结核

（2）支气管结核分类

1）活动性支气管结核：包括Ⅰ型、Ⅱ型和Ⅲ型。

2）非活动性支气管结核：包括Ⅳ型和Ⅴ型。

支气管结核的转归是个动态变化的过程，一个患者常常同时表现出两种以上类型，在病程的不同阶段也可表现为不同的类型。

（五）病理学检查

经支气管镜活检可取得气管、支气管病变组织标本，组织病理学表现为渗出、增生及变性可同时存在，发现类上皮细胞、朗汉斯巨细胞、干酪样坏死等有助于结核病的诊断。病变组织抗酸染色（+）支持结核的诊断。但病理不一定有以上特征性表现，可仅有炎性细胞浸润。

五、诊断标准

（一）实验室确诊气管支气管结核的标准

（1）支气管镜下见到气管支气管结核的典型表现。

（2）痰抗酸杆菌阳性，或支气管刷检或支气管肺泡灌洗液抗酸杆菌阳性，或以上标本培养结核分枝杆菌阳性，或支气管活检组织病理提示结核性病变。只要符合其中一条即可。

（二）临床诊断气管支气管结核的标准

（1）具有结核病的临床表现。

（2）支气管镜下见到气管支气管结核的典型表现。

（3）痰抗酸杆菌阴性，支气管刷检及支气管肺泡灌洗液抗酸杆菌均阴性，病理未见结核的特异性表现。

（4）影像学表现、免疫学检查支持结核。

（5）排除其他疾病。

（6）抗结核治疗有效。

（三）高度怀疑气管支气管结核的情况

（1）不明原因慢性刺激性咳嗽、咳痰、咯血、喘鸣、声嘶及呼吸困难，或肺部有局限性哮鸣音，经积极抗炎、平喘等治疗无明显好转，或症状稍有好转，但又反复加重。

（2）肺结核患者经正规抗结核治疗后，咳嗽症状仍无明显好转，甚至加重，出现呼吸困难者。

（3）肺结核患者经正规抗结核治疗后，肺部病灶吸收不明显，甚至增多、出现肺不张者。

（4）原有纵隔、肺门淋巴结结核，新出现气管、支气管内结节，或肺内新出现播散性病灶。

（5）胸片未见明显病灶，但痰抗酸杆菌（+）。

（6）胸部 CT 提示气管、支气管黏膜增厚，管腔内结节，管腔狭窄、扭曲、变形、闭塞；肺不张、局限性肺气肿、支气管扩张；一侧或两侧出现沿支气管播散的病灶。

我国是结核病高疫情国家，结核病是呼吸科的常见病，但不少医生对此病缺乏正确认识和足够重视。对因慢性刺激性咳嗽、咳痰、咯血、喘鸣等症状就诊者，尤其是青、中年女性，应高度警惕气管、支气管结核。当临床上发现有气管、支气管结核的可疑征象时，需要进行胸部 CT、痰抗酸杆菌、支气管镜检查，而其中最重要、最有助于诊断的就是支气管镜检查。

六、鉴别诊断

（一）支气管哮喘

支气管结核误诊为支气管哮喘的较多，这两种病都可有呼吸困难及喘鸣音，但仔细鉴别两者有明显的区别。

支气管哮喘是发作性的呼气性呼吸困难，多先有明确的诱因，然后发作喘息、以呼气相为主的呼吸困难及呼气时间延长，可自行缓解，或使用支气管扩张剂后缓解。间歇期可完全无症状。发作时查体可闻及两肺散在或弥漫性的哮鸣音，以呼气相为主。胸部 CT 示两肺无明显病灶。

支气管结核不是发作性的，而是逐渐加重的，表现为以吸气性为主的呼吸困难及干啰音，一般不会自行缓解，使用支气管扩张剂后也不缓解。当分泌物很多导致呼吸困难加重时，咳出分泌物后症状会稍有减轻，但不会消失。一旦病情发展到有呼吸困难及喘鸣音的程度，就没有完全无症状的间歇期。查体可闻及局限性的干啰音，病变局部干啰音最响，可以传导到其他部位，但比病变部位啰音要轻。胸部 CT 通常可显示有肺结核，有可能显示气管支气管结核的直接或间接征象。

（二）支气管炎

肺部结核病灶不明显的支气管结核容易误诊为支气管炎，这就是为什么我们强调若胸片未见明显异常，但抗炎治疗效果不好必须拍胸部 CT 的原因。

急性支气管炎通常抗炎治疗 1～2 周症状就会好转。如果抗炎治疗无效，或者虽有效但症状未消失，或者好转后症状又加重，就必须提高警惕，行进一步检查。

慢性支气管炎急性发作：多发生在老年患者，咳嗽、咳痰、喘息多发生在每年冬春季，一般不伴咯血，多有肺气肿体征，两肺可闻及散在干湿啰音，痰液多为白色黏痰，感染时可呈脓性，结核病相关检查如痰菌检查等阴性。

（三）肺炎

肺炎的症状和影像学表现跟肺结核很像。肺炎多起病较急，症状较明显，X 线变化快，肺下叶较多见，病灶通常呈淡薄、较均匀的云雾状、片状阴影。注意：①抗感染治疗 1～2 周后必须复查胸片或胸部 CT，观察抗感染治疗是否有效，而不能单纯以患者症状好转为确诊肺炎的依据。②若抗感染后肺部病灶无好转或仅稍有吸收好转，不能排除结核的可能性，必须行支气管镜检查及查痰抗酸杆菌。

（四）中央型肺癌

两种病都可以有刺激性咳嗽、气急、肺不张等。肺癌病人较少发热，而支气管结核病人发热更多见。鉴别诊断主要依靠胸部 CT、痰脱落细胞、支气管镜检查及活检、刷检、经皮肺穿刺、经支气管镜超声定位下纵隔肺门淋巴结穿刺等。

（五）气管异物

气管异物多有明确的异物吸入史，起病突然、急骤，有刺激性咳嗽，无结核中毒症状。但偶尔有些病人反应比较迟钝，没有意识到吸入了异物，未及时就医，或未提供吸入异物的病史，时间长了可发生阻塞性肺炎或肺不张，可出现发热等感染症状。通过支气管镜检查可以确诊。

七、处理原则

（一）争取早诊断、早治疗

早期、轻症的气管支气管结核，经正规的全身抗结核治疗及支气管镜介入治疗疗效很好。若延误了诊断，病程很长才确诊治疗，即便抗结核药物杀死了结核菌，但遭受重创的气管、支气管的狭窄会越来越严重，即使经过艰巨的努力，也不一定能阻止严重并发症的发生（主要是气管的严重狭窄可导致窒息，危及生命，支气管的严重狭窄可导致肺不张）。所以，早诊断早治疗甚至比最高明的治疗技术更重要，能取得更好的治疗结果。

对于咳嗽超过2周的病人，必须拍胸片；若胸片未见明显异常，但常规抗感染治疗1～2周、症状未消失的病人（注意：即使症状有所好转，但未完全消失，特别是好转过一阵又加重），必须拍胸部CT。若胸部CT有可疑的肺部病灶或支气管异常，则必须行支气管镜检查。若在没有条件做胸部CT和支气管镜的基层医院或结核病防治所，要将患者转诊到有条件的上级医院进一步诊治，千万不要掉以轻心。

（二）全身抗结核药物化学治疗

对于活动期气管支气管结核，早期全身抗结核药物化学治疗能够有效杀灭结核分枝杆菌，减轻临床症状，减少传播，避免耐药菌的产生，减少病变气管支气管狭窄、闭塞、软化等并发症的发生；抗结核药物对已经发生的气道狭窄、闭塞、软化无效。

未经治疗的各种类型的气管支气管结核都必须采用全身抗结核化疗。化疗原则同肺结核，支气管结核的疗程比单纯肺结核要长。初治病例疗程一般不少于1年。方案如2HR（Rft）ZE（S）/10HR（Rft）E、3HR（Rft）ZE（S）/9HR（Rft）E。

复治病例采用复治方案，疗程较初治方案延长。

对于药敏试验提示耐药的病例，或复治方案治疗无效、临床考虑为耐药的病例，可以采用耐药方案治疗。MDR-TB、XDR-TB要求疗程至少24个月，甚至更长。

（三）雾化吸入抗结核药物

1. 适应证 主要针对炎性浸润型及溃疡坏死型，对肉芽增殖型有一定的效果，而对瘢痕狭窄型和管壁软化型无效。

2. 方法 通常每次用异烟肼0.1g、阿米卡星0.2g雾化吸入，每天2次。根据病情，一般用2～3个月。也可加用利福平0.3g，每天1次雾化吸入，可酌情加入解痉药物和祛痰药物。

（四）支气管镜下介入治疗

需根据气管支气管结核的不同类型，选择不同的介入治疗方法。

1. 支气管镜下介入化疗

（1）适应证：与雾化吸入抗结核药物的适应证相同。经支气管镜介入化疗，可以增加病变组织局部的抗结核药物浓度，起到有效杀菌、抑菌的作用，促进局部炎症吸收，使充血水肿的支气管黏膜恢复正常。

（2）方法：每次在支气管结核病灶部位注入异烟肼0.2g、阿米卡星0.2g。一般每周1次。

2. 用活检钳钳夹去除支气管结核病灶

（1）适应证：主要针对溃疡坏死型及肉芽增殖型。

（2）方法：反复钳夹去除支气管壁的干酪样坏死物和肉芽肿病灶。通常在钳夹之后病灶局部注入抗结核药。

3. 微波治疗、激光治疗、氩气刀、高频电刀、冷冻治疗等

（1）适应证：主要针对溃疡坏死型及肉芽增殖型，特别是质韧、用活检钳难以钳除的干酪样病灶及肉芽肿病灶，该5种方法都可选用。对于瘢痕狭窄型，可采用激光、高频电刀治疗；置入金属支架后肉芽肿增生致气道再狭窄者，可采用激光、氩气刀治疗。

（2）几种治疗各有不同的方法，基本操作都是从支气管镜的操作孔插入各种探头至气道病变部位，然后打开治疗仪的开关，进行各种治疗。然后观察情况，退出支气管镜。

4. 球囊扩张术

（1）适应证：主要是瘢痕狭窄型，也可为瘢痕狭窄型合并肉芽增殖型。主要用于主支气管或叶支气管狭窄的扩张治疗。一般段以下的支气管狭窄不需扩张。对于气道狭窄口＜2mm、球囊导管不能通过者；气管重度狭窄者，球囊扩张可导致窒息，不宜行球囊扩张术。

（2）操作方法

1）支气管镜插入至气道狭窄部位，观察气道狭窄部位、病变情况、狭窄程度等。

2）经支气管镜操作孔道插入球囊扩张导管，直视下置入气道狭窄区。应根据气道狭窄情况选用不同长度和直径的球囊扩张导管。

3）连接带压力表的注射器并向球囊内注水，注水压力根据气道狭窄情况选择（3～8atm），扩张时间一般为2～3min，间隔2～3min后可重复注水扩张。

4）治疗结束抽尽球囊内水，压力表显示压力为0后退出球囊导管。

5）支气管镜再观察气道扩张情况，退出支气管镜。

5. 气道支架置入术

（1）适应证：气管、主支气管等大气道严重狭窄导致呼吸困难、呼吸衰竭，严重影响生活质量，且采用微波、高频电刀、冷冻及球囊扩张等腔内介入治疗，疗效难以维持者；气管、主支气管管壁软化，并伴有明显的活动后胸闷、呼气性呼吸困难、喘鸣或远端的反复感染者。各叶、段支气管均短而细，且狭窄后对呼吸功能影响较小，故不宜置入支架。

（2）操作方法

1）支气管镜经鼻插入至气道狭窄部位。

2）在电透监视下结合支气管镜观察的狭窄情况，在气道狭窄上下端进行体表定位（一般用铅条贴于胸壁）。

3）经支气管镜操作孔导入专用的引导钢丝，引导钢丝需越过狭窄部位，退出支气管镜。

4）将装有支架的置入器沿引导钢丝插入气道，在电透监视下送至狭窄部位，依据电透显示的铅条影像使支架对准体表标记。后退外套管（或者拉去支架固定丝线）释放支架，退出支架置入器和引导钢丝。

5）支气管镜复查，若支架位置准确，气道扩张良好，则完成操作。

（五）手术治疗

1. 适应证　气管支气管结核导致管腔严重瘢痕性狭窄，超过原管径2/3或呈裂隙状、闭锁状，远端肺组织反复发生阻塞性炎症，导致肺纤维化、支气管扩张、肺不张等。或球囊扩张术后反复再狭窄、闭塞；或严重气管支气管塌陷，内置支架无效；或置入支架后反复肉芽肿增生导致管腔再闭塞者可考虑外科手术。

2. 手术时机 术前必须先充分抗结核治疗。术前纤支镜检查无充血水肿等炎症渗出期改变是手术的必要条件。术后应继续抗结核治疗 9～12 个月。

3. 手术方式 正确选择手术方式极为重要，需根据狭窄的部位、长度及远端肺组织的病变程度来定。临床经常采用的手术方式：

（1）全肺切除术：如瘢痕累及一侧主支气管，并蔓延至两个叶支气管或附近，且肺内有广泛的结核病变，如结核性肺毁损、反复发生肺炎和肺不张，致远端肺组织纤维化、支气管扩张等不可逆性病变，通常采用病侧全肺切除。

（2）肺叶或肺段切除术：如病变局限于叶或段支气管口以远，常引起该肺叶或段不张，手术时需连同狭窄部位远端的肺组织一并切除。

（3）气管或支气管成形术：若狭窄部分限于气管，尚未累及叶支气管，且远端肺组织无结核病变，可将气管狭窄部分切除、行断端吻合术。若病变局限于叶支气管，造成该叶支气管狭窄，其余支气管或肺叶无活动病变，可采用该叶袖状切除术。

（4）楔型切除术：在将部分肺切除或袖状切除后，可将病变一侧支气管壁局限切除，并尽可能横行缝合，避免再狭窄发生。

部分病人通过外科手术可以取得较好疗效，但手术本身有一定的风险，手术费用高，影响美观，且术后可能出现并发症，如支气管胸膜瘘、支气管吻合口再度狭窄等。有些患者不适合手术或不愿意手术。所以外科手术治疗的临床应用受到了很大限制。

（六）气管支气管结核治疗方法的选择

经支气管镜下介入治疗气管支气管结核越来越广泛用于临床。可根据支气管结核的分期、分型选择不同的介入治疗方法，各种介入治疗可以同时或序贯进行，以达到最佳治疗效果。对于以溃疡坏死为主的支气管结核，可用活检钳或冷冻对坏死组织进行清理，再给予腔内抗结核药物局部化疗，有明显的气道管腔狭窄时，可用球囊扩张。对于肉芽增殖型也可给予腔内局部化疗，但往往需要联合激光、微波、高频电刀或冷冻等，对突入管腔的增殖性病灶进行切除。有纤维瘢痕形成趋势者，辅以球囊扩张术效果较好。对于支气管结核后期出现的瘢痕狭窄，局部化疗已经无效，在冷冻、激光、微波、球囊扩张等治疗后仍不能维持管腔通畅者，合并有呼吸困难、远端肺组织反复感染、支气管扩张时，需要置入气道支架。软骨破坏、管壁软化导致气道狭窄，球囊扩张往往无效，激光、高频电刀等容易造成支气管穿孔，此为支架置入术的适应证。部分患者的气管、支气管管腔极度狭窄、甚至闭锁，支架难以直接置入，因此需要先采用激光、高频电刀、球囊扩张等扩大管腔，便于置入支架和支架置入后膨胀完全。支架置入后因肉芽增生导致气道再次狭窄，可反复联合冷冻、激光、氩气刀等方法维持气道通畅。经支气管镜下介入治疗无效者可考虑外科手术治疗。

第四节 中枢神经系统结核

一、定 义

中枢神经系统结核是结核分枝杆菌经血液循环或直接途径侵入蛛网膜下腔引起软脑膜、蛛网膜进而累及脑神经、脑实质、脑血管和脊髓的疾病。临床常见四种类型，即：脑膜炎型、脑内结核球型、脊髓型和混合型。由于本病侵犯的解剖部位的重要性和病理变化的复杂性，决定了中枢神经系统结核是最严重的结核病之一。

二、症状及体征

（一）一般症状

该病起病多缓慢或呈亚急性，但也有呈急性的。多为不规则低热，伴有乏力、盗汗、食欲不振、恶心、头晕、头痛等，可有畏光、易激动、便秘、尿潴留。若合并其他脏器结核可有其各自的症状；如为肺结核可有咳嗽咳痰；如为急性血行播散型结核病可表现弛张热或稽留高热。

（二）神经系统症状及体征

1. 脑膜刺激征 一般1～2周以后出现，多数患者出现颈强直、克氏征及布氏征阳性。但是，少数患者没有或晚期才出现。婴幼儿及老年患者此征可不甚典型。

2. 脑神经损害表现 以第Ⅱ、Ⅲ、Ⅴ、Ⅶ对脑神经常见，表现为视力减退或象限盲、眼睑下垂或闭合不全、眼位不一致、瞳孔不等大等。

3. 颅内压增高表现 ①头痛：多为中枢神经系统结核病首发症状，常较剧烈而持久，以枕后及额颞部痛多见。②呕吐：多发生在头痛剧烈时，呈喷射状呕吐，可伴或不伴有恶心。若在晨间空腹出现，且无恶心先兆，则更有意义。③视神经乳头水肿。④意识障碍：可表现为嗜睡、昏睡、意识模糊、谵妄，甚至昏迷。⑤脑疝：临床常见小脑幕切迹疝及枕骨大孔疝。小脑幕切迹疝表现为昏迷、一侧瞳孔散大、光反射消失、对侧肢体瘫痪、全身抽搐及生命体征改变。枕骨大孔疝表现为急性发生、突然呼吸停止、深昏迷、双侧瞳孔散大、光反射消失、四肢弛缓瘫、血压下降、迅速死亡。

4. 脑实质损害表现 ①癫痫。②瘫痪：可出现偏瘫、单瘫。③去大脑强直：患者意识障碍表现为醒状昏迷，貌似清醒，但无任何意识活动，对各种刺激不发生反应，尿便失禁；强痛刺激后，表现为四肢强直性伸直。④去皮层强直：患者表现为双眼凝视或无目的活动，无任何自发性语言，呼之不应，貌似清醒，实无意识；强痛刺激后，双上肢屈曲，双下肢强直性伸直。⑤手足徐动、震颤、舞蹈样运动。

5. 自主神经系统受损表现 自主神经功能紊乱，如呼吸异常、循环障碍、胃肠功能紊乱、体温调节障碍，还可表现肥胖、尿崩症和脑性失盐综合征等。

6. 脊髓受损表现 神经根痛，受损平面以下传导束型感觉障碍，伴有运动障碍及尿便障碍。

三、实验室检查

（一）血液检查

少数伴有轻度贫血，白细胞正常或轻度升高，重症病例可有明显的中性粒细胞升高，个别可出现类白血病反应。血沉多增快。

（二）脑脊液检查

1. 压力 高颅压者，脑压升高到 1.765～1.961kPa（180～200mmH_2O）以上，有时可高达 4.9kPa（500mmH_2O）。外观：多为清亮或呈淡黄色，甚至呈草黄色，或稍混浊或毛玻璃状。有时脑脊液放出后可立即凝固于试管内。有的静置数小时至 24h 后液面可形成薄膜。

2. 脑脊液细胞学检查 绝大多数白细胞升高在（300～500）×10^6/L，甚至少数可达 1500×10^6/L 以上。常见中性粒细胞、淋巴细胞、激活淋巴细胞、单核细胞、激活单核细胞和浆细胞并存，比例相差不甚悬殊，称混合型细胞反应。这种混合型细胞反应为中枢神经系统结核脑脊液细胞学的最显著特征，一般持续时间较长，短时间内常无明显变化。混合型细胞反应中以淋巴样细胞为主，且最常见，乃中枢神经系统结核的又一脑脊液细胞学特征。经正规治疗后，病情好转，此时脑脊液嗜中性粒细胞消失，主要为淋巴细胞和单核细胞。慢性期可呈持续混合细胞反应。

3. 脑脊液生化改变 糖含量降低，一般常低于 2.5mmol/L（45mg%）。病程中期糖量可以不低。随着病程的进展出现糖降低。氯化物含量降低比糖量指标灵敏，其诊断意义比糖量降低更大，可作为结脑诊断的重要参考。蛋白质含量增高，一般在 1～3g/L。后期若发生椎管内蛛网膜粘连，蛋白质可增至 10g/L 以上。

4. 脑脊液的细菌学检查 结核分枝杆菌的细菌学检查为中枢神经系统结核的重要诊断依据，通常采用直接涂片，或采用薄膜法检查抗酸杆菌，或培养法检查结核分枝杆菌。目前集菌法或培养法检查结核分枝杆菌的阳性率均不高。脑脊液 BACTEC 法可提高结核分枝杆菌阳性率 10%以上，并可缩短报告时间。应用醋酸纤维微孔滤膜抽滤脑脊液后用滤膜进行培养，也可明显提高阳性检出率。显微镜观察药敏测定法、噬菌体生物扩增法及液基细胞学技术均能提高阳性率。

5. 脑脊液免疫学检查 ①脑脊液的抗结核抗体检测；②脑脊液的结核抗原检测；③结核蛋白芯片检测；④细胞因子的测定；⑤特异性 T 淋巴细胞的测定。

6. 脑脊液分子生物学检测 用聚合酶链反应（PCR）技术检测脑脊液中结核菌 DNA。

7. 脑脊液酶学检查 ①脑脊液腺苷脱氨酶（ADA）检测；②乳酸脱氢酶（LDH）同工酶活性测定；③溶菌酶（LZM）活性测定。

四、影像学表现

（一）CT 扫描

1. 脑实质粟粒性病灶 是中枢神经系统结核早期脑组织内形成的粟粒样肉芽肿。CT 表现为广泛分布于大脑皮层或脑组织内细小的密度均等的粟粒状结节，强化扫描时密度增高。

2. 脑膜密度增强 当位于大脑皮层或脑膜的粟粒样肉芽肿破入蛛网膜下腔后，脑膜产生大量渗出物，积聚于脑底各脑池内。早期病理变化以浆液性为主，此时 CT 平扫时无明显变化；当浆液渗出被纤维素性渗出代替，并有结核性肉芽肿形成时，CT 扫描在脑底部可显示已有改变的各脑池轮廓及脑膜广泛密度增强，扫描强化后影像可明显增强（脑回亦增强）。最常见的部位是鞍上池、环池、大脑外侧裂等。

3. 环状、盘状、团块状和点状阴影 是结核瘤在 CT 扫描中常见的特征性影像。结核瘤可发生于大脑或小脑的任何部位，多位于天幕上，分布在额叶、颞叶、顶叶；天幕下多在小脑半球或蚓部。中枢神经系统结核早期有较多的炎性反应，边缘胶原组织较少，周围为程度不等的炎性水肿区。此时 CT 平扫表现为高密度、等密度或低密度区，一般呈盘状或不规则团块状。等密度结核瘤平扫时仅可见一环形低密度带，即周围脑水肿区，如果没有周围脑水肿区，则等密度的结核瘤在平扫时不易辨认。平扫呈低密度的结核瘤很难与脑梗死鉴别，但强化扫描后结核瘤密度增强，脑梗死则不增强。因此，强化扫描应视为鉴别结核瘤的必要 CT 检查方法。随病程延长，结核瘤边缘逐渐形成胶原组织，内容物质干酪化，周围组织水肿消失，平扫一般呈高密度盘状阴影，强化扫描后表现为中心密度较低，周边密度明显增强的环形影，少数可呈串珠样影，这是一种具有诊断意义的特征性表现。

4. 脑室扩张 脑底部的渗出物阻塞脑脊液通路，导致脑脊液循环障碍，因而各脑室呈现积水而扩张。CT 扫描即可见各脑室有不同程度的扩张积水，其程度可随病程延长而加重，随抗结核治疗而减轻，直至恢复正常大小。但如脑池或其他梗阻部位形成纤维粘连时，则脑积水不能减轻甚至加重。

5. 脑室周围密度减低 为沿脑室周围分布的低密度带，强化扫描影像不增强，脑室周围密度减低与脑水肿、脑积水密切相关。

6. 局部或广泛低密度水肿区 中枢神经系统结核时，因脑水肿程度不同，CT 检查可有局部或广泛性低密度影或伴随中线移位。强化扫描影像不增强。

7. 脑实质密度减低梗塞区 这是脑软化的 CT 表现，系由中枢神经系统结核时结核性动脉炎或动脉周围炎导致局部脑组织缺血、软化而形成，多为大脑中动脉支配区受累。CT 扫描所见为脑实质局部或广泛性低密度区，形状不规则，范围大小不一，强化扫描不增强。

8. 索状、结节状高密度影像 索状密度增高影像是由于结核性炎症累及动脉内膜及外壁所形成，强化扫描密度增强；结节状高密度影像是由结节性小肉芽肿所构成，强化扫描后密度增强。索状与结节状混合高密度影像表明脑动脉、脑实质同时具有结核性改变，强化扫描后密度增强。索状影像为早期中枢神经系统结核特征性表现，具有诊断上的意义。

（二）磁共振成像（MRI）

（1）MRI 能观察到 CT 不能或不易观察到的部位，对于视交叉、脑干及其周围、颞叶等部位的病变显示出优越性。

（2）MRI 能显示早期或较小的病变，对于结脑具有诊断意义的基底池和大脑凸面的脑膜、侧裂池渗出物较少时，也可以显示出异常信号影。

（3）MRI 不仅能真实反映病变的形态、大小及水肿范围，而且对于软组织分辨率高，有利于显示结核瘤及结核性脑脓肿的不同组织成分呈现不同的信号影。

五、诊 断 标 准

应用齐–内染色法可在脑脊液（CSF）中直接检出抗酸杆菌，以及采用常规的培养方法分离出结核分枝杆菌被认为中枢神经系统结核实验室诊断的“金标准”。因阳性率较低，故在中枢神经系统结核诊断方面还存在一定的困难。通常须结合病史、症状、体征及实验室检查综合判断。诊断要点：有结核密切接触史及是否接种卡介苗；有脑外结核病灶；发病缓慢，具有结核中毒症状、颅内高压症状，伴有脑膜刺激征及其他神经系统症状体征，脑脊液检查符合中枢神经系统结核特点。脑脊液 ADA、γ-干扰素升高，抗结核抗体阳性及 TB-DNA PCR 结合探针检查阳性等，均可作为中枢神经系统结核诊断的重要参考，抗结核治疗有效也是重要的依据。

凡有以下情况者应高度怀疑中枢神经系统结核：①发热 1 周以上伴无欲状者；②未查明原因的烦躁、嗜睡或哭闹、失眠等神经系统症状；③出现不明原因的神经系统定位症状；④癫痫样抽搐伴发热者；⑤呕吐伴低微热查不清原因者；⑥持续 2 周以上头痛原因不明者；⑦神经系统以外有活动性结核者。此时，需及时腰穿行脑脊液检查明确诊断。

六、鉴 别 诊 断

典型的中枢神经系统结核临床诊断并不困难，但早期或不典型病例，诊断并不十分容易，中枢神经系统结核应与以下疾病进行鉴别。

1. 化脓性脑膜炎 起病急，除发热外很快出现呕吐、抽搐、嗜睡、昏迷，早期既有脑膜刺激征，也可伴感染性休克或全身败血症表现及硬膜下积液；血常规示白细胞总数高，中性粒细胞高，有核左移现象及中毒性颗粒；胸片可见肺炎、肺脓肿、脓胸影像；结核菌素试验多为阴性；脑脊液外观早期仍清亮，以后显混浊或呈脓性。细胞数可达数千至数万（$\times 10^6$/L）；氯化物降低不如中枢神经系统结核明显，但糖降低更显著，蛋白升高，离心后的脑脊液涂片及培养可检查到化脓细菌。脑脊液细胞学检查，在渗出期，以嗜中性粒细胞反应为主。增殖期以单核–吞噬细胞反应为主，中性粒细胞急剧减少。修复期以淋巴细胞反应为主，直至中性粒细胞完全消失，小淋巴细胞和单核细胞比例正常化。

2. 病毒性脑膜炎 发热、呕吐、抽搐、意识障碍、精神症状进展较快，伴有各种病毒感染的症状，有些显示季节性，结核菌素试验多阴性，胸片多正常，血常规示白细胞总数及中性粒细胞可正常或偏高，形成脑积水者少见。脑脊液外观无色透明，白细胞（50～500）$\times 10^6$/L，糖及氯化物正常，蛋白正常或轻度增高。脑脊液细胞学检查早期可有明显的中性粒细胞反应，但因持续时间短（仅数小时，一般为 24～48h），又因病人往往来诊较晚，致使临检中很难见到病毒性脑膜炎时脑脊液的中性粒细胞反应，而由淋巴细胞、激活淋巴细胞和浆细胞的增加所代替，形成病毒性脑膜炎典型的脑脊液细胞学图像——淋巴样细胞反应。

3. 新型隐球菌性脑膜炎　与中枢神经系统结核的临床表现和脑脊液改变相似。唯一可靠的鉴别方法，是脑脊液经离心后，对所收集物行 May–Grunwald–Giemsa（MGG）染色，常可在脑脊液标本中直接发现隐球菌，菌体圆形，直径 5～15μm，MGG 染色呈蓝色，无核，常于圆形菌体上长出较小的芽孢，菌体中心折光性较强；或作墨汁染色黑地映光法可见圆形、具有厚荚膜折光的隐球菌孢子；脑脊液培养亦可发现隐球菌。脑脊液细胞学变化以激活淋巴细胞和单核–吞噬细胞反应为主，后者常可吞噬隐球菌，类似脂肪吞噬细胞和红细胞吞噬细胞。

4. 癌性脑膜炎　有一些中枢神经系统转移癌为脑软膜的弥散性癌转移，而脑内并无肿块，称为癌性脑膜炎，多见于中年以上患者，系由肺癌或身体其他器官的恶性肿瘤转移到脑膜而引起。发病急、病程进展快，常迅速恶化而死亡。如肺癌转移时，X 线检查可显示癌性病灶，且无临床结核病中毒症状。脑脊液细胞学检查常常发现有癌细胞，而对部分此类病人采用 CT 扫描也常常难以发现。

5. 脑囊虫病　脑膜炎型脑囊虫病和中枢神经系统结核临床表现较相似，脑脊液除了细胞数和蛋白增加外，可有糖、氯化物的减少。脑脊液细胞学以淋巴细胞为主，嗜酸性粒细胞增高。询问有无食用"痘猪肉"史、癫痫史，有无皮下结节等有助于鉴别。脑脊液及血囊虫间凝试验阳性对本病诊断有定性价值。

七、处 理 原 则

中枢神经系统结核应采取以有效抗结核药物为主的综合治疗措施，可提高治愈率，减低病死率，减少后遗症的发生。

（一）抗结核药物治疗

1. 抗结核药物　①异烟肼（H）：抗菌效力强，易于透过血脑屏障，是首选药物。成人每天剂量为 0.6～0.9g，儿童每天为 15～30mg/kg，顿服或静滴。初始剂量宜稍大，重症者选用静脉滴注，症状明显好转后，则可减量。②链霉素（S）：成人每日 0.75～1g，一次肌内注射。小儿每天 15～30mg/kg，1 次或分 2 次，肌内注射（应注意第Ⅷ对脑神经的副作用）。如无不良反应，可连续用药 3 个月。③吡嗪酰胺（Z）：能自由通过正常或炎性脑膜渗透到脑脊液中，成人每日 1.5g，儿童每日 20～30mg/kg。④利福平（R）：为较强的抗结核药，与 INH 联合应用。成人每日剂量 0.45～0.6g，儿童每日 10～20mg/kg，顿服。服后由肠胃吸收，可引起恶心、呕吐。此药有积蓄作用，故对肝病患者须慎用。⑤乙胺丁醇（E）：乙胺丁醇与其他抗结核药物并用治疗中枢神经系统结核，要注意引起球后视神经炎，剂量 0.75～1.0g，顿服。

2. 化疗方案 遵循早期、联合、适量、规律、全程的结核病化疗原则，尽量选用具有杀菌作用和通过血脑屏障良好的药物，并注意观察抗结核药物毒副作用，及时做出调整及相应处理。①初治者：根据病情和治疗转归情况，择情选用 3HRZE(S)/6HRZE/3HRZ 或 3HRZE(S)/6HRZE/9HRZ 方案。②复治、复发病人：根据既往用药史和药敏试验，选择敏感药物。估计一线药物耐药者，一般可选异烟肼、利福布汀、丙硫异烟胺、莫西沙星/左氧氟沙星/氧氟沙星、对氨基水杨酸、吡嗪酰胺、阿米卡星、环丝氨酸，必要时加鞘内注药。总疗程 18 个月及以上。

（二）肾上腺皮质激素（激素）在中枢神经系统结核治疗中的应用

1. 激素的作用机制 ①可以减少脑膜的渗出和脑水肿，促进脑膜和脑实质炎症的消散和吸收，防止纤维组织增生。同时应用激素和化疗药，对降低病死率、减少后遗症、消除中毒症状、恢复已受损的血脑屏障等有明显疗效。②减轻继发的动脉内膜炎、脑软化和神经根炎。抑制炎症反应，减少结核性渗出物，使围绕脑底血管及其分支和神经周围的结核性渗出物明显减少，并使血管和神经根炎减轻。③减轻免疫反应，抑制结缔组织增生，减少粘连和瘢痕形成及其并发症。

2. 激素的用量和疗程 对急性期患者多采用短期大剂量的激素疗法，以求迅速控制炎性反应。对重症患者常采用静脉滴注给药。泼尼松 30～40mg，1 次/日，或地塞米松 10～30mg，1 次/日（病情稳定后可减量，总疗程以 2 个月为宜）。激素减量的时间应根据具体病情而定。在激素减量过程中，有时因减量过快脑膜炎症尚未得到控制，或由于患者对激素产生了依赖，可重新出现脑膜刺激或高颅压症状，脑脊液检查也可出现“反跳现象”。观察数日后，如此种情况仍未改善，应增加激素用量至最低有效量，待上述症状完全消失，脑脊液基本恢复到原来水平时再缓慢减量。

（三）抗脑水肿治疗

1. 甘露醇 通过血与脑和血与脑脊液间的渗透压差而产生脱水降颅压作用。由于该药基本上不参与体内代谢，对糖原无明显影响，性质稳定而无毒性，为临床上最常用的脱水药，广泛适用于中枢神经系统结核伴高颅压患者。一般配成 20%过饱和溶液，同时须加温使其溶解，否则可发生休克。每次 1.0～2.0g/kg，于 30min 内静脉滴注。静脉给药后 20min 开始起作用，2～3h 作用最强，维持 4～6h，一般每日给药 2～4 次。副作用甚少，偶可引起一时性头痛及心律失常。

2. 甘油 使脑脊液与血液间形成暂时性渗透压梯度，从而将细胞间及组织间隙中的水分吸入血中，使组织发生脱水状态。其优点是：①降低颅内压迅速，故一般不伴“反跳”；②选择性地脱去脑组织中的水分，对身体其他组织中的水分影响不大；③不引起过多的水及电解质的丢失，可较长时间使用；④能改善脑代谢及脑血流量，可提供热量。现常见有甘油盐水及甘油果糖两种制剂，后者优于前者。一次 250～500ml，每日 1～2 次，静脉滴注。适用于结脑所致慢性脑积水，或甘露醇应用后维持脱水者。该药毒副作用较少，偶见血红蛋白尿，有时可能与滴注速度过快有关，故应严格控制滴注速度，以每分钟 2ml 为宜。

一旦发生血红蛋白尿，应及时停药，很快即可消失，恢复后可继续使用。

3. 葡萄糖　能提高血浆渗透压，具有脱水利尿作用，使颅压迅速降低，血容量改善，提高血糖，供给能量，促进神经细胞的氧化过程，改善脑细胞代谢，有利于脑功能的恢复，且无副作用，故常用于不需强烈脱水或适用于其他脱水剂的两次之间用药，以防止“反跳”出现，一般常用50%葡萄糖60ml，静脉注射，每日2～4次。

4. 血清白蛋白或血浆　直接使血胶体渗透压增高而引起脱水，降低颅内压；使抗利尿激素分泌减少而利尿；血黏度降低而有助于脑循环，还能补充蛋白质，参与氨基酸代谢，产生能量，为其优点。一般用20%～25%人血清白蛋白50ml，或血浆100～200ml，每日静滴1～2次，适用于重症结脑并营养不良及免疫功能低下者。由于脱水作用较差且价格昂贵，故常不作为常规脱水剂使用。

5. 利尿剂　主要是通过增加肾小球滤过率，抑制肾小管对钠、钾及氯离子的重吸收，使肾小管内保持较高的渗透压，减少水的再吸收，使尿量显著增加，有效循环量减少，从而间接使脑组织脱水，降低颅内压。利尿剂的脱水功效远不及高渗性脱水剂，其先决条件是肾功能良好和血压正常，常与甘露醇、葡萄糖联合使用，以增强脱水效果。对结脑伴脑水肿及全身水肿者较为适用。常用药物有：①呋塞米，20～40mg，每日3～4次。副作用相对较少，偶见呕吐、皮疹、直立性低血压，粒细胞减少等。②乙酰唑胺，能抑制肾小管的碳酸酐酶，使碳酸形成减少，肾小管内氢和钠离子的交换率降低，大量水分随钠排出而引起利尿作用。同时也抑制脑脉络丛的碳酸酐酶，使脑脊液生成减少，从而减低颅内压。一般用量0.25～0.5g，每日2～3次，连服1周。副作用较少，长期大剂量可发生代谢性酸中毒，少见血尿、腹痛。适用于中枢神经系统结核慢性进行性脑积水者，或用于高渗液静滴疗程之前后。

（四）脑代谢活化剂治疗

1. 胞二磷胆碱　可促进磷脂代谢，改善神经细胞功能；提高脑干网状结构上行激活系统的作用，促进意识恢复；改善脑血管运动张力，增加脑血流，提高脑内氧分压，改善脑缺氧。一般以250～500mg胞二磷胆碱加入25%～50%葡萄糖20～40ml静注或加入10%葡萄糖液500ml静滴，也可行肌注，250mg每日2次。

2. 细胞色素C　促进组织的氧化和还原作用，可增加脑血流和脑氧代谢率。一般用15～30mg细胞色素C加25%～50%葡萄糖液20～40ml，缓慢静脉注射或10%葡萄糖液500ml静滴，每日1～2次，连用7～30日。

3. 腺苷三磷酸　参与脂肪、蛋白质、糖、核酸及核苷酸的代谢，是机体能量的主要来源，可通过血脑屏障，为脑细胞的主要能源。可增加脑循环，且能直接作用于脑组织，激活脑细胞代谢，每次20mg肌内注射，每日1～2次，或每次20～40mg腺苷三磷酸加25%～50%葡萄糖40ml静脉注射，或加入5%～10%葡萄糖液500ml，静脉滴注，每日1次，2～3周。

4. 辅酶A　对糖、脂肪、蛋白质的代谢起重要作用，可促进受损细胞恢复功能。一般以50～100U加25%～50%葡萄糖40ml静注或5%～10%葡萄糖液500ml静脉滴注，每日1次，连用2～3周。常与腺苷三磷酸、细胞色素C合用，可提高疗效。

（五）鞘内注药治疗

1. 指征 ①顽固性高颅压者；②脑脊液蛋白定量明显增高者；③脑脊髓膜炎，有早期椎管梗塞者；④较重病例，伴昏迷者；⑤肝功能异常，致使部分抗结核药物停用者；⑥慢性、复发或耐药者。

2. 药物及疗程 一般椎管以异烟肼 0.1g 加地塞米松 3～5mg、玻璃酸酶 1500U 混合鞘内缓慢注入（注射过程中，患者有不良反应时停止注射），每周 2～3 次。疗程根据患者病情而定，好转后逐渐减少每周给药次数，直至停用。

（六）外科手术治疗

侧脑室引流：适用于中枢神经系统结核所致急性脑积水高颅压，内科治疗无效者，特别是脑疝将要形成或形成初期，可起到挽救生命的明显效果；慢性脑积水急性发作时或慢性进行性脑积水、其他降低颅压措施无效时，也可考虑采用。副作用为引流过速可致脑内静脉破裂，造成脑出血；引流过多可造成脑脊液分泌增加；引流过久可继发颅内细菌感染等。在中枢神经系统结核治疗过程中，颅底经常发生粘连梗阻而致难以控制的脑积水。可采用脑室、脑池分流术以达持久性的减低颅内压作用。脑结核瘤引起癫痫频繁发作或肢体瘫痪，脑结核性脓肿所致高热不退，内科治疗无效时可考虑手术。

（闫世明　韩利军　崔文玉）

第五节　骨关节结核

一、定　义

由结核菌侵入骨或关节而引起的骨与关节感染性疾病。发病以青壮年居多，男性多于女性。一般为单发，常发生在脊椎，其次为膝、髋及肘关节等。早期发病缓慢，随着病情进展，可出现全身乏力、午后低热、盗汗、体重减轻、食欲不振、贫血等全身症状；局部可表现为发病关节疼痛、肿胀，肌肉痉挛、关节功能障碍等；晚期可形成不红、不热脓肿，称为寒性脓肿；寒性脓肿在有继发感染时会出现高热及毒血症症状加重，溃破后先流出大量稀薄液体，混有干酪样物，也可伴有少量死骨。破溃后往往形成慢性窦道，经久不愈。病变静止后可有各种后遗症：关节腔纤维性粘连成纤维性强直，关节挛缩于非功能位，儿童骨骼破坏产生的肢体长度不等。可出现关节强直，脊柱结核可形成截瘫。儿童常有夜啼。

二、症状和体征

骨关节结核可分为三种类型：单纯骨结核、单纯滑膜结核、全关节结核。全关节结核又可分为早期全关节结核、中期全关节结核和晚期全关节结核。虽然骨关节结核的全身症状是相同的，但是不同部位的骨关节结核有不同的症状和体征。

（一）脊柱结核

脊柱结核占全身骨关节结核的首位，其中以椎体结核占大多数，附件结核十分罕见。在整个脊柱中，腰椎活动度最大，腰椎结核发生率也最高，胸椎次之，颈椎更次之，至于骶、尾椎结核则甚为罕见。疼痛常是最先出现的症状。通常为轻微疼痛，休息后症状减轻，劳累后则加重。早期疼痛不会影响睡眠，病程长者夜间也会有疼痛。

1. 颈椎结核的症状和体征　除有颈部疼痛外，还有上肢麻木等神经根受刺激表现，咳嗽、喷嚏时会使疼痛与麻木加重。神经根受压时则疼痛剧烈。如果疼痛明显，患者常用双手撑住下颌，使头前倾、颈部缩短，姿势十分典型。咽后壁脓肿妨碍呼吸与吞咽，患者睡眠时有鼾声。后期可在颈侧摸到冷脓肿所致的颈部肿块。

2. 胸椎结核的症状和体征　胸椎结核有背痛症状，必须注意，下胸椎病变的疼痛有时表现为腰骶部疼痛。脊柱后凸十分常见，直至偶然发现有胸椎后凸畸形才来就诊。有时患者表现为季肋部疼痛，往往误诊为“胆囊炎”就诊。

3. 腰椎结核的症状和体征　患者在站立与行走时，往往用双手托住腰部，头及躯干向后倾斜，使重心后移，尽量减轻体重对病变椎体的压力。患者从地上拾物时，不能弯腰，需挺腰屈膝屈髋下蹲才能取物，称拾物试验阳性。脊柱后凸不明显。后期患者有腰大肌脓肿形成，可在腰三角、髂窝或腹股沟处看到或摸到脓肿。腰椎结核者脊柱后凸通常不严重，从胸椎到骶骨，沿着骶棘肌两侧，用手指顺序按摸，亦能发觉轻度后凸。

（二）膝关节结核

通常膝关节病人全身症状较轻，如若合并全身其他活动性结核则症状可加重。全身症状可表现为低热、盗汗、贫血、消瘦、易疲劳、食欲不振和血沉加速等。儿童患者可因夜间自身暂时失掉对患病关节的保护后，突然引发的活动疼痛而产生夜啼、易哭闹等特有表现。

1. 疼痛与压痛　单纯滑膜结核一般疼痛较轻，以隐痛为特点；劳累加重，休息则轻。检查时压痛较普通而不局限。单纯骨结核也表现为膝痛较轻，但局部压痛明显而局限，这一点与单纯滑膜结核不同。全关节结核是在单纯滑膜结核和单纯骨结核的脓肿破溃进入关节腔后发生，此时因大量结核性物质倾泻入关节腔内，可引发滑膜的急性充血、肿胀，故可致疼痛加重，有时剧烈疼痛。特别是活动时痛重，膝部广泛压痛，儿童夜啼。当上述三种类型的膝关节结核脓肿破溃减压后或病变吸收好转后，疼痛可缓解甚至消失。

2. 肿胀　单纯滑膜结核可见关节呈普遍肿胀，无红、热炎症反应表现，故有“白肿”之称。当关节腔内渗液增多时浮髌试验为阳性。后期的滑膜结核以肥厚增生为主，这时检查膝关节时手下可有揉面感，浮髌试验可呈假阳性，这就是临床上常讲的膝关节结核的“揉面”感。单纯骨结核的肿胀常常局限在一侧，即相应病变的一侧。单纯骨结核时一般关节渗液较少，肿胀不如滑膜结核明显，浮髌试验常有阴性。全关节结核肿胀明显并且广泛，检查关节时肿胀呈硬皮球样感觉，当渗液少而滑膜增生、水肿、肥厚时，也可触及如揉面感或橡胶感。

3. 肌肉萎缩　单纯膝关节滑膜结核时因功能有一定程度受限，故以股四头肌萎缩为著，由于膝关节上下的肌肉萎缩而关节本身肿胀，则形成梭形关节。单纯骨结核一般早期膝关节功能受限较少，故其肌肉萎缩亦较轻；全关节结核因膝关节功能明显障碍，肌肉萎缩明显，加之膝部肿胀，故呈典型的梭型畸形。

4. 功能障碍跛行　单纯滑膜结核病患者可有轻度的跛行，膝关节伸直受限，其功能障碍程度与病变严重程度有关。单纯骨结核主要为劳累后酸痛不适，而功能受限不明显。故跛行多不明显。全关节结核病患者膝关节功能将明显受限，常常不能行走，需扶双拐活动或卧床不起。膝关节骨质破坏及肌肉萎缩和保护性痉挛等，常造成膝关节病理性半脱位，故病情治愈后也遗留跛行和畸形。

5. 脓肿及窦道　单纯膝关节滑膜结核如发生脓肿为冷脓肿，此时可能是一局限性隆起，多见于腘窝部、膝关节两侧及小腿周围。其脓肿破溃后常形成窦道长期不愈合，亦可形成混合感染、脓汁恶臭。单纯骨结核在其骨病变部位破溃形成窦道的病例相对少见，如形成冷脓肿破溃，则窦道长期不愈，可有死骨碎片经窦道口排出，骨质硬化，亦可引发混合感染。全关节结核于腘窝部是膝关节周围均可触及有波动感的冷脓肿，破溃后形成慢性窦道，长年不愈，可经窦道排出米汤样、干酪样物质及死骨，窦道口周围皮肤瘢痕硬化，皮肤色素沉着。

6. 畸形　单纯滑膜结核和单纯骨结核引起的膝关节畸形常不明显，主要是轻度的屈曲畸形，膝关节过伸受限，一般关节功能受限不甚严重，随着病变的治愈其引发的功能性畸形是可纠正的。

全关节结核病患者因关节骨质的破坏严重，加之肌肉萎缩、肌肉痉挛及韧带的松弛，可产生膝关节的内外翻畸形和半脱位。当严重时关节畸形位强直，造成患肢髋关节亦不能伸直和跟腱挛缩，患肢呈现屈髋屈膝足下垂之畸形，只能用足尖着地。

7. 淋巴结　由膝关节引发的股三角区淋巴结结核很少见。如有股三角区淋巴结肿大，则有助于膝关节结核的诊断。淋巴结结核可形成脓肿破溃。

（三）髋关节结核

1. 年龄特点　髋关节结核的年龄特点比其他关节结核（如膝关节结核）表现更为明显。本病多见于儿童和青少年，60%的患者在10岁以下。成人患者也多是在童年时罹患，后来由于机体免疫力降低或其他不利因素才发病。

2. 全身中毒症状　病人常有食欲减退、消瘦、全身无力、脾气变坏，以及低热、盗汗等症状。小儿常出现易哭、睡眠不良，以致行为变得不太活泼，容易疲劳。这时应注意到淋巴结炎的发生，腹股沟淋巴结肿大具有一定的意义。这一症状可能出现很早，但也可能在髋关节结核症状非常明显时也不一定能触及到。

3. 疼痛和压痛　一般发病隐渐，最早出现的髋部疼痛比较轻微，活动加重，休息后减轻，往往伴患侧下肢的无力或沉重感。偶有少数病人发病急骤，髋部疼痛比较剧烈。儿童对疼痛的定位能力较差，往往陈诉疼痛在膝关节，较少在髋关节。有时夜间啼哭不绝，甚至不敢平卧睡觉。

4. 跛行　轻微跛行多与疼痛同时发生，或者是其家长仔细观察而发现。早期患病小儿有曳足而行，常常绊倒。疲劳之后即开始跛行，尤其在傍晚。经过短时间的休息之后或在第二天早晨起床后可以消失。这时往往被误认为“扭伤”而不大引起重视。成人最早的症状大多是感到下肢酸困无力。当出现疼痛后病人不肯使用患肢负重而加重跛行。以后随着病情的发展，跛行逐渐加重，甚至完全失去行走能力。单纯骨结核病患者跛行较轻，单纯滑膜结核者稍重，全关节结核者跛行最重。

5. 肌肉萎缩　患侧肢体肌肉萎缩是髋关节结核的另一特征。由于肌肉营养不良和失用性萎缩，使髋关节周围及该侧肢体肌肉的张力减低，逐渐转为肌肉的体积缩小。早期萎缩通过测量可以发现，晚期病例通过肉眼能看出整个肢体消瘦，尤其是股四头肌。此时臀肌的萎缩也较明显，患侧臀部消瘦，臀沟展平和下垂。患肢皮下组织增厚、皮肤皱纹增厚等症状，也具有一定的意义。髋关节结核后期，下肢各部位大腿、小腿及踝均发生显著的肌萎缩和营养障碍。

6. 肿胀、脓肿或窦道形成　早期病人有关节肿胀，但由于髋部肌肉肥厚不易被察觉。如果髋部出现了较为明显的肿胀，则证明结核性炎症的变化显著加剧。

7. 髋关节活动受限　最早表现为某种活动稍受限，因此在检查时要与健侧比较。常见的是外展和过伸活动受限，只有在临床检查时被发现。

8. 畸形　患病早期无畸形出现，仅儿童往往患肢略微增长，这是炎症变化（血液供给增多）刺激了骨生长的结果。

（四）肘关节结核

肘关节结核与其他关节一样发病缓慢，初起时症状轻，主要表现是疼痛、局部肿胀、压痛、活动功能受限。单纯骨结核多于尺骨鹰嘴，次为肱骨外膜。肿胀与压痛只限于病变部位。鹰嘴结核寒性脓肿见于其附近。髁结核脓肿可沿伸肌间隙向前臂流注。

单纯滑膜结核较少见，在关节周围出现肿胀，轻度肿胀首先出现肘三头肌妥内外侧，肱骨内外髁和尺骨鹰嘴间凹陷处变为饱满。肘关节周围压痛广泛。病变发展为全关节结核、肿胀和压痛加重，患肢常呈梭形肿胀，多有脓肿窦道形成。关节活动功能更加受限，破坏严重的全关节结核可发生病理性脱位。当肘关节病变治愈时，关节多强直于非功能位。

（五）肩关节结核

肩关节周围肌肉丰富，局部血运好，脓肿易被吸收，因此曾称肩关节结核为干性骨疡，但不多见。早期肩部隐痛，劳累时加重，上肢多呈内收位置。单纯骨结核变成全关节结核时，由于炎性渗出液增加，关节腔内压升高疼痛加重。随后脓液穿破关节囊，关节内压力下降，局部疼痛又减轻。窦道继发化脓性感染时，局部疼痛又加重，至晚期关节纤维强直疼痛消失。单纯骨结核肩关节运动仅有轻度受限。全关节结核功能明显障碍，患臂不能高举，外旋、外展、前屈和后伸均受限。患侧三角肌、冈上、下肌萎缩，出现方肩畸形。加有上肢重力，肱骨头常呈向下半脱位，全关节结核较多见，脓肿可沿肱二头肌间沟至上臂内侧，也可在腋前、后方或腋窝内，常破溃形成窦道。

三、实验室检查

有轻度贫血，白细胞计数一般正常，有混合感染时白细胞计数增高。红细胞沉降率在活动期明显增快，病变趋向静止或治愈，血沉（血沉是用来检测病变是否静止和有无复发的重要指标）逐渐下降至正常。从单纯性冷脓肿获得脓液的结核菌培养阳性率约 70%，其次是病灶清除物、结核肉芽组织、干酪样物质、死骨和滑膜液等，从混合性感染窦道中获得脓液的结核菌培养阳性率极低。因此，如能查出结核菌，有条件的单位要做结核菌的药敏、培养和菌种鉴定等，为治疗方案的制定提供依据。

T 细胞斑点检测（T-SPOT）可能对骨关节结核的早期诊断有帮助。

四、病 理 特 点

1. 关节结核组织病理学特点 可分为渗出期、增殖期、干酪样变性期，常混合存在。增殖型病灶以肉芽增生为主，有典型的结核结节。结核性肉芽组织首先引起骨小梁萎缩和破坏，随病变的进展而形成空洞，可见骨质破坏区。干酪型结核病变进展较快，病灶内无真正的结核结节，仅形成富含蛋白的渗出物，并迅速发生干酪样变性，使肉芽组织和骨小梁较快发生坏死并形成脓肿。干酪样坏死累及血管可引起骨质坏死，形成大小不一的死骨。干酪样物质本身亦可发生沙粒状钙化，密度高于死骨。

2. 骨关节结核临床病理分类 最初病理变化为单纯骨结核或单纯滑膜结核，以单纯骨结核多见，病情进一步发展可致全关节结核。①单纯骨结核：松质骨结核以溶骨性破坏为主；皮质骨结核以骨膜增生为主，老年人皮质骨结核增生不明显，常呈溶骨性破坏。②单纯滑膜结核：多发生在滑膜丰富部位，早期肿胀、充血、炎细胞浸润；晚期滑膜肥厚、暗红、粗糙、纤维素附着，表面乳头样增生和结核结节，深层干酪样坏死和小脓肿灶，关节液混浊脓性渗出，纤维素凝块或游离体。③全关节结核：由骨结核或者滑膜结核发展而来。骨结核先破坏软骨下组织，导致软骨游离，继之破坏滑膜组织；滑膜结核病变先在软骨边缘潜行，再次破坏软骨下组织，最后导致骨质破坏。

五、影像学检查

细菌学诊断是结核病的金标准，但是骨关节结核的早期往往难以取得标本，因而诊断非常困难，临床上常依赖于影像学诊断。

（一）X 线检查

1. 骨质破坏 骨关节结核骨质破坏一旦形成时，须仔细观察，有骨小梁模糊，似磨砂玻璃样的感觉，继之发展，呈现出骨质缺损。其缺损区为局限性，边缘相对清晰，发展到一定程度可有硬化，为局限性结核病灶的特点，再继续以弥散性破坏加剧，易向髓腔拓展而形成结核性骨髓炎。骨质破坏易发生于骨骺及干骺，可在骨质中央部分，亦可在边缘部分，形成缺损，往往骨骺及干骺同时破坏，形成不受骺板限制的统一破坏区。

关节骨质破坏，从两侧边缘开始，中央的关节板面较轻，是结核的特点。但在膝关节、肩关节中央部分亦可破坏，因紧密相接的软骨较少。关节骨质破坏上下相对应的关节板面同时受累。但这种接触面骨质破坏也不一定为结核所独有。

边缘性局限性破坏在有些部位具有典型的特异性，如肩关节结核的肱骨头呈类圆形穿凿样改变。膝关节结核在胫骨上端关节板面两侧呈小的穿凿样改变，耻骨结核在耻骨联合或耻骨板呈现类囊状或不规则的破坏。

常在骨端内或干骺端内见到，中央性破坏可形成囊状，它是破坏发展至一定阶段的表现，亦可在短骨及块状骨见到，甚至在骶骨上显示囊状破坏区。

死骨形成，一般较多见的为细小的沙砾样死骨，常在松骨破坏区发现，如骨骺内、干骺内。髌骨结核亦常出现死骨，血供丰富的地方不易见死骨，如骨干结核、髂骨结核。有时在上下相对应的关节面都有死骨，常称之为接触性死骨。在膝关节内时有发生。如继发其他菌感染，形成的较大死骨不是结核本身的体现，这在临床上具有一定的治疗意义。

2. 骨形改变 管状长骨的破坏可表现为不同程度的膨胀变形，脊椎的椎体结核、椎体坍塌可呈楔状变形，椎体上下之间相互嵌入出现驼背或龟背畸形等。

3. 关节改变 关节软骨被破坏可使关节间隙狭窄，软骨破坏后不会再生，狭窄发生后会长期存在。脊椎椎间盘破坏不能再生，如破坏明显，椎间隙永久性消失。

4. 寒性脓肿表现 在颈椎侧位片上表现为椎前软组织影增宽、气管前移；胸椎正位片上可见椎旁增宽软组织影，可为球状、梭状或筒状，一般并不对称。在腰椎正位片上腰大肌脓肿表现为一侧腰大肌阴影模糊，或腰大肌阴影增宽、饱满或局限性隆起，脓肿甚至可流注至臀部及股三角区。慢性病例可见多量钙化阴影。

（二）CT 检查

CT 检查可以清晰地显示病灶的部位，可见有空洞和死骨形成。即使是小型的椎旁脓肿，在 CT 检查时也可发现。CT 检查对发现腰大肌脓肿有独特的价值，对骨质破坏的显示清晰。

（三）MRI 检查

MRI 检查具有早期诊断价值，在炎性浸润阶段即可显示异常信号，还可用以观察脊髓有无受压和变性。

六、骨关节结核诊断要点

（1）有结核病接触史，或有结核病原发病灶。

（2）脊柱结核多呈放射性疼痛、僵直、畸形，或出现脊柱压迫征。局部压痛或叩击痛，拾物试验阳性有诊断意义。髋、膝关节结核可见跛行，间歇性腿痛或关节肿胀，活动受限。

（3）起病缓慢，可先有低热、乏力、厌食、全身不适等结核中毒症状。

（4）贫血、血白细胞轻度上升、血沉加快。PPD 或 T-SPOT 试验阳性。

（5）脓肿液或关节腔穿刺液涂片、培养，PPD-IgG、PCR-TB-DNA 阳性有助于诊断。

（6）X 线检查可见关节间隙变窄，以及骨质疏松、破坏等病变。

七、鉴别诊断

（一）骨肿瘤

恶性骨肿瘤的病程进展快，夜间疼痛明显。CT 表现也有其特点：①多数肿瘤的病变区与正常骨界面不清，而范围较广泛。②多数病变区内髓腔被瘤细胞充填，界面不清。③骨膜反应明显，如葱皮样及与骨皮质界面不清的放射状骨针改变，严重时与皮质难以区分。④骨肿瘤向周围扩展、延伸累及软组织，使周围软组织肿胀、脂肪间隙消失，并可见到肿瘤组织以块状向软组织内延伸，与软组织界面不清，增强扫描可见周围血管呈网状增加。⑤部分病例可见瘤细胞超越关节面的软骨板，波及关节与邻近骨骼。⑥增强扫描多呈较明显的不均匀或均匀强化。⑦病变部位多有压痛并触及较硬的肿块。

（二）慢性化脓性骨髓炎

无急性发作时，仅表现为局部症状而无全身症状，主要有患肢增粗、变形，病变处可触及形状不规则的骨骼。表面皮肤有营养性改变，颜色发暗，皮肤变薄。皮肤窦道出现脓液外溢和小块死骨排出。窦道口可见肉芽组织增生，高出皮肤表面，周围皮肤有色素沉着。皮肤窦道被堵塞或假性愈合时，脓液即不能排出，可诱发炎症急性发作，此时局部再次出现红、肿、热、痛等炎症表现和全身炎症症状。过一段时间后，窦道再行穿破，腔内脓液得以引流，炎症又复消退。如此反复发作，时好时坏，时轻时重，病程漫长，病人体质较差。多年的窦道要警惕恶变的可能。

X 线表现：因有大量骨质增生，使骨轮廓变粗，外形不规则，骨密度显著增高、不均匀，并有骨质缺损、空洞形成。①死骨的密度增高更为显著，有时死骨被增生的骨遮盖而不能显示。②有时可发生病理性骨折征象。③病变部与正常骨分界明显，病变远端的正常骨可有不同程度的萎缩。

八、处理原则

骨关节结核的治疗原则是：全身化疗、局部治疗、必要时手术。

关键是早期诊断和早期治疗。治疗的目的是要求增加全身抵抗力，消除局部病灶，缩短疗程，减少残疾，防止并发症，争取早日康复。在方法上，要求全身疗法与局部疗法相结合，非手术疗法与手术疗法相结合。

（一）全身疗法

全身疗法包括休息营养疗法及抗结核药物。充足的营养是增加抵抗力的基本条件。适宜的营养在于良好的食欲及膳食的配调得当。最好选择多种食品，注意烹调，多换花样，以刺激食欲。常用的抗结核药物有：异烟肼、链霉素、对氨基水杨酸、乙胺丁醇、卡那霉素、利福平及比嗪酰胺等。为了避免耐药菌株产生，通常联合应用 2 种或 3 种药物，以 3 个月为 1 个疗程，各种药物可交替使用。一般应用药 1 年以上。

（二）局部治疗

局部治疗包括局部制动、脓肿穿刺、局部注射药物、病灶清除术、关节融合术、截骨术及关节成形术等。

1. 局部制动　包括牵引疗法、夹板或石膏绷带制动。制动可减少病躯活动，免除负重，缓解疼痛，有利于修复。牵引还可以纠正挛缩畸形及缓解痉挛。有的挛缩畸形也可以用石膏管型加楔矫正。制动的肢体位置最好保持在功能位。所谓功能位就是肢体应用最好及最多的体位，通常上肢保持在举杯欲饮水位。下肢保持在站立时“稍息”位。

2. 脓肿的处理　小的脓肿可以自然吸收或钙化而沉着于结缔组织中，但需相当长的时间，甚至十几年以上，抗结核药物往往对脓肿内的结核菌不起作用。因此，较大的脓肿应及早行排脓术。排脓的方法有穿刺排脓及切开排脓 2 种方式。穿刺排脓时应当从脓肿范围以外的健康皮肤进针，在皮下斜行一段，然后刺入脓肿，这样可防止穿刺后形成窦道。切开排脓往往与病灶清除术同时进行。

3. 病灶清除术　在抗结核药物配合下，通过不同的手术途径显露病灶，彻底清除脓液、干酪样物质、死骨、肉芽组织及坏死的组织，这种手术适用于任何部位有明显死骨，较大的脓肿或经久不愈的窦道。也用于非手术治疗未能控制的单纯骨结核或滑膜结核，以及脊椎结核合并截瘫者。这种手术不适用于全身衰弱及全身广泛的多发性结核，以及伴有心脏、肾脏疾患的病人，也不适用于急性活动期的骨关节结核。此外，老年及幼儿也应慎重使用。

4. 关节融合术、脊椎融合术、关节切除术或关节成形术及截骨术　关节融合术用于全关节结核破坏严重者，方法是切除病灶并将关节的两端骨组织固定在一起形成骨性强直愈合，这种手术常用于成人的全关节结核。脊椎融合术可在病灶清除术时，同时行病椎间植骨术；也可在病变静止期，从后方将病椎及上下相邻的一两节脊椎的棘突及椎板间融合在一起。关节切除术是切除患病的关节，常用于肘关节，可保留屈伸功能，但是不十分稳定。关节成形术仅用于病变静止期，很少应用。

（宋言峥）

第六节　淋巴结结核

淋巴结结核一般按照其发生部位及脏器命名，可分为浅表淋巴结结核、肺门纵隔淋巴结结核和腹腔淋巴结结核。

一、浅表淋巴结结核

（一）定义

浅表淋巴结结核是指结核分枝杆菌入侵人体浅表部位的淋巴结组织所引起的慢性疾病，原则上可发生于浅表所有部位的淋巴结组织，但以颈部、腋下和腹股沟淋巴结结核较为常见，其中尤以颈部淋巴结最为常见，占淋巴系统结核病的80%～90%。

（二）病理改变

浅表淋巴结结核病理一般分为四型：干酪性、增殖性、混合性和无反应性结核。病理改变可分为4个阶段：

（1）淋巴结组织增生，形成结节或肉芽肿，常有一侧或双侧一至数枚淋巴结肿大，质地较硬，无粘连，活动可，有轻微压痛，此时其内尚无坏死。

（2）干酪样坏死液化，受累的淋巴结干酪样坏死，由中心开始液化并逐渐扩散，淋巴结包膜尚未破，与周围组织无粘连。

（3）淋巴结包膜破坏，相互融合，合并淋巴结周围组织炎症，可触及高度肿大的包块，内部压力增高，自觉疼痛或压痛。

（4）干酪样坏死物穿破周围软组织形成冷脓肿，肿大淋巴结中心软化，脓肿自行破溃，形成窦道。

（三）临床表现

以青壮年发病多见，女性稍多，可发生于浅表各个淋巴结群。发病缓慢，以单侧多见，受累的多个淋巴结可粘连成串或相互融合成簇。全身症状较轻微，合并其他部位结核的较重患者可出现全身中毒症状，如发热，乏力，盗汗，体重下降等。

局部症状按照类型与病程发展分为四型。①结节型：初期出现一至数个渐进增大的无痛性肿块，质稍硬，活动度可，随着病情进展，形成淋巴结周围炎；②浸润型：肿大的淋巴结及周围炎性组织粘连，自觉有疼痛或压痛；③脓肿型：肿块逐渐软化，表皮发红，触之波动感，合并继发感染时伴有局部疼痛；④窦道型：脓肿自行破溃，经久不愈，形成窦道或溃疡。

（四）实验室检查

血常规大多正常，合并继发感染时血白细胞和中性粒细胞可增高。血结核抗体可呈阳性，PPD试验呈强阳性或γ-干扰素释放试验阳性对早期诊断有重要意义。淋巴结穿刺液结核分枝杆菌PCR或其他分子生物学检测可为阳性。淋巴结穿刺检查可见典型干酪样坏死、上皮样细胞和朗汉斯巨细胞。形成脓肿者穿刺涂片抗酸染色阳性率约30%，脓液分枝杆菌培养阳性率约25%。淋巴结活检病理组织学检查根据不同阶段可见以下两种情况。①干酪型：中央区干酪样坏死，周围有上皮样细胞，淋巴细胞和朗汉斯巨细胞；②淋巴样型：无干酪样坏死表现，有网状内皮增生和排列不规则的朗汉斯巨细胞。

（五）诊断

单纯浅表淋巴结的诊断多无困难，诊断要点如下：

（1）浅表部位（如颈部、腋下或腹股沟）出现单个或数个质地稍硬的肿块，发展缓慢，疼痛轻微，与周围组织无粘连，或已有波动、流脓破溃形成窦道者更为典型。

（2）伴或不伴有全身中毒症状。

（3）PPD试验新近转阳或强阳性或γ-干扰素释放试验阳性或血结核抗体阳性。

（4）淋巴结穿刺检查见干酪样坏死、上皮样细胞、淋巴细胞及朗汉斯巨细胞。

（5）淋巴结穿刺液涂片抗酸染色阳性，穿刺液抗酸杆菌培养阳性。

（6）淋巴结穿刺液结核分枝杆菌PCR或其他分子生物学检测阳性。

（7）淋巴结活检病理组织学检查符合不同阶段结核病理表现。

（8）必要时诊断性抗结核治疗，动态观察其疗效以明确诊断。

（六）鉴别诊断

1. 非特异性淋巴结炎 可分为急性单纯性淋巴结炎和慢性淋巴结炎。急性单纯性淋巴结炎起病较急，炎症表现较典型，如皮肤发红、局部皮肤或全身发热、疼痛及抗炎治疗有效。慢性淋巴结炎多由临近器官感染传播所致，如头部可传及耳后和乳突淋巴结，口腔咽部病变可累及颌下淋巴结等。受累的淋巴结较小，较坚实而无压痛，合并急性感染时抗炎治疗有效。

2. 结节病 为一种慢性非干酪性肉芽肿性疾病，可引起浅表淋巴结尤其是颈部淋巴结肿大。但结节病常合并皮下结节、肺门纵隔淋巴结等其他部位淋巴结肿大，淋巴结活检可鉴别。

3. 恶性肿瘤颈部淋巴结转移 有原发恶性肿瘤病史或尚未发现原发部位肿瘤。头颈部、口腔、鼻、咽喉、甲状腺、肺及消化道等恶性肿瘤均可转移至颈部淋巴结，肿大的淋巴结质硬，表面凹凸不平，活动度差，生长快。诊断依据病理细胞组织学检查。

4. 恶性淋巴瘤 多有颈部淋巴结肿大，发展较快。淋巴结增大迅速时质地坚硬伴有压痛，有些病例肿大的淋巴结可暂时自行缩小，易误诊为淋巴结结核。晚期全身广泛淋巴结肿大伴肝脾肿大，常伴有发热、消瘦等全身症状和肿块压迫症状，如咳嗽、气促、腹泻、恶心、呕吐等。鉴别主要依靠淋巴结病理组织学或骨髓穿刺活检病理。

5. 其他恶性血液系统疾病 白血病患者常有全身浅表淋巴结肿大，无压痛，无脓肿形成，可出现发热、出血、贫血、肝脾肿大等血液系统症状及体征。多发性骨髓瘤患者除全身多发淋巴结肿大外，常伴有骨痛、骨骼变形和病理性骨折、肝脾肿大、贫血、蛋白尿等。鉴别时首先应注意血常规三系指标，并于淋巴结活检及骨髓穿刺活检。

6. 非结核分枝杆菌淋巴结炎 主要侵犯颌下部及上颌附近淋巴结，肿大的淋巴结无红肿热痛，活动度佳，与结核较难鉴别，主要依据反复的细菌学检查。

7. 其他 如组织细胞增生性坏死性淋巴结炎、传染性单核细胞增多症等。

（七）治疗

浅表淋巴结结核治疗的原则为：以全身抗结核化疗为主，局部外科治疗为辅，酌情加用中医、免疫治疗。

1. 全身抗结核治疗 坚持早期、联合、适量、规律、全程的原则。化疗方案建议疗程不少于 1 年，其中强化期不少于 3 个月，应用 HRE（S）Z；巩固期 HRE。复治淋巴结结核建议疗程 1～1.5 年，强化期至少 3 个月，S（AK）HREZ；巩固期 HRE。耐药淋巴结结核根据我国耐药结核病处理指南制定化疗方案。

2. 外科治疗

（1）局部穿刺抽脓：对于寒性脓肿尚未破溃者，可行穿刺抽脓术，从脓肿周围正常皮肤进针，尽量抽尽脓液，然后注入 5%INH 溶液或 10%链霉素溶液冲洗，每周 2 次。缺点是干酪样坏死组织难以吸出、不能彻底清除结核病灶等。

（2）切开引流加局部坏死组织清除术：肿大的淋巴结坏死形成脓肿者，可在强化抗结核治疗的同时行脓肿切开加坏死组织清除术，术后应充分引流脓液，局部应用抗结核药物换药，可获得较好的疗效。

（3）淋巴结摘除术：应掌握相关指征，否则极易复发，一般只限于单个淋巴结且与周围组织无粘连的淋巴结，或淋巴结诊断不明，需行病理检查时。

3. 中药治疗 在全身化疗的基础上可酌情加用中药辅助，如结核丸、肺泰胶囊等中成药。

4. 免疫治疗 根据患者免疫功能状况决定是否用免疫治疗。目前免疫治疗制剂主要分为两类：细胞因子制剂（如 IL-2、IFN-γ 等）和生物制剂（母牛分枝杆菌疫苗、草分枝杆菌疫苗、胸腺素等）。

二、肺门纵隔淋巴结结核

（一）定义

肺门纵隔淋巴结结核是指结核分枝杆菌侵入肺门纵隔内多组淋巴结引起的慢性疾病。受累的淋巴结多为上纵隔淋巴结、气管旁淋巴结、气管支气管淋巴结和隆突下淋巴结等。

（二）病理变化

肺门纵隔淋巴结结核从病理上可分为 4 期：①淋巴组织样增生，形成结核结节和肉芽肿，大量淋巴细胞、类上皮细胞、朗汉斯巨细胞；②淋巴结中央出现坏死，淋巴结包膜破坏，但其周围脂肪层尚存在；③淋巴结干酪样坏死范围扩大，淋巴结包膜破坏，多个淋巴结融合，其周围脂肪层消失；④干酪样坏死物质破裂进入周围软组织，形成融合性脓腔。

（三）临床表现

1. 急性起病者 可出现寒战、高热，体温可达 40℃，伴有头痛、全身酸痛等症状，抗炎、抗病毒治疗无效。慢性起病者常有结核病中毒症状，如午后低热、盗汗、乏力等。

2. 压迫症状及体征 肺门纵隔淋巴结结核可产生不同的压迫症状，出现压迫症状者多为重症患者，应引起密切注意。气管旁、主支气管旁淋巴结肿大可压迫气管和主支气管引起呼吸困难，尤其是幼儿更为明显，表现为吸气性呼吸困难、发绀，重者出现“三凹征”。淋巴结内不断液化坏死，压力逐渐增高，可侵犯并穿破气管、支气管内相对薄弱处形成气管、支气管淋巴结瘘。瘘口较小者可有刺激性咳嗽，咳出大量浓痰或干酪样坏死物；瘘口较大者大量干酪样坏死物可阻塞相应段或叶，形成局部肺不张，阻塞气管者可引起呼吸困难或窒息。脓肿穿破纵隔胸膜者可形成脓胸。食管旁淋巴结肿大可压迫食管引起吞咽困难，肿大淋巴结压迫喉返神经可出现声音嘶哑，压迫膈神经可引起呃逆，压迫交感神经可引起 Horner 综合征等等。

（四）影像学表现

1. X 线胸片表现 上纵隔淋巴结肿大者可见上纵隔增宽，后前位片表现为纵隔影增宽、增浓，边缘波浪状。中纵隔淋巴结结核以右侧多见，X 线胸片可见右侧肺门肿块影，可能为右支气管旁淋巴结接受引流较左侧多，右侧纵隔组织松软，病变易向右侧发展。下纵隔淋巴结结核正位片常被心影遮挡，后前位片可见相应部位肿块影。X 线诊断纵隔淋巴结结核较为困难，应行胸部增强 CT 进一步观察。

2. 胸部 CT 检查 肺门纵隔淋巴结结核一般以右侧 2R、4R 区多见，其次为气管隆嵴下 7 区。根据不同病理分期可有不同 CT 表现：

第一期：表现为肿大淋巴结边缘模糊，密度均匀，增强 CT 强化明显，病理基础为淋巴结周围炎性反应，增殖性淋巴结毛细血管丰富，干酪样坏死较少，此种强化淋巴结直径一般＜2.0cm。

第二期：表现为肿大淋巴结平扫中央局限性密度减低，强化后呈薄壁环形强化，中央局限性密度减低区，肿大淋巴结直径为 3～5cm，此为纵隔淋巴结结核特征性表现。

第三期：表现为肿大淋巴结多发密度减低区，强化扫描后呈分隔样环形强化，是由淋巴结融合所致。

第四期：表现为巨大的淋巴结内广泛密度减低区，似巨大脓肿，直径可超过 5cm，较为少见。

（五）支气管镜检查

当纵隔淋巴结结核未形成气管、支气管瘘时，气管镜下可见相应部位的支气管腔外压性狭窄或嵴突外压性增宽；若已形成瘘时，可表现为相应支气管腔内“新生物阻塞”或大量干酪样坏死物阻塞，通过刷检、活检等多可明确。近年来，随着支气管镜技术的飞跃，气管镜下经支气管针吸活检已成为肺门纵隔淋巴结结核的主要诊断手段，操作简单、方便，创伤小，安全性高，检查范围广泛，阳性率较高。如超声定位下支气管镜活检术（E-Bus），在常规支气管镜检查中，采用B超定位肿大淋巴结部位，综合利用穿刺技术透过支气管壁抽吸淋巴结内细胞组织进行病理检查。

（六）诊断

以下为肺门纵隔淋巴结结核的诊断要点：

（1）具有结核病中毒症状，如盗汗、低热、乏力等，急性或重症患者可有高热不退、全身酸痛和相应的压迫症状。

（2）CT扫描见环形强化、中央密度减低区，可伴有钙化。

（3）PPD试验呈强阳性或γ-干扰素释放试验阳性者有较大诊断意义。

（4）伴有气管、支气管瘘者支气管镜下可见相应表现，刷检、活检有助于明确。

（5）无气管、支气管瘘者气管镜下针吸活检支持结核性病变。

（6）纵隔镜手术活检病理支持结核性病变。

（七）鉴别诊断

1. 恶性淋巴瘤　此为肺门纵隔淋巴结重点鉴别的疾病，有时两者临床表现极为相似，难以鉴别。恶性淋巴瘤好发于前中纵隔，不规则发热或高热不退，多伴有浅表淋巴结无痛性进行性增大。CT表现肿块常呈双侧性，多有融合成团块影，边缘直或僵硬，密度均匀，无边缘强化内部密度减低表现。PPD试验或γ-干扰素释放试验阴性，血象三系可有异常，晚期伴肝脾肿大。鉴别需要淋巴结组织及骨髓穿刺活检病理明确。

2. 恶性肿瘤纵隔淋巴结转移　全身多种恶性肿瘤均可有纵隔淋巴结转移，肺癌最为常见。CT 表现多以肺门淋巴结肿大为主，肺内可见原发灶，或其他部位发现原发灶，转移淋巴结强化明显。应积极寻找原发病灶，同时淋巴结病理提示恶性病变可用于鉴别。

3. 结节病　为一种慢性非干酪性肉芽肿性疾病，可引起浅表淋巴结、肺门纵隔淋巴结等肿大，可有多发皮下结节，纵隔淋巴结肿大多为双侧对称性，淋巴结活检病理可鉴别。

4. 纵隔内良性肿瘤　主要有神经纤维瘤、胸腺瘤、畸胎瘤等，纵隔良性肿瘤发展缓慢，多分布于前、后纵隔，肿块边界清晰，包膜完整，密度均匀，强化不明显，鉴别仍需病理明确。

（八）治疗

同浅表淋巴结结核的治疗相似，肺门纵隔淋巴结治疗仍以全身抗结核化疗为主，合并有并发症者辅以外科治疗，酌情加用中医、免疫治疗的治疗原则。

1. 全身抗结核化疗　化疗方案建议疗程1～1.5年，强化期不少于3个月，应用HRE（S）Z；巩固期HRE。复治淋巴结结核建议疗程1.5～2年，强化期至少3个月，应用S（Am）HREZ；巩固期HRE。耐药淋巴结结核根据我国耐药结核病处理指南制定的化疗方案。

2. 外科手术治疗　出现下列情况者需考虑手术治疗：

（1）重度气管、支气管压迫症：肿大淋巴结压迫气管、支气管造成呼吸困难，经内科治疗后无效者，尤其是儿童形成淋巴瘘后更易发生窒息的危险。

（2）食管压迫症：肿大淋巴结压迫食管引起吞咽困难、经抗结核治疗仍无好转者，应考虑手术治疗。

（3）纵隔淋巴结结核：脓肿穿破胸膜形成脓胸，或穿破皮肤形成慢性窦道，应考虑手术引流及术后换药。

三、腹腔淋巴结结核

（一）定义

结核分枝杆菌侵犯腹腔淋巴结引起淋巴结肿大和干酪样坏死，可单独出现，也可与肠道、腹膜、肝脾等腹腔脏器结核同时出现。有原发性和继发性两种，原发性多为结核分枝杆菌直接穿过肠壁进入淋巴结系统，好发于机体细胞免疫功能低下的患者，如HIV感染、糖尿病、年老体弱者；继发性常有淋巴、血行途径或由肠结核、结核性腹膜炎或血行播散型肺结核直接蔓延而来。

（二）病理变化

腹腔淋巴结结核病理改变与纵隔淋巴结结核类似，常与其受累的范围、分布情况及邻近器官等因素相互影响。下列多种病理改变可同时存在：①结核性肉芽肿性淋巴结炎；②结核性淋巴结干酪样坏死；③结核性淋巴结脓肿；④结核性淋巴结钙化。

（三）临床表现

临床表现与腹部其他脏器病变症状的体征相比无特异性，局部多为腹痛、腹胀、腹部肿块、腹泻或便秘等，可伴有全身结核病中毒症状，如低热、盗汗、乏力、食欲减退等，也可伴有不同程度的营养不良、贫血等。出现各种并发症者可表现为：急性或慢性肠梗阻、腹腔结核性脓肿、脓肿穿破肠壁形成肠穿孔出血等。

（四）影像学表现

腹部X线平片诊断常有困难，多为出现并发症时的表现。腹部CT对诊断有一定价值。

（1）平扫可发现数目不等、大小不一的肿大淋巴结或钙化淋巴结，多沿肠系膜走行分布。增强CT可见典型淋巴结影像学表现：周边环形强化，中心低密度液化坏死。

（2）可明确病程早晚情况，直径＜1.0cm的病灶常提示病变较早期尚未形成干酪化，直径＞1.0cm的病灶多为环形强化、内部密度减低区，提示病灶内有干酪样坏死，出现钙化多为愈合过程中或愈合后改变。

（3）可明确淋巴结受累范围和周边情况，非血行播散型淋巴结多位于肠系膜根部、肝门区及胰周部，后腹膜淋巴结较少受累，多位于腰2～3椎体以上平面的淋巴结，血行播散型腹腔内淋巴结广泛受累，常累及腰2～3椎体以下平面的后腹膜淋巴结。

（五）诊断

腹腔、淋巴结结核合并其他部位结核如肺结核时有助于诊断，单纯的腹腔淋巴结结核诊断常有困难，必要时应考虑腹腔镜淋巴结活检术、后腹膜淋巴结穿刺术或诊断性抗结核治疗。诊断要点如下：

（1）具有腹痛、腹胀、腹部肿块等局部症状，伴有全身结核病中毒症状，如低热、盗汗、乏力、食欲减退、营养不良、贫血等。

（2）腹部 CT 扫描见环形强化，中央密度减低区的典型淋巴结结核表现，可伴有钙化。

（3）PPD 试验呈强阳性或 γ-干扰素释放试验阳性者有重大诊断意义。

（4）腹腔镜淋巴结活检术、后腹膜淋巴结穿刺术病理提示结核性改变。

（5）诊断性抗结核治疗后有效。

（六）鉴别诊断

1. 恶性淋巴瘤 恶性淋巴瘤肿大淋巴结分布更为广泛，常有融合，累及腰 2～3 椎体以下平面的后腹膜淋巴结，CT 或 B 超显示淋巴结密度和回声均匀，无环形强化内部密度减低的结核表现。PPD 试验或 γ-干扰素释放试验阴性，部分患者出现乳糜胸。病理检查是主要鉴别手段。

2. 全身恶性肿瘤腹腔淋巴结转移 多有腹部原发脏器肿瘤史，转移淋巴结距原发病灶较近，淋巴结较大或融合后才会出现坏死，无结核中毒症状及结核相关试验阴性。鉴别需明确原发灶，获得相关病理依据。

3. 急腹症 其他腹部相关疾病引起的急腹症，如阑尾炎、胆囊炎、胰腺炎等，儿童或青少年常见的急性肠系膜淋巴结炎。应根据患者相应病史特点、腹部影像学、B 超做出相应的诊断。

（七）治疗

治疗原则与浅表淋巴结结核、纵隔淋巴结结核的治疗原则类似。

1. 全身抗结核化疗 疗程建议 1～1.5 年，强化期不少于 3 个月，应用 HRE（S）Z；巩固期 HRE。复治淋巴结结核建议疗程 1.5～2 年，强化期至少 3 个月，应用 S（Am）HREZ；巩固期 HRE。耐药淋巴结结核根据我国耐药结核病处理指南制定化疗方案。

2. 外科手术治疗 外科手术主要是治疗急性或重症并发症，术前、术后充分抗结核治疗是减少术后并发症和彻底治愈的关键。外科治疗指征如下：

（1）因粘连引起的急性或慢性不能缓解的肠梗阻。

（2）形成腹腔巨大结核性脓肿，内科治疗无法吸收者。

（3）脓肿穿破肠壁或慢性肠穿孔或肠瘘。

（4）消化道出血者。

（5）脓肿穿破腹壁形成窦道，经抗结核治疗经久不愈者。

（孙　勤）

第七节　消化系统结核

一、肠　结　核

（一）定义

肠结核（intestinal tuberculosis）是由结核分枝杆菌引起的肠道慢性特异性感染性疾病，是最常见的肺外结核病之一。近几十年来，随着生活习惯的改变、卫生条件的改善及结核病患病率的下降，本病已逐渐减少，但近年又有增多的趋势。发病年龄多为青壮年，40 岁以下占 91.7%，女略多于男。

（二）病因和发病机制

肠结核的病原菌为结核分枝杆菌。结核分枝杆菌分四型：人型、牛型、非洲型和鼠型；相对于肺结核而言，肠结核病原菌中的牛型结核分枝杆菌的比例较高，在牧区尤其如此。其侵犯肠道的途径为：

1. 消化道感染　是主要的感染途径，患者多患有开放型肺结核或喉结核，因经常吞下含结核分枝杆菌的痰液使结核菌进入消化道而引起感染。少数地区因饮用未经消毒的带菌牛奶或乳制品而感染牛型结核分枝杆菌。

2. 血行播散　也是肠结核的感染途径，常继发于急性血行播散型结核。通过血行播散侵犯肠道，是全身播散的一部分，常伴有结核性腹膜炎和肠系膜淋巴结结核。

3. 直接蔓延　邻近器官的结核病灶，如女性盆腔结核、结核性腹膜炎、肠系膜淋巴结结核可以直接蔓延至肠道，从而引起肠结核。

肠结核好发于回盲部，占 80%～90%，其余依次为升结肠、回肠、空肠、阑尾、横结肠、降结肠、十二指肠、乙状结肠及直肠。回盲部结核发生率高的原因可能与以下因素有关：①含结核分枝杆菌的肠内容物形成食糜后由于回盲瓣的作用，在回盲部停留较久，使结核菌与肠黏膜密切接触，增加了局部肠黏膜的感染机会；②结核分枝杆菌易侵犯淋巴组织，而回盲部有丰富的淋巴组织，因此回盲部成为肠结核的好发部位。胃结核很少发生的原因可能与胃黏膜屏障保护作用和胃壁缺少淋巴滤泡等因素有关。

结核病的发病是人体和结核分枝杆菌相互作用的结果，经上述途径获得感染仅仅是致病的条件，只有当人体免疫功能低下、肠功能紊乱造成局部抵抗力减弱时，人体才会发病。

（三）病理

肠结核的病理改变与机体对结核分枝杆菌的免疫力、细菌的数量和毒力有关。机体的过敏反应强，病变以渗出性病灶为主；当感染菌量多、毒力强时可出现干酪样坏死并形成溃疡，称为溃疡型肠结核。当机体的免疫力较强、感染菌量少、毒力弱，则表现为结核肉芽组织增生，进一步可纤维化，称为增生型肠结核。兼有溃疡、增生两种病理改变者较常见，称为混合型肠结核，其病理所见是上述两型的综合改变。

1. 溃疡型肠结核 结核分枝杆菌侵入肠黏膜层后被巨噬细胞带入黏膜下层肠壁的集合淋巴结和孤立的淋巴滤泡，组织受到侵犯后出现充血、水肿及炎症渗出性病变，进而形成特异性结核结节。由于病变组织发生闭塞性动脉内膜炎，局部供血缺乏，使结节中心发生干酪样坏死，肠黏膜表面坏死脱落形成小溃疡，并渐趋相互融合增大，出现边缘不规则的潜行溃疡，深浅不一，基底可深达肌层或浆膜层，多累及周围腹膜或邻近肠系膜淋巴结，引起局限性结核性腹膜炎或肠系膜淋巴结结核。由于病变发展较慢，病变肠段常与周围组织发生粘连，所以溃疡一般不发生急性穿孔，慢性穿孔可形成腹腔脓肿或肠瘘。由于细菌随肠壁环形淋巴管播散，因此典型的溃疡沿肠壁淋巴管呈环状与肠轴垂直；在修复过程中，大量的纤维组织增生与瘢痕组织形成，导致肠段收缩畸形，肠腔呈环形狭窄，从而引起肠梗阻。由于病变组织内动脉管壁增厚，发生闭塞性动脉内膜炎，故溃疡大出血者少见。

2. 增生型肠结核 病变多局限于回盲部，有时可累及升结肠近端或回肠末端。以增生性病变为主，黏膜下层及浆膜层有大量结核性肉芽组织和纤维组织增生，肠壁局限性增厚、僵硬，亦可见瘤样肿块突入肠腔。上述病变均可使肠腔变窄而引起肠梗阻。

3. 混合型肠结核 即溃疡和增生型同时存在，是上述两型的综合改变。肠黏膜不仅有溃疡，也有结核性肉芽肿、纤维组织及瘢痕形成。

（四）临床表现

1. 全身症状 肠结核起病缓慢，早期无明显症状。增生型肠结核多无结核中毒症状，溃疡型肠结核可出现低热、乏力、盗汗、消瘦、贫血等结核中毒症状。

2. 腹痛 为最常见的症状之一，80%～90%的患者有慢性腹痛。疼痛的部位与病变部位、病理改变及有无外科并发症相关，回盲部结核疼痛位于右下腹，小肠结核疼痛位于脐周；合并结核性腹膜炎可出现全腹痛。疼痛一般为间歇性隐痛，局部可有压痛但无明显反跳痛；合并肠梗阻或急性穿孔时，可出现腹痛加剧；另外，进食后可诱发或加重腹痛，此与进食引起胃回肠反射或胃结肠反射使肠蠕动增加，以及肠内容物通过炎症、狭窄肠段引起病变部位肠痉挛有关；排便后腹痛可有不同程度的缓解。

3. 腹泻与便秘 腹泻是溃疡型肠结核的主要临床表现之一，此与病变肠道的炎症和溃疡使肠蠕动增加、小肠分泌增多、肠道吸收不良有关。大便呈稀水样或糊状，排便次数因病变严重程度和范围不同而异，每日数次或十几次，常有黏液，一般无脓血。因直肠、乙状结肠受累较少，故多不伴有里急后重。患者可出现便秘或腹泻、便秘交替，此与肠道功能紊乱有关。增生型肠结核常以便秘为主要表现。

4. 腹部肿块 腹部肿块多见于右下腹，质地中等，相对固定，表面不平，伴轻度或中度压痛，主要见于增生型肠结核。溃疡型肠结核由于病变肠段与周围组织粘连、合并局限性腹膜炎及同时伴有肠系膜淋巴结结核也可形成肿块。

5. 腹胀 增生型肠结核常见，多为早期症状，常伴有消化不良等症状。

（五）并发症

1. 肠梗阻 是肠结核最为常见的并发症，主要发生在增生型肠结核。一般为不完全性肠梗阻，完全性肠梗阻较少见。某些病例因出现肠梗阻才发现肠结核，有时手术探查时才明确诊断。肠梗阻原因为：①结核性肉芽肿的增生使肠壁增厚，加上粘连、充血水肿致使肠腔狭窄；②环形溃疡愈合造成肠腔环形狭窄；③回盲部结核引起肠段缩短，肠系膜瘢痕收缩，肠襻严重扭曲收缩；④肠结核造成腹膜广泛增厚粘连。

2. 肠穿孔 急性穿孔可发生于少数严重溃疡型肠结核或完全性肠梗阻的患者，穿孔多见于右下腹。少数患者还可能出现肠出血、腹腔脓肿、瘘管等外科并发症，或合并结核性腹膜炎而出现相应的临床表现。

（六）辅助检查

1. 实验室检查

（1）血液检查：溃疡型肠结核可有轻至中度贫血，无并发症时白细胞计数一般正常，淋巴细胞增高。血沉常增快，但无特异性。

（2）大便检查：常规镜检可见少量脓细胞与红细胞，隐血试验阳性。

（3）结核菌素试验及结核抗体检查：若为强阳性，提示可能有结核分枝杆菌感染，可作为诊断时的参考指标。

2. X 线检查 X 线小肠钡剂造影检查对肠结核的定性和定位诊断具有重要价值，若并发肠梗阻则适宜行钡剂灌肠，因为口服钡餐检查时，黏稠的钡剂有可能使不完全性肠梗阻变为完全性肠梗阻而加重病情。肠结核 X 线征象为：①溃疡型肠结核病变肠段可见激惹现象，即钡剂进入该处排空迅速，充盈不佳，而在病变的上、下两端肠段钡剂充盈良好，称为 X 线钡剂跳跃征象（Stierlin）。②病变的肠段如能充盈，可因黏膜遭破坏而见皱襞粗乱，肠壁边缘轮廓不规则而呈锯齿状征象，可见溃疡。③肠腔变窄，肠管缩短变形，回肠盲肠正常角度消失，回盲瓣硬化并可见盲肠内侧压迹。④小肠病变时，小肠有分节现象，钡剂呈雪花样分布，边缘锯齿状。⑤增生型肠结核主要表现为盲肠或其附近肠段充盈缺损，黏膜皱襞紊乱，肠壁僵硬，肠腔狭窄，狭窄近端肠腔扩张。

3. 内镜检查 病变累及直肠或乙状结肠时，可行乙状结肠镜检查。直接观察全结肠及回肠末端，结肠镜下病变肠黏膜充血、水肿、环形溃疡，溃疡边缘不规则呈鼠咬状，伴有大小及形态各异的炎性息肉，肠腔变窄。镜下取活体组织送病理检查能帮助确诊。

4. 超声检查 对肠结核合并肠梗阻、肠穿孔、肠出血、腹腔脓肿、瘘管等诊断有一定价值。

（七）诊断和鉴别诊断

1. 诊断要点 典型病例临床诊断不难，临床上出现下述情况，应考虑肠结核：①中青年患者有肠外结核，尤其是开放性肺结核伴消化道症状。②慢性腹痛、腹泻、腹胀，以及腹泻便秘交替、脐周或右下腹疼痛伴发热、盗汗等结核中毒症状。③右下腹压痛、局部肿块或原因不明的肠梗阻。④X 线肠钡剂检查发现跳跃现象、溃疡、肠腔狭窄、肠管缩短变形。⑤对于高度怀疑肠结核的病例，给予诊断性抗结核治疗 4 周症状明显改善，2～3 个月后肠镜检查病变明显好转，可做出肠结核的临床诊断。

通过内镜活检或手术活检发现下列一项者可确诊为肠结核：①病理组织学检查发现结核分枝杆菌；②病变肠段或/和肠系膜淋巴结检查发现干酪样肉芽肿；③将病变组织进行动物接种或结核分枝杆菌培养，有结核分枝杆菌生长。

2. 鉴别诊断

（1）溃疡型结肠炎：本病与肠结核临床表现相似，容易误诊。溃疡型结肠炎疼痛较轻，以脐周右下腹为主，病变主要在直肠或乙状结肠，主要依靠 X 线检查或纤维结肠镜检查做出诊断，X 线检查主要表现为直肠的变形；镜下肠黏膜表现为弥漫性炎症，可见充血、水肿和灶性出血。但无结核性环型溃疡和瘢痕狭窄。

（2）克罗恩（Crohn）病：克罗恩病的临床表现、X 线及内镜所见与肠结核极相似，有时鉴别极为困难，鉴别要点包括：①不伴有肺结核或其他肠外结核证据；②病程一般比肠结核更长，有自行缓解与复发的趋势，抗结核治疗无效；③不完全性肠梗阻、肠瘘、脓肿更为常见；④X 线检查发现病变以回肠末端为主，有边缘不全的线条状阴影，肠曲病变呈节段分布，间以扩张的肠曲，呈所谓脱漏区征象；⑤结肠镜检查多见溃疡呈纵形分布；⑥手术切除标本为全壁性肉芽肿而无干酪样坏死，显微镜下不能查见抗酸杆菌。

（3）结肠癌：肠结核与右侧结肠癌临床表现相似，容易误诊。其鉴别要点如下：①结肠癌发病年龄大，多见于 40 岁以上的中老年人，无肠外结核证据；②病程进展快，一般无发热、盗汗等结核中毒症状，而消瘦、贫血明显；③大便隐血一旦出现常持续阳性；④腹块为主要表现，早期肿块可以活动，无明显压痛，肿块表面呈结节感，质地较硬；⑤X 线检查发现病变部位钡剂充盈缺损，肠腔狭窄，病变范围局限，不累及回肠；⑥易发生肠梗阻；⑦纤维结肠镜检查及手术探查可帮助确诊。

（4）其他：肠结核有时还应与阿米巴病、血吸虫病性肉芽肿、肠恶性淋巴瘤、慢性细菌性痢疾、耶尔森杆菌肠炎及一些少见的感染性肠病如非结核分枝杆菌（多见于艾滋病患者）、性病性淋巴肉芽肿、梅毒侵犯肠道、肠放线菌病等鉴别。

（八）治疗

治疗目的是杀灭结核分枝杆菌，消除症状，改善全身情况，促进病灶愈合及防止并发症。

1. 一般对症治疗 机体抵抗力的降低是结核病发生发展的重要因素，因此合理的休息与营养应作为治疗的基础。有结核中毒症状时须卧床休息，以营养充分、易消化、少渣、无刺激性食物为宜，因胃肠道症状进食困难者可给予静脉内高营养治疗，纠正脱水、电解质紊乱与酸碱失衡。对不完全性肠梗阻应给予禁食及胃肠减压，腹泻次数较多者可适当给予止泻剂。

2. 抗结核化学治疗 抗结核化学治疗是本病治疗的关键。化学治疗的原则是早期、联合、规律、适量、全程。常用抗结核药物为异烟肼、利福平、吡嗪酰胺、乙胺丁醇、链霉素等。一般联合用药强化期 3 个月，药物 4～5 种；巩固期 15 个月，药物 3～4 种；总疗程 18 个月。当对一线药物产生耐药时，应以药敏为依据，选择敏感药物治疗。抗结核化学治疗用药时间长，用药期间应注意药物的不良反应及肠结核并发症。

3. 手术治疗 肠结核的手术治疗主要限于并发症的处理。适应证有：①完全性肠梗阻或不完全性肠梗阻经内科治疗无效者；②急性肠穿孔或慢性肠穿孔瘘管形成经内科治疗无效者；③肠道大量出血经内科积极治疗无效者；④诊断困难需剖腹探查者。

（九）预后

肠结核早期病变是可逆的。本病的预后取决于早期诊断与及时治疗。当未出现并发症时或病变尚处于渗出阶段，经治疗后可痊愈，预后良好，无后遗症。使用合理抗结核治疗方案，保证完成疗程，必要时进行手术治疗是决定预后的关键。

（岳 冀）

二、肝 结 核

（一）临床表现

（1）发热：有发热症状者占 91.3%，多在午后，有时伴畏寒和夜间盗汗；有低热者也有弛张型者，高热可达 39～41℃；凡有结核或有明确结核病史者，长期反复发热，且排除其他原因者常有肝结核的可能。

（2）肝区或右上腹痛及肝大：肝大是主要体征，半数以上有触痛、肝质硬，结节性肿块。

（3）黄疸：约 15%的患者因结节压迫肝胆管可出现轻度黄疸。

（4）腹腔积液：10%的病例有腹腔积液。

（5）食欲不振、乏力。

（二）实验室检查

（1）血常规：白细胞总数正常或偏低，少数患者可增高，甚至出现类白血病反应。80%以上的患者有贫血表现，血沉常加速。

（2）肝功能检查：ALT、ALP 及胆红素升高，可有白蛋白减少、球蛋白增加。

（3）结核感染相关的检测。

（4）肝穿刺活检：对弥漫性或粟粒型病变诊断价值较大。

（5）X 线腹部平片：可能发现肝内钙化灶。有人报道肝结核患者 48.7%有肝内钙化灶。

（6）B 超检查：可发现肝大及肝内较大的病灶，亦可在其引导下做病灶穿刺检查。

（7）CT 扫描：能发现肝内病灶。

（8）腹腔镜检查：可发现肝表面的黄白色点状或片状病变，并在直视下做病灶穿刺做病理及细菌学等进一步的检查。

（9）剖腹探查：个别疑难病例必要时可通过手术途径获得明确的诊断。

（三）治疗方法

（1）抗结核药物治疗：用药方案可参照肺结核，应适当延长疗程。肝结核患者有 ALT 升高等肝功能异常时，不仅不是抗结核治疗的禁忌证，反而是适应证，疗程中 ALT 可能有小的波动，但很快恢复正常。

（2）手术治疗：对结核性肝脓肿较大者，在有效抗结核药物治疗的同时，可考虑手术引流或行肝叶切除术。

（四）预防

预防和治疗原发性肝外结核，是预防肝结核的关键。

（1）首先应是积极、尽早、彻底治愈活动性肺结核，使痰菌转阴。

（2）养成良好的卫生习惯，勿将含有结核杆菌的痰液吞下。

（3）有活动性肺结核病人的餐具单独应用，并定期煮沸消毒，以防交叉感染。

（4）牛奶必须采用巴氏灭菌法或煮沸饮用，不喝生牛奶。

（5）加强个人卫生，勤晒衣服、被褥等生活用品，杀灭污染的结核杆菌。

（6）加强身体锻炼，提高机体抗病能力。

（闫丽萍）

第八节　泌尿生殖系统结核

泌尿生殖系统结核病包括泌尿系统结核病、男性生殖系统结核病和女性生殖系统结核病，分述如下：

一、泌尿系统结核病

（一）定义

泌尿系统由肾、输尿管、膀胱和尿道组成。发生于泌尿系统器官的结核病称为泌尿系统结核病。泌尿系统结核最先发生、最主要的是肾结核。肾结核可下行形成输尿管结核、膀胱结核及尿道结核。多数经正确的抗结核药物治疗可治愈，大多不需手术治疗。部分男性泌尿系统结核病患者合并附睾结核。临床上应重视肺结核和其他结核病患者的尿液检查，以便于泌尿系统结核病的早发现、早治疗。

（二）临床表现

1. 结核病的全身表现　大多没有明显结核病全身中毒症状。急性进展期和晚期严重患者可出现发热、乏力、盗汗、食欲减退、贫血、消瘦等全身表现。双侧肾结核或严重膀胱结核对侧肾积水时，可出现水肿、贫血、恶心、呕吐、少尿甚至突然无尿等慢性肾功能不全的表现；部分肾结核患者可并发高血压。

2. 泌尿系统表现　早期往往无任何临床表现，随着病情的发展可出现以下表现：

（1）尿频、尿急、尿痛等膀胱刺激征，往往是病人就诊时的主诉。尿频为肾结核的早期首发症状，每日小便10余次；随着病变的进展，尿次增加，每昼夜10～20次，夜尿较明显。严重的膀胱结核，膀胱挛缩者尿量每次不超过50ml，排尿次数每昼夜可达百余次，晚期尿频极严重，甚至类似尿失禁。尿急、尿痛发生膀胱结核后，儿童可因排尿剧痛不敢排尿致尿潴留。

（2）血尿、脓尿。多为终末血尿，多出现在尿频、尿急、尿痛症状之后。部分患者表现为无痛性全程血尿，肾绞痛少见。脓尿也常见，也可呈脓血尿。有时尿液混浊如米汤样。

（3）排尿困难、尿线变细、射程短、排尿无力等是尿道狭窄的唯一症状。

（4）一般无明显腰痛，病侧肾区压痛、叩击痛少见，很少触及局部肿块。形成肾周皮肤窦道、膀胱结肠瘘、膀胱阴道瘘，穿通腹腔时有相应急腹症的表现。

（5）合并男性生殖系统结核者可出现男性生殖系统临床表现（见男性生殖系统结核病）。

（三）实验室检查

1. 尿常规检查 尿液检查对诊断有重要意义。常规检查尿呈酸性，含有蛋白、红细胞、白细胞。隐性血尿是提示泌尿系统结核的最早实验室指征。

2. 尿液细菌学检查

（1）尿液普通培养无细菌生长。

（2）连续3次尿沉渣直接涂片可能查出抗酸杆菌，但需与包皮垢杆菌、枯草杆菌等抗酸杆菌鉴别。

（3）结核分枝杆菌培养和鉴定可能获得阳性结果。高度怀疑泌尿系统结核而又查不出结核分枝杆菌时，不要轻易否定泌尿系结核。

（4）尿液结核分枝杆菌快速培养方法可缩短培养时间，但假阴性和假阳性仍是困扰的问题。

（5）尿液标本结核分枝杆菌DNA片段检测，敏感性、特异性高，检出快。

3. 免疫学检查 结核免疫学检查阳性是存在结核感染的重要依据。①体液免疫检测包括结核抗体、抗原、结核免疫复合物检测。②细胞免疫学检测包括体内试验如PPD皮试，体外试验如特异性结核抗原刺激T细胞分泌γ-干扰素试验[包括γ-干扰素释放分析试验（IGRA）、释放γ-干扰素的特异性T细胞检测（T-SPOT）等]。IGRA和T-SPOT在鉴别结核分枝杆菌感染和非结核分枝杆菌感染方面比PPD皮试更有意义。体液免疫检测与细胞免疫检测结果可以互相补充，但不能互相替代。尿液结核抗体检查阳性结果比血液结核抗体阳性更有诊断意义。免疫反应低下或免疫抑制病人有可能出现免疫学检查结果假阴性，过敏体质特别是皮肤过敏者，PPD皮试可能出现假阳性，也应注意区别。

（四）影像学检查

影像学检查包括普通X平片、造影、超声、CT、MRI、肾图等，对早期肾结核无诊断价值，对尽快明确病变部位与范围、对侧肾脏是否正常有重要意义。

（1）经静脉或逆行肾盂造影片上的典型改变是肾实质的破坏或钙化。破坏可限于一个肾盏或累及全肾。

（2）X线表现为肾盏边缘不整齐，如虫蛀状或有明显的空洞，输尿管边缘不整齐、僵直与狭窄等。

（3）腹部 CT 检查可比普通 X 平片更早发现肾脏病变，对晚期病变的观察优于静脉尿路造影，可清楚显示扩大的肾盏肾盂，肾实质内密度减低影、空洞、钙化，能发现肾盂腔壁及输尿管壁的纤维化增厚。增强扫描还能观察肾功能情况、肾实质厚度、肾结构破坏程度，为手术方案选择提供客观依据。

（4）泌尿系统结核 B 超图像可分为肾囊肿型、肾积水型、肾积脓型、肾重度钙化型和混合型。B 超可追踪观察治疗效果。

（5）放射性核素肾图：对了解两侧肾功能及尿路通畅程度有一定临床意义。

一侧肾结核合并对侧肾盂积水时，诊断较为复杂。因为膀胱挛缩难行逆行造影，而肾积水后静脉造影常规方法难以显示肾脏病变，可在静脉注入造影剂 30～120min 后再摄片，或者采用肾部直接穿刺造影的方法。

（五）其他检查

1. 膀胱镜检查 是确诊膀胱结核最主要的方法。膀胱结核严重时不宜作膀胱镜检查、输尿管导尿插入和逆行肾盂造影，容量＜50ml 时即不能检查。

2. 肾穿刺活检 B 超或 CT 引导下肾穿刺获取组织标本，进行病理学和抗酸杆菌涂片及结核分枝杆菌培养检查有确诊价值。但应注意防止肾周脓肿发生。

（六）诊断要点

1. 病史 病史中有慢性膀胱炎临床表现，经抗感染药物久治不愈，血尿或隐性血尿，是诊断泌尿系统结核的重要线索。有肺结核或其他肾外结核病灶，附睾、输精管或前列腺发现硬结，阴囊有慢性瘘道等均提示有泌尿系结核可能。

2. 24h 尿沉渣 抗酸杆菌阳性，除外其他分枝杆菌。尿结核分枝杆菌培养阳性有诊断意义。尿液结核抗体阳性、24h 尿沉渣结核分枝杆菌 DNA 检测阳性有重要参考价值。

3. 膀胱镜检查 膀胱黏膜充血、水肿、结核结节或溃疡等病变。

4. 影像学检查 符合泌尿系统结核病的改变。

根据临床表现、尿中找结核分枝杆菌、免疫学检查、肾脏 CT 或 MRI 检查、肾盂造影、膀胱镜及病理学检查可以确诊。

（七）鉴别诊断

1. 慢性非特异性膀胱炎 此类患者血尿和尿频、尿急、尿痛等膀胱刺激症状多呈间歇性发作，时轻时重，一般无进行性加重，抗生素治疗后症状即可改善。女性慢性膀胱炎多可找到诱因或原发灶，如处女膜伞、尿道口处女膜融合、尿道旁腺脓肿等。男性慢性膀胱炎可有慢性前列腺病变、尿道狭窄等。此外泌尿系畸形、膀胱内异物、变异并发慢性膀胱炎也需要鉴别。

2. 泌尿系统肿瘤 常表现为间歇性无痛性肉眼全程血尿，与早期肾结核相似。肿瘤多在 40 岁以上，B 超、静脉尿路造影及 CT 可鉴别。早期膀胱肿瘤血尿为间歇性，突然出现，有时很严重，不经任何治疗可突然消失，膀胱镜检查可确诊。

3. 泌尿系统结石　血尿多出现在活动后或肾绞痛之后，肾与输尿管结石为全程血尿，血量不多，血块少见。膀胱结石可并发尿频、尿急、尿痛症状，但常有尿流中断，尿后下腹痛加剧，疼痛放射至会阴、肛门及阴茎头。静脉尿路造影、B 超可作出鉴别。

（八）治疗

治疗基本原则：确诊病例应积极抗结核治疗，药物治疗为主，配合必要的手术治疗。早期正确使用抗结核药物多能治愈，少数需要外科治疗。需要手术的患者术前应先给予抗结核药物联合方案治疗 2 个月或以上，术后必须继续抗结核药物治疗，达到保持尿常规和尿结核细菌学检查阴性 6 个月或以上。

1. 抗结核化学药物治疗

（1）抗结核药物联合方案治疗：是泌尿系统结核病最基本、最重要的治疗，初治患者强化期一般应用利福平、异烟肼、吡嗪酰胺、链霉素（或乙胺丁醇）四药联合 3 个月或更长，维持期使用异烟肼、利福平、乙胺丁醇三药联合 6～9 个月，总疗程 9～12 个月甚至更长。氨基糖苷类与氟喹诺酮类药物在肾内浓度较高，且有较好的抗结核作用，氨基糖苷类中以阿米卡星的毒副作用较小，氟喹诺酮类药物中以莫西沙星作用最强，左氧氟沙星效价比较好，可酌情选用。对复治结核病合并 HIV/AIDS 患者，应适当延长疗程。耐药结核病需根据药物敏感性试验结果选用敏感的抗结核药物组成联合方案治疗。

（2）疗效考核：在抗结核化学药物治疗下症状逐渐好转以至完全消失，但不能仅根据症状判断疗效。尿液中细胞和结核分枝杆菌转阴，泌尿系统 CT（或 MRI）或造影检查显示病变缩小或愈合是治疗有效的重要依据，治疗期间的定期检查有助于疗效的判断。在开始治疗的 1 年内，每月查尿常规和结核分枝杆菌 1 次，每 3～6 个月查泌尿系统 CT（或 MRI）或造影 1 次；1 年后每 2～3 个月查尿 1 次。连续半年尿中无结核菌称为稳定阴转，5 年不复发可认为治愈。

2. 手术治疗　由于现代抗结核病药物治疗的进步，泌尿系统结核病需要手术治疗的病例已经显著减少，但手术治疗仍是重要治疗手段之一。手术治疗用于肾脏破坏严重且功能丧失或内科治疗无效，或有严重并发症，如输尿管狭窄、膀胱挛缩伴对侧肾积水时。手术应尽可能清除结核病变组织，并尽可能多地保留器官功能。

（1）肾切除术：为最常应用的手术。适用于破坏严重、广泛的一侧肾结核、肾积脓，范围较大的干酪性空洞，肾盂输尿管破坏严重，一侧肾严重破坏或无功能，另一侧病变较轻者可将严重一侧的肾切除。肾结核广泛钙化、输尿管已闭塞（“肾自截”）的病例，如无禁忌也应做肾切除。术时应将有结核的输尿管切除。

（2）肾部分切除术：病变局限于肾的一部分，且肾盂、输尿管无狭窄，经药物治疗不见效者，可行肾部分切除术。

（3）泌尿系统整形及修补手术：输尿管膀胱连接部狭窄、肾盂输尿管连接部狭窄、较短的中段输尿管狭窄可采用整形手术。膀胱容量正常者可采用输尿管膀胱吻合术；膀胱挛缩者在膀胱病变愈合后可用回肠扩大膀胱或尿流改道手术；膀胱容量小以致肾积水者，应行回肠、结肠膀胱扩大术，同时移植输尿管于回肠或结肠上；结核性尿道狭窄可行尿道扩大术。不允许较大手术患者可仅行肾或输尿管造瘘术。

二、男性生殖系统结核病

（一）定义

男性生殖系统包括前列腺、睾丸、附睾、输精管、射精管、尿道及尿道海绵体（阴茎），发生于这些器官的结核病称为男性生殖系统结核病。其中以附睾结核最常见，临床上常见泌尿系结核并发男性生殖系统结核。

（二）临床表现

大多没有明显结核病全身中毒症状。男性生殖系统结核的表现主要为：①附睾和睾丸结核。附睾结核是最常见的男性生殖系统结核病，其症状可出现在肾结核症状之前。部分病人有泌尿系统或其他部位结核病史及症状。少数病人有血尿。大多病情发展缓慢，症状轻微，可有附睾、输精管或前列腺无痛或有痛性硬结、肿块，阴囊慢性窦道。附睾逐渐肿大，疼痛不明显；偶有下坠感或轻微隐痛。个别起病急骤，可有高热、阴囊迅速肿大、疼痛，类似急性附睾炎；炎症消退后留下硬结，可与皮肤粘连，甚至形成寒性脓肿、阴囊窦道。可表现为不育症。②前列腺和精囊结核。早期表现类似慢性前列腺炎，伴有会阴部不适及轻微直肠部疼痛。病情发展可出现血精及少精、射精疼痛。直肠指检前列腺及精囊可触及硬结。少数严重前列腺结核可形成寒性脓肿于会阴部破溃、流脓，形成窦道，也可形成膀胱、尿道、直肠瘘。③输精管、阴茎结核。输精管局部可扪及串珠状结节。阴茎结核引起龟头结节及慢性溃疡，一般无痛，可长期不愈，可破坏阴茎头和阴茎体。输精管梗阻将失去生育能力。

（三）实验室检查

（1）精液常规检查：无精子或少精常提示双侧输精管或附睾结核精道梗阻。

（2）前列腺液、精液、病变破溃局部排出物、窦道脓性分泌物的结核细菌学、分子生物学、免疫学检查，任一阳性结果可支持诊断。

（四）影像学检查

1. B 超检查 附睾局部或整体增大，其内可见低回声区，强弱不均匀，形状不规则，边界不清晰，可有小液性暗区及散在钙化点；多伴有睾丸鞘膜积液，病灶无血流。前列腺可见其边界不整齐，内部光点不均匀，可增粗密集，部分有钙化；有脓肿或空洞时，可见低回声区或透光区。

2. 静脉尿路造影 严重前列腺结核可见空洞状破坏，边缘不规整。

3. 精囊造影 可见输精管精囊病变。输精管狭窄或输精管和精囊不显影。

4. CT 和 MRI 检查 可显示睾丸体积增大，形态不规则，密度不均匀，实质内可见斑点状钙化灶、低密度局灶影，可有球形强化、睾丸实质与包膜分界不清、阴囊隔与病变睾丸融合等特征。前列腺不规则肿大，可见密度减低区。MRI 表现早期睾丸的结构尚完整，晚期可有脓肿形成；在 T_1 加权像上多表现为低信号，在 T_2 加权像上可表现为高、低不同的混杂信号，内可见钙化和纤维化，明显的斑片状低信号区，可有少量鞘膜积液。前列腺结核 MRI 可表现为低信号、高信号或混杂信号。

（五）其他检查

1. 尿道镜检查 可见：

（1）精阜近侧端前列腺尿道扩张，黏膜充血、增厚。

（2）前列腺导管开口扩张，呈高尔夫球洞穴状。

（3）前列腺尿道黏膜呈纵形小梁改变。

2. 经直肠超声引导下前列腺穿刺活检 标本可做抗酸染色、分枝杆菌培养和鉴定、病理学检查和分子生物学检查等。

（六）诊断

根据男性生殖系统结核病的临床表现、实验室及影像学等检查可做出诊断。

1. 附睾结核 典型的附睾硬结、皮肤粘连、窦道及串珠样输精管改变，同时有结核感染的依据（见泌尿系统结核病），诊断可以确定；有肾结核病则更支持诊断。

2. 前列腺结核 有慢性前列腺炎症状或有血精、射精疼痛等，前列腺指检有结节、形态不规则、压痛、腺体增大或腺体缩小形成硬肿块。前列腺液或精液涂片可找到抗酸杆菌。

3. 睾丸结核 因睾丸肿大或结节伴轻微不适就诊，需病理学确诊。

4. 输精管、阴茎结核 输精管局部扪及串珠状结节、阴茎龟头结节及慢性无痛性溃疡长期不愈，或无生育能力，病理学活检可确诊。

（七）鉴别诊断

（1）早期附睾结核应与慢性附睾炎鉴别。慢性附睾炎疼痛较明显，常有急性发作和反复发作病史，附睾肿块不如结核性硬、大，很少形成局限性硬结，不形成窦道，无皮肤粘连及输精管串珠样改变。淋菌性附睾炎有淋病史，呈急性过程，局部红肿疼痛，尿道有脓性分泌物，其中可查到细胞内革兰氏阴性双球菌。衣原体感染所致附睾炎也可引起类似淋菌性急性附睾炎，患者有非淋菌性尿道炎史。阴囊丝虫病所引起的浸润和硬结在精索内，与附睾可分开，且其形成的硬结往往在短期内有较大改变，而结核病硬结则改变缓慢；丝虫病有地区性，患者可同时有象皮肿及乳糜积液。

（2）睾丸结核、输精管、阴茎结核需与恶性肿瘤鉴别。

（3）单纯前列腺结核需与非特异性慢性前列腺炎，尤其是肉芽肿性前列腺炎、早期前列腺癌鉴别。诊断困难时，可做活组织病理检查鉴别。

（八）治疗

男性生殖系统结核病的治疗以药物治疗为主，配合必要的手术治疗。初治病人强化期一般应用利福平、异烟肼、吡嗪酰胺、链霉素（或乙胺丁醇）四药联合 3 个月或更长，维持期使用异烟肼、利福平、乙胺丁醇三药联合 6～9 个月，总疗程 9～12 个月甚至更长。外科治疗主要解决附睾结核。手术适应证为：①药物治疗效果不明显；②病变较大并且一侧或双侧脓肿形成；③局部干酪样病变严重；④一侧或双侧附睾阴囊慢性窦道形成；⑤合并睾丸病变应同时切除睾丸。手术前及术后抗结核药物治疗与泌尿系统结核病相同。

生殖系统结核疗效考核主要依据生殖系统分泌物细菌学检查、影像学检查和外生殖器体检。

三、女性生殖系统结核病

（一）定义

女性生殖系统内生殖器由卵巢、输卵管、子宫、阴道和前庭大腺组成；外生殖器包括阴阜、大阴唇、小阴唇、阴蒂、阴道前庭、前庭球等组成。发生于这些器官的结核病称为女性生殖系统结核病。

（二）临床表现

轻者无明显临床表现。女性生殖系统临床表现主要为：

（1）不孕。

（2）不同程度下腹痛，常于性交、运动及经期加重。合并化脓菌感染则有明显的腹痛、发热、压痛性包块等类似急性盆腔炎表现。

（3）月经失调：常表现为异常子宫出血，早期可经量过多；有时为经间出血、绝经后出血；晚期表现为月经稀少或闭经。

（4）子宫内膜结核或阴道结核可发生白带增多，宫颈结核时分泌物可呈脓性或脓血性，有时有接触性出血或臭性脓血带。

（5）合并其他器官结核病时可能同时有其他器官结核的症状。盆腔腹膜结核时可有腹部柔韧感或腹水征，形成包裹性积液时可触及囊性包块；子宫多因粘连而固定，常小于正常；输卵管、卵巢结核时，在子宫两侧可触及条索样输卵管或两者粘连形成的形状不规则的质硬肿块；外阴、阴道和宫颈结核局部可见表浅溃疡或乳头样增生。

（三）实验室检查

用月经血、宫腔刮出物或腹腔积液做结核分枝杆菌检查：

（1）涂片染色找抗酸杆菌可获阳性结果，需与其他分枝杆菌感染相鉴别。

（2）结核分枝杆菌培养（含快速培养、鉴定）阳性结果有诊断意义。

（3）分子生物学方法如聚合酶链反应（PCR）、连接酶链反应（LCR）、荧光定量实时 PCR、基因芯片技术、DNA 测序等方法检测结核分枝杆菌 DNA 可能获得阳性结果。

（四）影像学检查

1. X 线片　部分生殖器结核病患者胸部 X 线片可发现肺部病灶，腹部 X 线片检查有时可发现消化器官或泌尿系统结核病灶。腹部盆腔 X 线片见钙化阴影提示存在生殖器结核愈合后病灶，也提示可能存在生殖器结核病。

2. 子宫输卵管碘油造影 宜在经期后 2～3 天内进行，闭经者可随时进行，附件有炎性包块且发热者禁忌。术前后数日内应预防性使用抗结核药物。诊断价值分为两类。

（1）较可靠的征象：①片中见多个散在钙化阴影。②输卵管中部阻塞，伴碘油显影剂进入管壁间质。③输卵管有多处狭窄，显影呈念珠状。④无流产或刮宫史者子宫腔重度狭窄或变形。⑤碘显影剂进入宫壁间质或宫旁淋巴管、血管（即所谓“碘显影剂管腔内灌注”）。⑥相当于卵巢处形成环状或球状高密度影。

（2）可能的征象：①盆腔片中有孤立的钙化影。②输卵管僵硬，远端阻塞。③输卵管不规则并有阻塞。④双侧输卵管峡部阻塞。⑤输卵管远端闭锁，管腔内有碘显影剂灌注缺陷。⑥子宫腔边缘不规则，呈锯齿状。

3. 超声检查 经阴道超声检查可以发现分隔的腹腔积液、双侧附件散在的小钙化灶、增厚的网膜、增厚的腹膜等。

4. CT、MRI 可发现双侧输卵管积水、内膜增厚，盆腔包块内可有肠曲或包裹的输卵管卵巢组织，特异性差，临床较少采用。

（五）其他检查

1. 组织病理学检查 是诊断生殖器结核尤其是子宫内膜结核的可靠方法。诊断性刮宫应选择在经前 1 周至月经来潮 12h 内。术前 3 日至术后 4 日内给予抗结核药物保护性治疗。内膜结核多出现在邻近子宫角部位，刮宫时应注意在该处取材，获取的标本可进行病理学检查和组织抗酸染色、结核分枝杆菌培养及 DNA 检查等。对于宫腔小且组织坚硬未能刮出内膜组织者，亦应结合病史考虑子宫内膜结核。其他部位如外阴、阴道、宫颈的病变可直接做活检送病理检查。

2. 内窥镜检查

（1）腹腔镜检查：①直接观察盆腔情况，可根据镜检结果做出初步判断；②可取腹腔积液做结核分枝杆菌培养，或在直视下取病变组织送病理检查。盆腔器官粘连者该方法的使用受到限制，病变严重病例以做小切口取标本更为安全。

（2）宫腔镜检查：可直视到结核病变部位、病变程度。早期可见子宫角部表浅黄色溃疡，后期子宫内膜干酪样变、纤维化及钙化，输卵管子宫口粘连、闭塞、消失等结构变化。可取组织做病理学及细菌学检查。

3. 穿刺检查 盆腔内扪及囊性包块可经阴道后穹穿刺抽液检查。结核性积液多为草黄色，有时可呈混浊或血性，镜下可见大量白细胞，以淋巴或单核细胞为主。积液离心涂片检查有时可发现抗酸杆菌。

（六）诊断

患者具有女性生殖系统结核病临床表现。原发不孕或盆腔炎症经正规抗炎治疗无效，或未婚女性有腹水同时伴有子宫附件病变，或有结核病患者接触史或本人有结核病史时，应考虑生殖器结核可能。上述辅助检查可协助诊断，有病原学或病理学依据可以确诊。

（七）鉴别诊断

需与慢性非特异性附件炎、慢性盆腔炎、卵巢肿瘤、子宫内膜异位症相鉴别。

1. 慢性非特异性附件炎及慢性盆腔炎 起病往往较急，多有分娩、流产、近期妇科手术或急性盆腔炎病史；月经量一般较多，很少有闭经；当慢性附件炎久治不愈，可做子宫诊刮或者子宫输卵管造影、免疫学及细菌学、病理学检查进行鉴别。

2. 卵巢肿瘤 包裹性积液可能性大者可穿刺检查。不能排除恶性病变者不可以穿刺。结核性附件包块表面不光滑、不活动，周围有纤维性粘连增厚。晚期恶性卵巢肿瘤常有恶病质，可有发热、血沉加快，妇检附件处扪及肿块，并可能于盆腔下部扪及转移性结节，但多无触痛。剖腹或腹腔镜检查可明确诊断。

3. 子宫内膜异位症 子宫内膜异位症患者一般情况较好，无慢性病容，有进行性痛经，子宫直肠窝、子宫骶韧带或宫颈后壁常可触及 1～2 个或更多硬性小结节。诊断性刮宫、子宫输卵管碘油造影、宫腹腔镜联合检查等多能明确诊断。

（八）治疗

女性生殖系统结核病的内科治疗强化期一般应用利福平、异烟肼、吡嗪酰胺、链霉素（或乙胺丁醇）四药联合 3 个月或更长，维持期使用异烟肼、利福平、乙胺丁醇三药联合 6～9 个月，总疗程 9～12 个月甚至更长。妇科手术适应证：①初治病人腔包块经抗结核治疗后缩小但不能完全消退，不能完全排除恶性肿瘤；②内科抗结核治疗无效或治疗后反复发作；③抗结核治疗无效的子宫内膜结核；④瘘管不愈合等。疗效考核主要依据生殖系统分泌物细菌学、影像学检查和外生殖器的体检。内生殖器结核的疗效考核较为困难，通常借助于影像学检查，必要时需内窥镜复查。

（雷建平）

第九节 皮肤结核

皮肤结核（cutaneous tuberculosis）是由结核分枝杆菌直接侵犯皮肤或者由其他脏器结核灶内的结核分枝杆菌经血行或淋巴系统播散到皮肤组织所致的皮肤损害，此病常常是全身结核病的一种皮肤上的表现，发病率和肺结核相当，在发展中国家和贫困人群中更普遍。牛型分枝杆菌和卡介苗（减毒的牛型分枝杆菌菌株）偶尔也可以引起皮肤结核。

一、临床表现

由于结核分枝杆菌的数量、毒力、传播途径、发病方式及机体免疫力不同，患者的临床表现各异。外源性结核分枝杆菌直接接种可造成皮损，见于结核性下疳、疣状皮肤结核，偶尔见于寻常狼疮。内源性感染引起的皮肤结核包括瘰疬性皮肤结核、急性粟粒性结核、结核性树胶肿、腔口皮肤结核和寻常狼疮。皮肤对结核分枝杆菌的免疫反应形成所谓的结核疹。

1. 结核下疳 又称原发接种性结核，占皮肤结核的 1%～2%。未感染过结核分枝杆菌的患者经皮肤或黏膜接种。一般发生于结核分枝杆菌进入皮肤后 2～4 周，形成无痛性、坚实的红褐色丘疹结节，缓慢增大，最终形成边界清楚的侵蚀性溃疡。常常蔓延到淋巴管引流区域及局部淋巴结。通常在 3～12 个月内自愈，遗留萎缩性瘢痕和局部淋巴结钙化。偶尔可以演变为疣状斑块、瘰疬样皮损或寻常狼疮。结核菌素试验（TST）早期阴性，后期阳性。

2. 疣状皮肤结核 占皮肤结核的 4%～5%，极大部分为成人，男性尤为多见，系直接接触病菌所致。皮损初起为黄豆大小紫红色丘疹，质硬，多为单个，逐渐向周围扩大，变成斑块，中央角质层增厚，粗糙不平，以后呈疣状增生，有较深的沟纹相互分开，加压时常有脓液从缝中流出。外围为暗紫色浸润带，上覆以痂和鳞屑，再外围为平滑红晕区。病程极其缓慢，常多年不愈。愈合时损害中央先开始，疣状增生逐渐变平，鳞屑和痂皮脱落，有光滑柔软而表浅的疤痕。TST 阳性。

3. 寻常狼疮 占皮肤结核的 50%～75%，女性发病率为男性的 2～3 倍。多见于青年及儿童，好侵及面部（特别是鼻子、面颊和耳垂，口腔黏膜也可受累）、臀部及四肢，亦可累及黏膜。传播途径包括直接蔓延、从结核病灶经血液或淋巴传播。基本损害为针头至黄豆大小的结节，质地柔软，呈褐红色。用探针以轻微压力很容易刺入，有少许出血及痛感。典型的病变是由丘疹结节向周围扩展，融合成红棕色斑块，玻片压诊呈棕黄色。边缘非常明显，病程冗长，多年不愈。破溃形成溃疡或逐渐吸收而遗下菲薄、光滑的萎缩性疤痕，在疤痕边缘上尚可有新的结节产生。TST 常阳性。

4. 腔口结核 本病现已极罕见，为内脏活动性结核菌由自然腔道（如口腔和肛门）蔓延至皮肤黏膜形成针头大小黄色或淡红色颗粒性结节，逐渐增大，溃破形成溃疡。溃疡直径很少超过 2cm，溃疡较浅，基底不平，有苍白色肉芽组织，其上有黄色小点，边缘潜行性，质软，周围绕以红晕。疼痛显著，病程慢性，可伴有局部淋巴结肿大。本病患者内脏结核大多严重，故常伴发热及中毒症状，预后不佳，TST 常阴性。

5. 瘰疬性皮肤结核 占所有皮肤结核的 10%～15%，多发生于儿童，常由某一部位结核（淋巴结、骨），继发局部皮肤受累，也可发生于接种 BCG 或 TST 后。开始为一个坚实、深在、边界清楚、可自由活动的皮下结节，无显著压痛，数月后结节增多、增大，与皮肤粘连，呈深红色，并逐渐软化产生干酪样坏死。有炎性渗出物和坏死组织聚集时被称为冷脓肿。破溃后有干酪样物质和稀薄脓液排出，成为继发溃疡或形成窦道。溃疡基底不平，可见柔软的肉芽组织，其上的痂常甚薄而具韧性，边缘为潜行性。由于窦道形成，结核分枝杆菌随之感染其上方真皮组织，有时可形成多发性溃疡。溃疡愈合后，局部可形成瘢痕疙瘩或萎缩性瘢痕。病程缓慢，可多年不愈。TST 常阳性。

6. 急性粟粒性结核 又称播散性皮肤结核，婴幼儿多见。从免疫力低下患者肺部原发病灶经血液播散感染。初发皮疹为针头大小紫红色丘疹，上有水疱，这些水疱中央形成脐凹，然后结痂。皮疹愈合时，遗留具有褐色边缘的白色瘢痕。TST 常阴性。

7. 结核性树胶肿　也是因菌血症接种至皮肤所致，见于营养不良的儿童或免疫力低下的宿主。表现为坚实的皮下结节，慢慢软化或形成一个边缘不清的肿块。上覆皮肤逐渐受累形成一个潜行性溃疡，常有窦道形成。四肢较躯干更易受累。TST 常阴性。

8. 硬红斑　为血源型中最常见的一种，多见于青年女性，常伴有周围循环不良，如肢端发绀等。皮损惯发于小腿屈面，对称分布，初起为樱桃大，质硬，以后逐渐扩大，可达 2～3cm 直径，与皮肤粘连，呈暗红色或青紫色，结节位置较深，不高出皮面，从 2～3 个发展至 10 余个。有局部酸痛、烧灼等症状，并可有轻度压痛。结节偶可破溃，形成溃疡。溃疡呈圆形或椭圆形，基底覆有黄绿色分泌物，数月后愈合，留有凹陷性疤痕，周围有色素沉着。无溃疡者一般数周至数月后消退，消退后皮肤略有萎缩。病程慢性，易复发。TST 强阳性。

9. 结节性静脉炎　好发于青年四肢远端，男子稍多见，沿表浅皮肤静脉有豌豆到小指头大小皮内或皮下结节，结节之间尚有索状硬结可触及。表面皮肤颜色正常或淡红色，无溃破倾向。常有压痛、自觉痛，发疹前可有发热、倦怠等全身症状。病程大多呈急性，预后较好。极少数呈顽固性，常复发。本型可伴发其他型皮肤结核，TST 阳性。

10. 结核疹　常发生于具有较强抗结核细胞免疫的个体内，由于内在原发病灶结核分枝杆菌（或抗原）经血源性播散，在皮肤产生免疫反应，开始为 Arthus 样反应，逐渐演变为肉芽肿性炎症反应。

（1）丘疹坏死性结核疹：最常见的结核疹，表现为广泛、对称、疏散分布的暗红色的针头至绿豆大的坚实结节，结节中央可发生坏死，很快干涸结痂。痂去后可见溃疡，愈后留下萎缩性瘢痕。最常见于儿童和青少年，好发于四肢的伸侧，尤以关节部位为多。损害常成群分批发出，春秋季多见。其特点是反复发疹，甚至在治疗后仍如此。TST 强阳性。本病可有下列变型：①发生于阴茎的阴茎结核疹。②发生于小腿外侧及臀部的结核性痤疮。

（2）瘰疬性苔藓：罕见。最常发生于患有淋巴结结核或骨结核的儿童。早期病变为毛囊周围坚实的粉红色或黄棕色小丘疹，表面有鳞屑，成簇分布，主要集中在躯干。病变可持续数月后消失，不留瘢痕。TST 强阳性。

（3）结节性血管炎：女性最常受累，青春期早期和更年期是发病的两个高峰。双小腿屈侧出现皮下结节，可以消退或破溃形成具有蓝色潜行性边缘的不规则深在性溃疡，愈合后形成色素沉着的萎缩性瘢痕。

11. 卡介苗（BCG）接种　预防性接种卡介苗也可以引起并发症，包括局限性或泛发性结核疹、寻常狼疮、瘰疬性皮肤结核和其他非特异性反应，如发热、局部炎症、皮下脓肿伴或不伴有溃疡形成，严重的局部淋巴结炎、骨炎和远隔脏器的结核灶。极少数情况下可致死。

二、实验室检查

实验室检查包括皮肤活检和组织病理学检查，组织或脓液的结核分枝杆菌培养，结核菌素试验（TST），聚合酶链反应（PCR）检测结核分枝杆菌 DNA，γ-干扰素水平检测，其他部位结核病的检测，如胸片、痰培养等，皮损广泛的患者或多重耐药的患者要进行 HIV 检测。结核分枝杆菌培养阳性是诊断的金标准。TST 目前是使用最普遍的检测结核的方法，但是感染非结核分枝杆菌或接种 BCG 均可以引起假阳性结果。PCR 是快速检测这些慢生长细菌的有效方法。新的方法为检测皮肤结核中 γ-干扰素的含量。

三、治　疗

皮肤结核应视为全身感染的一部分，强调早期、足量、规则、全程及联合使用 3～4 种抗结核药物，以保证疗效，延缓或防止结核分枝杆菌的耐药性。必要时配合外科治疗。

1. 系统治疗　治疗皮肤结核成人标准的 6 个月治疗方案为：最初 2 个月口服利福平（10mg/kg）、异烟肼（5mg/kg）、吡嗪酰胺（35mg/kg）和乙胺丁醇（15mg/kg）；之后 4 个月的持续治疗阶段口服利福平和异烟肼治疗。

2. 手术疗法　早期、较小的寻常狼疮或疣状皮肤结核的皮损可行手术切除。外科治疗对瘰疬性皮肤结核也有效果。寻常狼疮留下的瘢痕可行整形手术治疗。

四、预　防

普及 BCG 接种，BCG 反应阴性者应及时补种。发现患者应及时治疗，对有传染性的患者要做好消毒隔离工作，对家属及经常接触者应密切观察。

（闫丽萍）

第十节　眼耳鼻喉结核

一、喉 结 核

1. 定义　喉结核为结核菌引起的喉部感染性疾病，绝大多数继发于肺结核。好发于 20～40 岁的青年男性，随着老年肺结核发病率的增高，好发年龄也向中老年偏移。

2. 症状　喉结核早期症状为喉部灼热、干燥等，声嘶为主要症状，开始轻，逐渐加重，晚期可完全失声。常有喉痛，吞咽时加重，软骨膜受累时喉痛剧烈。喉部病损广泛者可因肉芽增生及软组织水肿而出现呼吸困难。此外尚有肺结核的症状，如发热、消瘦、咳嗽、咳痰及贫血等。

3. 体征　喉镜检查时见黏膜肿胀，或充血、苍白，可有虫蚀状溃疡，溃疡底部为肉芽及白膜，会厌及杓会厌襞可增厚、水肿，肿胀增厚之会厌可因严重溃疡的破坏而致部分缺损。喉部结核性肉芽肿或结核球等增生性病变，易被误诊为息肉或肿瘤。病变累及环杓关节则声带出现固定。喉软骨冷性脓肿向外穿破后久治不愈，颈部可见瘘口。颈部可触及单个淋巴结。

4. 实验室检查 疑为本病时应做胸部 X 线拍片，少数患者肺部亦可无阳性发现，或仅有钙化灶或陈旧性病灶。细菌学检查包括痰液涂片、集菌等查抗酸杆菌，结核菌培养等。必要时可以检测 PCR、DNA 和 rRNA 探针等基因诊断技术。本病的确诊依靠病变组织的病理学检查。

5. 诊断

（1）肺结核，特别是开放性结核患者，出现喉部症状，如咽喉发干、灼热、咽喉疼痛、声哑、咳嗽、吞咽困难或呼吸困难。

（2）早期可见杓间区黏膜粗糙增厚，一侧声带黏膜粗糙或水肿，声带运动减弱。以后出现溃疡，逐渐侵及双侧声带、室带及会厌，水肿明显时可引起呼吸困难。

（3）若为肉芽增生型，则形成乳头瘤样肿块，晚期可见深在的溃疡及坏死，周围组织水肿明显。

（4）全身有活动结核表现：发热、咳嗽、咳痰带血、胸痛、消瘦、贫血等。

（5）痰可找到结核菌，血沉加快。

（6）病理检查可见典型结核改变。

6. 鉴别诊断

（1）喉癌：结核瘤与喉癌外观极相似，喉癌肺部可无结核病灶，病理检查可做出鉴别。

（2）喉梅毒：病人一般情况较好，不发热，病变多在喉前部，梅毒血清反应阳性，病变涂片可找到梅毒螺旋体。

（3）喉麻风：见于晚期麻风病人，常有鼻部麻风，病理检查可鉴别。

7. 处理原则

（1）抗结核药：①异烟肼 300～400mg/d；②利福平 450～600mg/d；③吡嗪酰胺 1500～2000mg/d；④乙胺丁醇 750～1000mg/d；⑤链霉素 0.75～1.0g/d，3 种或 4 种药物联合应用。

（2）局部雾化治疗：可用 INH 0.1g＋SM 0.25g 溶于生理盐水 20ml 中，雾化吸入。禁声使喉部充分休息。

（3）支持疗法：保证营养、水分、电解质的摄入及各种维生素的补充。

（4）对症治疗：如止痛及退热等。

（5）手术治疗：出现喉阻塞者，必要时做气管切开术。

（6）糖皮质激素的应用：目前认为，在强有力的抗结核药物控制下，糖皮质激素对减轻过强的变态反应、改善重症患者的症状、促进病灶吸收等方面，具有明显的辅助作用。

（7）呼吸道隔离。

二、鼻 结 核

1. 定义 鼻结核是鼻部结核分枝杆菌感染性疾病，分为原发性与继发性。多继发于肺结核，女性多于男性。原发性感染罕见，一般不并发肺结核。

2. 症状 鼻结核病起病缓慢，症状多样，缺乏特异性，多表现为患侧鼻腔进行性持续性鼻塞、流脓涕，鼻前庭囊肿糜烂可伴血涕，患侧耳内闭塞感，耳鸣，若侵及鼻窦可表现为眼球胀痛，患侧偏头痛伴呕吐。常常缺乏全身中毒症状如潮热、盗汗等，伴或不伴发肺部结核。

3. 体征　鼻内镜检查局部病灶可累及鼻腔各壁，好发于鼻中隔前段，若侵及鼻腔后段，病变常常较鼻腔前段严重。病变以黏膜溃疡为主要特征，溃疡表面覆盖伪膜，强剥不易出血，任何两壁一旦伪膜互相接触，即形成粘连，病变可破坏骨质，如若侵及鼻窦，上颌窦受累的机会较多。

4. 实验室检查

（1）细菌学诊断：结核分枝杆菌细菌学检查是发现结核病传染源的主要途径和手段，是确定结核病诊断和化疗方案的重要依据。

1）涂片法：通过鼻腔、鼻窦分泌物涂片查抗酸杆菌。

2）培养法：目前是诊断 MTB 的金标准，药敏实验结果可指导临床用药及耐药性监测。

（2）病理诊断：局部活检是确诊鼻结核最有效的方法。

（3）分子生物学技术诊断

1）PCR 法。

2）噬菌体裂解法。

（4）免疫学诊断

1）纯化蛋白衍生物（PPD）。

2）多种结核分枝杆菌抗原、抗体检测。

（5）影像学诊断：X 线是常用的诊断肺结核的方法，根据 X 线所见结合病理改变对肺结核进行分类；CT 扫描灵敏性高，且断层面成像没有影像重叠。MRI 分辨力尚不及 CT，但对纵隔淋巴结结核的应用可相当于增强 CT 扫描。超声技术可判定胸腔积液。

5. 诊断　鼻部结核症状不典型，无低热、盗汗、消瘦、咳嗽、咳痰、咯血等症状，易漏诊误诊，可采用涂片法、MTB 培养；局部活检是确诊鼻结核最有效的方法，早行病理检查可明确诊断；PCR 法、噬菌体裂解法有更高的阳性检出率。影像学有助于发现鼻结核的原发病灶。

6. 鉴别诊断　需与三期梅毒及麻风相鉴别，前者皮肤少有破溃，但有鼻骨部肿胀和压痛，甚至鞍鼻，鼻内分泌物有臭味，易发生鼻中隔穿孔。后者有面部皮肤瘤及畸形的表现，我国目前已基本罕见，实验室检测有助于排除诊断。

7. 处理原则

（1）全身抗结核药：同喉结核。

（2）局部雾化治疗：同喉结核。

（3）支持疗法：同喉结核。

（4）对症治疗：如止痛及退热等。

（5）手术治疗：清除病灶。

原发性鼻结核经全身+局部治疗后疗效较好，而继发性鼻结核的预后与原发病灶病期是否及时正确治疗及伴发疾病情况相关。

三、结核性中耳炎

1. 定义 结核性中耳炎的病原菌是结核菌，分为原发性及继发性。多继发于其他结核病变，主要是肺结核，也可由腺样体结核或骨、关节结核及颈淋巴结核等播散所致，也可不伴其他部位的结核病变，耳部是唯一的病变部位。本病多见于青年人或婴幼儿，男性占大多数。

2. 症状、体征 结核性中耳炎的典型临床特征为无痛性耳漏、多发性鼓膜穿孔、同侧面神经麻痹、大量苍白肉芽及早期严重听力下降。典型表现的中耳流脓常为无痛性，甚至伴发急性乳突炎或骨膜下脓肿时，也很少有耳痛出现。难治性的稀薄、水样耳漏可能提示结核性中耳炎。其他较少见的表现包括：头晕或眩晕、多发性耳后瘘管或脓肿、脑膜炎、脑脓肿、岩锥炎等。耳周或颈部淋巴结常肿大、无痛。

3. 影像学检查 颞骨 CT 检查无特异性表现，结核性中耳乳突炎颞骨 CT 扫描通常呈慢性化脓性中耳乳突炎表现，可见乳突气房模糊，鼓室、鼓窦及乳突腔内软组织影，骨质破坏，甚至死骨形成。胸部 X 线检查可伴有肺结核的表现。

4. 实验室检查 主要包括中耳肉芽组织病理学检查及抗酸杆菌培养和涂片等，常规实验室检查主要依靠中耳肉芽组织病理学检查，细菌培养和分泌物涂片的阳性率非常低。以常规检查为基础，配合结核菌素试验，有条件可考虑采用聚合酶链反应及 DNA 探针等分子生物技术。

5. 诊断标准 当患者有其他器官的结核病灶，并有持续的、难治性的稀薄、水样耳漏，非胆脂瘤型中耳炎病变但伴有严重的听力损失或面神经麻痹，病程较短，颞骨 CT 表现为鼓室及乳突腔充满软组织影。非胆脂瘤型中耳炎但存在骨质破坏时，应该考虑到结核性中耳炎的诊断。可首先进行细菌培养、分泌物涂片检查及活组织检查，有条件可考虑采用聚合酶链反应检查，阳性者可确诊，如果是阴性，则可考虑行鼓室乳突切除手术，术中或术后对肉芽组织行病理学检查，以及标本的细菌培养、分泌物涂片检查或者聚合酶链反应检查。

6. 鉴别诊断 本病应和化脓性中耳炎、真菌性中耳炎、耳部肿瘤、颞骨组织细胞增生症、中耳的 Wegner 肉芽肿病等进行鉴别。

7. 处理原则

（1）全身抗结核药：一般采用四联药物如异烟肼、利福平、吡嗪酰胺、乙胺丁醇或链霉素。

（2）局部治疗：同时联合局部应用阿米卡星可以取得较好的疗效.

（3）手术治疗：手术方式包括完壁式乳突凿开术、开放式乳突凿开术及乳突根治术。

（4）对症治疗。

四、眼 结 核

1. 定义 是由结核菌感染引起的一种眼部肉芽肿性疾病。临床包括前葡萄膜炎、中间葡膜炎、后葡萄膜炎。

2. 实验室检查

（1）荧光素眼底血管造影：早期脉络膜结节为低荧光，造影后期为强荧光。静止的已愈合的结节仅表现为透见高荧光。

（2）吲哚青绿血管造影：在造影早中期这些病灶表现为低荧光点，而后期出现多数小的局部强荧光区。在造影后期，因为渗漏，脉络膜血管可变模糊，或出现弥散的带状强荧光区。

（3）超声检查：B 型超声表现为隆起的实体团块。超声检查不能区分不同原因性的炎症团块，但对鉴别结核瘤与视网膜母细胞瘤、恶性黑色素瘤、转移性肿瘤等却十分有用。

3. 诊断标准　眼内结核活检标本不易获取，加上结核耐药菌株的增加，诊断性治疗的效果不易判断，使其诊断较困难。本病可以不伴有可检出的全身性感染，皮肤实验也可为阴性，因此，有时临床上只能根据典型的眼底表现和某些辅助检查来诊断。针对结核的诊断方法包括：细菌学诊断、血清学诊断、色谱技术诊断、影像学诊断、分子生物学诊断等。而对眼内结核的诊断一般要考虑以下内容：①眼部阳性体征。②眼部实验室检查。眼内液体镜检发现抗酸杆菌或培养出结核菌；在眼内液体中通过多聚酶链式反应检测出结核菌基因序列。③全身实验室检查。Mantoux 反应阳性；胸片发现活动性或静止性病灶；通过显微镜检查或细菌培养证实有胸外活动性结核。④通过实验室检查手段除外梅毒、弓形体病等其他葡萄膜炎症。⑤实验性治疗阳性。采用四种抗结核药物（异烟肼、利福平、吡嗪酰胺和乙胺丁醇）进行诊断性治疗，持续 4～6 周。应避免使用单一药物进行治疗以免造成耐药。

4. 处理原则

（1）全身抗结核治疗：一般采用四联药物如异烟肼、利福平、吡嗪酰胺、乙胺丁醇或链霉素。疗程 9 个月以上。

（2）糖皮质激素的应用：在使用抗结核药的同时，全身加用低剂量的皮质类固醇激素有可能减少因迟发性超敏反应而引起的眼部损伤。

（3）对症治疗。

（陈　裕）

第十一节　造血系统结核

一、定　义

造血系统由造血器官骨髓、胸腺、脾、淋巴结及造血细胞组成，发生于这些组织器官的结核病称为造血系统结核。胸腺、脾、淋巴系统的结核病均独立命名，而骨髓是出生后的主要造血器官，因此造血系统结核主要是骨髓结核。骨髓结核是结核分枝杆菌经血液循环侵入骨髓，是全身粟粒性结核的一部分，除骨髓外通常在肺脏、肝脏、脾脏、淋巴结或其他部位尚存在结核病变。本病临床少见，因缺乏特征性临床表现易导致漏诊或误诊，任何年龄均可发病，以60岁以下多见，男女发病无明显差异。

二、临 床 表 现

1. 症状

（1）全身症状：患者常有不明原因的发热，39℃以上高热为主，可无寒战，发热无规律性，多数在下午及夜间，发热持续时间长短不等，最短数日，最长可达半年以上。此外还可表现为乏力、进行性消瘦、食欲不振、贫血等全身症状，部分患者仅表现为发热。

（2）伴随症状：约1/3的患者伴有呼吸道症状，主要表现为咳嗽、干咳或咳少量白黏痰，部分患者可伴有胸闷、气短，但呼吸困难少见。约10%的患者出现腹痛、腹胀、恶心、呕吐等胃肠道症状，少部分患者累及脑膜时可有头痛、头晕、意识改变，偶有患者感到骨关节痛，多数缺乏局部骨关节症状，极少数患者有出血倾向。

2. 体征 体格检查阳性体征往往不多见，可有精神软弱，贫血貌，呼吸、心跳加快。约30%的患者有肝脾肿大，通常经腹部超声及CT发现，多合并有腹腔淋巴结肿大，往往被误诊为伤寒、淋巴瘤、白血病等疾病，肝脾触痛及叩击痛可不明显。肺部一般无明显体征，合并感染时可闻及细湿啰音。少数患者可有多浆膜腔积液，表现为相应体征。极少数血小板较低者可见皮肤黏膜瘀点、瘀斑改变。

三、实验室检查

1. 血常规 绝大多数患者有贫血，以中重度贫血多见，超过50%的患者有白细胞减少或血小板下降，部分患者可出现血三系减少。

2. 血生化 约90%的患者血清白蛋白低于正常参考范围低限，球蛋白升高，两者比例倒置，血清酶普遍升高，碱性磷酸酶、乳酸脱氢酶、谷丙转氨酶、谷草转氨酶均可能升高，部分合并胆红素升高。

3. 痰 80%以上的患者痰涂片找抗酸杆菌阴性，对于肺部有病变者可考虑反复送检提高诊断率。

4. 结核菌素试验 PPD皮试阳性率约20%，因此结核菌素试验阴性患者不能轻易否定结核病的诊断。

5. 血培养 对于$CD4^+$T细胞较低的AIDS患者，血结核分枝杆菌培养可能有阳性发现。

6. 血清学检查 血清结核抗体、抗原、循环免疫复合物等检测已成为结核病的辅助检查方法，但由于特异性欠佳，敏感性较低，其诊断价值尚需进一步验证。目前有血清γ-干扰素释放试验（IGRAs）检查用于判断结核分枝杆菌感染，可作为临床参考。

7. 分子生物学诊断方法 如聚合酶链反应（PCR），由于质量控制及较高的假阳性率等，PCR 结果仅作为参考指标。

8. 胸腔穿刺或腹腔穿刺　合并有胸腔积液或腹腔积液者应及时做诊断性胸穿或腹穿检查常规、生化、抗酸杆菌及 TB-PCR 和 TB-Ab 等。

四、影 像 学

1. 胸部影像学　胸片对于早期血行播散型结核或无反应性结核不一定能发现异常，仅 30%的患者可见粟粒状阴影，随着病程进展，定期复查胸片可能有阳性发现。

胸部 CT 能够较为清晰地显示早期粟粒状阴影，对肺部病变的鉴别诊断更具优越性，部分患者可见肺结核病变，但仍有约 30%的患者胸部 CT 无异常。

2. 腹部影像学　30%的患者腹部 CT 平扫可见肝肿大，肝内多发粟粒状或结节状低密度病变，增强扫描可见边缘强化。约 40%的患者腹部 CT 可见脾肿大，脾内可见小结节影，肝脾均增大约占 30%，部分 CT 检查可发现腹腔淋巴结肿大，腹腔积液。超声检查除可发现肝脾肿大、腹腔淋巴结肿大，还可用于引导穿刺病理确诊。

五、病理学检查

1. 骨髓活检　骨髓病理的类型主要为上皮样肉芽肿、肉芽肿性炎伴坏死、上皮样/巨核细胞肉芽肿、巨核细胞肉芽肿、凝固性坏死、干酪样坏死肉芽肿及非干酪样坏死肉芽肿。此外还可见网状纤维增加、造血增生低下、网状纤维不增加、造血增生活跃、组织细胞聚集灶等改变。干酪样坏死、抗酸杆菌阳性可确诊骨髓结核。极少数患者骨髓分枝杆菌培养阳性。

2. 骨髓涂片细胞学检查　一般无异常血细胞发现。

3. 其他易受侵袭部位　如肺、肝、脾、淋巴结行组织病理活检，对提高诊断率有重要价值。

六、诊　　断

骨髓结核的临床表现缺乏特异性，呼吸道症状如咳嗽、咳痰、咯血缺如，虽有发热、贫血、乏力或腹胀等症状但不足以提示本病而多考虑为全身性疾病的一般表现，本病临床症状及体征无特异性，具有隐蔽性，不易让临床医师识别，因而未行骨髓活检，往往导致该病的漏诊或误诊。骨髓结核临床上十分罕见，目前尚无统一的诊断标准，以下几点可作为诊断参考：

（1）长期不明原因的发热，抗感染治疗无效，尤其伴有自身免疫性疾病或长期接受激素及免疫抑制剂治疗的患者，对激素治疗反应差。

（2）乏力、贫血、消瘦伴腹胀，血二系或三系下降，肝功能异常，CRP 升高，血沉增快。

（3）影像学检查，早期胸片多无异常，CT 平扫可见粟粒性肺结核、继发性肺结核改变，肝脾外形肿大，脾脏多发小结节影，腹腔淋巴结肿大，腹腔积液。

（4）其他有痰找抗酸杆菌、PPD、TB-Ab、PCR、IGRAs 等相关结核实验室证据。

（5）骨髓结核确诊的唯一办法是骨髓组织病理活检，可做组织培养、抗酸染色等检查，但病理检查有时不一定能发现结核的特异性病变。在我国结核感染是骨髓肉芽肿病变的常见病因，如无法与其他感染性骨髓肉芽肿性炎鉴别时，可试行诊断性抗结核治疗。

七、鉴别诊断

骨髓结核应注重与下列疾病相鉴别：

1. 伤寒 有持续高热，伴全身不适、乏力、食欲不振、腹胀等症状，有玫瑰疹、相对缓脉、肝脾肿大，骨髓培养阳性率高达 90%，肥达反应对伤寒有辅助诊断价值。

2. 骨髓增生异常综合征 好发于老年人，主要表现为贫血，因中性粒细胞功能低下，易发生感染而出现发热，血小板可进行性下降，脾肿大常见，骨髓检查可明确诊断。

3. 恶性淋巴瘤 患者有发热、消瘦等全身症状，多有颈部淋巴结肿大，发展较快，病情进展可有全身广泛淋巴结肿大及肝脾肿大，诊断主要依据有完整包膜的淋巴结的组织学检查。

4. 其他 尚应与组织胞浆菌病、布氏杆菌病、恶性组织病、白血病、风湿性疾病等相鉴别。

八、处理原则

骨髓结核是一种危重结核病，确诊时病情多为严重，因此一旦确诊，应立即给予积极有效的治疗措施，主要包括化学治疗、激素治疗、全身营养支持治疗等综合治疗措施。

1. 化学治疗 骨髓结核系病原菌经血行播散所致，故治疗方案应选择较强的方案，初治方案宜采用 3HRZE（S）/9HRE，总疗程 1 年及以上。如属复治患者，应根据患者既往用药史、药物不良反应等情况，选用可能有效的药物组成的方案进行治疗，其强化期及总疗程均适当延长。

2. 激素治疗 激素在有效的抗结核治疗保护下合理使用，可以减轻全身中毒症状、炎症反应、增进食欲，改善患者的一般状态，但必须掌握好激素的适应证及禁忌证。

3. 全身营养支持治疗 由于细菌经血液循环播散到全身多器官，病情进展较快，早期诊断又十分困难，患者存在不同程度的营养不良（贫血、低蛋白血症）、电解质紊乱、免疫力低下，因此给予必要的营养支持治疗十分重要。可予以适当高热量、高维生素、易消化的饮食；酌情补充能量、氨基酸、白蛋白等；适当应用免疫调节剂，如母牛分枝杆菌菌苗、胸腺素等。

（范玉美）

参考文献

陈光. 2013. 粘连松解汤加减配合基础疗法治疗结核性腹膜炎疗效观察. 陕西中医，34（4）：434-436

陈灏珠. 2004. 实用内科学. 北京：人民卫生出版社

楚丽香. 2012. 综合治疗结核性腹膜炎 68 例研究. 中外医疗，29：90，92

董全勇. 2012. 腹腔置管注药并引流治疗干酪型结核性腹膜炎的疗效观察. 临床肺科杂志，17（12）：2224-2225

范妙仪，易群. 2007. 老年骨髓结核的诊断和治疗. 华西医学，22：867-868

冯俊，张弘，钟定荣. 2009. 骨髓肉芽肿病 20 例临床分析. 中华内科杂志，48：485-487

付兰民. 柴国祥. 姚钧. 2010. 复元汤在结核性腹膜炎治疗中的辅助功效. 中国医药指南，8（36）：268-269

洪宕. 1981. 成人急性粟粒性肺结核 200 例临床分析. 中华结核和呼吸系统杂志，4：265-267

金有豫. 2001. 药理学. 5 版. 北京：人民卫生出版社，285

林云霞，曾谊，宋梅梅. 2012. γ-干扰素、腺苷脱氨酶、CA125 在结核性腹膜炎诊治中的临床价值. 临床肺科杂志，17（12）：2229-2230

刘守智，陈文彬，刘卫平，等. 1998. 骨髓结核的诊断和治疗. 中华结核和呼吸杂志，21：559-561

刘同伦. 1987. 实用结核病学. 沈阳：辽宁科学技术出版社. 247-284

刘旭辉，乐军，张忠顺，等. 2010. γ-干扰素释放试验（IGRA）的诊断价值探讨. 中国防痨杂志，32（12）：801-805

刘忠令，李强. 2003. 呼吸疾病介入诊疗学. 北京：人民军医出版社，92-109

马玙，朱莉贞，潘毓萱. 结核病. 北京：人民卫生出版社

马玙，朱莉珍，潘毓萱. 2006. 结核病. 北京：人民卫生出版社，12：254-261

彭卫生，王英年，肖成志. 2003. 新编结核病学. 北京：中国医药科技出版社，12：234-247

彭卫生，王英年，肖成志. 新编结核病学. 1994. 北京：中国医药科技出版社

上海医科大学《实用内科学》编辑委员会编. 1986. 实用内科学. 北京：人民卫生出版社，1986

唐神结，高文. 2011. 临床结核病学. 北京：人民卫生出版社，429-435

唐神结，肖和平，胡海俐，等. 2009. 支气管结核 278 例临床分析并临床诊断标准和分型的探讨. 中华临床医师杂志（电子版），3（1）：32-40

吴江. 2005. 神经病学. 北京：人民卫生出版社，385

吴在德，吴肇汉. 2013. 外科学. 北京：人民卫生出版社

伍建林，路希伟. 2011. 临床结核病影像诊断. 北京：人民卫生出版社

谢惠安. 2000. 现代结核病学. 北京：人民卫生出版社，283-296

熊汉鹏，雷建平，吴小叶，等. 2001. 结核病学. 南昌：江西科学技术出版社，421-427

严碧涯，端木宏谨. 2003. 结核病学. 北京：北京出版社

杨雯. 2013. 结核性腹膜炎尿激酶腹腔注射疗法效果分析. 哈尔滨医药，33（4）：290

袁建喜. 2003. 胸水与临床. 北京：军事医学科学出版社

张定国，王立生，李迎雪，等. 2013. 腹腔内镜检查对诊断结核性腹膜炎的价值. 广东医学，34（5）：721-723

郑桂兰，华有库，包加辉. 1990. 成人急性粟粒型肺结核 1020 例临床分析. 中华结核和呼吸杂志，13（6）：357

中华结核和呼吸杂志编辑委员会. 2009. 支气管结核的几点专家共识. 中华结核和呼吸杂志，32（8）：568-571

中华医学会. 2005. 临床诊疗指南结核病分册. 北京：人民卫生出版社，13-15

中华医学会. 2005. 临床诊疗指南结核病分册. 北京：人民卫生出版社，19-23

中华医学会结核病学分会. 2012. 气管支气管结核诊断和治疗指南（试行）. 中华结核和呼吸杂志，35（8）：581-587.

钟册俊，吕晓菊，叶慧. 2013. 骨髓结核病的病理与临床分析. 中国呼吸与危重监护杂志，12：45-48

钟册俊，杨尧，吕晓菊. 2009. 成人播散性骨髓结核病 40 例临床分析. 西部医学，21：607-609

Iwamoto Y，Miyazawa T，Kurimoto N，et al. 2004. Interventional Bronchoscopy in the Management of Airway Stenosis Due to Tracheobronchial Tuberculosis. CHEST，126：1344-1347

Kulchavenya E，Kim CS，Bulanova O，et al. 2012. Male genital tuberculosis： epidemiology and diagnostic，30（1）：15-21

Merchant S，Bharati A，Merchant N. 2013. Tuberculosis of the genitourinary system-Urinary tract tuberculosis：Renal tuberculosis：Part Ⅰ. Indian J Radiol Imaging，23（1）：46-63

Merchant S，Bharati A，Merchant N. 2013. Tuberculosis of the genitourinary system-Urinary tract tuberculosis：Renal tuberculosis：Part Ⅱ. Indian J Radiol Imaging，64-77

Rana T，Singh UB，Kulshrestha V，et al. 2011. Utility of reverse transcriptase PCR and DNA-PCR in the diagnosis of female genital tuberculosis. J Med Microbiol，60（Pt 4）：486-491

Shen Z，Wang H，Chen S，et al. 2004. Diagnosis and treatment of tuberculosis in the male genital system. Zhonghua Nan Ke Xue，10（5）：376-377，381

Singh JP，Priyadarshi V，Kundu AK，et al. 2013. Genito-urinary tuberculosis revisited--13 years' experience of a single centre. Indian-J-Tuberc，60（1）：15-22

Türkmen IC，Başsüllü N，Comunoglu C，et al. 2012. Female genital system tuberculosis： a retrospective clinicopathological study of 1，548 cases in Turkish women. Arch Gynecol Obstet，286（2）：379-384

Tzvetkov D，Tzvetkova P. 2006. Tuberculosis of male genital system-myth or reality in 21st century. Arch Androl，52（5）：375-381

第七章　结核病常见重急症的治疗

第一节　肺结核大咯血的治疗原则

一次咯血＞50ml 或 24h 咯血＞500ml 称大咯血。大咯血是肺结核病最常见临床症状之一。如果治疗及时得当，就能取得较满意的效果。否则，容易发生肺部结核的播散和肺不张等并发症，甚至出现窒息，严重的将可能导致死亡。

大咯血的处理原则主要包括以下 4 个方面：

一、一般处理

保持呼吸道通畅，防止窒息。对大咯血病人要求绝对卧床休息。医护人员应指导病人取患侧卧位，鼓励患者轻微咳嗽，将血液咯出，以免滞留于呼吸道内造成呼吸道阻塞和肺不张。应保持大便通畅，防止患者用力大便，加重咯血。胸部可置冰袋，有利降温止血。并做好解释工作，消除病人的紧张和恐惧心理。可用小剂量镇静剂，如地西泮 2.5mg，口服，2 次/天，或地西泮针剂 10mg 肌内注射。对频发或剧烈咳嗽者，可给予镇咳药，如喷托维林 25mg，口服，3 次/天；或依普拉酮 40mg，口服，3 次/天。必要时可给予可待因 15～30mg，口服，3 次/天。对年老体弱、肺功能不全者，禁用吗啡、哌替啶，以免抑制咳嗽反射，造成窒息。

二、止血治疗

（一）药物止血

1. 垂体后叶素　收缩肺小动脉是肺结核大咯血治疗的首选方法，在应用 3～5 天临床止血无效时，再考虑其他的止血方法。具体用法：垂体后叶素 5～10U+25%葡萄糖液 20～40ml，缓慢静注（10～15min 注毕）；或垂体后叶素 10～20U 5%葡萄糖液 250～500ml，静滴。必要时 6～8h 重复 1 次。用药过程中，若患者出现头痛、面色苍白、出汗、心悸、胸闷、腹痛、便意及血压升高等副反应时，应注意减慢静注或静滴速度。对患有高血压、冠心病、动脉硬化、肺源性心脏病、心力衰竭及妊娠患者，均应慎用或不用。

2. 血管扩张剂　降低肺动脉压同时体循环血管阻力下降，肺内血液分流到四肢及内脏循环中。对于使用垂体后叶素禁忌的高血压、冠心病、肺心病及妊娠等患者尤为适用。常用的有：

（1）酚妥拉明：α 受体阻滞剂，一般用量为 10～20mg+5%葡萄糖液 250～500ml，

1 次/天，连用 5～7 天。有效率在 80%左右。为了防止直立性低血压的发生，应在补足血容量的基础上应用，用药期间应卧床休息。

（2）普鲁卡因：常用剂量为 50mg+25%葡萄糖液 20～40m1，静脉注射，4～6h 一次；或 300～500mg+5%葡萄糖液 500ml，静脉滴注，1 次/天。首次用此药者，应做皮试。

（3）阿托品、山莨菪碱：阿托品 1mg 或山莨菪碱 10mg，肌注或皮下注射，对大咯血患者亦有较好的止血效果。此外亦有采用异山梨酯及氯丙嗪等治疗大咯血，亦取得一定疗效。

3. 一般止血药

（1）氨基己酸（6-氨基己酸，EACA）及氨甲苯酸（止血芳酸，PAMBA）：抑制纤维蛋白的溶解。具体用法：EACA 6.0g+5%葡萄糖液 250ml，静脉滴注，2 次/天；或 PAMBA 0.1～0.2g+25%葡萄糖液 20～40ml 中，缓慢静脉注射，2 次/天，或 PAMBA 0.2g+5%葡萄糖液 250ml 中，静脉滴注，1～2 次/天。

（2）酚磺乙胺：增强血小板粘合力。具体用法：酚磺乙胺 0.25g+25%葡萄糖液 40ml，静脉注射，1～2 次/天；或酚磺乙胺 0.75g+5%葡萄糖液 500ml，静脉滴注，1 次/天。

（3）巴曲酶：由巴西蛇（巴西蝮蛇属）的毒液经过分离和提纯而制备的一种凝血酶。每安瓿含 1 个克氏单位（KU）的巴曲酶。注射 1KU 的巴曲酶 20min 后，出血时间会缩短至 1/2 或 1/3，效果可保持 2～3 天，一般无血栓形成之危险。本品可供静脉或肌内注射，也可局部使用。成人每天用量 1.0～2.0KU，儿童 0.3～1.0KU，用药过量会使其功效下降。

此外尚有减少毛细血管渗漏的卡巴克络（安络血）；参与凝血酶原合成的维生素 K；对抗肝素的鱼精蛋白及中药云南白药等。

（二）支气管镜在大咯血治疗中的应用

对采用药物治疗效果不佳的顽固性大咯血患者，应及时进行纤维支气管镜检查。一般先采用硬质支气管镜清除积血，然后通过硬质支气管镜应用纤维支气管镜，找到出血部位进行止血。目前借助支气管镜采用的常用止血措施有：

1. 支气管灌洗 采用 4℃冰生理盐水 50ml，通过纤维支气管镜注入出血的肺段，留置 1min 后吸出，连续数次。一般每个病人所需的灌洗液总量以 500ml 为宜。

2. 局部用药 通过纤维支气管镜将（1∶20 000）肾上腺素溶液 1～2ml，或（40U/ml）凝血酶溶液 5～10ml 滴注到出血部位，止血效果肯定。在 40U/ml 的凝血酶溶液 5～10ml 中，加入 2%的纤维蛋白原溶液 5～10ml，混匀后滴注在出血部位，止血效果更好。

3. 气囊填塞 经纤维支气管镜将 Fogarty 气囊导管送至出血部位后，向气囊内充气或充水，致使出血部位的支气管填塞，达到止血的目的。同时还可防止因出血过多导致的血液溢入健肺。一般气囊留置 24～48h 以后，放松气囊，观察几小时后未见进一步出血即可拔管。注意防止因气囊充气过度及留置时间过长，引起的支气管黏膜缺血性和阻塞性肺炎。

（三）选择性支气管动脉栓塞术

近 20 年来，动脉栓塞术已被广泛应用于大咯血病人的治疗。尤其是对于双侧病变或多部位出血，以及心、肺功能较差不能耐受手术者，动脉栓塞治疗是一种较好的替代手术治疗的方法。选择性支气管动脉造影确定了出血部位后即可采用吸收性明胶海绵（明胶海绵）、氧化纤维素、聚氨基甲酸乙酯或无水酒精等栓塞材料，尽可能全部栓塞。如出血仍持续存在，需考虑肺动脉出血的可能。支气管动脉栓塞术治疗大咯血的近期有效率可达80%左右。注意当造影显示脊髓动脉是从出血的支气管动脉发出时，栓塞是禁忌的。

三、手术治疗

对部分虽经积极的保守治疗，仍难以止血，且其咯血量之大直接威胁生命的患者，应考虑外科手术治疗。

1. 手术适应证

（1）24h 咯血量超过 1500ml，或 24h 内 1 次咯血量达 500ml，经内科治疗无止血趋势。

（2）反复大咯血，有引起窒息先兆时。

（3）一叶肺或一侧肺有明确的慢性不可逆性病变（如支气管扩张、空洞性肺结核等）。

2. 手术禁忌证

（1）两肺广泛的弥漫性病变。

（2）全身情况差，心、肺功能代偿不全。

3. 手术时机的选择 手术之前应对患者进行胸片、纤维支气管镜等检查，明确出血部位。手术时机以选择在咯血的间隙期为好。此期手术并发症少，成功率高。

四、并发症的处理

1. 窒息 是导致患者死亡的最主要原因。因此，在大咯血的救治过程中，应时刻警惕窒息的发生。一旦发现患者有明显胸闷、烦躁、喉部作响、呼吸浅快、大汗淋漓、一侧（或双侧）呼吸音消失，甚至神志不清等窒息的临床表现时，应立即采取以下措施进行抢救。

（1）尽快清除堵塞气道的积血，保持气道通畅：迅速将患者抱起，使其头朝下，上身与床沿成 45°～90°角。助手轻托患者的头使其向背部屈曲，以减少气道的弯曲，并拍击患者背部，尽可能倒出滞留在气道内的积血。同时将口撬开（注意义齿），清理口咽部的积血，然后用粗导管（或纤支镜）经鼻插入气管内吸出积血。

（2）吸氧：立即给予高流量的氧气吸入。

（3）迅速建立静脉通道：最好建立两条静脉通道，并根据需要给予呼吸兴奋剂、止血药物及补充血容量。

（4）绝对卧床：待窒息解除后，保持患者处于头低足高位，以利于体位引流。胸部可放置冰袋，并鼓励患者将气道内积血咳出。

（5）加强生命体征监测，准备好气管插管及呼吸机等设施，防止再度窒息发生。

2. 失血性休克 若患者因大量咯血而出现脉搏细速、四肢湿冷、血压下降、脉压降低，甚至意识障碍等表现时，应按照失血性休克的救治原则进行抢救。

3. 吸入性肺炎 咯血后，患者常因血液被吸收而出现发热，体温 38℃左右或持续不退，咳嗽剧烈，白细胞总数升高、胸片示病变较前增多，常提示合并有吸入性肺炎或结核病灶播散，应给予充分的抗生素或抗结核药物治疗。

4. 肺不张 由于大量咯血，血块堵塞支气管，或因患者极度虚弱，镇静剂、镇咳剂的用量过度，妨碍了支气管内分泌物和血液排出，易造成肺不张。肺不张的处理，首先是鼓励和帮助患者将气道内积血咳出。若肺不张时间不长，可试用氨茶碱、α-糜蛋白酶等，雾化吸入，湿化气道。消除肺不张的最有效办法是在纤维支气管镜下进行局部支气管冲洗，清除气道内的堵塞物。

（闫丽萍）

第二节 急性及慢性呼吸衰竭

呼吸衰竭（respiratory failure）是由各种原因导致的严重呼吸功能障碍，引起动脉血氧分压降低，伴或不伴有动脉血二氧化碳分压（$PaCO_2$）增高而出现的一系列病理生理紊乱的临床综合征。

根据血气分析结果，海平面、静息状态下，呼吸空气时动脉血氧分压（PaO_2）＜8.0kPa（60mmHg）且动脉血二氧化碳分压＞6.7kPa（50mmHg）为Ⅱ型呼吸衰竭；单纯动脉血氧分压＜8.0kPa，或氧合指数＜300（PaO_2与吸氧浓度之比），$PaCO_2$下降或正常，则为Ⅰ型呼吸衰竭。

一、急性呼吸衰竭

急性呼吸衰竭（acute respiratory failure）是指患者原呼吸功能正常，由于某种突发原因导致呼吸衰竭，机体不能及时代偿，如诊断不及时未尽早采取有效控制措施，常可危及生命。

（一）病因

1. 急性Ⅰ型呼吸衰竭

（1）肺实质性病变：各种类型的肺炎，误吸胃中内容物入肺、溺水等。

（2）肺水肿：各种严重心脏病心力衰竭所引起的心源性肺水肿；非心源性肺水肿最常见于急性呼吸窘迫综合征；其他尚有复张性肺水肿、急性高山病等。

（3）肺血管疾病：急性肺梗死是引起急性呼吸衰竭的最常见病因。

（4）胸壁的胸膜疾病：大量胸腔积液、自发性气胸等。

2. 急性Ⅱ型呼吸衰竭

（1）气道阻塞：呼吸道感染、呼吸道烧伤、异物、喉头水肿等引起上呼吸道急性梗阻是导致急性Ⅱ型呼吸衰竭的常见病因。

（2）神经肌肉疾病。

急性Ⅰ型呼吸衰竭与Ⅱ型呼吸衰竭之间可以随着疾病发展变化而互相转换。

（二）症状

急性起病，突发的胸闷气促。常伴有引起呼吸衰竭的原发病症状，如误吸时的呛咳；继发于肺炎的患者，有发热、咳嗽、咳黄痰；肺栓塞患者，除胸闷气促外，有胸痛和咯血；气胸患者，常于用力屏气后突发胸痛、吸气性呼吸困难；神经肌肉疾病导致的呼吸衰竭，患者多伴有意识改变或四肢活动障碍。

（三）体征

一般表现为呼吸频率增快，如脑外伤、溺水、点击、脊髓损伤、神经肌肉接头的病变，则出现呼吸减慢或停止，并伴发绀、抽搐、昏迷。发绀是缺氧的典型体征。神经精神症状多出现急性呼吸衰竭；患者心率加快、血压升高，严重缺氧可出现各种类型的心律失常，甚至心脏停搏。上呼吸道急性梗阻者，表现为吸气三凹征，听诊及吸气相干啰音；心源性肺水肿，表现为血压异常、端坐呼吸、双肺及哮鸣音、肺底及湿啰音；气胸患者，气管向健侧移位，患侧叩诊鼓音且呼吸音消失；大量胸腔积液，则表现为气管向健侧移位，患侧叩诊浊音且呼吸音消失；肺炎患者听诊及管样呼吸音或弥漫性湿啰音。

（四）实验室检查

1. 动脉血气分析　pH 正常值 7.35～7.45，降低提示酸中毒，升高为碱中毒，必须结合其他酸碱指标（如 $PaCO_2$、HCO^{3-}、BE 等）、生化指标（如血钾、氯、钙）及病史判断代谢性或呼吸性酸（碱）中毒。

呼吸衰竭患者动脉血氧分压（PaO_2）、氧饱和度（SaO_2）均下降，一般 PaO_2＜60mmHg 时，SaO_2＜60%；动脉血氧分压（PaO_2）降低，$PaCO_2$ 正常，即提示换气功能障碍，通气功能正常；如伴 $PaCO_2$ 增加，说明通气不足。

2. 血液分析　细菌感染者血白细胞总数升高，中性粒细胞数增高；病毒感染者白细胞总数正常或降低，可伴淋巴细胞数下降。

3. 肝、肾功能　严重缺氧和 CO_2 潴留可导致肝、肾功能障碍。

4. 其他　根据临床需要选择胸部影像学（胸片或 CT）、心电图、B 超或头颅 CT 等检查。

（五）急救原则和措施

1. 保持气道通畅　包括通过体位引流排出气道内异物，拍背促进痰液的咳出，建立人工气道等手段。

2. 氧疗　Ⅱ型呼吸衰竭患者应给予持续低流量吸氧，指氧饱和度达到 90%以上的最低吸氧流量；吸氧流量过高，会导致Ⅱ型呼吸衰竭患者的呼吸抑制恶化，$PaCO_2$ 潴留加重。

3. 增加通气量，减少 CO_2 潴留　呼吸兴奋剂改善通气，适时采取机械通气辅助呼吸，合理选择无创或有创通气模式，设置适当的参数。

4. 纠正酸碱平衡失调和电解质紊乱

5. 适度营养支持，维持水平衡

6. 合理使用利尿剂

7. 导致呼吸衰竭的原发病的治疗

二、急性呼吸窘迫综合征

急性呼吸窘迫综合征（ARDS），也称急性肺损伤（acute lung injury）和非心源性肺水肿，是一组临床综合征，表现为原发疾病或手术创伤后出现明显呼吸窘迫、严重低氧血症，胸部影像学见弥漫性肺浸润影及肺顺应性降低。通常伴随纤维化，危重者因导致急性呼吸衰竭和多脏器功能衰竭而病死率很高。

ARDS 的发病因素主要有肺内或肺外疾病导致的败血症、肺炎、创伤和误吸。直接肺损伤的病因包括肺炎、溺水、胃内容物或毒性气体吸入性损伤、肺挫伤和机械通气。间接肺损伤的病因，如非肺源性败血症、严重创伤、大量输血、胰腺炎、药物（吗啡、水杨酸盐、百草枯等）过量、弥散性血管内凝血、酮症酸中毒等代谢性疾病和脂肪栓塞等。

（一）临床表现

ARDS 常具有以下临床特征：

（1）急性起病。一般在直接或间接肺损伤因素发生 12～48h 内发病，偶可 5 天后发病。

（2）严重低氧血症，且常规吸氧后难以纠正。

（3）肺部体征无特征性，急性期双肺可及细湿啰音，或呼吸音减低。

（4）ARDS 早期胸片常无明显改变。病情进展后，可出现肺内实变，双肺弥漫性均匀密度增高，透亮度减低；或两肺纹理增多、增粗，可见弥漫性斑片状密度增高影。胸部 CT 扫描可在疾病早期发现两肺毛玻璃样变。

（5）无心功能不全的临床依据。

（二）症状和体征

ARDS 患者的临床表现差异很大，除呼吸系统症状体征外，还可有与基础疾病和受累脏器有关的临床表现。

患者呼吸窘迫，胸闷、气促，咳嗽、咳痰，痰可呈血水样，甚至少量咳血。

呼吸频率增加，常＞30 次/分。疾病早期呼吸深快，严重时表现为吸气三凹征。未经治疗或治疗不能纠正的严重低氧血症时，有发绀体征。如患者严重贫血或低氧血症得到治疗纠正，则无发绀。听诊肺部可闻及细湿啰音、捻发音或干啰音。

（三）实验室检查

1. 影像学表现

（1）早期胸片：表现可无明显异常，或仅见血管纹理增多，散在分布的小片状影。

如为肺内损伤诱发的 ARDS，如肺炎，则有基础疾病的影像特点。此后，短期内出现两肺弥漫分布的片状阴影，以后病灶扩大融合成大片密度均匀的毛玻璃样影，伴支气管充气征。

（2）胸部 CT：有助于 ARDS 早期诊断，协助判断是否合并肺炎、气胸或胸腔积液。

2. 动脉血气分析　疾病早期表现为Ⅰ型呼衰，伴 $PaCO_2$ 降低和 pH 升高，即呼吸性碱中毒。疾病后期 $PaCO_2$ 升高，pH 降低，出现呼吸性酸中毒。同时，组织缺氧引起的代谢性酸中毒，使血 pH 进一步下降。

3. 其他实验室检查　ARDS 病程中伴随多种生化指标异常。血白细胞异常增高或降低、贫血和血小板进行减少是常见的血液学异常。血降钙素原增高提示细菌感染，脑钠肽增高提示心衰。弥散性血管内凝血、肾功能异常或肝功能异常，与潜在疾病或全身炎症反应有关。

（四）救治原则和措施

1. 祛除病因　肺内或肺外感染导致的脓毒血症是常见诱因。必须通过合理选用抗生素、清除感染病灶控制治疗原发感染。同时预防继发医院内感染的发生。

ARDS 治疗中应该避免大量输血、根据患者气体交换情况选择恰当的吸氧浓度和采取保护性机械通气策略。

2. 防治肺水肿　对患者进行液体管理，限制入水量。

3. 改善气体交换　对于 ARDS，增加吸氧浓度往往不能纠正低氧血症，应该尽早给予无创机械通气。如果必须建立人工气道进行机械通气者，可选用容量控制或压力控制通气，达到保护性通气目标。主要内容是：①维持低气道压，通过允许范围的高碳酸血症（$PaCO_2$ 50～77mmHg，pH 7.20～7.30）、低潮气量（4～7ml/kg）和适度 PEEP 等措施达到；②采用肺缓慢通气模式，设置延长吸气时间，减慢吸气流速；③适当镇静，减轻呼吸机对抗。

俯卧位通气，可以明显改善氧合。体外膜肺（ECMO）技术，可以显著改善氧合和 CO_2 排出。

4. 改善组织供氧　纠正严重贫血，保证血红蛋白＞100g/L。避免输库存血。改善心功能，同时避免使用扩血管药。

5. 防治肺损伤　中小剂量糖皮质激素用于治疗常规方法无法纠正的顽固性低氧血症和休克，以及中晚期 ARDS 的肺纤维化。

6. 防治并发症　预防呼吸机相关性肺炎，缩短有创呼吸机应用时间，加强营养支持和物理治疗。气压伤气胸是最常见的气压伤，应该立即胸腔内插管闭式引流气体。心包积气，应立即穿刺，留置导管连续排气。

除了极少数张力性以外，间质性肺气肿、气腹、腹膜后积气和皮下气肿不需要特殊处理。可予以高浓度吸氧、减少机械通气，促进气体吸收。

应激性溃疡的治疗给予有效的抗酸药物，以及去甲肾上腺素加冰盐水或凝血酶治疗。如西咪替丁、奥美拉唑等。使用胃黏膜保护剂，如硫糖铝。尽早胃肠营养。

7. 预防多脏器功能障碍　防治肺内外感染；避免医源性因素造成脏器功能障碍，如大量输血和输液造成凝血功能紊乱和急性左心衰；避免药物使用不当诱发多脏器功能衰竭，如去甲肾上腺素等血管收缩药的大量使用；注意药物损伤肝肾功能，大剂量脱水剂引起肾衰竭，高浓度吸氧引起氧中毒、急性呼吸衰竭等。

8. 防治酸碱平衡 根本方法是祛除诱因。代谢性酸中毒，可补充碱性药物，如碳酸氢钠。增加肺泡通气量，可纠正呼吸性酸中毒；小潮气量通气策略下的严重呼酸，可适当补充碱性药物。代谢性碱中毒，祛除诱因后可自行纠正；pH 过高的低氯性碱中毒，可补充氯化钠、氯化钙等含氯药物，且在严密监测下补充大量氯化钾（每天 6g 左右）。

9. 营养支持 对于短时间不能接受或耐受胃肠道营养的患者，胃肠外途径是唯一的选择。但对于保留有一定胃肠功能者，应及早进行胃肠道营养支持。

三、慢性呼吸衰竭

慢性呼吸衰竭是在原有慢性肺部疾病基础上发生的，虽有缺氧或 CO_2 潴留，但机体已有一定的代偿适应。由于呼吸道感染或其他诱因引起 PaO_2 明显下降或 $PaCO_2$ 显著上升，称为慢性呼吸衰竭急性加重，甚至失代偿，是临床最常见的呼吸衰竭类型。

慢性呼吸衰竭的常见病因是支气管肺疾病，如慢性阻塞性肺病、重症肺结核、肺间质纤维化及尘肺等。胸廓病变如广泛胸膜增厚、胸廓畸形等亦可导致慢性呼吸衰竭。

（一）临床表现

（1）原发病本身的临床表现。

（2）长期缺氧或二氧化碳潴留导致的脏器损害，包括：

1）呼吸困难。

2）发绀。

3）神经精神症状：轻度缺氧表现为注意力不集中、定向障碍；严重缺氧伴 CO_2 潴留时，可出现头痛、兴奋，病情进展表现为嗜睡、抽搐、意识丧失、昏迷等。

4）心血管功能障碍：心悸、心律失常、肺动脉高压及右心功能不全等。

5）消化系统症状：腹痛等溃疡症状，消化道出血，肝功能异常等。

（3）肾功能不全。

（4）酸碱失衡和电解质紊乱：可出现多种酸碱失衡，如呼吸性酸中毒、呼吸性酸中毒合并代谢性碱中毒、呼吸性酸中毒合并代谢性酸中毒、呼吸性碱中毒、呼吸性碱中毒合并代谢性碱中毒及三重酸碱失衡。

（二）救治原则和措施

（1）建立通畅的气道：常用措施包括吸痰，应用化痰药、支气管扩张剂，或糖皮质激素减轻气道水肿，通过气管插管或气管切开等方式建立人工气道。

（2）纠正缺氧：对于Ⅰ型呼吸衰竭，为纠正缺氧，可给予较高浓度的氧疗；对于Ⅱ型呼吸衰竭，应给予持续低浓度氧疗。如鼻导管吸氧不能纠正缺氧，可给予面罩吸氧。对于难以纠正的低氧，应予以呼吸机辅助通气，详见急性呼吸窘迫综合征的治疗。

（3）增加通气量，减少CO_2潴留

1）合理应用呼吸兴奋剂，如尼可刹米。但对于呼吸肌疲劳或气道痉挛阻塞为主要原因的Ⅱ型呼吸衰竭，使用呼吸兴奋剂可能弊大于利。

2）合理应用机械通气。①无创机械通气：适用于神志清、能配合、无误吸风险的患者，气道内大量分泌物的患者应在严密监测下使用。②有创机械通气：无创机械通气失败，或不能合作、神志不清，有误吸风险的患者，及时选用气管插管或气管切开，在建立通畅气道的同时，给予有效的机械通气支持。合理设置通气参数，在保证通气量的同时，避免气压伤。

（4）纠正酸碱平衡失调和电解质紊乱。

（5）合理使用利尿剂，呼吸衰竭合并心力衰竭时，可给予利尿剂，但同时监测血电解质。

（6）抗感染治疗：根据患者病史、病情严重程度、近 3 个月的抗生素使用情况及当地细菌耐药数据，充分考虑患者的耐受性，合理选择抗生素，进行经验性治疗；根据痰培养及药敏试验结果，结合经验性抗生素的疗效，进行调整。

（7）防治消化道出血。

（8）预防及纠正休克。

（9）营养支持。

（程齐俭）

第三节 肺结核合并气胸的治疗

自发性气胸是指在无外伤情况下，肺组织及其脏层胸膜由于某种病因破裂，空气通过细微的裂孔进入胸膜腔而引起的胸膜腔积气及肺组织萎陷。肺结核是引起自发性气胸的常见病因之一，其发病机制为：①胸膜下气肿性大疱直接破裂，急性渗出期或慢性增殖期均可发生；②胸膜下肺表层的干酪性结节溶解破裂，细支气管与胸膜腔相通；③粟粒性肺结核由于病变在肺间质，可引起间质性肺气肿，大疱破裂或胸膜上粟粒病灶亦可破入胸膜腔而发生气胸。

一、临床类型

（一）单纯性气胸（闭合性气胸）

破口较小，肺萎缩后破口很快闭合，空气不再进入胸膜腔，因此胸膜腔内积气量不大，不抽气或肺压缩明显者抽气，胸腔内积气可逐渐吸收。胸腔测压时为负压或正压，肺复张较快，预后较好。

（二）开放性气胸（交通性气胸）

肺组织和脏层胸膜破裂，破口开放，空气随呼吸经气管、各级支气管自由通过破口进出胸膜腔。胸膜腔内压力维持在“0”上下，抽气后压力暂时下降，但很快复原，内科保守治疗效果较差，常需外科手术或胸腔镜治疗。

（三）张力性气胸（高压性气胸）

破口呈活瓣样改变，吸气时空气通过破口进入胸膜腔，呼气时则破口关闭或阻塞，胸膜腔内气体不能排出，从而使胸膜腔内压力逐渐增高超过大气压时便发生张力性气胸。胸膜腔内测压时呈较高的正压，抽气后虽可变为负压，但不久又恢复较高正压。本类气胸不仅患侧肺被完全压缩，而且可出现纵隔向健侧移位，严重者心脏和大血管受压，可导致心肺功能障碍，甚至发生急性呼吸、循环衰竭，如不及时抢救可危及生命。

以上三种类型的气胸，在一定条件下可互相转化，故凡气胸患者均应按急诊处理，密切观察。

二、治　疗

（一）一般对症治疗

（1）卧床休息，少说话，减少肺活动度，利于气体吸收，创口愈合。

（2）对症祛痰、镇咳、吸氧，有利于气体吸收、肺复张。胸膜腔对于胸腔内游离气体的吸收能力约为每日吸收 1.25%，吸氧可促使气体吸收速度达 3～4 倍。

（3）肺内有基础疾病，则需要针对基础疾病治疗，结核合并气胸者应积极行正规抗结核治疗。对于糖尿病患者必须控制好血糖，利于伤口愈合。

（4）禁用吗啡类抑制呼吸中枢的药品。

（二）胸穿抽气治疗

肺压缩 20%以下患者且症状轻微者可暂不抽气，密切观察。20%以上可行胸穿抽气治疗，在 X 线定位下，叩诊鼓音明显处抽气。对张力性气胸，迅速排除空气是挽救生命的简便措施。抽气时应避免在胸膜粘连部位进针，以免发生出血或空气栓塞等并发症。无论哪种类型的自发性气胸，经反复抽气后，肺仍不能复张，则需及时采取闭式引流术。

（三）胸腔闭式引流

经抽气症状无明显改善者或肺压缩 50%以上有呼吸困难者，应及时行胸腔闭式引流术。细口径的引流管具有简便、创伤小、患者痛苦小的优点，但存在引流不充分、易阻塞等不足，成功率 84.5%。如仍不能复张，可在水封瓶闭式引流的同时加上稳定低负压吸引，以加速肺复张。需注意的是若患者肺萎陷时间超过 3 天或肺压缩超过 80%者，肺复张速度不宜过快，以免引起复张性肺水肿或心源性休克。

气胸腔连接水封瓶的水柱没水深度为 1.5～2cm，调解管水入深度在−18～−5cm 为宜。肺复张后应夹管 24～48h，胸透或拍摄胸片观察，无气胸复发即可拔管。负压吸引的优点：可连续排气，并同时引流胸腔积液，促使肺早日复张、破口愈合，迅速消灭无效腔，减少感染等；对气胸的治愈率达 95%以上，平均治愈时间<10 天，复发率约为 16%。缺点：抽气过快偶可发生急性肺水肿，对心衰高龄患者要慎用。

（四）胸膜粘连治疗

对于反复发生的顽固性或不能接受外科治疗的气胸，可行胸膜粘连术。在胸膜腔内注射胸膜粘连剂，使脏层和壁层胸膜粘连，从而使胸膜腔间隙消失以避免气胸再发。常用的胸膜粘连剂有滑石粉、四环素、红霉素、白细胞介素-Ⅱ、支气管炎菌苗、纤维蛋白原加凝血酶等。胸膜粘连治疗存在一定的不良反应，如胸痛、发热、胸腔积液产生等，且仍有一定的复发率。因此，要权衡利弊，根据患者气胸发生时间和残腔壁情况来选择最佳方案。

（五）纵隔及皮下气肿的治疗

少数自发性气胸患者，尤其是张力性气胸患者，胸膜腔内的气体可穿破胸膜反折部进入纵隔而造成纵隔气肿，可进一步发展成颈、胸部皮下气肿，轻者无需处理，给予吸氧密切观察。重者气体明显压迫心脏，在胸骨上凹切开，直达上纵隔放出气体。破口较大时，需开胸手术修补。纵隔气肿消失后，皮下气肿也逐渐消退。

（六）手术治疗

内科治疗自发性气胸复发率在 29%～40%，当内科保守治疗无效，心肺功能尚好，有手术条件者可行手术治疗。传统开胸手术和微创手术并不是相对立的，应根据患者具体情况选择相应的术式，并没有一个固定不变的模式。目前微创手术技术不但能进行肺大疱修补，也能进行肺叶切除。

手术治疗适应证：①复发性气胸。自发性气胸复发的原因主要是肺大疱，尤其是青少年患者，不同部位的大疱反复破裂，手术可起到根治效果。②闭式引流稳定负压吸引排气 2 周仍持续漏气者，由于长期漏气致肺不张或胸膜增厚致肺膨胀不全者。③张力性气胸闭式引流失败者。④大量血气胸。⑤双侧气胸（或一侧气胸，且对侧有气胸史）。⑥特殊类型的自发性气胸（月经性气胸、家族性气胸等）

三、预　　后

自发性气胸诊断及时处理得当，绝大多数患者可以自愈，不留后遗症。复发情况：我国自发性气胸的复发率为 29%～34%（内科），国外报道原发性气胸复发率为 16%～52%，继发性为 39%～47%。肺纤维化、哮喘、吸烟史、年纪较轻等为气胸复发的危险因素，肺结核合并气胸者若结核病控制不佳也易致气胸复发，复发时间多在首次气胸后 6 个月至 2 年。目前多数学者认为胸腔镜手术治疗自发性气胸和预防气胸复发与开胸手术效果接近，但对肺功能损害较小，更适合于基础情况较差而不能耐受开胸手术的患者。自发性气胸早期诊断与治疗一般均能取得良好的效果，已形成慢性脓气胸者往往由于处理不当或延误诊治有关。早期规范治疗，可减少患者不必要的经济负担，达到早期治愈。

（孙　勤）

第四节　急性暴发性肝坏死

暴发性肝衰竭是指各种原因引起的大量肝细胞坏死及严重肝功能损伤，主要表现为起病后 10 天以内黄疸迅速加深、恶心、呕吐、肝脏缩小、伴显著肝臭；血清谷丙转氨酶往往短期升高后迅速下降；凝血酶原时间明显延长；血浆白蛋白和总胆固醇降低；血氨升高；常有皮肤和黏膜出血、腹水、下肢水肿、蛋白尿等；并出现烦躁不安、谵妄、狂躁、抑郁等神经精神症状，随后即进入昏迷状态，少数患者有抽搐、深反射亢进和病理反射。若治疗不及时，患者多于数日内因肝肾综合征、肝衰竭或严重出血而死亡。特别重病例也可在黄疸尚未出现之前（病程 7~10 天时）因肝衰竭或严重出血而死亡。

一、早期症状

1. 黄疸　有以下 3 个特点：

（1）黄疸出现后在短期内迅速加深，同时具有肝功能严重损害的其他表现。如总胆红素＞171μmol/L、出血倾向、凝血酶原时间延长、ALT 升高等。若只有较深黄疸，无其他严重肝功能异常，考虑为肝内淤胆。

（2）黄疸持续时间长。一般黄疸消长规律为加深、持续、消退 3 个阶段，若经 2~3 周黄疸仍不退，提示病情严重。

（3）黄疸出现后病情无好转。急性黄疸型肝炎，当黄疸出现后，食欲会逐渐好转，恶心呕吐减轻，但若黄疸出现后 1 周症状无好转，需警惕为重型肝炎。

2. 持续低热　病初可有低热，黄疸出现后体温下降至正常。若黄疸同时伴有持续性低热，提示有肝细胞坏死或内毒素血症。

3. 严重消化道症状　频繁恶心、呕吐、呃逆、明显腹胀、肠鸣音消失、肠麻痹。

4. 一般情况极差　乏力、倦怠、无食欲，甚至生活不能自理。

5. 出血倾向　皮肤淤斑、紫癜、鼻衄、牙龈出血，少数出现上消化道出血等，提示凝血功能障碍，肝衰竭。

6. 腹水迅速出现　因白蛋白半衰期较长（2 周左右），一般在病后 2～3 周才出现低白蛋白血症，病程超过 2～8 周者多有腹水。

7. 精神症状　性格改变、睡眠节律颠倒、语言重复、不能构思、定向障碍、行为怪癖等，均为肝性脑病征兆，继而出现意识障碍，进入肝性昏迷。

8. 肝损害　进行性肝缩小、肝臭、扑翼样震颤、肌张力增高、锥体束征阳性、踝阵挛等，提示肝损害严重。

9. 其他　心率加快、低血压提示内毒素血症或有内出血。

二、后期症状

在病程的后期主要表现为肝性脑病，继而出现下列症状，其间移行阶段不易截然分开。

1. 脑水肿 踝阵挛、锥体束征阳性、球结膜水肿、瞳孔散大固定、呼吸变慢、呼吸节律不规则，视神经乳头水肿均示提示脑水肿。

2. 凝血功能障碍和出血 出血部位以皮肤、齿龈、鼻黏膜、球结膜及胃黏膜等常见。

（1）血小板质与量异常：暴发性肝衰竭时血小板较正常小；无肝性脑病时血小板正常；骨髓抑制、脾功能亢进、血管内凝血时血小板减少。

（2）凝血因子合成障碍：血浆内所有凝血因子均降低，Ⅷ因子在肝外合成，反而增高；凝血酶原时间明显延长。

（3）DIC 伴局部继发性纤溶亢进：血浆内血浆素及其激活物质降低，纤维蛋白及纤维蛋白原降解产物增加。

3. 感染 以呼吸道感染最常见，其次为泌尿系统感染，病原菌多为革兰氏阴性杆菌、革兰氏阳性球菌，也可为厌氧菌及真菌。

4. 肾衰竭 暴发性肝衰竭时肾功能异常可达 70%，急性肾小管坏死占半数。肾衰竭与肝细胞坏死、内毒素血症、利尿剂应用不当、胃肠出血致导致血容量及低血压等因素有关。

5. 电解质酸碱平衡紊乱 可出现低血钠、低血钙、低血镁、低血钾、呼吸性碱中毒、代谢性碱中毒和代谢性酸中毒等。

6. 其他 低血糖、低氧血症、肺水肿、心律失常、门脉高压及急性胰腺炎等。

三、治　　疗

1. 治疗基本原则 加强监护、早期诊断、及时处理、防治并发症。

（1）病因治疗：立即停用抗结核药物及可能导致肝损伤的药物。

（2）免疫调节：可适当用免疫增强剂，如胸腺素。用法：每日 6～20mg 加入 10%葡萄糖液 250～500ml，缓慢静脉滴注，每日 1 次，30 日为 1 个疗程。也可用新鲜血浆。不提倡用肾上腺皮质激素及免疫抑制剂。

（3）抗肝细胞坏死，促进肝细胞再生：胰高糖素–胰岛素疗法。用法：胰高糖素 1mg 及胰岛素 10U 加入 10%葡萄糖液 500ml，缓慢静脉滴注。每日 1～2 次，2～4 周为 1 个疗程。与支链氨基酸联用疗效较好。

2. 肝性脑病治疗

（1）降低血氨：补充鸟氨酸循环中的中间代谢产物，促进尿素的合成，降低血氨。常用药物：门冬氨酸–鸟氨酸，24h 内给予至少 40g，清醒后逐渐减量至每日 20g。由于静脉耐受方面的原因，每 500ml 溶液中不要溶解超过 30g，输入速度最大不要超过每小时 5g。25%盐酸精氨酸，40～80mg，加葡萄糖中静脉点滴，每日 1 次。谷氨酸钠、谷氨酸钾不能降低脑组织中的氨，且可诱发代谢性碱中毒，反而加重肝性脑病，需引起重视。

（2）纠正氨基酸代谢的不平衡：补充支链氨基酸，抑制大脑中假神经递质的形成。

常用药物：6-氨基酸 520，每次 250ml，每日 2 次；L-乙酰谷氨基酸 500mg 加入 10%葡萄糖液，缓慢静脉滴注，至神志转清醒减半量，直至完全清醒，疗程为 5～7 日。后用 14-氨基酸 800 巩固疗效。

（3）提供多巴胺前体物质：增加脑内多巴胺及去甲肾上腺素等神经递质的生成，可提高大脑对氨的耐受。常用药物：左旋多巴 100mg、卡比多巴 10mg 加入 10%葡萄糖液 500ml，缓慢静脉滴注，每日 1～2 次。注意不可与维生素 B_6 共用。

（4）控制氨的产生

1）清洁肠道：洗肠用食醋 30ml 加入生理盐水 1000ml；或生理盐水洗肠，每日 2 次。洗肠后用 50%乳果糖 30ml 和新霉素 100mg 加生理盐水 100ml 保留灌肠。

2）抑制肠道菌群生长：口服甲硝唑或新霉素。

3）酸化肠道：常用乳果糖，可降低血氨、清除内毒素血症。用法：50%乳果糖 30～50ml，每日 3 次餐后口服（昏迷者可鼻饲），达到每日排 2 次糊状便为准。

3. 并发症治疗

（1）脑水肿：预防重于治疗。当膝反射亢进、踝阵挛或锥体束征阳性时疗效较好。

1）脱水剂：20%甘露醇或 25%山梨醇 250ml，快速加压静脉滴注，于 20～30min 内滴完，后每 4～6h 用 1 次，必要时在 2 次脱水剂之间加用呋塞米或高渗葡萄糖。如神志好转可减半量，但不延长间隔以免反跳。山梨醇脱水作用较甘露醇稍差，但无致血尿的副反应，较为安全。

2）地塞米松：10mg 加入 10%葡萄糖液静脉推注，每 4～6h 用 5mg，联合脱水剂治疗 2～3 日。

（2）防治出血

1）补充凝血因子：大多凝血因子半衰期较短，故应选用新鲜冷冻血浆。因凝血酶原复合物含有Ⅱ、Ⅴ、Ⅶ、Ⅸ四种凝血因子，建议每日静脉滴注 10U/kg。

2）预防胃出血：常用 H_2 受体阻断剂等，常用雷尼替丁 150mg，每日 2 次。凝血酶对胃黏膜糜烂出血、渗血者效果较好，用法：2000～10000U/次，生理盐水稀稀后口服，每 4～6h 1 次，最短每 1～2h 1 次。出血停止后可减量或延长服药间隔。

3）降低门脉压力：普萘洛尔，剂量以减慢心率 25%为宜。若与 H_2 受体阻断剂合用可减少剂量。

（3）防治感染

1）加强口腔、皮肤护理；严格消毒隔离、无菌操作；净化室内空气、防止呼吸道感染。

2）抑制肠道细菌：甲硝唑每日 0.8g，分 2 次口服；新霉素每日 2～8g，分 4 次口服；或乳酸杆菌冲剂每次 10g，每日 2～3 次服用。

3）细菌感染时选用对肝、肾无毒性的抗生素：①氨苄西林，每日 6～8g，分次静脉滴注，适用于大肠杆菌感染。②氨氯青霉素，为氨苄西林与邻氯西林的等量混合品，每日 6～8g，分次静脉注射，适用于大肠杆菌、金黄色葡萄球菌感染。③阿米卡星，每次 0.2g，每 8h/次，肌内注射。紧急时可用同样剂量静脉滴注，每日 2 次，肾毒性较庆大霉素低。④头孢菌素，常用的有头孢唑啉（先锋Ⅴ）、头孢呋辛（西力欣）或第三代头孢菌素[头孢噻甲羧肟（复达欣）、头孢三嗪（菌必治）、头孢哌酮（先锋必）等]，适用于严重感染，尤其革兰氏阴性杆菌感染。⑤甲硝唑（灭滴灵），每次 400mg，每日 3 次口服。严重感染者可将甲硝唑 500mg 加入 100ml 等渗液，20～30min 内静脉滴注，每日 2 次，适用于厌氧菌感染，注意孕妇，哺乳期、中枢神经系统疾病、心脏病、血液病患者禁用。⑥抗真菌药，口腔真菌感染者可用制霉菌素、两性霉素 B、咪康唑；深部真菌感染可选用氟康唑、酮康唑等，肝、肾功能不全者慎用。

（4）肾衰竭：在暴发性肝衰竭死因中占第一位。预防重于治疗：如控制液体入量、避免用损害肾的药物、早期用渗透性利尿剂、改善微循环药物、预防高血钾等。血液透析和腹膜透析很少有效。

（5）纠正电解质酸碱平衡失调：根据血气分析和电解质变化，随时调整治疗方案。如肝性脑病患者每日入液总量不超过 2500ml；缺钾者补钾；碱中毒者应用精氨酸注射液等。

4. 肝脏支持疗法　肝细胞生长因子疗法、血浆置换、人工肝、肝细胞移植和肝移植正在研究中。

（顾　瑾）

第五节　急性粒细胞缺乏症

一、定　义

急性粒细胞缺乏症是指主要在使用抗结核等药物后，出现白细胞减少，周围血中白细胞计数<2.0×10^9/L、中性粒细胞绝对值降至 0.5×10^9/L 以下者。出现粒细胞缺乏症后患者极易合并严重感染，病情危重，死亡率高，需积极抢救。抗结核药物中异烟肼、异烟腙、氨硫脲、利福平、对氨基水杨酸、吡嗪酰胺等可引起该症。

二、临床特点

部分患者疗程中粒细胞逐渐下降，经过较隐蔽，直至出现发热咽痛等感染症状才被发现。典型病例多为骤起寒战、高热、头痛，常伴全身或关节酸痛，随之乏力衰弱。体温升高很快，同时出现面部潮红、咽喉部充血、水肿甚至组织坏死。此时患者抵抗力极度低下，并发感染并迅速蔓延。合并感染时再次出现寒战、发热、头痛，常伴口咽部多发溃疡形成，阴道、直肠及肛门等处黏膜出现坏死性溃疡，覆以灰白色、黄褐色或绿黑色假膜。感染部位局部充血，疼痛和压痛较常见。颈部淋巴结、颌下淋巴结及感染局部淋巴结常有肿大及触痛，病情进展迅速，可出现败血症、脓毒血症、休克等，可导致病人死亡。既往死亡率达 50%～90%，近年来病死率较前降低，约为 25%。

三、辅 助 检 查

（一）血常规

周围血白细胞总数＜2.0×10^9/L，血涂片显示粒细胞显著减少，甚至缺如，粒细胞胞浆中有中毒性颗粒及空泡，核固缩。淋巴细胞相对增多，单核细胞亦相对增多，有时单核细胞也减少，红细胞、血红蛋白及血小板数目一般不减少。当血象恢复时先以淋巴细胞、单核细胞上升为主，继之粒细胞逐渐上升至正常。

（二）骨髓检查

骨髓增生度正常或减低，红细胞系统和巨核细胞系统大致正常，只有粒细胞极度减少。骨髓中分叶核、杆状核、晚幼粒及中幼粒细胞常缺如，仅有少量的早幼粒和原粒细胞。恢复期时骨髓中先出现原始粒细胞和早幼粒细胞，以后增生逐渐恢复，故在骨髓恢复初期，外周血中可见到中、晚幼粒细胞，有时也可见到少量原粒细胞，甚至类似白血病血象，数日后白细胞计数可迅速回升至正常。

（三）其他检查

（1）溶菌酶活力测定，血清溶菌酶活力增加提示血液中中性粒细胞过多地被破坏。

（2）白细胞凝集试验，有助于对某些因白细胞抗体引起白细胞凝集导致粒细胞减少的诊断。

（3）按病情需要采集咽拭子、分泌物及血、尿等进行细菌培养或涂片染色检查。必要时行血标本需氧、厌氧、真菌培养。

（四）急救原则和措施

如考虑为抗结核药物所致急性粒细胞缺乏症，需立即停用致病药物或考虑可能致病药物，预防感染，及时给予抗感染及支持治疗，及早使用促进粒细胞生成的药物，具体如下：

1. 积极预防感染 患者进行保护性隔离，应安置在经过严格消毒隔离病室，每日定期环境消毒，如每日紫外线照射 30min，地板每日用 1∶200 氯己定（洗必泰）或来苏液擦洗。医务人员做好洗手，进出更换隔离衣及一次性口罩、帽子。条件允许时住进无菌层流病室。做好消毒护理，护理人员无菌观念严格，常规消毒外，宜使用酒精棉纱局部覆盖 5min 再行穿刺。保持皮肤清洁和口腔卫生，进餐前后及睡前，可用口泰、苏打水等漱口，用温开水、软毛牙刷刷牙。病情严重者可用棉签蘸漱口液轻拭口腔黏膜及牙齿。每日 3 次 1∶2000 洗必泰漱口；每日 2 次用 1∶5000 高锰酸钾溶液坐浴，或每日便后洗必泰稀释液冲洗，预防肛周感染。女性患者经期应每天用温热流动水冲洗会阴部。

2. 积极控制感染 及早使用足够有效的抗生素是治疗的关键。抗生素的选用应以细菌学检查结果为依据，未取得细菌学检查结果时据临床表现及经验选药，通常静脉联用 2 种以上抗生素，有效的联合方案如头孢拉啶+丁胺卡那+哌拉西林，β-内酰胺类（常用有哌拉西林/他唑巴坦、头孢哌酮/舒巴坦、头孢他啶等）联用氨基糖苷类（阿米卡星或卡那霉素）或氟喹诺酮类抗生素（环丙沙星、氧氟沙星、左氧氟沙星）亦为较好的方案，48～72h 疗效不佳可考虑选用头孢吡肟、亚胺培南西司他丁钠等药。抗生素用药时间不宜过短，一旦获得细菌学诊断后即改用针对性的窄谱抗生素，以免二重感染的几率增加。经验性抗感染治疗 5 天以上仍发热需考虑使用抗真菌治疗，在持续发热的粒缺患者中经验性使用抗真菌药物已成共识。两性霉素 B、氟康唑、伊曲康唑等为常用的抗真菌药，卡泊芬净亦可考虑使用。目前首推伊曲康唑和两性霉素 B。

3. 抗结核治疗　发病早期建议联用氨基糖苷类或喹诺酮类抗生素，兼有抗结核作用，当白细胞升至 4.0×10^9/L、中性粒细胞绝对值升至 2.0×10^9/L 以上者逐步加用对骨髓抑制小的抗结核药物。

4. 粒细胞集落刺激因子　包括重组粒细胞集落刺激因子（rhG-CSF）和重组粒细胞–巨噬细胞集落刺激因子（rhGM-CSF），一般用法为 300μg/d 皮下注射或静脉输注（5μg /kg ·d），连用 12～14 天，如白细胞恢复正常即停用。该类药物疗效好，需考虑及早使用。

5. 促进粒细胞生成的药物　常用利血生 10～20mg，每日 3 次口服；鲨肝醇 50～100mg，每日 3 次口服；维生素 B_6 10～20mg，每日 3 次口服，亦可 50～100mg 肌内注射，每日 1 次；肌苷 0.2g 每日 3 次口服。维生素 B_4 片 20～40mg，3 次/天；嘌呤核苷酸类针 25～50mg/d，肌内注射；辅酶 A 针 50～100μ/d，肌内注射。但对粒细胞缺乏症患者疗效有限。

6. 支持治疗　粒缺的支持治疗极为重要，可减少感染及为以后的治疗提供时间。加强营养，加强合理的饮食指导，给予患者卫生、易消化吸收、高热量、高蛋白和丰富维生素的膳食，不吃生、冷、不洁和刺激性食物。补充液体，保证足够的热量。

7. 粒细胞输注　粒细胞输注适用于粒细胞持续在极低水平且伴严重感染，高级抗生素使用 48h 无效时。成分输注粒细胞虽然对严重感染患者是一种强有力的支持措施，但由于个体间白细胞抗原性的差异，输注后，特别在多次输注粒细胞后易产生白细胞抗体，并可能造成患者巨细胞病毒感染，故需慎重。

8. 糖皮质激素　糖皮质激素可导致感染控制不力及结核播散，不推荐使用，但因其可刺激粒细胞增生，减轻感染中毒反应对骨髓抑制，在抗生素及抗结核药物保护下可考虑短程、大量使用。

（刘一典）

第六节　大气道狭窄

一、定　　义

结核性大气道狭窄是指由结核引起气管、支气管的黏膜、黏膜下层、平滑肌、软骨和外膜的病变，所导致的气管、左右主支气管及右中间支气管狭窄，常继发于肺结核或肺门纵隔淋巴结结核。大气道狭窄的患者常有咳嗽、咳痰、呼吸困难等症状，可引起阻塞性肺炎、肺不张、肺毁损等并发症，导致呼吸衰竭甚至窒息，严重影响患者肺功能及生活质量，甚至危及生命。该病临床表现常较危重，病情变化快，预后差，临床处理棘手且难以完全治愈。

二、症　状

常见症状有结核的全身中毒症状；由于黏膜充血水肿等所引起的咯血和刺激性咳嗽等；由于气管、支气管狭窄或阻塞引起的呼吸困难、喘鸣症状，典型者呈吸气性呼吸困难，可以根据临床症状的严重程度进行相应评分，如气促指数评分。

1. 咳嗽、咳痰　多为刺激性干咳，也可以伴有白色泡沫样痰或黏痰，如有感染，则咳黄色脓性痰。

2. 咯血　痰中带血或少量咯血。病变初期以痰中带血为主，病程后期，如果远端支气管形成支气管扩张样改变或黏膜表面形成溃疡或息肉，常有反复少量咯血、偶见大咯血。

3. 胸闷、气急　部分患者感胸骨后闷胀不适、压迫感或胸痛，或感气急，活动后明显伴活动耐力下降。

4. 呼吸困难　大气道狭窄引起的呼吸困难一般为吸气性，当狭窄为气道壁软化所致时可呈呼气性呼吸困难，也可并存，为持续性。呼吸困难的程度与狭窄的部位及其程度有关，狭窄程度越严重，狭窄部位越高，呼吸困难表现得越严重，严重者甚至窒息并危及生命。

5. 合并活动性结核的患者有常见的结核中毒症状　如低热、乏力、消瘦、盗汗、精神萎靡等。

三、体　征

大气道狭窄患者的体征与病变累及的气道部位和相应气道狭窄的严重程度相关，轻度狭窄查体可以无阳性发现；随着病变程度的加重可以表现为病变部位局限性喘鸣音、引流肺区域呼吸音降低甚或消失；狭窄严重时，全肺均可闻及喘鸣音；合并感染时患侧局部可闻及湿啰音、痰鸣音。气管严重狭窄的患者常呈端坐呼吸、大汗淋漓，锁骨上窝、肋间隙及上腹部吸气时同时凹陷（吸气性三凹征），可伴有发绀。当支气管完全阻塞时，可出现患侧胸廓塌陷、气管偏移至患侧等肺不张体征。

四、实验室检查

1. 血常规、血沉、C 反应蛋白、血气分析　活动期气管支气管结核患者，白细胞轻度升高或在正常范围内，血沉、C 反应蛋白增快，严重者可出现Ⅰ型或Ⅱ型呼吸衰竭。

2. 痰结核菌检查　结核活动期痰菌检查阳性率高，当结核进入瘢痕狭窄期后痰结核菌检查转为阴性。

3. 胸部X线检查　普通胸片判断价值有限。多数患者普通 X 线片可无明显异常发现，气管、支气管断层显像有一定提示意义，可显示狭窄、增厚或阻塞的气管或主支气管。另外一些间接征象，如局限性肺气肿、阻塞性肺炎或肺不张可提示相应叶、段支气管的狭窄或阻塞。

4. 胸部CT 是诊断大气道狭窄的重要检查方法，不仅能够较全面地观察到气管、支气管病变的范围、性状及其与周围器官之间的毗邻关系，还能够较清楚地显示病变段气管、支气管的形态学改变，如气管、支气管壁的局部增厚，病损严重时出现气管、支气管的狭窄，甚至是管腔闭塞。多层螺旋CT及三维图像重建技术可以构建虚拟气管——支气管树的结构，帮助判断病变累及范围及气道狭窄的程度，为进一步检查及治疗提供重要参考。

5. 支气管镜检查 是诊断结核性大气道狭窄最重要的方法，可直接观察气道腔内病变情况、狭窄程度及范围，也可以取标本进行病原学、细胞学和组织学检查，采用超细支气管镜检查可以帮助判断狭窄远端支气管情况。根据支气管镜下直视改变结合组织学检查，可以对大气道结核进行分期或分型并据此选择不同的治疗方案。结核性大气道狭窄常根据支气管镜下表现分为肉芽增生型、瘢痕挛缩型、气管软化型和管外压迫型等。

6. 肺功能 肺功能检查在临床症状缺乏特异性的大气道阻塞性疾病诊断中具有重要意义，可表现为大、小气道气流明显受阻，气道阻力异常升高，呼气时间明显延长，支气管舒张试验阴性。流速容量曲线可区分胸腔内和胸腔外中心气道固定或可变性狭窄，有助于评价肺脏基础状况、判断介入手术治疗安全性、决定麻醉方法，以及手术中需采取的相应气道处理措施。

五、急救原则和措施

结核性大气道狭窄属于良性气道狭窄，急救原则是：迅速去除气道阻塞，扩张气道，改善通气。可以采取的治疗措施如下：

（一）气管切开或气管插管、机械通气

当患者出现严重低氧血症、急性呼吸衰竭时应立即给予吸氧治疗，可采用鼻导管、文丘里面罩或储氧面罩高浓度吸氧，必要时给予经鼻（口）气管插管或气管切开，机械通气。由于患者气管或主支气管存在狭窄情况，进行上述操作难度及风险较大，术前应认真评估气道狭窄类型、程度和位置及其对相关操作的影响，必要时需要选择特殊长度或直径的插管型号，防止出现因操作不当造成的气道撕裂、大出血等医源性损伤。

（二）手术治疗

手术治疗的基础是在喉部未受原发病影响的情况下切除下气道相关病变区，一般适用于相对较短的气道病变，常采用的外科术式为端端吻合术和袖状切除术。术前应认真评估气道狭窄类型、程度和位置，以及患者的心肺功能状态。此外手术时机选择很严格，一般要求术前胸片肺内无活动性病变、支气管镜检查支气管黏膜无充血性水肿等急性炎症改变。手术方法应根据病变的具体情况选择：叶以下支气管阻塞、狭窄，远端肺组织病变广

泛，有不可逆并发症者，首选袖式肺叶切除术；主支气管狭窄原则上尽可能做肺叶切除术加支气管成形术；双侧主支气管狭窄最好做支气管成形术；主支气管病变广泛严重，同侧各肺叶开口明显狭窄且肺内有病灶者，如果健侧肺功能允许，可以行患侧全肺切除加肺门纵隔肿大淋巴结清除术。术后应继续抗结核治疗 9～12 个月，防止复发和再狭窄。外科切除和手术重建相对安全，但开胸手术创伤大、风险高，另外由于部分患者病变部位解剖学的限制，如病变区域过长或身体状况差等原因，使得外科手术的适应证非常局限，手术切除范围大会严重影响患者肺功能及以后的生活质量，并且术后仍存在吻合口疤痕导致再狭窄的可能，因此手术治疗的决策需要由经验丰富的胸外科医师团队审慎选择。

（三）经支气管镜介入治疗

随着支气管镜及其相关治疗技术的发展和普及，支气管镜介导下的腔内治疗技术在结核性大气道狭窄的治疗中发挥出越来越重要的作用。介入方法有微创的特点，在疾病的各个时期都可以进行，对患者心肺功能的要求相对较低，比传统手术创伤小，逐渐取代传统手术方法用于治疗结核性大气道狭窄，极大地提高了患者的生活质量，但也要注意操作时存在的大出血、气道壁穿孔、病灶扩散等并发症情况。目前常用的介入技术有激光消融、高频电灼烧、氩等离子体凝固技术、球囊扩张、支架植入、冷冻等。

1. 激光　对于气管、支气管管腔内的干酪样坏死及增生的肉芽组织，常规钳夹极易造成干酪样坏死物基底部的撕裂及肉芽组织的大量出血，使用激光既可以切割、汽化或炭化病变组织，迅速疏通支气管，改善通气，还可以起到止血的作用。但激光不适用于充血水肿期的支气管结核的治疗，对于瘢痕狭窄型，尤其是重度狭窄，瘢痕增殖方向和狭窄长度不能确定的病例，一般不适用激光治疗，因易导致其气道壁穿孔、出血。

2. 高频电刀　高频电刀可通过硬式和可弯曲性支气管镜进行操作，安全可靠、效果优良。高频电刀将电能转化为热能，利用热效应对肉芽组织及干酪坏死进行电切和电凝，可有效恢复气道通畅。对于环形或螺旋形疤痕缩窄造成的大气道狭窄，可先用针形电刀切割松解，而配合球囊扩张治疗，能取得很好的治疗效果。

3. 氩等离子体凝固技术　氩等离子体凝固技术为一种非接触性电烧灼术，具有操作简便、价格低廉、快速及对组织机械创伤小等特点。治疗结核性大气道狭窄具有快速消融呼吸道内炎性干酪样坏死、肉芽组织和瘢痕的作用，烧灼深度限制在 3mm 之内，不易发生穿孔，可以与冷冻等方法联合使用。

4. 球囊扩张术　球囊扩张成形术的原理是反复用较高的恒定的扩张压力将狭窄的气道扩张，可使狭窄部位的气管全周产生多处纵向小裂伤，裂伤处被纤维组织充填，从而达到扩张狭窄部位的目的。多数疤痕型大气道狭窄可以用球囊扩张治疗，其方法简单、安全、见效快、不需全麻、不需要特殊设备和复杂技术，相对于外科手术和支架置入等其他方法更加经济、安全、创伤小。其不足之处主要是需反复多次、循序渐进直至患者气道稳定在通畅状态，若扩张压力过大或操作过程中剧烈咳嗽可能出现气道撕裂、咯血、纵隔气肿等并发症。球囊扩张术对软化型大气道狭窄无效。

5. 支架置入　支架置入对气道狭窄的扩张作用快速、明显，能迅速缓解患者症状，选择合适的支架类型是其中最重要的问题。美国 FDA 及国内文献报道均认为应特别慎用金属裸支架，推荐暂时性覆膜金属支架及硅酮支架作为结核性大气道狭窄治疗手段之一。但支架置入特别是金属支架置入的远期并发症发生率较高，如肉芽组织增生引起再狭窄、支架断裂、支架移位、痰液引流不畅、气管切割等。金属支架在良性气道病变中的应用一直存在争议，且不适合在结核病变活动期或合并气道感染时使用。

6. 冷冻　针对组织中含水量较多的病变类型如黏膜溃疡坏死、肉芽组织增生等，使用冷冻治疗效果较好，能够起到预防瘢痕组织增生的作用，但因冷冻探头与组织接触面积有限，治疗深度较浅，治疗所需时间和疗程较长，不适合用于已有严重气道阻塞的病变。

（四）抗结核治疗

部分结核性大气道狭窄的患者合并活动性肺结核、支气管结核和（或）淋巴结结核，对于这部分患者应尽快控制结核感染，避免耐药的产生，减轻结核病变对大气道的损伤，从而预防或减轻气道发生器质性狭窄和（或）软化。对于这部分患者的抗结核治疗常需要联合全身药物治疗和气道局部用药。①全身抗结核药物治疗：参照我国《肺结核诊断和治疗指南》将支气管结核归为肺外结核，疗程一般主张达到 12 个月以上；②气道内局部用药：由于支气管血液供应的特点，支气管病变部位内膜组织的破坏及纤维增生，全身治疗药物难以渗入到病变部位，口服药物临床起效常较慢，通过雾化吸入或支气管镜下气道局部药物灌注治疗，能有效提高病变局部抗菌药物浓度，加速痰菌转阴，促进病灶吸收，但目前仍是经验治疗，需要更多循证医学资料的支持。

（黄　怡　商　艳）

第七节　急性肾衰竭

一、急性肾衰竭的病因分类

传统的病因分类将急性肾衰竭分为肾前性、肾实质性和肾后性三大类。

（一）肾前性急性肾衰竭

肾前性急性肾衰竭也被称作肾前性氮质血症，发生率占急性肾衰竭的 50%～55%，产生肾前性急性肾衰竭的根本原因是：由各种因素引起的有效循环血量减少，造成肾脏灌注压下降，使肾小球不能保持足够的滤过率，而肾实质的组织完整性却没有损害。引起肾前性急性肾衰竭的常见原因中最常见的可能就是脱水、出血、各种休克和心力衰竭等。

（二）肾性急性肾衰竭

肾性急性肾衰竭是由肾实质病变所致，包括肾小球、肾小管间质及肾血管性病变，发生率占急性肾衰竭的 35%～40%。根据病因和病理变化不同，引起肾性急性肾衰竭的原因可分为肾中毒型和肾缺血型两类。

（三）肾后性急性肾衰竭

尿路的梗阻可能发生在从肾脏到尿道途中的任何部位，而且应该是双侧性的尿路突然受阻，包括肾盂、输尿管、膀胱、尿道的梗阻，如双侧输尿管结石、前列腺增生、膀胱功能失调等，最终必然导致肾小球滤过率降低，其发生率在急性肾衰竭中约占 5%。由于正常单个肾脏可满足清除代谢废物的功能，所以急性肾衰竭大都为双侧性梗阻所致，由前列腺（包括增生、肿瘤）所致的膀胱颈部梗阻是最常见原因，其他原因为神经源性膀胱、下尿路梗阻（如血块堵塞、结石及外部压迫等）。

二、肺结核合并急性肾衰竭患者的抗结核治疗

初治肺结核患者合并肾衰竭推荐的抗结核治疗方案是 2HREZ/4HR。异烟肼和利福平通过胆汁排泄，所以无需调整用药剂量。乙胺丁醇和吡嗪酰胺的代谢产物通过肾脏排泄，用药剂量必须调整。推荐吡嗪酰胺 25mg/kg，乙胺丁醇 15mg/kg，每周 3 次，口服。肾衰竭患者服用异烟肼的同时应给予吡哆醇口服以防止周围神经病变。为了避免加重肾毒性和耳毒性，肾衰竭患者禁止使用链霉素。如果一定要用必须监测链霉素的血药浓度，推荐剂量为 15mg/kg，每周 2～3 次，肌内注射，每次最高剂量不超过 1g。

三、肺结核合并急性肾衰竭患者的护肾治疗

急性肾衰竭总的治疗原则是：纠正病因和祛除可逆性致病因，维持水电解质及酸碱平衡，减轻症状，改善肾功能，防止并发症发生。应避免应用任何有肾毒性的抗结核药物，对肾前性急性肾衰竭，主要是补充液体、纠正细胞外液量及溶质成分异常，改善肾血流，防止演变为急性肾小管坏死。对肾后性急性肾衰竭应积极消除病因，解除梗阻。无论肾前性与肾后性均应在补液或消除梗阻的同时，维持水电解质与酸碱平衡。对肾实质性急性肾衰竭，治疗原则如下：

（一）少尿期的治疗

少尿期常因急性肺水肿、高钾血症、上消化道出血和并发感染等导致死亡。故治疗重点为调节水电解质和酸碱平衡，控制氮质潴留，供给适当营养，防治并发症和治疗原发病。

（1）卧床休息。

（2）饮食能进食者尽量利用胃肠道补充营养，以清淡流质及半流质食物为主，酌情限制水分，钠盐和钾盐摄入。

（3）维持水平衡。

（4）高钾血症的处理：最有效的办法为血液透析或腹膜透析，限制饮食中含钾高的食物，纠正酸中毒，不输库存血，清除体内坏死组织。

（5）代谢性酸中毒：可酌情给予碳酸氢钠静脉滴注，对严重代谢性酸中毒者应尽早进行血液透析。

（6）呋塞米和甘露醇的应用：在判断无血容量不足的因素后，可试用呋塞米，甘露醇可应用于挤压伤病例强迫性利尿。

（7）感染：选用对肾脏无毒性的抗生素，并注意调整药物剂量。

（8）营养支持。

（9）血液透析或腹膜透析。

（二）多尿期治疗

多尿期开始时威胁生命的并发症依然存在，治疗重点仍为维持水电解质和酸碱平衡，控制氮质血症，治疗原发病和防止各种并发症。部分急性肾小管坏死病例多尿期持续较长，每天尿量多在 4L 以上，补充液体量应逐渐减少（比出量少 500～1000ml），并尽可能经胃肠道补充，以缩短多尿期。对不能起床的患者，尤应注意防治肺部感染和尿路感染。

多尿期开始即使尿量超过 2500ml/d，血尿素氮仍可继续上升。故已施行透析治疗者，此时仍应继续透析，直至血肌酐降至 265μmol/L（3mg/dl）以下并稳定在此水平。临床一般情况明显改善者可尝试暂停透析观察，病情稳定后停止透析。

（三）恢复期治疗

恢复期一般无需特殊处理，定期随访肾功能，避免使用对肾脏有损害的药物。

（四）积极治疗原发病

对各种引起本病的原因如肾小球疾病及间质小管疾病、肾血管疾病所引起的急性肾衰竭，还应针对原发病进行治疗。另外，可选用肾脏保护及修复促进药物，如大剂量维生素 E、促肝细胞生长因子、胰岛素样生长因子、表皮生长因子、甲状腺素及冬虫夏草等中药。

一旦有诱发急性肾衰竭的原发病发生，应及早治疗，注意扩充血容量，纠正水电解质紊乱及酸碱失衡，恢复循环功能。若发现本病将要发生，应早期采取措施，如补充血容量、增加心排血量、恢复肾灌流量及肾小球滤过率、排除肾小管内梗阻物，并防治感染、防止 DIC，以及肾缺血引起的肾实质损害。同时尽早应用活血化瘀药物，对预防本病发生有积极作用。

（五）急性肾衰竭的并发症

（1）感染：是最常见、最严重的并发症之一，多见于严重外伤、烧伤等所致的高分解型急性肾衰竭。

（2）心血管系统并发症：包括心律失常、心力衰竭、心包炎、高血压等。

（3）神经系统并发症：表现有头痛、嗜睡、肌肉抽搐、昏迷、癫痫等。神经系统并发症与毒素在体内潴留，以及水中毒、电解质紊乱和酸碱平衡失调有关。

（4）消化系统并发症：表现为厌食、恶心、呕吐、腹胀、呕血或便血等，出血多是由于胃肠黏膜糜烂或应激性溃疡所引起。

（5）血液系统并发症：由于肾功能急剧减退，可使促红细胞生成素减少，从而引起贫血，但多数不严重。少数病例由于凝血因子减少，可有出血倾向。

（6）电解质紊乱、代谢性酸中毒：可出现高血钾症、低钠血症和严重的酸中毒，是急性肾衰竭最危险的并发症之一。

（7）多尿期：患者每日尿量可达 3000～5000ml，因大量水分和电解质的排出，可出现脱水、低钾、低钠血症等，如果不及时补充，患者可死于严重的脱水和电解质紊乱。

（8）恢复期：血清尿素氮、肌酐水平恢复至正常，尿毒症症状消退，肾小管上皮细胞进行再生和修复，多数患者肾功能可完全恢复，少数患者可遗留不同程度的肾功能损害。

（桂徐蔚）

第八节　消化道出血

一、定　义

消化道以屈氏韧带为界，其上消化道包括食管、胃、十二指肠、上段空肠，以及胰管和胆管的出血称上消化道出血，其下消化道出血称为下消化道出血。消化道急性大量出血，临床表现为呕血、黑粪、血便等，并伴有血容量减少引起的急性周围循环障碍，是临床常见急症，病情严重者可危及生命，是本章讨论的重点。

二、临床表现

上消化道出血的临床表现主要取决于出血量及出血速度，可表现为呕血和黑粪，失血性周围循环衰竭如头昏、心慌、乏力肢体发冷、心率加快、血压偏低、贫血和血象变化、发热、氮质血症等。下消化道出血一般为血便或暗红色大便，不伴呕血。

三、出血严重度与预后的判断

（一）实验室检查

常用项目包括胃液、呕吐物或粪便隐血试验、外周血红细胞计数、血红蛋白浓度、血细胞比容（Hct）等。为明确病因、判断病情和指导治疗，尚需进行凝血功能试验、血肌酐和尿素氮、肝功能。

（二）失血量的判断

病情严重度与失血量呈正相关，因呕血与黑便混有胃内容物与粪便，而部分血液贮留在胃肠道内未排出，故难以根据呕血或黑便量判断出血量。常根据临床综合指标判断失血量的多少，如根据血容量减少导致周围循环的改变（伴随症状、心率和血压、实验室检查）

来判断失血量，休克指数（心率、收缩压）是判断失血量的重要指标（表 7-1）。体格检查中可以通过皮肤黏膜色泽、颈静脉充盈程度、神志和尿量等情况来判断血容量减少程度，客观指标包括中心静脉压和血乳酸水平。大量出血是指出血量在 1000ml 以上或血容量减少 20%以上，急需输血纠正。

表 7-1 上消化道出血病情严重程度分级

分级	失血量（ml）	血压（mmHg）	脉搏（次／分）	血红蛋白（g/L）	症状	休克指数
轻度	＜500	基本正常	正常	无变化	头昏	0.5
中度	500～100	下降	＞100	70～100	晕厥、口渴、少尿	1.0
重度	＞1500	收缩压＜80	＞120	＜70	肢冷、少尿、意识模糊	＞1.5

注：休克指数=心率／收缩压；1mmHg = 0.133kPa。

（三）活动性出血的判断

判断出血有无停止对决定治疗措施极有帮助。如果患者症状好转、脉搏及血压稳定、尿量足[＞0.5ml/（kg·h）]，提示出血停止。大量出血的患者可考虑留置并冲洗胃管，对判断是否有活动性出血有帮助。临床上，下述症状与实验室检查均提示有活动性出血：①呕血或黑便次数增多，呕吐物呈鲜红色或排出暗红血便，或伴有肠鸣音活跃；②经快速输液输血，周围循环衰竭的表现未见明显改善，或虽暂时好转而又再恶化，中心静脉压仍有波动，稍稳定又再下降；③红细胞计数、血红蛋白浓度与 Hct 继续下降，网织红细胞计数持续增高；④补液与尿量足够的情况下，血尿素氮持续或再次增高。

（四）预后的评估

提示预后不良危险性增高的主要因素有：①高龄（＞60 岁）；②有严重伴随病（心、肺、肝、肾功能不全，脑血管意外等）；③本次出血量大或短期内反复出血；④特殊病因和部位出血（如食管胃底静脉曲张破裂出血）；⑤消化性溃疡伴有内镜下活动性出血或近期出血征象。

四、治　疗

上消化道大量出血病情急、变化快，严重者可危及生命，应采取积极措施进行抢救。抗休克、迅速补充血容量应放在医疗措施的首位。下消化道出血主要是病因治疗，大出血时应积极抢救。

（一）一般急救措施

（1）患者应卧床休息，保持呼吸道通畅，避免呕血时血液吸入引起窒息，必要时吸氧。活动性出血期间禁食。

（2）生命体征和循环状况：记录呕血、黑便和便血的频度、颜色、性质、次数和总量，定期复查红细胞计数、血红蛋白、Hct 与血尿素氮等，需要注意 Hct 在 24～72h 后才能真实反映出血程度。监测患者生命体征如意识状态、心率、脉搏和血压、尿量、肢体温度、皮肤和甲床色泽、周围静脉特别是颈静脉充盈情况等，意识障碍和排尿困难者需留置导尿管，老年患者常需心电监护。

（二）积极补充血容量

1. 血容量的补充 应立即查血型和配血，尽快建立有效的静脉通道，并选择较粗静脉以备输血，最好能留置导管。可先输平衡液或葡萄糖盐水。遇血源缺乏，可用右旋糖酐或其他血浆代用品暂时代替输血。下列情况为紧急输血指征：①收缩压＜90mmHg，或较基础收缩压降低幅度＞30mmHg；②血红蛋白＜70g/L，Hct＜0.25；③心率增快（＞120 次 / 分）；④失血性休克。

根据失血的多少在短时间内输入足量液体，以纠正循环血量的不足。对高龄、伴心肺肾疾病患者，应防止输液量过多，以免引起急性肺水肿。对于急性大量出血者，应尽可能施行中心静脉压监测，以指导液体的输入量。下述征象对血容量补充有很好的指导作用：意识恢复；四肢末端由湿冷、青紫转为温暖、红润，肛温与皮温差减小（1℃）；脉搏由快弱转为正常有力，收缩压接近正常，脉压大于 30mmHg；尿量多于 0.5 ml/（kg · h）；中心静脉压改善。

2. 血管活性药物的使用 在积极补液的前提下，可以适当选用血管活性药物（如多巴胺）以改善重要脏器的血液灌注。

（三）止血治疗

1. 止血药物 对于食管、胃底静脉曲张破裂所致上消化道大出血，血管活性药物应用如血管加压素、生长抑素静脉滴注可能有一定作用。凝血酶保留灌肠有时对左半结肠出血有效。

2. 内镜治疗 急诊内镜检查同时治疗。常用的内镜止血方法包括药物局部注射、热凝止血和机械止血 3 种。药物注射可选用 1∶10 000 肾上腺素盐水、高渗钠–肾上腺素溶液（HSE）等，其优点为简便易行；热凝止血包括高频电凝、氩离子凝固术（APC）、热探头、微波等法，止血效果可靠，但需要一定的设备与技术经验；机械止血主要采用各种止血夹，尤其适用于活动性出血，但对某些部位的病灶难以操作。临床证据表明，在药物注射治疗的基础上，联合一种热凝或机械止血方法，可以进一步提高局部病灶的止血效果。急诊结肠镜检查如能发现出血病灶，可试行内镜下止血。

3. 抑酸药物 抑酸药能提高胃内 pH，既可促进血小板聚集和纤维蛋白凝块的形成，避免血凝块过早溶解，有利于止血和预防再出血，又可治疗消化性溃疡。临床常用的抑酸剂包括质子泵抑制剂（PPIS）和 H_2 受体拮抗剂（H_2RA），常用的 PPIS 针剂有：埃索美拉唑、奥美拉唑、泮妥拉唑、兰索拉唑、雷贝拉唑等，常用的 H_2RA 针剂包括雷尼替丁、法莫替丁等。

4. 介入治疗 患者严重消化道大出血在少数特殊情况下，既无法进行内镜治疗，又不能耐受手术，可考虑在选择性肠系膜动脉造影找到出血灶的同时进行血管栓塞治疗。

5. 手术治疗 经内科保守治疗仍出血不止危及生命，无论出血病变是否确诊，均是紧急手术的指征。

（四）病因治疗

抗结核化学治疗应遵循早期、联合、适量、规律、全程的原则，一般选用四联治疗方案。①强化期：异烟肼、利福平、吡嗪酰胺、乙胺丁醇或链霉素，疗程2个月。②巩固期：异烟肼、利福平、乙胺丁醇，总疗程1～2年。抗结核化学治疗用药时间长，用药期间应注意药物的副作用，定期复查肝功能、肾功能和血、尿常规。

第九节　肠结核和肠穿孔

一、概　　述

肠结核为结核菌侵犯肠管所引起的慢性感染，本病一般见于中青年，女性稍多于男性。其病变可分为溃疡型、增生型和混合型，可以是全身性结核的一部分或者合并有肺结核。85%的病变发生在回盲部，占80%～90%，其次依次为升结肠、回肠、空肠、阑尾、横结肠、降结肠、十二指肠、乙状结肠及直肠。除有结核病患者低热、盗汗、乏力、消瘦和食欲减退等全身症状，还常有腹痛、腹泻与便秘及腹部肿块等症状。90%以上肠结核由人型结核菌引起，此外，饮用未经严格消毒的乳制品可因牛型结核菌而致病，肠结核感染可经口、血行播散和邻近器官结核病灶的波及所致。结核病的发病是人体和结核菌相互作用的结果，经上述途径获得感染仅是致病的条件，只有当入侵的结核菌数量较多、毒力较大，并有人体免疫功能降低、肠功能紊乱引起局部抵抗力减弱时，才会发病。

肠穿孔是指肠管病变导致肠管壁坏死破裂穿孔、肠内容物溢出至腹膜腔内，是肠结核的严重并发症之一。穿孔可形成局限性脓肿、肠瘘或急性腹膜炎。引起严重的弥漫性腹膜炎时，主要表现为剧烈腹痛、腹胀、腹膜炎等症状体征，严重可导致休克和死亡。急性肠穿孔的腹痛常突然发生，呈持续性剧痛，常使患者难以忍受，并在深呼吸与咳嗽时加重。疼痛范围与腹膜炎扩散的程度有关。患者采取仰卧位，两下肢屈曲，不愿转动。腹部检查可见呼吸运动显著减弱，腹肌板硬，肠鸣音减弱或消失，肝浊音界缩小或消失等，X线检查可发现膈下有游离气体。按照发病部位，可分为十二指肠穿孔、小肠穿孔、结直肠穿孔。

二、肠结核穿孔的发病机制

回盲部结核菌经吞食后沿肠管的淋巴系统进入绒毛内的中央淋巴管，隐藏在黏膜的深面，开始了炎症的过程。侵犯到固有层、黏膜下层、肌层的结核菌进入派尔集合淋巴结形成含有上皮和淋巴组织的结核结节，再进一步由浆膜下沿着肠管的肠系膜附着部位连接到肠系膜淋巴结，所以回盲部是肠结核的主要侵犯部位。结核结节增大时常有干酪样坏死和伴发闭塞性动脉内膜炎，影响邻近肠管的血供，造成黏膜水肿和局灶性坏死。坏死组织脱落形成小的溃疡，融合增大后呈深浅不一的潜行溃疡。溃疡的边缘不规则，溃疡沿肠壁淋巴管道顺肠周径发展。在修复的过程中大量纤维组织增生，造成肠管环行瘢痕挛缩使肠管狭窄。同时，溃疡可累及周围的腹膜及邻近肠系膜的淋巴结，引起局限性腹膜炎和肠系膜淋巴结结核。后者可发生干酪样变或溃破至腹腔，引起急性腹膜炎。由于溃疡型结核病变发展过程缓慢，受累肠段往往已与周围组织紧密粘连，因此较少出现溃疡性穿孔，慢性穿孔则多形成腹腔脓肿或肠瘘。

三、诊　断

（1）肠结核的相关表现。

（2）腹痛、腹胀。

（3）全身感染中毒症状：中毒性休克表现。

（4）腹部检查：腹式呼吸减弱或消失，全腹有明显的压痛反跳痛，肌紧张板样强直，叩诊肝浊音阶消失，可有移动性浊音，肠鸣音减弱或消失。

（5）辅助检查：溃疡型肠结核可有中度贫血，无并发症时白细胞计数一般正常。红细胞沉降率（血沉）多明显增快，可作为估计结核病活动程度的指标之一。粪便多为糊样，一般无肉眼黏液和脓血，但显微镜下可见少量脓细胞与红细胞。粪便浓缩找结核菌阳性者有助于诊断，但仅在痰液检查阴性时才有意义。PPD 皮试阳性或血结核抗体阳性有助于诊断，但阴性不能排除该病。X 线检查可发现膈下游离气体。结肠镜可以对全结肠和回肠末段进行直接观察，如能发现病变，对本病诊断有重要价值。活检如能找到干酪样坏死性肉芽肿或结核菌具确诊意义。

根据病史、症状体征、X 线检查可发现膈下游离气体，结合腹部超声、CT 等检查，不难诊断。但诊断过程中一定要明确穿孔部位、穿孔病因来指导治疗。

四、鉴别诊断

与表现为急性弥漫性腹膜炎的相关疾病鉴别：①急性胰腺炎；②急性胆囊炎；③急性阑尾炎。

此外，还需与宫外孕破裂、卵巢囊肿扭转、原发性腹膜炎等疾病鉴别。

五、治　疗

治疗目的是消除症状、改善全身情况、促使病灶愈合及防治并发症。强调肠结核的早期治疗，因为肠结核早期病变是可逆的。

（一）治疗原则

（1）原发疾病的基础治疗：抗结核治疗、对症支持治疗。

（2）明确肠穿孔诊断的同时，要明确肠穿孔的部位和原因。

（3）因穿孔引起急性弥漫性腹膜炎、感染中毒性休克甚至死亡，所以一经诊断，积极手术治疗。

（4）手术方式要根据肠穿孔的病因及穿孔部位、穿孔时间、腹腔污染程度、病人的一般状态等进行选择。可行穿孔修补、肠部分切除或肠造口术。

（二）非手术治疗

因为回盲部结核特别是溃疡型，常继发于肺结核，所以应积极进行抗结核治疗和全身支持疗法，使肠道不再继续受感染，肠结核才得以控制　。

1. 休息与营养　合理的休息与营养可加强患者的抵抗力，是治疗的基础。患者应卧床。营养支持主要以高热能、高蛋白质、高维生素（重点是 Vit A、Vit B、Vit C、Vit D）为主，还应特别注意钙和铁的补充。急性期以静脉营养为主，又称全胃肠外营养，即通过静脉途径提供机体代谢所需要的几乎全部营养成分，供给机体足够的蛋白质（氨基酸）、脂肪、碳水化合物、维生素、微量元素、电解质和水分，使机体获得正常成长，结核病灶修复、正氮平衡和体重增加，以达到营养治疗的目的。

2. 其他对症支持治疗　禁食、胃肠减压。

3. 抗结核化疗药物　抗结核药物是本病治疗的关键。化疗的原则是早期、联合、适量、规律、全程。初治患者抗结核化疗一般选用四联治疗方案。①强化期：异烟肼、利福平、吡嗪酰胺、乙胺丁醇或链霉素，根据病情轻重及治疗效果决定强化治疗的时间，一般 2～3 个月。患者发生肠穿孔，急性期需禁食及胃肠减压，故临床暂时只可选用注射制剂先控制疾病的发展，如利福平、异烟肼、左氧氟沙星、链霉素或阿米卡星，待可以进食时，再改为异烟肼、利福平、吡嗪酰胺、乙胺丁醇或链霉素治疗。②巩固期：异烟肼、利福平、乙胺丁醇。建议每日用药，总疗程 1～2 年。复治或耐药患者，建议依据药敏选择敏感的药物治疗，急性期无药敏结果时治疗依然只能选择注射剂。

4. 免疫治疗　细胞因子制剂如白细胞介素、干扰素等；生物制剂和其他免疫制剂如母牛分枝杆菌菌苗（微卡）、草分枝杆菌菌苗（乌体林斯）、卡介菌多糖核酸（BCG-PSN）、胸腺素等。

5. 中医药治疗　传统中医汤药辨证论治；中药成方制剂如结核丸等。

（三）手术治疗

1. 适应证　急性穿孔形成弥漫性腹膜炎；慢性穿孔形成腹腔脓肿或肠瘘；伴有消化道出血，经非手术治疗无效；绞窄性肠梗阻穿孔。

当肠梗阻伴有肠壁血运障碍，肠管发生缺血坏死时，可出现肠穿孔。绞窄性肠梗阻预后严重，并必须及早进行手术治疗。

2. 手术方式　根据病情而定，原则上应彻底切除病变肠段，再行肠道重建术、回盲部或右半结肠切除术；增生型回盲部结核伴梗阻可行回盲部切除，如升结肠同时受侵犯宜行右半结肠切除术，然后行回肠横结肠端端或端侧吻合术。近年来已开展腹腔镜辅助下行回盲部切除术取得良好效果。如回盲部病变炎症浸润广泛而固定，无法切除，为解除梗阻，可先行末端回肠横结肠端侧吻合术，待 3~6 个月后再二期切除病变肠段，再行肠道重建术。

无论采取何种术式，患者术后均需接受抗结核药物治疗 。

六、疾 病 预 后

肠穿孔的预后取决于治疗的时机与适合的外科治疗。早期手术，预后较好，若手术时间延迟，死亡率较高。

第十节　颅内高压和脑疝

一、定　义

（一）颅内高压

颅内压是指颅腔内容物对颅腔壁产生的压力，是由液体静力压和血管动压两因素组成。由于颅腔总容积相对固定，颅内压保持相对稳定。正常人平卧位颅内压约为 1.33kPa（10mmHg）。当脑组织肿胀、颅内占位性病变或脑脊液分泌过多、吸收障碍、循环受阻或脑血流灌注过多导致颅内压持续保持在 2.0kPa（15mmHg）以上时称颅内高压（inreacranial hypertension）。

（二）脑疝

正常颅腔内某一分腔有占位性病变时，该分腔的压力比邻近分腔的压力高，脑组织从高压区向低压区移位，被挤到附近的生理孔道或非生理孔道，使部分脑组织、神经及血管受压，脑脊液循环发生障碍而产生相应的症状群，称为脑疝。

二、症状和体征

（一）头痛

颅内高压可引起脑膜血管或神经受挤压、牵拉，以及炎症病变刺激脑膜神经末梢而产生头痛。头痛是颅内高压最常见的症状，颅内压愈高，头痛愈明显。头痛多为弥漫性钝痛，常剧烈而持久，可于夜间痛醒。任何引起颅内压增高的因素如咳嗽、排便等都可使头痛加重；呕吐或过度换气可使头痛减轻。急性颅内压增高头痛剧烈、坐立不安，往往伴有喷射性呕吐。婴幼儿通常不会主诉而表现为烦躁、尖叫、哭闹不止。

（二）呕吐

由于颅内高压，脑室扩张刺激第四脑室底部的迷走神经核及延髓呕吐中枢可引起呕吐。呕吐以晨起为重，一般与饮食无关，呕吐前有或无恶心，常呈喷射性频繁呕吐，且多伴有剧烈头痛、头昏，头痛剧烈时呕吐症状也较重。

（三）意识障碍

颅内高压可使大脑皮质广泛缺氧，脑干网状结构受累而出现不同程度意识障碍，如烦躁、淡漠、迟钝、嗜睡，甚至昏迷。

（四）肌张力增高及惊厥

脑组织缺氧或水肿使大脑皮质运动中枢，以及脑干、基底核、小脑、锥体外系受刺激，导致肌张力增高，表现为去大脑僵直、去皮质僵直，亦可引起惊厥、癫痫样发作或肢体强直性发作。

（五）眼部改变

颅内压增高时可压迫展神经，眼球活动受限常出现复视现象。动眼神经受影响时可出现眼睑下垂、瞳孔散大，以及双侧瞳孔不等大、形态不规则等现象。颅内压增高还可使眼底静脉血流受阻，出现眼底视神经乳头水肿、萎缩出血等，表现为一过性黑朦，逐渐发展为视力减退甚至失明。眼底检查可见视神经乳头水肿，静脉扩张、出血。急性颅内高压可无视神经乳头水肿表现。

（六）对听力及平衡系统的影响

颅内高压可使内耳迷路或前庭神经受刺激而眩晕，内耳充血可引起耳鸣。

（七）呼吸及循环障碍

颅内高压使延髓血管运动中枢出现代偿性加压反应，收缩压升高，脉压增宽。心电图可出现 ST 段改变、心律不齐。脑干受压可出现呼吸节律不规则甚至暂停。

（八）脑性高热

下丘脑体温调节中枢受累、肌张力增高，以及惊厥使产热增加，自主神经功能障碍、泌汗功能减弱等原因使体温散热不良，上述因素均可导致脑性高热。

（九）生命体征变化

血压升高，脉搏慢而洪大，呼吸慢而深即库欣（Cushing）三主征。严重颅内压升高者脉搏可在每分钟 50 次以下，呼吸每分钟 10 次左右，收缩压可达 24kPa（180mmHg）以上，此为脑疝的先兆征象。

（十）脑疝

颅内压升高到一定程度，部分脑组织发生移位，挤入硬脑膜的裂隙或枕骨大孔发生脑疝，压迫附近的神经、血管和脑干，产生一系列症状和体征。颅内压增高征患者神志突然昏迷或出现瞳孔不等大，应考虑为脑疝。常见脑疝有以下三种。

1. 小脑幕切迹疝（颞叶沟回疝） 小脑幕切迹疝时，小脑幕上方的颞叶海马廻被挤入小脑幕切迹下方而压迫中脑，中脑受压使动眼神经受累，表现为眼睑下垂，患侧瞳孔先缩小而后散大，出现双侧瞳孔不等大；脑疝进一步加重，对侧动眼神经亦受累，瞳孔先缩小后散大，对光反射减弱；最后双侧瞳孔散大固定。脑干受压时出现中枢性呼吸衰竭，意识障碍加重，继而心率、血压不稳，呼吸循环衰竭。

2. 枕骨大孔疝（小脑扁桃体疝） 枕骨大孔疝时，小脑扁桃体被挤入枕骨大孔继而波及延髓。患者常出现枕区剧烈头痛，颈项强直，昏迷加深，瞳孔散大而固定，常因中枢性呼吸衰竭而呼吸暂停。枕骨大孔疝时，患者意识改变出现较晚而呼吸骤停发生较早。颅内压增高患者呼吸突然停止或腰椎穿刺后出现危象，应考虑可能为枕骨大孔疝。

3. 大脑镰下疝（扣带回疝） 大脑镰下疝时，一侧半球的扣带回经镰下孔被挤入对侧分腔，引起病侧大脑半球内侧面受压部的脑组织软化坏死，出现对侧下肢轻瘫、排尿障碍等症状。

三、实验室检查

（一）腰穿

压力改变：在 L_2～L_3 间隙腰穿测压，若压力＞1.8kPa（13.5mmHg 或 180cmH_2O）即可确诊。脑疝患者一般禁止腰椎穿刺。结脑患儿颅内压增高腰穿压力多为 20～30cmH_2O，部分成人可高达 30～40cmH_2O。当梗阻性脑积水时腰穿压力可不高或很低，可通过 Ayala 指数来间接判断。Ayala 指数=（放出脑脊液量 × 终压）/初压。Ayala 指数正常范围是 5.5～6.5，如＞7 表示脑脊液储量大，常提示有交通性脑积水；＜5 提示脑脊液小，常见于梗阻性脑积水。

（二）头颅 CT

1. 颅内高压 主要是脑积水、脑水肿及脑结核瘤所致，CT 可有相关表现。

（1）脑积水：结脑脑室管膜炎所致脑脊液分泌过多，或脑基底部的炎症渗出物引起交通性脑积水或梗阻性脑积水，CT 表现脑室扩张。

（2）脑水肿：在发炎的病灶周围可见大片低密度水肿带，无强化。

（3）脑结核瘤：结核瘤多位于天幕上，如额顶颞叶；天幕下者多见于小脑半球与蚓部。早期，因结核瘤尚有明显炎症反应，胶原纤维较少，非增强检查呈等密度，不显示肿块，周围脑白质可见低密度水肿带，在额叶呈特殊的漏斗状阴影，在后颞顶枕区呈三手指状阴影，增强呈不规则强化，边缘不规则，或在水肿区内呈盘状或环状增强影。中期，结核瘤炎症反应消退，胶原组织增殖，内含干酪样物质，非增强检查呈略高密度的小盘状病变，周围伴水肿低密度区，增强显示中心为较低密度的环状强化。晚期，成熟的结核瘤已成为钙化结节，非增强检查显示高密度小盘状病变或呈联合的不规则病变，周围水肿区已消失，增强检查显示钙化的小盘状病变不再强化，而联合的不规则区可部分强化或呈环状串珠状强化。

2. 脑疝的 CT 表现 小脑幕切迹疝时可见基底池（鞍上池）、环池、四叠体池变形或消失。大脑镰下疝时可见中线明显不对称和移位。

（三）头颅 MRI

头颅 MRI 可观察脑疝时脑池的变形、消失情况，直接观察到脑内结构如钩回、海马旁回、间脑、脑干及小脑扁桃体。

四、急救原则和措施

（一）颅内高压的急救措施

1. 一般措施　急性颅内高压症患者应绝对卧床休息，抬高床头位置可降低脑静脉压和脑血容量，这是降低颅内压的简单方法。理想的头位角度应依据患者颅内压监测的个体反应而定，头抬高 15°～30°是比较安全的，可使颅内压持续降低。保持颅内静脉回流通畅，应避免头部过高或颈部衣带过紧、头部位置不正和患者躁动不安现象，以防颅内压增高。保持环境安静、舒适，生命体征不稳者密切观察病情变化。呕吐时将患者的头颈保持侧位，以防误吸；保持气道通畅，防止气道阻塞、低氧血症和高碳酸血症，并保证血氧饱和度实时监测，及时吸氧，防止颅高压所致大脑缺氧，保护和维持脑代谢功能。呼吸停止的患者除立刻进行人工呼吸外，应迅速进行经口气管插管、气管内加压吸氧，并同时给予脱水剂，还需使用呼吸兴奋剂。心跳、呼吸同时停止者除立即进行气管加压吸氧，心室内注射盐酸肾上腺素外，应立即行心外按压。每日进液量不宜过多，一般控制在 2000ml 左右，静脉补液宜用 5%葡萄糖液和 0.45%氯化钠混合的低钠糖盐水，每日补钠量控制在 5.6g 为宜，注意监测水电解质和酸碱平衡，正确处理稀释性低钠综合征。

2. 过度通气　其疗效取决于脑血管对二氧化碳的敏感性。当脑血管麻痹时，过度通气对治疗颅内高压往往难以奏效。

3. 脱水治疗　20%甘露醇、甘油果糖或 50%葡萄糖均可达到降颅内压的目的。高渗含钠液可用于治疗因低钠血症所致的渗透性脑水肿。常规可给予 20%甘露醇 1～2ml/kg，静脉快速滴注，每天 3～4 次。

4. 减少脑脊液分泌　碳酸酐酶–乙酰唑胺可使脑脊液分泌减少 46%～50%，用量 20～40mg/（kg·d），疗程 1～2 个月。强心苷类药物如地高辛，能抑制脑室脉络丛细胞膜的钠钾及 ATP 系统，使脑脊液生成减少，用量 0.25mg，每天 1 次。呋塞米可直接抑制钠进入脑组织，缩小脑容积，降低脑脊液生成率，提高肾小球滤过率，减少肾小管重吸收，抑制肾小管分泌，使尿液排出增多，通过利尿可提高血浆蛋白浓度，从而使胶体渗透压上升。常规呋塞米 20～40mg 静脉注射，每天 1～2 次。

5. 激素应用　地塞米松 5～10mg 静脉或肌内注射，每天 2～3 次；氢化可的松 100mg 静脉注射，每天 1～2 次；泼尼松 30～50mg/d，口服。

6. 侧脑室穿刺持续引流　侧脑室穿刺持续引流是防治和抢救脑疝危象最有效、快速、直接的措施。急性脑积水或慢性脑积水急性加重期，尤其是脑疝形成初期，侧脑室穿刺持续引流可从根本上达到降颅压的目的；对于交通性脑积水或梗阻性脑积水，可解除因颅内压增高所致脑损伤而引起的不可逆性后遗症的发生。待脑膜炎症控制后可进一步行脑室–

腹腔分流术，从而从根本上解除颅内高压。

7. 其他治疗 包括巴比妥类药物、抗生素治疗及冬眠疗法等。

（二）脑疝的急救措施

脑疝是由于急剧的颅内压增高造成的，在做出脑疝诊断的同时应按颅内压增高的处理原则快速静脉输注高渗降颅内压药物，以缓解病情、争取时间。同时有条件的情况下还可选用下列姑息性手术，以降低颅内高压和抢救脑疝。

1. 脑室外引流术 可在短期内有效降低颅内压，暂时缓解病情。对有脑积水的病例效果特别显著。

2. 减压术 小脑幕切迹疝时可做颞肌下减压术，枕骨大孔疝时可做枕下减压术。这种减压术常造成脑组织的大量膨出，对脑的功能损害较大，故非迫不得已不宜采用。

3. 脑脊液分流术 适用于有脑积水的病例，根据具体情况及条件可选用：①脑室脑池分流术；②脑室腹腔分流术；③脑室心房分流术等。

（葛燕萍）

参考文献

陈灏珠. 2009. 实用内科学. 13 版. 北京：人民卫生出版社

林健群，洪建文，黄鑫，等. 2005. 肠结核的外科治疗（附 26 例分析）. 岭南现代临床外科，5(3)：195-196

任涛，蔡映云，金美玲，等. 2005. 卡介菌多糖核酸免疫治疗结核病小鼠的实验研究. 复旦学报（医学版），32：315-319

谭守勇，谢灿茂. 2004. 营养不良与结核病的发病和治疗. 中国防痨杂志，26(2)：110-113

唐神结，高文. 2011. 临床结核病学. 1 版. 北京：人民卫生出版社，437-441

肖和平. 2004. 结核病防治进展. 上海：复旦大学出版社，264-268

姚育修. 1997. 肠结核的诊断. 腹部外科，10（3）：107-108

张之南. 2011. 血液病学. 2 版. 北京：人民卫生出版社

中华医学会. 2005. 临床诊疗指南（结核病分册）. 北京：人民卫生出版社，2005

Essential prevention and care interventions for adults and adolescents living with HIV 1. 2008. In resource-limited settings. Geneva，World Health Organization，National Collaborating Centre for Chronic Conditions

Guidance for national tuberculosis programmes on the management of tuberculosis in children. 2006. Geneva，World Health Organization（WHO/HTM/TB/2006.371；WHO/FCH/CAH/2006.7）

Guidelines for the programmatic management of drug-resistant tuberculosis：emer gency update. 2008. Geneva，World Health Organization（WHO/HTM/TB/2008.402）

H-J. Kim，C-H. Lee，S. Shin，et al. 2010. The impact of nutritional deficit on mortality of in-patientswith pulmonary tuberculosis. INT J TUBERC LUNG DIS，14（1）：79-85

Saukkonen JJ. 2006. An official ATS statement：hepatotoxicity of antituberculosis therapy. American Journal of Respiratory and Critical Care Medicine，174：935-952

Thwaites GE. 2004. Dexamethasone for the treatment of tuberculous meningitis in adolescents and adults. New England Journal of Medicine，351：1741-1751

Treatment of tuberculosis. 2003. Morbidity and Mortality Weekly Report：Recommendations and Reports，52（RR-11）：1-77

Tuberculosis：clinical diagnosis and management of tuberculosis，and measures for its prevention and control. 2006. London，Royal College of Physicians，NICE（National Institute for Health and Clinical Excellence）. American Thoracic Society，CDC，Infectious Diseases Society of America

预　防　篇

第八章　结核病预防的环境控制

结核病预防的环境控制是指运用工程学技术阻断空气中具有感染性的飞沫核的传播，降低空气中飞沫浓度。这些措施包括通风、使用高效空气微粒过滤器和化学消毒等。

一、通　　风

通风就是采用自然或机械方法使风没有阻碍，可以穿过，到达房间或密封的环境内，以控制空气污染物的传播与危害，可以分为自然通风和机械通风两种类型。在一个通风良好的空间，空气可以持续地流进和流出，空间内的气体得以有效混合及更新。因此完善的通风系统可以通过稀释和/或除去空气中的感染微粒来降低感染危险。某场所的通风情况越好，结核的感染就越少。有意地控制通风和空气流动的方向可以起到更好的效果。

（一）自然通风

自然通风是一种最简单、最低廉的环境控制措施。空气通过打开的门、窗进出建筑物，以降低飞沫的浓度，从而控制结核感染。

在没有中央空调系统的区域需要保持自然通风有效，尤其是人群聚集的场所（如候诊室、病房等）尤其需要进行最大限度的自然通风。尽可能保持门、窗开放，即使是在寒冷的季节和地区，门、窗也应部分开放，患者、家属及工作人员应加衣保暖。

风扇（包括吊扇、落地扇、台扇等）有助于空气混合及流通，从而提高自然通风的效力。风扇通过电驱动产生气流吹散感染性微粒，因此在风扇的周围感染性微粒的数量被降低，但是在房间的其他区域，感染性微粒的数量却会有所上升。所以，风扇应该和开窗一起协同发挥通风的作用。相较于密闭且没有风扇的房间或密闭但有风扇的房间或通风但没有风扇的房间，通风且有风扇的房间将有效降低结核感染性微粒传播的危险。同时，风扇放置的位置也十分重要，应当被放置于可以增加自然气流并使空气由清洁区流向非清洁区的地方。

（二）机械通风

机械通风是指利用相关设备和技术机械地促进房间内的空气循环和流动，从而达到稀释空气、阻止结核传播的目的。在自然通风不良或不能进行自然通风的条件下，可采取机械通风的方式，以降低飞沫浓度。机械通风采用窗扇、排气扇等加强室内外空气的流动，或应用负压装置造成一定区域负压状态，使空气从邻近区域吸入后直接排放到室外，从而降低区域内飞沫浓度。但是，机械通风系统必须设计优良、认真维护和正确操作，因此是一种较复杂、较昂贵的环境控制措施。

因为机械通风系统可以促进空气的流通循环，所以该系统或许也会在不经意间传播结核。因此使用高效空气微粒过滤器和/或使用紫外灯消毒可以降低因机械通风带来的结核传播风险，为室内提供清洁空气。

二、高效空气微粒过滤器

高效空气微粒过滤器可以清洁空气，合适的过滤器可以从空气中除去很多通过空气传播的微粒，可从空气中去除接近一半的结核飞沫核。所有不洁净的空气，包括将要被再循环排入室内的空气及人们呼出的空气，都应该经过滤器过滤。但是随着灰尘的聚集，风扇通过过滤器过滤的空气会越来越少，因此过滤器的维护很重要。如果过滤器维护不良，会降低其稀释和去除空气中感染微粒的能力。高效过滤器的良好维护，有助于清洁室内空气，前提是有充足的室内混合气体、设备的空气流速与空间大小相协调。由于安装高效空气微粒过滤器较昂贵且必须及时进行清洗和维护，所以一般只在隔离房间安装空气过滤器。

三、紫外线灯照射消毒

紫外线灯可以消毒再循环的空气，是感染控制的一种补充措施。紫外线灯消毒和通风系统相比，应优先选择使用通风系统以保证充分的空气流通。

使用紫外线灯照射消毒必须设置避免紫外线照射消毒对皮肤和眼睛造成伤害的预防措施。在使用过程中，需要对紫外线灯的辐照水平进行监控，以确保空气消毒有效，同时也要保证房间居住者的安全。紫外线灯采取悬吊式或移动式直接照射。安装时紫外线灯（30W 紫外线灯，在 1.0m 处的强度＞70μW/cm^2）应≥1.5W/m^3，照射时间≥30min。离天花板的高度 2.0m 左右。应保持紫外线灯表面清洁，每周用 75%～80%（体积比）乙醇棉球擦拭 1 次。发现灯管表面有灰尘、油污时，应及时擦拭。紫外线灯消毒室内空气时，房间内应保持清洁干燥，减少尘埃和水雾。温度＜20℃或＞40℃时，或相对湿度＞60%时，应适当延长照射时间。紫外线灯的常规检查应该由专门的技术人员完成，以判断设备的性能。

四、化学消毒

可采用化学消毒剂喷雾或熏蒸消毒。

（一）喷雾消毒

一般采用 3%过氧化氢，利用电动超低容量喷雾器进行喷雾消毒。将消毒液雾化成 20μm 以下的微小粒子，在空气中均匀喷雾，使之与空气中结核感染性颗粒充分接触，以杀灭空气中的结核菌。消毒前关好门窗，喷雾时按先上后下、先左后右、由里向外、先表面后空间、循序渐进的顺序依次均匀喷雾。在相对湿度 60%～80%、室温下，作用时间 30～60min。

消毒完毕，打开门窗彻底通风。喷雾时消毒人员应做好个人防护，佩戴防护手套、口罩，必要时戴防毒面罩，穿防护服。

（二）熏蒸消毒

一般采用 0.5%～1.0%（5000～10000mg/L）过氧乙酸水溶液，加热蒸发。在 60%～80% 相对湿度、室温下，过氧乙酸用量按 $1g/m^3$ 计算，熏蒸时间 2h。消毒前应关闭门窗，消毒完毕，打开门窗彻底通风。盛放消毒液的容器应耐腐蚀，大小适宜。

五、环境控制监测

任何环境控制措施均需进行监测以确保其有效运作。管理部门需制定维护计划，指定专人监测环境控制措施和记录，保证所有常规维护活动均有记录。要有专人每天（包括晚上）检查门、窗；风扇应每月检查 1 次；高效空气微粒过滤器应每月检查，表面覆盖尘土应更换（高效空气过滤器使用寿命为 5 年）。中央通风系统的通风管道应该每年用真空吸尘器检查；通风设备和恒温控制器都应该每年检查 1 次。

（沈　鑫）

参考文献

綦迎成，孟桂云. 2013. 结核病感染控制与护理. 北京：人民军医出版社
中华人民共和国卫生行业标准. WS/T368—2012. 医院空气净化管理规范
Francis J. 2007. Curry National Tuberculosis Center. Tuberculosis Infection Control：A Practical Manual for Preventing TB

第九章　结核病的呼吸防护

结核病是主要经呼吸道传播的慢性传染病，结核分枝杆菌是其病原菌。借助传染性肺结核患者（传染源）咳嗽、打喷嚏等产生的飞沫核，结核分枝杆菌可以从肺结核患者传播到健康人，尤其在医疗机构，这种传播更易发生。

为了减少结核病在传染源与健康人之间、医疗机构内人与人之间的传播，应根据结核病的传播特点，采取相应措施，这些措施就是结核病的感染控制。结核病感染控制是指针对肺结核这一呼吸道传染病，采取的预防或减少结核分枝杆菌传播的方法及流程。这些方法或流程包括以下三个层次：

1. 管理控制　管理控制是指采取措施预防或减少传染源产生飞沫核。传染源减少飞沫核即意味着减低医务人员、其他患者和健康人暴露于含结核菌飞沫核的风险。这是最重要的感染控制措施。

2. 环境或工程控制　环境或工程控制是指采取措施降低空气中传染性飞沫核的浓度。空气中飞沫核浓度越低，对人体的威胁就越小。

3. 呼吸防护　呼吸防护是指采取措施避免人体吸入含结核菌的飞沫核，也就是通过佩戴口罩防止吸入飞沫核。呼吸防护是感染控制措施的第三层次。呼吸防护是指通过佩戴口罩避免吸入空气中的飞沫核。需要指出的是，没有正确的管理控制和环境控制，仅仅依靠呼吸防护对于卫生人员感染控制来说是远远不够的。呼吸防护是管理控制和环境控制的有效补充。

以上三个层次中管理控制是结核病感染控制的第一步也是最重要的一步。没有管理控制，环境控制和呼吸防护的作用都很会受到极大的限制。三种措施实施的优先顺序为：管理控制—环境控制—呼吸防护。

一、常用医用口罩的类型及防护作用

（一）纱布口罩

纱布口罩是使用时间最久的口罩，目前仍在医疗机构广泛使用。

1. 纱布口罩的国家标准　2003 年 4 月，国家质量监督检疫总局发布普通脱脂纱布口罩国家标准（GB 19084—2003）。该标准对合格纱布口罩的要求只有尺寸（18cm×14cm）和层数（不少于 12 层），而没有滤过效率的要求。滤过效率（filtering efficiency）是指在规定条件下，口罩将空气中的颗粒滤除的百分数。滤过效率是衡量一种口罩对空气中飞沫核阻挡能力的核心指标，也就是说，纱布口罩并不是用来防护空气中的飞沫核。

2. 纱布口罩的滤过率　由国家食品药品监管局北京医疗器械质量监督检验中心测定，16 层普通材料口罩滤过效率为 24%，24 层普通材料口罩滤过效率为 36.8%。

（二）外科口罩

外科口罩主要用于防止佩戴者向空气中散布飞沫核。外科口罩不能阻止飞沫核的吸入，主要原因：一是外科口罩滤过效率较低，二是口罩与面部间存在较大空隙，空气可以在口罩与面部间自由通过。因此，外科口罩不是理想的防止飞沫核吸入的防护工具。肺结核患者佩戴外科口罩较医务人员佩戴在阻止飞沫核传播方面更为有效。

1. 外科口罩的行业标准　国家食品药品监督管理总局 2004 年发布《医用外科口罩技术要求（YY 0469—2004）》。该行标规定外科口罩的滤过效率不能小于 30%。尽管这一标准较纱布口罩有所进步，但 30%的滤过效率对于结核病这一经飞沫核传播的呼吸道传染病显然不够。

2. 外科口罩的佩戴时间　研究发现外科口罩的最佳佩戴时间是 2h，也有研究发现外科口罩随着佩戴时间的延长其防护效果逐渐降低，最长佩戴时间最好不超过 2h。

（三）医用防护口罩

2003 年 SARS 后，医用防护口罩在医疗机构逐渐被认识和推广。然而，较高的价格和佩戴时的相对不适感在一定程度上限制了其广泛使用。

1. 医用防护口罩的国家标准　2010 年 9 月，国家质量监督检疫总局和中国标准化专业委员会发布《医用防护口罩技术要求（GB 19083—2010）》。该国标要求其滤过效率不能低于 95%。因此，医用防护口罩是防止飞沫核吸入的最理想口罩。

2. 医用防护口罩的类型　目前有两种类型的医用防护口罩。

（1）欧洲标准：欧洲医用防护口罩标准（EN149：2001）将医用防护口罩分为三种类型。①FFP1：口罩滤过效率＞80%；②FFP2：口罩滤过效率＞94%；③FFP3：口罩滤过效率＞99%。对于飞沫核防护来说，FFP2 及以上口罩均可达到完全防护。

（2）美国标准：美国 CDC 与 NIOSH（国家职业疾病安全与健康研究所）根据防护颗粒不同将医用防护口罩分为三大系列，即 N、P 及 R 系列。其定义及滤过率见表 9-1。

表 9-1　美国医用防护口罩类型及滤过效率

口罩系列	口罩名称		
	95%滤过效率	99%滤过效率	99.97%滤过效率
N（防护非油性颗粒）	N95	N99	N100
R（防护油性颗粒）	R95	R99	R100
P（防护油性及非油性颗粒）	P95	P99	P100

例如，N95 意味着：对于直径为 0.3μm 的非油性颗粒，该口罩滤过效率是 95%；R100 意味着：对于直径为 0.3μm 的油性颗粒，该口罩滤过效率是 99.97%（注：直径 0.3μm 颗粒是验证口罩滤过效率的国际标准）。

3. 医用防护口罩的存放　医用防护口罩非佩戴期间不需特殊处理，挂放在干净环境即可。或者将医用防护口罩放在纸袋内，纸袋注意通风，医用防护口罩禁放潮湿环境。

4. 医用防护口罩的使用时间 医用防护口罩的使用时间与工作环境有关。工作环境中飞沫核浓度高，则佩戴时间需要缩短。如美国医生每周使用 2 个，俄罗斯涂阳病房医生每月 4～6 个。

针对我国的医用防护口罩，杜建等进行研究，发现佩戴 2～3 天医用防护口罩，其滤过效率可达 95%以上；佩戴 5 天，滤过效率为 92%以上（图 9-1）。因此，医用防护口罩佩戴 1～2 个/周是合适的选择。

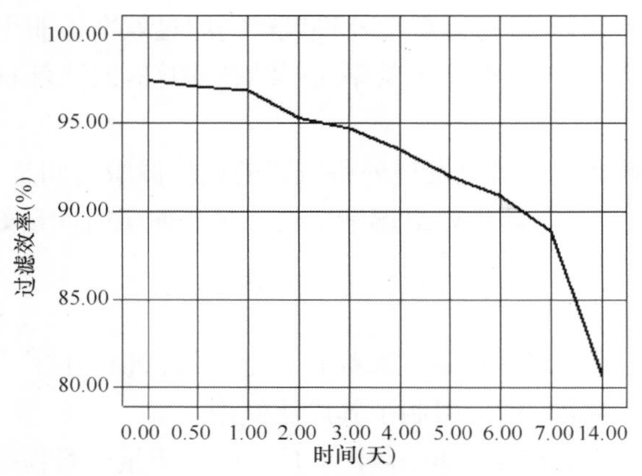

图 9-1 医用防护口罩佩戴时间与滤过效率

5. 医用防护口罩的适合性检验 医用防护口罩发挥防护作用的核心需要口罩与面部的紧密吻合。为了实现这一目的，就需要对口罩佩戴者进行医用防护口罩的适合性检验。适合性检验内容包括敏感试验及适合性试验。

（1）设备及试剂：主要设备包括喷雾器、头罩、颈罩等。试剂包括：①敏感试验溶液。Bitrex^{TM}（苯甲地那铵）13.5mg+5%氯化钠 100ml（蒸馏水）；②适合试验溶液。Bitrex^{TM}（苯甲地那铵）337.5mg+5%氯化钠 200ml（温水）。

（2）敏感试验：敏感试验主要检验佩戴者对敏感试验溶液（气味剂）的识别程度，在佩戴医用防护口罩前进行。敏感试验步骤：

1）不戴口罩，戴上头罩。

2）调整头罩位置，使受试者脸部与头罩视窗之间约有 10cm 距离。

3）要求受试者张嘴呼吸，并将舌头适当伸出。

4）将 1 号喷雾器喷头密封盖取下，喷头插入视窗上圆孔，压缩气囊，喷雾 10 次。每次喷雾时应将气囊完全压扁，然后让它完全膨胀。喷雾器必须处于垂直位置，气囊朝下。

5）询问受试者是否感觉苦味，若已感觉，记录该受试者在 10 次喷雾时感觉苦味。

6）若没有感觉，再喷 10 次，看受试者是否感觉，若需要再喷 10 次，记录受试者在 20 次或是 30 次喷雾有感觉。

7）若 30 次喷雾后仍没有感觉，检验结束，说明该受试者应选择其他适合性检验方法。

8）取下头罩，让受试者嘴中的味道消失，喝水可帮助味道消失。

（3）适合性检验：要求佩戴者戴上医用防护口罩和头罩。适合性检验步骤见表 9-2。

表 9-2 适合性检验步骤

时间	喷雾次数	佩戴者活动
0:00	10/20/30	正常呼吸
0:30	5/10/15	正常呼吸
1:00	5/10/15	深呼吸
1:30	5/10/15	深呼吸
2:00	5/10/15	左右摇头
2:30	5/10/15	左右摇头
3:00	5/10/15	上下点头
3:30	5/10/15	上下点头
4:00	5/10/15	不停谈话
4:30	5/10/15	不停谈话
5:00	5/10/15	走路/原地跳
5:30	5/10/15	走路/原地跳
6:00	5/10/15	正常呼吸
6:30	5/10/15	正常呼吸
7:00	停止	完成测试

二、不同类型口罩的滤过率比较

杜建等对棉口罩、外科口罩及医用防护口罩的滤过率进行研究，结果见图 9-2。其中外科口罩滤过率不足 20%，棉口罩在 30%～40%，只有 N95 口罩滤过率高达 97%。可见医用防护口罩的防护效果最好。

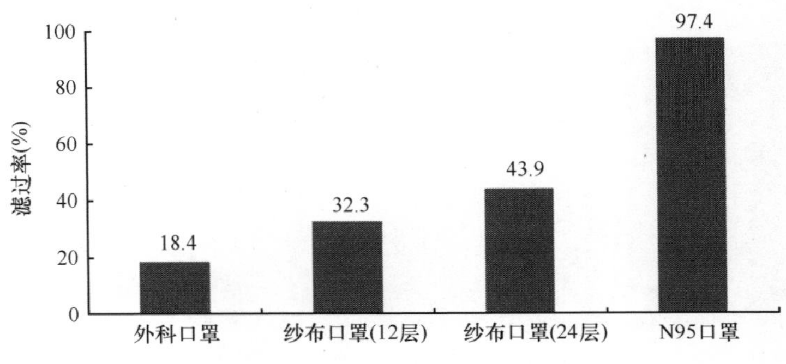

图 9-2 不同类型口罩的滤过率

（李 亮）

参 考 文 献

杜建，岳淑敏，谢忠尧，等. 2012. 医用防护口罩防护效率及佩戴时间的研究. 中国防痨杂志，34（10）：633-636

王黎霞，成诗明，何广学，等. 2012. 中国结核感染控制标准操作程序. 北京：人民卫生出版社

Grzybowski S, Barnett GD, Styblo K. 1975. Contacts of cases of active pulmonary tuberculosis. Bull Int Union Tuberc, 50(1): 90-106

Loudon RG，Roberts RM. 1968. Singing and the dissemination of tuberculosis. Am Rev Respir Dis，98（2）：297-300

WHO. 2008. Guidelines for the programmatic management of drug-resistant tuberculosis. Geneva，WHO（WHO/HTM/TB/2008.402）

WHO. 2009. WHO policy on TB infection control in health-care facilities，congregate settings and households. Geneva，WHO（WHO/HTM/TB/2009.419）

World Health Organization（WHO）. 2002. Prevention of hospital-acquired infections：a practical guide. Geneva，WHO（WHO/CDS/CSR/EPH/2002.12）

World Health Organization （WHO）. 2008. Advocacy，communication and social mobilization for TB control：A guide to developing knowledge，attitude and practice surveys. Geneva，WHO（WHO/HTM/STB/2008.46）

第十章　预防性结核疫苗

一、结核病与疫苗

结核病（TB）是一种主要由结核分枝杆菌（Mtb）感染引起的古老的慢性传染性疾病，长期严重危害着人类的健康，同艾滋病、疟疾并列为世界三大疾病。20 世纪 50 年代，由于抗结核的化疗药物问世，结核病的流行趋势曾一度得到有效控制。然而，近年来，由于耐药结核分枝杆菌（DR-Mtb）的出现及流行，Mtb 和人类免疫缺陷病毒（HIV）共感染，导致 TB 的发病率和死亡率大幅度上升。目前，TB 的新发病例以每秒 1 人次的速度增加，世界范围内结核感染的人数约占总人口的 1/3，且每年造成大约 200 万人死亡。在我国，所面临的结核感染形势尤为严峻，感染人数已超 5 亿。在 WHO 所调查的国家中，几乎无一例外都有耐药结核病存在的问题，目前已经检测到耐多药（multidrug resistant，MDR）、广泛耐药（extensively drug-resistant，XDR）甚至是全耐药（“totally” drug-resistant，TDR）的结核分枝杆菌，使得开展治疗结核的任务显得更为严峻。

因此，结核病至今仍是一个不容忽视的世界性公共卫生难题，控制结核肆虐再次被提上议事日程。WHO 于 2006 年提出了“止步结核 2006—2015”的结核控制计划，该计划要求在 2050 年将彻底消灭结核。所以寻找有效的方法控制结核病的传播刻不容缓。

（一）疫苗的基本原理和发展现状

接种疫苗是目前用于预防传染性疾病最有效的手段之一，疫苗一词“vaccine”源自于爱德华·金纳所使用的牛痘。“vacca”为拉丁文，意即牛。早期经典免疫学的发展与利用疫苗预防感染性疾病的历史密不可分。在中国，早在明朝隆庆年间（1567～1572 年），中国人就有采用“鼻苗法”预防天花的确凿记载。当时的种痘师采用天花痊愈者皮肤的痘痂制备干粉，将干粉用银管吹入健康人鼻腔（旱苗法），或将干粉用水调和后塞入鼻孔，造成预防性轻度感染，达到免疫的效果。后来，英国的爱德华·金纳从牛痘中制备活疫苗用于防治天花获得成功，1798 年以论文形式公诸于世后，逐步在全球推行牛痘接种，使天花成为第一个通过接种疫苗而被消灭的传染病。而 1800 年由巴斯德发明的减活病毒疫苗也是疫苗发展中的重要里程碑，奠定了疫苗安全使用的理论基础。目前，被广泛使用的预防性疫苗主要为针对甲型肝炎、乙型肝炎、小儿麻痹症、腮腺炎、麻疹、德国麻疹、白喉、百日咳、破伤风、乙型流感、水痘、轮状病毒、流行性感冒、脑膜炎球菌病及肺炎等的疫苗。

接种疫苗后产生保护作用的基本原理是利用疫苗中的抗原性物质，有效诱导个体产生特异性的细胞免疫应答（T 细胞）和体液免疫应答（抗体）。接种后的个体中长期存在记忆性的 T 细胞或 B 细胞，接种过的个体一旦再次遇到相同的病原菌，就可以被迅速活化为效应 T 细胞或是特异性抗体产生 B 细胞，从而发挥免疫效应功能。免疫细胞可以直接杀伤病原菌，特异性抗体则是通过直接中和作用或是利用抗体介导的细胞毒性作用、调理作用等生物学功能清除病原菌。

疫苗研发和使用的原则是安全和有效，由于其使用的对象以健康人群为主，其安全性应放在首位。因此在疫苗研发中，不同于具有致病作用的病原菌本身，用于接种的疫苗往往包含病原微生物类型的改变，或是对病原菌做减毒处理（被称为“减毒株”），或是病原菌中可以诱导保护性免疫应答的不同形式的抗原成分（也称为亚单位疫苗），在提高接种效果的同时，也大大减低毒性。

（二）抗结核病疫苗的免疫学保护机制

目前大多数发挥有效保护作用的疫苗，往往是以诱导特异性抗体产生的免疫应答为主。而在抗结核免疫应答中，T 细胞应答被认为是抗胞内菌感染的主要保护应答。肺泡巨噬细胞（alveolar macrophage）和树突状细胞（dendritic cell，DC）获取并提呈进入患者的结核抗原后，迁移至引流淋巴结，诱导 T 细胞应答。其中，$CD4^{+}$Th1 和 $CD8^{+}$T 细胞通过分泌大量 IFN 和 TNF，有效激活巨噬细胞杀灭结核菌，并通过 $CD8^{+}$T 细胞释放的穿孔素、颗粒酶途径和 Fas 途径诱导被感染巨噬细胞的凋亡，从而释放结核抗原。所以，在预防结核病的疫苗研发中，则是以诱导特异性细胞免疫为主的研发策略，如何选择合适的结核抗原产生抗原特异性 T 细胞，向记忆性 T 细胞分化所需的结核抗原刺激强度和持续时间等，以及如何使记忆性 T 细胞能够更高效、更稳定地生成效应细胞来发挥效应功能，都是结核疫苗研发中尚未解决的问题。

（三）抗结核预防性疫苗——卡介苗

目前，唯一得到批准使用的抗结核疫苗是卡介苗（BCG），是为了纪念发明疫苗的两位法国学者 Albert Calmette 和 Camille Guérin 而命名的。卡介苗是儿童免疫规划疫苗中历史最悠久、接种人数最多的疫苗之一。有资料显示，从 1921 年卡介苗首次应用于人类结核病防治以来，全世界卡介苗接种人次已达 30 亿人之多。目前主要的接种对象为新生婴幼儿，卡介苗接种也被称为“出生第一针”，往往在新生儿一出生就接种，并且在接种三个月后，需在结核病防治所通过结核菌素试验检查接种是否成功。未在出生阶段接种的新生儿，在 3 个月内应尽早接种。目前的研究结果显示，卡介苗接种在预防儿童结核病，特别是严重类型的结核病，如结核性脑膜炎等方面发挥了重要的作用。

卡介苗来源于从 1908 年到 1921 年间在实验室通过连续 230 次传代而获得的一株减毒牛分枝杆菌（*mycobacteria bovis*），属于活菌疫苗。个体接种的卡介苗活菌通过淋巴管引流进入淋巴系统，被巨噬细胞吞噬后，可以在巨噬细胞中存活 6～8 个月，卡介苗在巨噬细胞中的长期存活是分枝杆菌感染特有的一种储存抗原的形式，并通过适量抗原的逐步释放，使免疫应答维持较长时间。

卡介苗释放抗原诱导的免疫应答和感染结核菌相似，一方面可以通过活化巨噬细胞释放多种炎症因子，包括 IL-1、TNF 等促进巨噬细胞的进一步活化和功能增强，另一方面巨噬细胞释放的细胞因子还可以在抗原递呈细胞的共同作用下，进一步活化 $CD4^+T$ 细胞和产生抗原特异性的记忆性 T 细胞。这些活化的免疫细胞可以维持机体一定水平的特异性抵抗力，在感染结核菌时，可限制细菌的生长繁殖、减少体内结核菌数量而起到预防结核病的作用。

目前的研究结果显示，结核抗原特异性的记忆性 T 细胞数量随着接种时间的延长逐步减少。关于卡介苗的免疫保护作用，普遍认为卡介苗在减少儿童原发结核病、血行播散型结核病和结核性脑膜炎的发生中能够发挥一定作用，并且对儿童（0～14 岁）有一定保护能力，保护有效率可达 80%；但是对于免疫缺陷儿童，或是青少年及以上年龄段的人群的保护作用则存在缺陷，目前的统计结果显示保护率在 0～80%。同时由于疫苗菌株的差异、人群暴露于环境中分枝杆菌的不同、人群的营养或遗传差异，以及临床上感染结核分枝杆菌菌株的变化等也导致了卡介苗保护作用的异质性。因此，研发长效、高效的新型预防性疫苗成为全世界从事结核病研究的重要领域之一。

二、新型预防性结核疫苗的研发进展

由于卡介苗（BCG）只在有限的时期内提供免疫保护作用，所以并不是理想的结核疫苗。因此开发新型、有效的结核疫苗的目的是提供长期保护。目前，在新型预防性结核疫苗中一致的观点是通过采用卡介苗初次免疫–新型结核疫苗加强免疫的策略来提高和延长 BCG 的免疫应答和免疫保护作用，这种“初免–加强”的策略中所采用的卡介苗可以是正在使用的 BCG，也可以是表达特异结核抗原的重组 BCG，另外在加强免疫中使用的结核抗原形式更为多样。

根据 WHO 总体控制结核病的目标和我国制定的利用 3 个“五年”计划降低结核病的发病率和死亡率的总体目标，新型预防性疫苗研究已成为近年来的研究热点。过去 10 年内，各国投入了大量的人力物力用以开发新的结核病诊断方法、治疗结核病的药物及新疫苗，并取得了相当的进展。目前已有 10 项抗结核病的候选预防性疫苗处于临床Ⅰ期、Ⅱ期或Ⅲb 期试验，另有 2 项免疫治疗性疫苗分别处于Ⅱ期和Ⅲ期试验（图 11-1）。

（一）基于结核分枝杆菌抗原的亚单位疫苗

根据“初免–加强”的研究策略，不论是在哪个阶段，提高抗结核免疫保护作用的核心在于获得具有更好免疫原性的结核分枝杆菌抗原。亚单位疫苗是指利用致病菌的亚单位，尤其是抗原表位作为疫苗，通常比较理想的亚单位疫苗应是由多个保护性抗原或抗原表位组成的。早期研究认为最为成熟的候选者是以减毒痘病毒（“改良型痘苗病毒安卡拉株”，MVA）为载体的疫苗，表达免疫显性结核分枝杆菌抗原 Ag85A。该疫苗是由牛津应急防痨协会开发完成的。

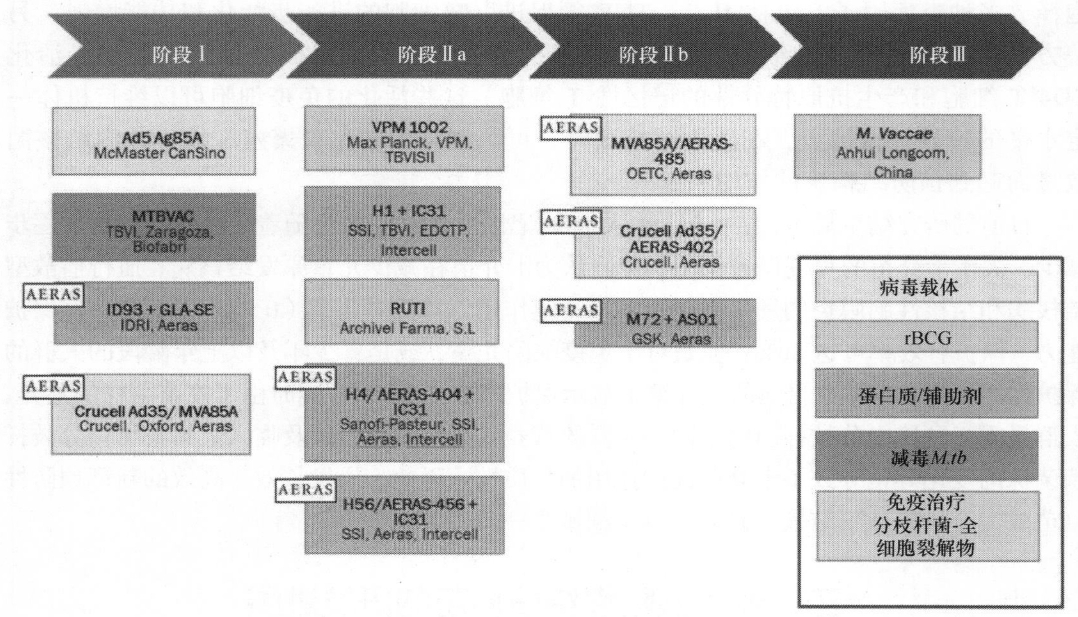

图 11-1　全球结核疫苗研发进程示意图

注：目前正在进行临床试验的结核候选疫苗，包括以病毒为载体（黄色），重组 BCG（绿色），蛋白或佐剂的混合使用（紫色），以及减毒结核分枝杆菌（红色）和非 BCG 分枝杆菌或分枝杆菌抽提物（橙色）。AERAS（全球结核病疫苗基金会）参与的临床试验在图中标示

（引自：David A，Hokey，Ann Ginsberg. 2013. Human Vaccines & Immunotherapeutics. 9：10，2142-2146）

研究发现，该疫苗在人体中的安全性和免疫原性较佳，能够刺激体内针对抗原 Ag85A 的特异性 $CD4^+T$ 细胞应答。但是最近在南非开展的一项婴儿Ⅱb 期“概念验证”（proof-of-concept，POC）试验中，评价结果并不理想。2013 年 2 月发表的结果显示，在接受卡介苗注射的婴儿中，作为加强剂的 MVA85A 疫苗并没有给婴儿提供额外的保护作用。这一结果或多或少令对该疫苗寄予厚望的研究者们感到非常失望。

由于腺病毒本身在体内的不复制特性，普遍的观点认为其在人群中的使用具有较好的安全性，所以以腺病毒为载体的预防性疫苗的研发也取得了多项进展。目前进入临床试验的有三株候选疫苗。AERAS-402/Crucell Ad35 能表达结核分枝杆菌的三种不同抗原：Ag85A、Ag85B 和 TB10.4。这株疫苗能增加婴幼儿、青少年和成人 BCG 初免后的加强作用，已进入临床Ⅱb 期试验；AERAS-402/Crucell Ad35 与 MVA85A 联用的疫苗尚处于临床Ⅰ期，该疫苗可能通过平衡 $CD4^+/CD8^+T$ 细胞的免疫应答水平发挥较好的免疫保护作用；另外一株是以腺病毒血清型 5 为载体表达结核分枝杆菌抗原 85A 的 Ad5 Ag85A 疫苗，该疫苗由加拿大麦克马思特大学和中国天津康希诺生物技术有限公司共同开发，目前临床Ⅰ期的结果表明该疫苗尚未表现出疫苗相关的副反应，而且表现出比 BCG 更好的免疫原性。

抗结核的亚单位疫苗大部分都不是活菌，需要多次接种才能达到理想的免疫效果，而且这些疫苗必须与适宜的佐剂配合使用才能诱导更好的免疫应答和免疫保护作用。因此，通过联合佐剂提高疫苗的免疫原性也是结核疫苗研发内容之一。除了经典的铝佐剂外，其他新型佐剂也已经被用于结核疫苗的研发中，如以阳离子抗生物肽（KLKLKLK）和寡聚脱氧核苷酸为主要成分的 IC31 联合不同的结核抗原组合，包括 Ag85B 和 ESAT-6、Ag85B 和 TB10.4，以及 Ag85B、ESAT-6 和潜伏感染期表达的抗原 Rv2660，这三种疫苗由丹麦哥本哈根国家血清研究所（SSI）参与研发，都在非洲进行临床Ⅱa 期试验；此外以 MPL 和 QS21 为主要成分的脂质体形式的 AS01 与结核分枝杆菌抗原 32A 与 39A 的融合蛋白制备的亚单位疫苗目前处于临床Ⅱb 期阶段。上述两种新型疫苗在动物实验阶段均可有效诱导 $CD8^+T$ 细胞的特异性应答，并也在其他传染病疫苗，如流感疫苗、艾滋病疫苗的研发中进行使用。

（二）重组型 BCG 疫苗

增强现有 BCG 疫苗有效性的另外一个策略是研制比现有 BCG 具有更强和更持续的免疫保护作用的重组型 BCG（rBCG）疫苗，主要策略是在 rBCG 中表达多种具有免疫原性的结核抗原以增强诱导特异性抗结核免疫应答。第一株 rBCG-rBCG30 由加州大学 Horwitz 等人研发，这是一株过量表达 BCG 和结核分枝杆菌共有抗原 85B（Ag85B）的重组 BCG，这株疫苗在豚鼠中有明显的保护作用，并在人体中检测到特异性的免疫应答。最近通过在 BCG 中过量表达 Ag85A、Ag85B 和 TB10.4 研制的 rBCG，可以在小鼠中诱导高水平的由 IFN 产生的 T 细胞，但是与野生型 BCG 对比，它的保护作用并没有很明显的提升；由此，利用 BCG 与 Mtb 的差异表达基因，在 BCG 中转入 Mtb 特有区域的抗原基因（主要是 RD1 区的抗原）以增强抗 Mtb 特异性的免疫应答，也是目前重组型 BCG 疫苗研制中抗原筛选的方向。不过，由于转入 Mtb 抗原基因本身所产生的毒性可能会限制这些基因在重组疫苗中的应用前景。因此，在 Mtb 特异性抗原的选择过程中，需要同时关注这些抗原是否既具有更好的免疫原性，又能维持疫苗的安全性。

rBCG 研制的策略之二是通过增强免疫系统对 BCG 的识别和递呈，以增强诱导特异性 $CD8^+T$ 细胞免疫应答的能力。如通过在剔除脲酶基因 C（*ureC*）的 BCG 捷克菌株中表达李斯特菌（*Listeria monocytogenes*）的穿孔素（listerolysin）而制备的 rBCG UreC：Hly 突变株，这一 rBCG 在临床前研究中表现出比野生型 BCG 更强的保护作用，其免疫学保护作用原理在于 rBCG 表达的穿孔素可以帮助吞噬小体逃逸并将细菌的各种成分释放到被感染细胞胞质中，从而增加被感染细胞的凋亡；并通过凋亡小泡把由 DC 递呈的疫苗组分转运出来，诱导强烈的特异性的 $CD4^+$和 $CD8^+T$ 细胞应答；同时研究发现这株 rBCG 还可以激活 Th17 细胞并进一步诱导 Th1 细胞的产生。这株菌最大的特点就是它不仅对实验室常用的 Mtb 有保护作用，对临床分离高毒力株（如 Mtb 北京株）也有一定的保护作用。目前以这株菌构建的重组疫苗 VPM1002 已经在南非完成了临床Ⅱa 期试验。第二次临床Ⅱ期试验将在艾滋病毒暴露 / 非暴露新生儿中测试疫苗的安全性和免疫原性。

（三）基于提高抗原加工和处理过程的新型结核预防性疫苗

树突状细胞（dendritic cell，DC）是由 Ralph Steinman 教授于 1973 年和他当时的导师

Zanvil Cohn 在小鼠脾脏内发现并命名的，DC 细胞属于专职抗原递呈细胞（antigen presenting cell，APC），能有效将抗原加工和递呈，是诱导活化未致敏 T 细胞的主要抗原递呈细胞。近年来，以增强 DC 细胞的功能调控机体免疫应答水平已经逐渐应用于临床多种疾病包括抗肿瘤、抗感染疾病及疫苗的研制。现有 DC 疫苗多见于抗肿瘤治疗，包括前列腺瘤、黑色素瘤、乳腺癌、卵巢癌、恶性淋巴瘤和恶性脑胶质瘤等。一般以患者的 DC 在体外接触肿瘤抗原，使 DC 致敏并活化、分化和成熟后，再回输到患者体内，以激发特异性免疫应答。

由于结核病的病理过程和免疫应答与肿瘤非常相似，因此如何通过增强抗原递呈细胞对结核分枝杆菌的抗原递呈的能力来设计结核预防性（包括治疗性）疫苗是值得尝试的新策略。在研究初期，可以采用和 DC 瘤苗相似的策略，选用一些较为成熟的结核抗原及其蛋白或短肽、DNA 或 RNA 等，通过特异性的抗原靶向 DC 来提高结核疫苗的保护有效性和预防作用。

三、预防性结核疫苗研发中的挑战

抗结核疫苗的研究虽然取得了相当的进展，但是目前真正能够替代现有 BCG 的疫苗还未研发成功，同时随着新增结核病患者中耐多药结核病的比例增加明显，以及结核病合并其他疾病的出现，都为结核疫苗的研发带来了新的挑战。如何利用紧跟生物技术领域的发展趋势，综合分子遗传学、分子与细胞免疫学、结构生物学、生物信息学、计算生物学、纳米技术和系统生物学等多领域的前沿技术，将成为未来结核病疫苗研发新策略中的新方向。

结核疫苗研发的核心问题在于筛选可诱导特异性抗结核免疫应答的抗原（组）。新一代疫苗将融合多个有效细菌抗原。这可以运用以基因组为基础的抗原挖掘来获得。从深层测序、转录组学和蛋白组学中获取的高通量生组学数据将有助于建立结核感染模型并对阐述其复杂的宿主—病原相互作用有一定的意义。系统生物学能够捕获并整合海量数据，最终提供一种“模板”式的特征谱。特别是与宿主和病原间早期相互作用、固有免疫应答相关的这些信息，如果仅通过分析单个数据点是无法得到“模式”特征谱的。最近的一项生物信息学研究表明，结核分枝杆菌中 RD11（Rv2658c 和 Rv2659c）及 RD2（Rv1986）被上调。MTB 处于无氧状态达到 168h 的转录谱展示出一些有潜力的且有免疫原性的基因产物，其中发现 Rv1986 很可能是从感染 MTB 的病人体内分离得到的特异 T 细胞的免疫靶点。

另外，佐剂和病毒载体的输送技术的革新也将为疫苗提升免疫潜能，增加疫苗对新生儿和成年人的免疫应答效率。但是，目前想要将这些技术成功地运用到疫苗中，仍然需要经过长时间的实践。我们对人体免疫应答的理解还是相当有限。为了能够加速疫苗的研发，我们需要同时关注临床的免疫监控及相关研究进展，并在以下几个方面进行重点关注（图 11-2）。

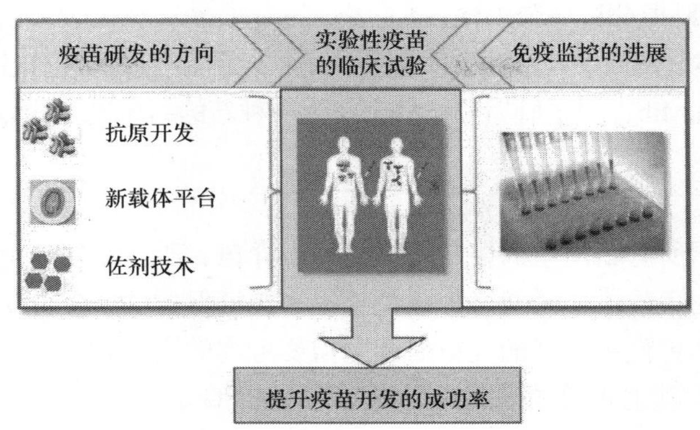

图 11-2　加速新一代疫苗研发进程

注：从多方面入手的疫苗研发联合免疫监控的进展有利于新一代以人体免疫学为基础的临床研究，且有助于探知关于疫苗诱导的人体免疫应答方面的知识漏洞，由此加快新一代疫苗研究的进程（图片来源：W C Koff. 2013. Science. 340，123910）

（一）结核疫苗载体的选择

1. BCG 菌株的选择　目前全世界使用的 BCG 也不尽相同，主要有 13 种菌株，这些菌株来自于同一个祖先菌株，并根据引进地来命名，如 BCG 东京株、巴斯德株、俄罗斯株等。这些菌株在世界各地传代 1000 次以上，不同的 BCG 菌株表现为不同的保护效力，并可能与菌株本身的毒力相关，如毒性较强的法国菌株（Pasteur strain）和丹麦菌株（Danish strain）表达与毒力相关的脂类分子 PDIM/PGL，但是在毒性较弱的日本菌株（Japan strain）、俄罗斯菌株（Glaxo strain）和巴西菌株（Moreau strain）中检测不到该分子的表达，特异性敲除 BCG 中的该基因，不仅会导致菌株毒力消失，也会使菌株失去对宿主的保护作用。最近，中国疾病预防控制中心万康林研究小组系统分析了目前正在使用的 13 株 BCG 的基因组序列，研究结果显示不同 BCG 疫苗株保护作用差异可能由于这些菌株在培养过程中丢失的保护性抗原肽表位所在的基因不同，其中 BCG 东京株由于丢失的 T 细胞抗原肽的数量最多，可能成为未来疫苗研发的最佳载体菌株。

2. 以减毒 Mtb 来代替现有的 BCG　除了通过基因工程改造现有的 BCG 作为结核疫苗的主要载体外，构建减毒 Mtb 是另外可能的选择之一，采用这种方法可以充分利用 Mtb 本身携带的特异性抗原诱导针对性更强的抗结核免疫应答。这种研发策略最大的挑战在于如何消除 Mtb 本身的致病性及其实际应用的安全性问题。为此，对现有 Mtb 进行改造正在进行，包括敲除 Mtb 中某些重要的代谢基因以建立一些营养缺陷的突变株，或者敲除 Mtb 某些主要的毒力基因及它们的调节子，从而控制 Mtb 在体内繁殖的同时，起到诱导免疫应答和产生免疫保护作用的目的。

3. 以其他分枝杆菌作为载体的疫苗　正如 BCG 来源于牛结核分枝杆菌，筛选其他分枝杆菌作为载体进行结核疫苗的研发也不失为一种新的策略。研究发现，表达 Mtb RD1 区抗原的田鼠分枝杆菌（*Mycobacteria microti*）在实验室研究中表现出较好的保护效果；另外，

将敲除 *esx-3* 基因的耻垢分枝杆菌（*Mycobacteria smegmatis*）转入 Mtb 的 *esx-3* 基因后，重组耻垢分枝杆菌在小鼠模型中观察到了明显的抗结核杀菌和保护宿主作用，甚至在某些个例中机体能够彻底清除 Mtb，提示耻垢分枝杆菌作为一种新的结核疫苗载体的潜在可能性。

（二）新型结核疫苗使用策略的选择

由于目前在中国所有新出生的婴儿都需接种卡介苗，所以新型疫苗研发中，对于新疫苗的使用策略是在初免阶段还是通过加强免疫提高免疫保护性，在研发初期就需要有一个较好的设计，目前两种使用策略的疫苗研制中需要考虑的因素有：

1. 初免 rBCG　其主要目的是通过研发可替代 BCG 的 rBCG 疫苗，提高初免的效果，增加预防性疫苗的保护时间。在初免 rBCG 研制中，首先需要考虑重组抗原的选择，其中针对活动性结核分枝杆菌分泌蛋白等是因为其是可被免疫系统直接识别的组分，所以一旦使用后诱导机体产生的特异性免疫应答可以在抵抗病原菌感染中迅速发挥直接识别和杀伤作用；此外，结核分枝杆菌胞壁成分也是细菌第一时间与宿主免疫系统相互识别和作用的蛋白，如隶属于 ATP 结合复合物转录子超家族的 pst，而且这些蛋白可以被人的 Th1 细胞识别，因此可以作为预防结核疫苗的新候选抗原用于初免 rBCG。

2. 再免 rBCG　目前最常见的研发策略是通过再次接种 rBCG 疫苗或是亚单位疫苗，以加强 BCG 的预防和保护作用。现有用于加强 BCG 免疫保护作用的候选疫苗主要是过量表达 BCG 与 Mtb 的共有抗原，如 Ag85A、Ag85B 等；在后续的疫苗研发中，则可能采用多重抗原的策略，包括补充引入 Mtb 特有的蛋白。复旦大学王洪海研究小组在 BCG 中表达 Ag85B 的基础上添加 PPE 家族蛋白 Rv3425，研究发现这些 rBCG 菌株可以诱导小鼠的体液免疫和细胞免疫，能对小鼠起到保护作用。另外，他们通过体外实验推测 Mtb9.9 家族蛋白也有相同功能。这些抗原都可以作为加强免疫的亚单位疫苗的候选分子。

3. 潜伏感染预防性疫苗的研发　潜伏感染（latent TB infection，LTBI）是指 Mtb 在宿主体内处于一种相对静息的状态，细菌不进行复制，不能引起任何有症状的疾病。目前全球约有三分之一的人群被感染，其中只有 5%～10% 转化为活动性结核病。绝大多数感染者体内的 Mtb 处于休眠状态或在体内生长缓慢，在部分人群中可以发现有肺部肉芽肿（granuloma）的存在。肉芽肿是由巨噬细胞及其演化的细胞局部性浸润和增生所形成的结节性状病灶。在早期肉芽肿内，病原菌受到宿主免疫系统（巨噬细胞，DC 细胞，T、B 细胞等）的控制而不会到处扩散。一旦肉芽肿中间发生干酪样坏死，Mtb 被释放到肉芽肿外，就会迫使宿主转化成为活动性结核。以目前的手段几乎无法确定 Mtb 潜伏感染时宿主体内的细菌数。由于 Mtb 形成的肉芽肿内部被认为是一种缺氧、缺营养物的环境，因此体外模拟病原菌体在这种环境中的生物学行为的变化也成为近年来研究 Mtb 潜伏感染机制的重要手段。Starck 等人对 Mtb 在休眠模式下诱导的蛋白进行了蛋白组学研究，并比较有氧和无氧状态下菌株的蛋白表达水平。结果发现，在缺氧状态下，菌株 ATP 的消耗量降低且有 50 种蛋白的表达发生了改变，其中 16 种蛋白与分枝菌酸的合成、氧化应激反应等有关。全基因组芯片研究表明，有 100 多个基因的表达在无氧条件发生了改变，其中由 DosR 调节子调控的基因有 48 个。因此，受 DosR 调控的基因也可能是与 Mtb 潜伏感染相关的基因。另外，小鼠肺内长期存活的 Mtb 表达的异柠檬酸裂合酶表达发生改变，该酶分子是一个与脂肪酸代谢密切相关的酶，这与病原菌为了应对宿主体内的反应（如巨噬细胞的吞噬作用），采取了关闭脂肪酸的降解代谢途径有关。上述这些研究结果为了解潜伏感染下 Mtb 的生物学特性提供了重要理论，也为研究抗潜伏感染的疫苗提供重要的线索和帮助。

由于现有卡介苗主要是对未感染 Mtb 的人群（主要是儿童）中具有生长活跃的结核分枝杆菌感染时起到预防性保护作用，由于上述研究结果显示处于潜伏感染的 Mtb 的生物行为的改变和蛋白（基因）表达谱的变化，所以在研制针对潜伏感染的预防性疫苗中应该需要采用不同的研究思路。

在针对潜伏感染的预防性疫苗设计中，选择新的 Mtb 抗原谱作为亚单位疫苗或 rBCG 的候选分子是首要关注的重点。Bertholet 等人研发的新型治疗性候选疫苗 ID93/GLA-SE 是一种在人工合成的吡喃葡糖脂 A 佐剂（GLA 是 Toll 样受体 4 的激动剂）中融合四种结核分枝杆菌抗原（Rv3619、Rv1813c、Rv3620c 和 Rv2608）的疫苗，其中 Rv1813c 是潜伏感染时期表达的抗原。这种疫苗可以诱导潜在的 Th1 型反应。另外进入临床Ⅱa 期试验的免疫治疗性疫苗 RUTI 是针对结核分枝杆菌潜伏感染的，它是由脂质体（由磷脂酰胆碱和胆碱钠组成）包裹片段化的结核分枝杆菌为基础的灭活疫苗，可以调节 Th1/Th2 反应的平衡，并在动物肺内产生 $CD8^+IFN\text{-}\gamma^+T$ 细胞，此外，RUTI 也能产生很强的抗体反应。

值得一提的是，加拿大刘军实验室近些年的研究发现 Mtb 中敲除 *lsr2* 基因后，结核分枝杆菌内约有 800 个基因的表达受到影响，而且 Mtb 表现出与无氧状态下类似的基因表达谱和生物学行为异常。Lsr2 分子是一种 H-NS 样的细菌拟核相关蛋白，能起到结合 DNA 的桥梁作用，但是目前仍然不清楚它是如何在体内进行基因沉默及保护和组织基因组 DNA，但是由它调控的下游表达基因也可能是预防潜伏感染结核疫苗的候选分子。

4. 艾滋病与结核疫苗开发 预防和降低艾滋病患者中结核病的发生是结核病防控中面临的重大挑战之一。由于合并艾滋病的结核病患者中 $CD4^+T$ 细胞应答能力的下降，由疫苗介导的免疫保护效率也会随之下降；此外，感染艾滋病病毒还会引起现有抗结核疫苗策略的安全性问题，艾滋病病毒感染会导致卡介苗在宿主内不受控制地生长。由此 WHO 提出 HIV 病毒阳性的个体一般不允许接受卡介苗及其他活菌疫苗。目前蛋白–佐剂构成或以非复制性病毒为载体的亚单位疫苗对 HIV 阳性个体是相对安全和适用的策略。但是如何在这些 $CD4^+T$ 细胞量极少的患者体内诱导出有效的免疫应答仍是需要解决的问题。同时，鉴于目前研究发现不同的 BCG 菌株其保护效力并不相同，由此提示 HIV 阳性患者也许可以尝试接种毒力相对较弱的 BCG，启动免疫保护作用。

四、小　结

抗结核预防性疫苗的发展在这十年来获得了巨大的进展，目前已经有近 12 种候选疫苗进入临床试验期。不久的未来还会有不少候选疫苗进入临床阶段，包括敲除至少两种毒力基因的重组 Mtb 菌株、重组非典型性分枝杆菌、新抗原 / 佐剂的构建及表达 Mtb 抗原的病毒载体的研究。这些疫苗的主要目的都是延缓或预防活动性结核的发作。未来疫苗的发展方向应更注重于预防 Mtb 感染和消除宿主体内残留 Mtb 的可能性。

（王 颖 陈颖盈）

参考文献

Chen JM，Islam ST，Ren H，et al. 2007. Differential production of lipid virulence factors among BCG vaccine strains and implication on BCG safety. Vaccine，25：8114-8122

Desel C，Dorhoi A，Bandermann S，et al. 2011. Recombinant BCG ureC hly+ induces superior protein over parental BCG by stimulating a balanced combination of type 1 and type 17 cytokine responses. J Infect Dis，204：1573-1584

Gideon HP，Wilkinson KA，Rustad TR，et al. 2010. Hypoxia induces an immunodominant target of tuberculosis specific T cells absent from common BCG vaccines. PLoS Pathog，6：e1001237

Gordon BR，Li YF，Wang LR，et al. 2010. Lsr2 is a nucleoid-associated protein that targets AT-rich sequences and virulence genes in Mycobacterium tuberculosis. Proc. Natl. Acad. Sci. U.S.A，107：5154-5159

Hokey AD，Ginsberg A. 2013. The current state of tuberculosis vaccines. Human Vaccines & Immunotherapeutics，9：2142-2146

Horwitz MA，Harth G，Dillon BJ，et al. 2000. Recombinant bacillus calmette-guerin （BCG）vaccines expressing the Mycobacterium tuberculosis 30-kDa major secretory protein induce greater protective immunity against tuberculosis than conventional BCG vaccines in a highly susceptible animal model. Proc. Natl. Acad. Sci. U.S.A，97：13853-13858

Hu Y，Movahedzadeh F，Stoker NG，et al. 2006. Deletion of the Mycobacterium tuberculosis alpha-crystallin-like hspX gene causes increased bacterial growth in vivo. Infect Immun，74：861-868

Koff WC，Burton DR，Johnson PR，et al. 2013. Accelerating next-generation vaccine development for global disease prevention. Science，340：1232910

Peng C，Zhang L，Liu D，et al. 2010. Mtb9.9 protein family An immunodominant antigen family of Mycobacterium tuberculosis induces humoral and cellular immune responses in mice. Human Vaccines and Immunotherapeutics，8：435-442

Starck J，Kallenius G，Marklund BI，et al. 2004. Comparative proteome analysis of Mycobacterium tuberculosis grown under aerobic and anaerobic conditions. Microbiology，150（Pt11）：3821-3829

Steinman RM. 2012. Decisions about dendritic cells：past，present and future. Annu. Rev. Immuno，30：1-22

Sweeney KA，Dao DN，Goldberg MF，et al. 2011. A recombinant Mycobacterium smegmatis induces potent bactericidal immunity against Mycobacterium tuberculosis. Nat. Med，17：1261-1268

Tameris MD，Hatherill M，Landry BS，et al. 2013. MVA85A 020 Trial Study Team. Lancet，381：1021-1028

Wang JL，Qie YQ，Liu W，et al. 2012. Protective efficacy of a recombinant BCG secreting antigen 85B/Rv3425 fusion protein against Mycobaterium tuberculosis infection in mice. Human vaccines and Immunotherapeutics，8：1869-1874

第十一章　治疗性结核疫苗

治疗性结核疫苗是指在已感染病原微生物或已患有某些疾病的机体中，通过诱导特异性的免疫应答，达到治疗或防止疾病恶化的天然、人工合成或用基因重组技术表达的产品或制品。这些疫苗在细胞内表达的内源性抗原，不仅能诱导体液免疫和Th1型细胞免疫应答，还能诱导特异性细胞毒淋巴细胞应答。一些治疗性结核疫苗已用于结核病的临床治疗，而大多还在动物试验及临床前研究阶段，现介绍如下。

一、母牛分枝杆菌菌苗（*M. vaccae*）

（一）作用机制

母牛分枝杆菌是快速生长的非致病性分枝杆菌，它的部分抗原与结核分枝杆菌有交叉反应，所以它引起的保护性免疫反应对结核分枝杆菌也可能具有保护作用。同时，母牛分枝杆菌菌苗（微卡）是母牛分枝杆菌经高温灭活后以其菌体蛋白制成的菌苗，作用机制是提高巨噬细胞产生 H_2O_2、NO 水平及促进 T 细胞正常增殖反应；对免疫功能低下小鼠淋巴细胞转化、巨噬细胞吞噬功能具有明显增强作用。皮下注射母牛分枝杆菌，能够激活 $CD4^+$Thl 细胞和 $CD8^+$Tcl 细胞杀灭巨噬细胞内细菌，并下调 Th2 细胞反应水平。基础研究和临床试验证实，微卡具有双向免疫调节功能，对免疫功能低下和亢进者均有调节和治疗作用。

（二）用法和用量

微卡的常用剂量为每次 22.5μg，每 2 周 1 次，深部肌内注射，总疗程 2～6 个月。复治、耐药或免疫力低下的肺结核患者可适当增加注射频次或延长疗程。

（三）不良反应

过敏反应，如药物热、皮疹；注射局部可出现红肿、硬结和疼痛。

（四）注意事项

（1）严重心脏病、极度衰弱、妊娠期妇女及对菌苗有过敏史者慎用。

（2）本品注意肌内注射深度，不得做皮内注射、皮下注射或静脉注射给药。

二、草分枝杆菌菌苗（*M. phlei*）（乌体林斯）

（一）作用机制

乌体林斯是草分枝杆菌死菌苗制剂，其制剂具有免疫双向调节作用，可提高细胞免疫和体液免疫功能，也能提高补体系统活力，因此既有增强免疫力，又有抗结核的作用。对体液免疫的作用：本品可以增强 Th 细胞活性，促使 Th 细胞分泌 B 细胞生长因子及 B 细胞分化因子，从而刺激 B 细胞进入增殖、分化阶段，最终促进特异性抗体形成；对细胞免疫的作用：本品能非常显著地增强特异性细胞免疫功能，促进淋巴细胞转化、增殖，促进白细胞介素-2（IL-2）、白细胞介素-4（IL-4）、肿瘤坏死因子（TNF）、γ-干扰素（IFN-γ）等各种细胞因子的产生，还可显著增强 NK 细胞活性，乌体林斯能刺激 T 细胞，使之释放巨噬细胞凝集因子、巨噬细胞移动抑制因子、巨噬细胞趋化因子、促有丝分裂因子等，使其增值与活化，对单核–巨噬细胞功能和代谢等各方面也都有促进作用，从而增强消除结核菌的能力，以达到治疗结核病的目的。

（二）用法和用量

草分枝杆菌分极低浓度型（含量 0.172μg/ml）、低浓度型（含量 1.72μg/ml）、中浓度型（含量 17.2μg/ml）和高浓度型（含量 172μg/ml）。用法用量：深部肌内注射，使用前充分摇匀。一般从极低浓度型开始，极低浓度型或低浓度型 1 支/周、中浓度型 1 支/2～3 周、高浓度型 1 支/8～12 周。疗程 2～6 个月。也可根据病情，遵医嘱使用。

（三）不良反应

注射局部出现红肿、硬结和疼痛；少数患者出现恶心、呕吐；过敏反应，如药物热、皮疹。

（四）注意事项

（1）过敏体质，虚弱患者慎用本品，高热者忌用。

（2）本品同其他药物及疫苗是相容的（疫苗注射后间隔 2 周再注射本品为佳），与抗生素、抗结核药、口服降糖药配伍使用，从疗效看有协同作用。

（3）注意注射部位，可选择臀部的上外侧进行深部肌内注射。

三、卡介菌多糖核酸（BCG-PSN）

（一）作用机制

卡介苗菌株多糖核酸注射液是由卡介菌培养，经破碎后由热酚乙醇抽提所得的提取物的灭菌生理盐水溶液，主要成分是多糖和核酸，是具有生物免疫活性的物质，有类似结核菌的抗原性，能激活巨噬细胞和 T 细胞，增强细胞免疫功能和调节体液免疫水平，从而提高痰菌阴转率和治愈率。其中主要成分为脂多糖占 70%，核酸占 25%。动物实验证实 BCG-PSN 可减轻结核病小鼠体重下降，减少结核病小鼠肺和脾脏结核菌数量，并增强 Th1 型免疫反应。卡介菌多糖核酸的作用机理是能增强机体细胞免疫功能，调节机体内的细胞免疫、体液免疫，刺激网状内皮系统，促进单核–巨噬细胞系统增生，增强巨噬细胞的吞噬与消化活力，增加血清溶菌酶、腹腔巨噬细胞的数量，增强自然杀伤细胞功能来增强机体抗病能力，使杀菌功能增加，并激活 T 淋巴细胞，使之释放各种淋巴因子，并增强自然杀伤细胞的功能。

（二）用法和用量

肌内注射，1ml/次，1 日 1 次，18 次为 1 个疗程。

（三）不良反应

低热；个别患者在注射第 1、2 次后出现急咳现象，再次用药逐渐好转。

（四）注意事项

患急性传染病（如麻疹、百日咳、肺炎等）、急性眼结膜炎、急性中耳炎及对本品有过敏史者暂不宜使用。

四、新 疫 苗

（一）MVA85A 疫苗

MVA85A 疫苗，即一种表达有分枝杆菌抗原 85A 的重组安卡拉病毒（Ankara）载体疫苗，是近年来最受瞩目的新型结核疫苗之一。2012 年报道了候选疫苗用于不同人群的多项临床研究。Scriba 等报告了一项开放、Ⅱa 期临床试验研究 MVA85A 在治疗结核感染人群免疫原性及安全性的结果，该研究的五大发现为：第一，HIV 和 TB 双重感染的个体能很好地耐受 MVA85A；第二，MVA85A 疫苗不会影响 ART 的效果；第三，MVA85A 疫苗可诱导持久而强烈的多功能 $CD4^{+}T$ 细胞免疫反应包括保护性细胞因子的分泌；第四，接种前的 T 细胞免疫反应状态决定了接种后的免疫反应；第五，HIV 感染的个体成功进行 ART 后不会明显影响 MVA85A 疫苗诱导的免疫反应。Odutola 等报告了另一项非洲冈比亚的随机对照研究结果，在婴儿出生 4 个月后接种 MVA85A，发现 MVA85A 疫苗接种后在婴儿体内的免疫反应至少可持续 14 个月，证明在结核高负担国家中对于可能已有结核潜伏感染的人群接种 MVA85A 可发挥良好的保护性免疫效应。基于以前对于 MVA85A 的研究基础，来自英国的一项非随机、开放、Ⅰ期临床研究显示，与过去使用的 5×10^{7}PFU 剂量相比较，提高剂量达 1×10^{8}PFU 的 MVA85A 接种仍然具有良好的耐受性，且可增加抗原特异性 T 细胞 IFN-γ 的分泌，拓宽了该疫苗的安全使用剂量范围。

（二）*Mycobacterium indicus pranii*

Mycobacterium indicus pranii（M.w 或 MIP）是一种腐生菌生长的快速生长型非结核分枝杆菌，含有数种结核分枝杆菌抗原，经加热处理灭活而成的分枝杆菌疫苗。印度 Gupta 等采用皮下注射或者气道雾化给予 MIP 免疫辅助治疗豚鼠结核病，研究发现，MIP 辅助疗法可有效加速机体杀菌、减轻结核病变程度、有助于活化抗原提呈细胞及肺内淋

巴细胞、增强 Th1 保护性免疫及免疫抑制反应、减轻局部炎症及病理改变，且活的 MIP 可显示更强的免疫保护效应。Mayosi 等报告了采用经过热处理灭活的 *Mycobacterium W* 及糖皮质激素联合化疗治疗 1400 例结核渗出性心包炎的一项国际多中心随机、双盲、安慰剂对照研究结果，近期疗效观察包括降低猝死、心包缩窄和心包填塞的机会，远期主要观察机会性感染、肿瘤、免疫抑制、免疫重建等不良反应的发生率。随访时间长达 4 年。该研究将客观评价了该免疫辅助治疗的长期安全性及有效性。同时对所有的免疫治疗应该持客观观点，不仅看到免疫治疗的有效性，还更应该重视免疫治疗可能带来的严重不良反应。

（三）V5

V5 原先是用来治疗慢性乙肝及丙肝的治疗性疫苗，是从乙肝及丙肝病毒阳性者的血中分离，经过化学加工、加热灭活具有技术专利的口服制剂。由于 V5 含有天然的结核分枝杆菌的抗原成分，在进行 V5 治疗丙型肝炎的临床试验中竟然发现其对结核病的治疗具有积极的作用。在 2011 年的Ⅱ期临床研究中发现 V5 是一项安全的结核病免疫辅助治疗手段。Butov 等报告了一项随机、双盲、安慰剂对照Ⅱb 期临床研究结果，共纳入 123 例结核病患者，治疗组给予 V5 辅助化疗治疗，对照组给予安慰剂辅助化疗，发现 V5 组治疗 1 个月的痰菌阴转率达 88.7%，安慰剂仅 14.8%。结果同时显示，V5 辅助治疗对于初治、复发、初治失败、耐多药结核病及结核病合并 HIV 感染均有确切的疗效。此外，V5 可以下调结核相关性炎症反应、降低血沉等，并能提高患者体重，无明显不良反应。笔者认为，V5 作为结核病的免疫治疗具有安全有效等优点，并可望将结核病的疗程缩短至 1 个月。

（唐神结）

参考文献

党丽云，张琦，曹思哲，等. 2004. 草分枝杆菌疫苗辅助治疗耐多药肺结核临床及免疫功能观察. 陕西医学杂志，33：32-34

卢水华，刘志成，陈绪汉，等. 2002. 母牛分支杆菌菌苗免疫治疗肺结核临床观察——2 年随访结果. 中国防痨杂志，24：324-327

马玙. 2009. 浅议结核病的免疫治疗. 中华结核和呼吸杂志，32（8）：565-567

唐神结，高文. 2011. 临床结核病学. 北京：人民卫生出版社，564-587

唐神结. 2009. 耐药结核病防治手册. 北京：人民卫生出版社，11

唐神结. 2012. 结核病临床诊治进展年度报告（2011）. 北京：人民卫生出版社，51-57

唐神结. 2013. 结核病临床诊治进展年度报告（2012）. 北京：人民卫生出版社，79-85

Butov DA，Efremenko YV，Prihoda ND，et al. 2012. Adjunct immune therapy for first-diagnosed TB，relapsed TB，treatment-failed TB，multidrug-resistant TB and TB/HIV. Immunotherapy，4（7）：687-695

Butov DA，Pashkov YN，Stepanenko AL，et al. 2011. Phase IIb randomized trial of adjunct immunotherapy in patients with first-diagnosed tuberculosis，relapsed and multi-drug-resistant （MDR）TB. J Immune Based Ther Vaccines，9：3

Dlugovitzky D，Stanford C，Stanford J. 2011. Immunological basis for the introduction of immunotherapy with Mycobacterium vaccae into the routine treatment of TB. Immunotherapy，3（4）：557-568

Gupta A，Ahmad FJ，Ahmad F，et al. 2012. Efficacy of Mycobacterium indicus pranii immunotherapy as an adjunct to chemotherapy for tuberculosis and underlying immune responses in the lung. PLoS One，7（7）：e39215

Gupta A，Ahmad FJ，Ahmad F，et al. 2012. Protective efficacy of Mycobacterium indicus pranii against tuberculosis and underlying local lung immune responses in guinea pig model. Vaccine，30（43）：6198-6209

Mayosi BM，Ntsekhe M，Bosch J，et al. 2012. Rationale and design of the Investigation of the Management of Pericarditis （IMPI） trial：A 2 × 2 factorial randomized double-blind multicenter trial of adjunctive prednisolone and Mycobacterium w immunotherapy in tuberculous pericarditis. Am Heart J，165（2）：109-115

Odutola AA，Owolabi OA，Owiafe PK，et al. 2012. A new TB vaccine，MVA85A，induces durable antigen-specific responses 14 months after vaccination in African infants. Vaccine，30（38）：5591-5594

Scriba TJ，Tameris M，Smit E，et al. 2012. A phase IIa trial of the new tuberculosis vaccine，MVA85A，in HIV- and/or Mycobacterium tuberculosis-infected adults. Am J Respir Crit Care Med，185（7）：769-778

Vilaplana C，Montané E，Pinto S，et al. 2010. Double-blind，randomized，placebo-controlled Phase Ⅰ Clinical Trial of the therapeutical antituberculous vaccine RUTI. Vaccine，28（4）：1106-1116

健康教育篇

第十二章　结核病患者的营养支持治疗

营养不良是结核病发生的一个重要危险因素，营养不良对结核病的人群归因危险度要大于人们的估计。动物实验中发现，营养不良是发生肺结核的独立危险因素。越是贫困的地区，结核病发病人数越多，肺结核患者普遍存在营养不良和营养偏差。低体重是结核复发的危险因素，而且血行播散型肺结核患者营养不良积分越高，越容易出现 ARDS 并导致死亡。

结核病发生、发展及转归不仅取决于细菌的毒力和数量，在很大程度上取决于机体的免疫状态。而营养不良极大地影响细胞免疫功能（CMI），细胞免疫是宿主抵抗结核病的重要防御机制。营养不良导致的细胞免疫功能低下已成为结核病发病和影响治疗的一个主要原因。

营养不良结核病患者蛋白质和血红蛋白的减少，导致免疫器官发育不全或萎缩，结构和功能的受损，必然导致 T 淋巴细胞数量的减少和功能的弱化，分泌的免疫因子数量减少，也可造成机体产生免疫球蛋白的能力下降，使体液免疫水平低下。

而血红蛋白的减少，使红细胞携氧能力下降，对机体重要基础功能造成不利影响。同时，红细胞自身也是机体重要的机械屏障和生物屏障，以抵御病原微生物的侵入，其数量减少和功能下降，造成一定程度的免疫受损。

一、结核病的临床营养状态

结核病与营养之间存在双向关系，营养不良既是结核病发生的原因之一，也是结核病发生的结果之一。

（一）结核病的代谢变化

结核病患者的机体代谢改变与一般感染性疾病相似，分解、合成代谢都加速。较饥饿状态更早地动用组织蛋白骨骼肌蛋白质消耗、营养物质贮备消耗、负氮平衡、新葡萄糖生成，这一过程称为自身相食（autocannibalism）。自身相食机制从机体贮备中产生内源性营养物质，以帮助机体控制和终止感染。尽管这种代谢反应似乎有意于机体生存，但分解代谢却导致了机体营养消耗。

1. 蛋白质、氨基酸代谢改变　骨骼肌蛋白质分解加速，释放游离氨基酸以供其他新的蛋白质合成和产生代谢所需的能量，机体抵御感染所需的各种蛋白质激素、淋巴因子、单核细胞因子和白介素等合成增加。氨基酸是肝脏糖异生的重要前体物质，其中丙氨酸是肝脏合成尿素的主要氮源，尿素生成增加，因此可解释感染时常见尿素排泄增加。

2. 碳水化合物代谢改变　感染早期血糖升高，主要反映在肝脏葡萄糖产生增加和组织对葡萄糖的利用增加。

3. 脂肪代谢改变 不如蛋白质、碳水化合物改变明显。早期表现为循环中游离脂肪酸、三酰甘油及甘油浓度升高。脂肪组织分解增强使进入肝脏的游离脂肪酸合成增加；长期可造成肝脂肪浸润。

感染时的代谢改变：神经–内分泌系统、细胞因子（发热、炎症过程、微生物刺激释放的）调控，如儿茶酚胺、胰高糖素、生长激素升高，胰岛素正常或稍升高，激素水平导致代谢率升高，肝糖原动员增加，蛋白质和体脂分解增强，糖异生作用增加。

（二）结核病的营养不良表现

营养不良状况分为三种类型。

1. 蛋白质缺乏性营养不良 见于急性血行播散型肺结核、结核性脑膜炎、淋巴结结核等结核病，发病前营养状况良好，因疾病的分解代谢增强而营养素摄入相对不足，以致血清白蛋白、转铁蛋白、前白蛋白降低或正常低限，免疫功能下降。

2. 蛋白质–热量缺乏性营养不良 见于多数继发性肺结核、肠结核、骨结核、老年结核病等结核病，患者表现为体重降低、肌酐身高指数亦较低。

3. 混合性营养不良 由于长期营养不良而表现有上述两种营养不良的特点。骨骼肌蛋白与内脏蛋白均有下降，内源性脂肪与蛋白质储备空虚，并伴有多器官功能受损，见于重症、复治、多器官结核病。

二、结核病的营养不良评估

在判断结核病患者是否存在营养不良时，应对其营养状况进行全面评价。目前常用的一些评定指标都是从不同侧面反映患者的营养状况，故都有一定的局限性。

（一）静态营养评定指标

1. 脂肪储存量 三头肌皮褶厚度（TSF），测量值需与同年龄理想值相对比较。
2. 骨骼肌存量 通过测定上臂肌肉周径与肌酐/高度指数来评估。
3. 内脏蛋白质量 主要有血白蛋白、血前白蛋白、转铁蛋白。
4. 免疫功能指标 总淋巴细胞计数（白细胞总数/L × 淋巴细胞%）。

（二）动态营养测定

衡量蛋白质分解与摄入的氮平衡是比较粗糙的指标，却是临床上常用的粗略估计患者氮平衡状况的指标，可用来动态反映蛋白质和能量平衡。

氮平衡（g/d）=氮摄入量（g/d）– [尿尿素氮（g/d）+3]

（三）住院结核病患者营养风险筛查（NRS2002）

NRS2002 概念是基于机体本身的营养状态，结合因临床疾病的代谢性应激等因素所造成营养功能障碍的风险所共同定义，2002 年在德国的欧洲临床营养与新陈代谢协会

（ESPEN）大会推出，对于≥3 分的住院患者要求制定营养支持计划。该方法基于 128 个临床的临床随机对照研究，从 4 方面来评定：患者是否处于营养风险及其程度如何，是否需要进行营养支持及预后如何，动态地评估患者有无营养风险并易用、实用，该方法被欧洲推荐为住院患者营养风险评定的首选工具。具体做法分 2 步：

第一步，首次营养监测（表 12-1）。

表 12-1 首次营养测评表

		是	否
1	BMI＜20.5?		
2	患者在过去 3 个月有体重下降吗?		
3	患者在过去的 1 周内有摄食减少吗?		
4	患者有严重疾病吗（如 ICU 治疗）?		

是：如果以上任一问题回答“是”，直接进入第二步营养监测（表 12-2）；

否：如果所有的问题回答“否”，应每周重复调查 1 次。

第二步，最终筛查，NRS2002 总评分计算方法（表 12-2）。

表 12-2 NRS 2002 评分表

营养状态受损评分	疾病的严重程度评分
没有，0 分，正常营养状态	没有，0 分，正常营养需要量
轻度，1 分，3 个月内体重丢失＞5%或食物摄入比正常需要量低 25%～50%	轻度，1 分，需要量轻度提高：髋关节骨折，慢性疾病有急性并发症者：肝硬化*，COPD*，血液透析，糖尿病，一般肿瘤患者
中度，2 分，一般情况差或 2 个月内体重丢失＞5%，或食物摄入比正常需要量低 50%～75%	中度 2 分需要量中度增加：腹部大手术*，卒中*，重度肺炎，血液恶性肿瘤
重度，3 分，BMI＜18.5 且一般情况差，或 1 个月内体重丢失＞5%（或 3 个月体重下降 15%），或者前 1 周食物摄入比正常需要量低 75%～100%	重度 3 分需要量明显增加：颅脑损伤*，骨髓移植，＞APACHE 10 分的 ICU 患者
分值+	分值=总分
年龄超过 70 岁者总分加 1，即年龄调整后总分值	
总分≥3 分：患者处于营养风险，开始制定营养治疗计划	
总分＜3 分：每周复查营养风险筛查	

*表示经过循证医学验证的疾病。

三、结核病患者营养支持治疗

（一）常用治疗方法及优缺点

1. 肠外营养制剂的选择与应用 肠外营养治疗经过半个多世纪的发展应用，已取得成熟经验，应用广泛。肠外营养液由碳水化合物、脂肪乳剂、氨基酸、维生素、电解质及微量元素等药剂的混合物组成。能够基本满足机体的能量和营养素需要。

但全肠外营养治疗（TPN）可引起肠道黏膜“饥饿”，1 周内发生肠黏膜或绒毛萎缩，从而导致肠黏膜的形态和功能发生改变，主要有绒毛高度减少，隐窝深度减少，绒毛表面积减少，蛋白质和DNA含量减少，肠壁通透性增高，肠黏膜淋巴细胞IL-2活性下降，肠固有层中CD3、CD4及CD8数量下降，IgA阳性细胞数下降，合成及分泌IgA减少，肠腔内SIgA包被率下降。

TPN可用于胃肠道结核手术、重症结核、无法进食或食欲低下的结核病患者短期应用。

2. 肠内营养制剂的选择与应用 营养素经门静脉吸收使机体代谢更符合生理过程。肠内营养（EN）则有助于维持肠黏膜结构与功能的完整性，维持肠道黏膜屏障，明显减少肠源性感染的发生。其机理在于：维持肠黏膜的正常结构、细胞间连接和绒毛的高度，保持黏膜的机械屏障；维持肠道固有菌丛的正常生长，保持黏膜的生物屏障；有助于SIgA分泌，保持黏膜的免疫屏障；刺激胃酸及胃蛋白酶的分泌，保持黏膜的化学屏障；刺激消化液和胃肠道激素的分泌，促进胆囊收缩、胃肠蠕动，增加内脏血流。

但EN治疗需要根据患者营养不良的实际状况，有针对性地选择要素饮食和营养支持方式。EN治疗的方式包括直接经口腔进食、鼻胃管进食、空肠造瘘等。

（二）几类特殊结核病患者营养支持治疗注意事项

（1）恶液质状态结核病患者：肠内与肠外营养相结合，根据患者的消化功能，宜肠内营养则肠内营养。

（2）急性重症结核病患者：早期肠外营养为主，逐渐过渡到肠内营养为主。

（3）合并呼吸功能不全的结核病患者：对Ⅱ型呼吸衰竭患者需要限制碳水化合物摄入量，避免加重二氧化碳潴留。

（4）合并糖尿病的结核病患者：对营养物构成进行调整，控制总热量，限制糖类和脂肪类营养，注重蛋白质和维生素摄入。

（5）合并肝功能不全的结核病患者：肠外营养为主，注意优质氨基酸摄入，控制总蛋白摄入，减少氨产生，避免诱发肝性昏迷。

（6）合并肾功能不全的结核病患者：根据患者耐受情况，选择肠内或肠外营养或两者结合方式，限制蛋白质和液体入量。对已经接受透析的患者不受此限制，根据营养不良具体情况选择营养素。

（王 琳）

参考文献

黎介寿. 2006. 围手术营养支持的需要性. 肠外与肠内营养，13（3）：129-131

黎介寿. 2011. 营养支持治疗指南的“读”与“用”. 肠外与肠内营养，18：65-67

刘英. 2011. 营养干预在结核病防治中的应用探讨. 中外医学研究，9（30）：110-111

吴肇汉. 2007. 规范营养支持治疗. 中华肝胆外科杂志，1（13）：2-3

吴肇汉. 2001. 实用临床营养治疗学. 上海：上海科学技术出版社

Abrens，Barlctta JF，Kanji S，et al. 2005. Effect of low calorie parenteral nutrition of the incidence and severity of hyperglycemia in sugical patients：a randomized，controlled trial. Crit Care Med，33：2507-2512

Jensen GL，Wheeler D. 2012. A new approached to defining and diagnosing malnutrition in adult critical illness. Curr Opin Crit Care，18：206-211

第十三章　结核病患者的饮食

一、结核病患者的营养需求

早期轻症结核病患者，无需硬性营养干预，只要遵循患者的饮食习惯，根据个体情况，加以饮食指导即可。对于病程较长的重症结核病患者，应首先进行营养风险筛查评分（如NRS2002。一项基于超过 150 项随机对照研究的分析，并经过 EPSEN 共识的营养风险筛选评分表）。如果总分≥3 分，证明患者有营养风险，即具备营养支持的指征，需结合临床制定营养支持计划；总分＜3 分，则需每周复查营养风险筛查。

1. 性质和特点　结核病患者的膳食热能及蛋白质含量均高于正常人膳食标准。成年人高热能摄入量每日要＞2000 kcal（8.4J），高蛋白质摄入量约为 1.5g/kg 体重（100～120g/d），其中优质蛋白质应占 50%以上。特别是酪蛋白有促进结核病灶钙化的作用，因此，可尽量多选用含酪蛋白高的食物，如奶类及制品。

2. 适应证　重症肺结核稳定期、淋巴结核、骨结核、盆腔结核、结核性胸膜炎、结核性脑膜炎恢复期等。

3. 原则和要求

（1）热氮比要达到 150kcal：1g，否则会产生不良效果。如蛋白质过低，不能满足生理需要，易导致负氮平衡；热能过低，可使蛋白质被用于产热而消耗。

（2）供给量应根据病情调整，例如重症结核稳定期患者热能需要量为 2400～2700kcal/d，蛋白质需要量约 100g/d，相当于 20g 氮。病情不同需要量也随之调整。

（3）尽量降低胆固醇、饱和脂肪酸的含量，防止血清脂质升高。烹调油以植物油为好，控制在 30～40g/d。

（4）高热量、高蛋白质同时注意补充维生素 A、D、B、C 及微量元素钙和铁。

1）维生素 A：可增强上皮细胞抵抗力，主要的天然来源为动物肝脏和植物性食品中绿色及黄色的水果、蔬菜、杂粮。

2）维生素 D：长期采用高蛋白膳食易出现负钙平衡，维生素 D 可促进钙的吸收。鱼肝油、蛋黄、牛奶是维生素 D 的重要来源，充足的光照可以促进其吸收。

3）维生素 B：促进食欲、参与体内代谢。维生素 B_1 和维生素 B_6 能减少抗结核药物的副作用。

4）维生素 C：增加机体免疫力。

5）钙：能致密血管壁、降低其渗透性，是结核病灶钙化的原料，在乳类制品中的含量高、易吸收。结核病患者提倡每日喝牛奶 500ml。

6）铁：是制造血红蛋白的必备原料，食物中的铁有两种存在形式。①非血红素型铁：

主要存在于谷类、豆类、水果、蔬菜、蛋类、奶及制品中，但其吸收率仅 1%～2%。②血红素型铁：主要来自肉、鱼和禽类的血红蛋白和肌红蛋白。吸收率为 20%～30%。应少量多餐，以循序渐进的方法增加摄入量，避免造成胃肠功能紊乱。

（5）戒烟、戒酒，忌用辛辣和有较大刺激性的食物和调味品及易引起过敏的食物，如茄子、不新鲜的海产品、胡椒、辣椒等。

4. 禁忌证 患者合并有肝性昏迷或肝性昏迷前期、尿毒症、蛋白质代谢异常等禁用高蛋白饮食。

二、重症结核病患者的营养供给

重症结核病患者，体内分解代谢增加，合成代谢下降。同时因患者食欲差，进食量少，此时的营养供给应遵循循序渐进的原则，先给予全肠内营养素（肺疾患专用制剂）、流食、半流食直至软食，缓慢增加热量、蛋白质及各种营养素的摄入量。

（一）流食阶段

1. 性质和特点 食物应呈液体状态，或在口腔内融化为液体，易于吞咽和消化。

2. 适应证 颈部淋巴结核吞咽困难；各类结核伴有高热、极度衰弱、咀嚼功能障碍及高龄重症结核病患者；消化道结核；结核性脑膜炎；行纤维支气管镜检查后。

3. 原则和要求 少量多餐，6~7 次/日，不含刺激性食物和调味品。

4. 可选择的食物 稠米汤、蒸嫩蛋羹、牛奶、豆浆、鲜果汁、清鸡汤、鱼汤等。

（二）半流食阶段

1. 性质和特点 较细软，半液体状，易于咀嚼和消化，质地介于软饭和流食之间。

2. 适应证 上述进食流食的结核病患者或症状稍有好转者。

3. 原则和要求 ①食物需稀软烂，膳食纤维较少，易于咀嚼消化吸收。②少量多餐，5～6 次/日。

如病情需要较长时间食用半流食，则应供给高热量、高蛋白半流质饮食，必要时加入要素制剂。因此，对连续 5～7 天无法常规摄食达到营养需要量的危重患者，应当给予营养支持，需要长期应用时可考虑流食完全由肠内营养制剂代替或部分代替。而一旦早期肠内营养（EN）不能改善营养不良，即可于 3～5 天起添加肠外营养（PN）。

4. 可选择的食物 各种粥类、面条、馄饨、松软的蒸食、嫩蛋羹、酸奶、豆类及其制品、果蔬类、肉汤鱼汤类等。

（三）软食阶段

1. 性质和特点 质软、易咀嚼、易消化软食能达到患者营养需要，属于平衡膳食。

2. 适应证 可进食半流质饮食的结核病患者症状有所改善后均可改为食用软饭。

3. 原则和要求 能量：1800～2200kcal/d；蛋白质：70～80g/d。食物应选用少含粗糙的膳食纤维及较硬的肌肉纤维，或经过制备使之软化。制备方法要适当，应达到易咀嚼、易消化、比较清淡、少油腻的目的。

4. 可选择的食物　有软米饭、各种发面蒸食等；瘦肉类和含肌纤维较短的鱼、禽类；一般菜类都要切碎制软；蛋类（禁止高温油炸）、豆类及其制品。

（四）说明

（1）目前，半流食没有统一的模式，重症结核病患者服用半流食时间长，要将常规半流食的内容放宽，根据病情和消化能力，可少许吃些软荤菜、软素菜及去皮水果等，还可在加餐时补充一些含蛋白质较高的肠内营养素。也可将半流食内容和软食内容合并使用，根据患者具体情况适当增减。

（2）可多食用一些开胃的食物，刺激食欲。

（3）进餐前禁用甜食和甜饮料及含糖高的水果。

（4）在患者食欲很差的情况下，此时应考虑应用肠外营养，给予低纤维膳食，习惯上亦称为少渣膳食（详见第三节）。

三、肠结核及结核性腹膜炎的营养供给

肠结核及结核性腹膜炎患者并发完全性梗阻时，应绝对禁食，完全采用肠外营养进行支持。对于非肠道梗阻的轻症肠结核及结核性腹膜炎的营养治疗原则及饮食内容可遵循普通结核病及重症结核病的原则及内容，但对于累及肠道的病变应注意。

1. 性质和特点　是含少量膳食纤维和结缔组织的易于消化的膳食。目的在于减少膳食纤维对消化道的刺激和引起梗阻，减少肠道蠕动，减少粪便数量及粪便的运行。

2. 适应证　肠结核及结核性腹膜炎、消化道少量出血、肠道手术前后、肠道管腔狭窄等。

3. 原则和要求

（1）尽量少用含纤维多的食品，如粗粮、整豆、硬果、蔬菜、水果等。

（2）食物应制备的细、软、烂，易于消化，少食多餐。

（3）限制脂肪，因腹泻患者对脂肪的吸收能力减弱，易导致脂肪泻。脂肪含量为40g/d。可采用中链脂肪酸（MCT）烹调。

（4）此膳食不宜长期应用，同时注意补充维生素 C。果汁用量不宜太多，因含有机酸较多，易刺激肠道蠕动。

（5）甜食用量不要过多，以免因过多的糖在肠道发酵产气而引起腹胀。

（6）牛奶不宜应用于少渣膳食，可试用酸奶。

4. 可选择的食物

（1）精细米面所制粥类、软烂饭、发面蒸食、面包、软面条、面片等。

（2）嫩瘦肉和鸡、鱼、虾、内脏需置备软烂。

（3）去皮煮软的水果、去茎煮烂的碎菜叶。

四、糖尿病合并结核病的营养治疗

（一）性质和特点

在合理控制总热量的前提下，调整蛋白质、脂肪、糖类三大产热营养素的摄入量，做到营养均衡，既满足结核病的营养需要，又使血糖、尿糖、血脂异常得到纠正，达到较正常的水平，是营养治疗的目的。

（二）原则和要求

（1）当增加总热量和蛋白质的摄入。热量在表 13-1 计算量的基础上增加 10%～20%。

表 13-1　成年糖尿病患者的热量供给量[kcal/（kg·d）]

体形	劳动强度			
	卧床	轻体力	中等体力	重体力
消瘦	25～30	35	40	45～50
正常	20～25	30	35	40
肥胖	15	20～25	30	35

注：年龄超过 50 岁，应比规定值减少 10%左右。

（2）提高蛋白质的供给量，使之占总热量 20%，1.2~1.5g/（kg · d）。

（3）糖类占总热量 55%。

合理安排主食，应激期严格控制糖类 200g/d，待血糖趋于平稳后，糖类可放宽至 250g/d。在选择淀粉类食物时，应选择血糖指数偏低、未经精制的天然食物。常见食物的血糖生成指数见表 13-2。

表 13-2　常见食物的血糖生成指数（GI）

食物	GI	食物	GI
白面包	100	土豆泥	100
全谷面包	100 ± 2	土豆片	77
白薯	95~100	苹果	53
糙米	81	香蕉	84 ± 7
白米（煮 15min）	79 ± 5	果糖	31 ± 2
甜玉米	80 ± 24	蔗糖	89 ± 2
橘汁（纯）	67	蜂蜜	126
燕麦片	83	酸奶	83
莜麦面	70	牛奶	28
二合面窝头	65	麦芽糖	105

（4）脂肪：占总热量的25%，大约为1g/（kg·d）（包括食物中所含的脂肪和烹调油）。

（三）注意事项

1. 饮食定时定量，除三顿正餐外应有加餐 目的是维持血糖的相对稳定，睡前加餐是防止夜间发生低血糖。加餐的食物也是在一日饮食计划之内的，不能额外多吃。

2. 水果 糖尿病合并结核病血糖不易控制，不主张用水果。

（四）应用肠内营养时应注意的问题

糖尿病合并结核病选用肠内营养制剂时，应充分考虑碳水化合物的供给量及糖原的种类，以不增加肺的呼吸负担为原则。

糖尿病肠内营养中的脂肪由长链三酰甘油（LCT）和中链三酰甘油（MCT）供应。应注意MCT的生酮作用远强于LCT，故有酮症酸中毒等代谢性酸中毒及呼吸性酸中毒的患者不宜长时间应用。应用MCT超过1周以上，应密切注意血尿酮体的变化，并需要补充LCT，使其所含的亚油酸供热比例达到3%~4%。

五、结核性脑膜炎的营养支持

由于本病所侵犯解剖部位的重要性和病理变化的复杂性，结核性脑膜炎属最严重的结核病。根据病情，神志清醒者卧床休息，先给予清淡易消化的半流质饮食，也可给予整蛋白型的全肠内均衡营养素和乳清蛋白粉，作为能量补充，待病情好转后过渡到软饭直至正常饮食。病情较重、昏迷不能经口进食者应给予鼻饲饮食。

1. 鼻饲饮食的性质和特点 鼻饲饮食是管喂膳食的一种，是由多种食物混合制成的流质状态的膳食，其具有充分而适当的营养，黏稠度适宜，便于通过导管饲喂，是供给不能口服自然食物患者的一种营养较为全面的肠道营养膳食。

2. 适应证 结脑昏迷期。

3. 原则和要求

（1）食物内容须呈流质状态，稠度合适，以使流质易通过鼻饲管，便于饲喂。

（2）管喂膳食营养要充分、均衡。蛋白质、脂肪、碳水化合物配比要合理，无机盐、电解质及维生素应能满足患者需要（如有不足，须另外补充）。

（3）鼻饲膳食的内容及配制方法：见2013年出版的《结核病治疗学》（李亮，李琦主编）。

（4）昏迷时的患者处于应激状态，可以允许的能量摄入不足，第一天提供总热量500kcal，或以实际体重为准给予15kcal/（kg·d）。根据病情发展情况，1～2天调整1次，每次增加125kcal，直至正常需要量。

（5）鼻饲的方法：分为一次投给、间歇重力滴注及连续滴注。

（6）应用推注法喂养时，除非显示不妥，可酌情应用胃动力药物。第一天每2～4h给予120～250ml，4～6次/天。第二天如患者无不适反应，可酌情加量直至每2～4h给予

250～400ml。但要注意每 4h 检查 1 次胃残留。如果残留超过 200ml，应停止喂养，2h 后再检查。每 4h 检查 1 次腹胀和不适。

（7）一般结脑患者应用激素治疗时，可合并有血糖升高和严重的骨质疏松。此时，应选用适合糖尿病患者的营养配方制剂。可参考糖尿病的肠内营养的应用。对于骨质疏松患者，可把钙片碾碎放入配好的制剂中，随餐次直接服用。

（贺　红）

参考文献

陈伟. 2009. 营养评估与营养治疗手册. 北京：人民军医出版社
王丽娟. 2009. 实用结核病护理学. 北京：科学出版社
于康. 2001. 临床营养医师速查手册. 北京：科学技术文献出版社
李亮，李琦，许绍发，等. 2013. 结核病治疗学. 北京：人民卫生出版社
中华医学会. 2008. 临床技术操作规范. 肠外肠内营养学分册. 北京：人民军医出版社
中华医学会. 2008. 临床诊疗指南. 肠外肠内营养学分册. 北京：人民卫生出版社

第十四章　结核病患者的体能锻炼

一、体 能 概 述

“体能（physical fitness）”一词作为体育运动词汇最早源于美国，我国体育界在 20 世纪 80 年代中期，将之定义为人体各器官系统机能在体育活动中表现出来的能力。而随着人民生活水平的提高和健康观念的进步，体能的概念逐渐从体育运动拓展至日常工作和生活领域，现在广为接受的概念是指人体适应外界环境的能力。一般来说，体能可分为两个层面，即竞技体能和健康体能。竞技体能也就是常说的运动体能，特指运动员为追求在竞技比赛中创造优异的运动成绩所需的体能。健康体能是为促进健康、预防疾病、疾病康复和增加日常生活工作效率所需的体能，通常包括心肺耐力适能、肌力和肌耐力适能、柔韧性适能、适当的体脂肪百分比等若干方面。从社会生活角度而言，体能则可理解为是积极适应生活的身体能力、工作能力和抵抗疾病的生存适应能力。

二、体能锻炼概述

体能锻炼一般是指通过适量、有针对性的运动对人体系统进行优化，提高身体对疾病的抵抗力或促进患者恢复的过程。优化的对象为运动的直接参与系统，如骨、关节、肌肉，以及能量供应系统、各运动辅助系统、运动的支配者神经系统等，优化的目的是使各系统协调工作，达到整个人体系统的适宜状态。健康体能锻炼与现代康复医学息息相关，涉及物理学、运动学、工程学、心理学、护理学、老年学、社会学与建筑学等多学科，其治疗手段不仅仅依靠内科药物与外科手术，而更加注重理疗、体疗、工疗及心理治疗，提倡自身功能训练。鉴于康复医学对人类保健和疾病康复的重要性及其显著特点，康复医学与预防医学、临床医学等学科已具有同等重要的地位，成为现代医学的重要组成部分。作为康复医学的重要内容，体能锻炼的直接目的在于消除或减轻患者功能上的障碍，最大限度地恢复生活与劳动能力，提高生活质量，使之可以重返社会与家庭。

“生命动则不衰，乐则长寿”“生命在于运动”等耳熟能详的惯用语很好地说明了古往今来人们对运动与生命关系的理解。科学合理的体能锻炼越来越受到广大医务人员和患者的重视，其所具有的心理和生理的双重意义得到了广泛认同。一方面，合理地参与体育锻炼对受疾病困扰的患者常可发挥积极的心理影响，有助于其克服紧张、苦闷、孤独等不良心理和悲观情绪，树立战胜疾病，重新以健康姿态面对生活的信心；另一方面合适的锻炼又能明显改善体质，恢复体力，增强机体的抵抗力，改善病况，可以从身心两方面得到改善，对巩固疗效、促进身体康复有积极意义。特别对于一些慢性疾病如慢性支气管炎、心血管疾病、糖尿病、癌症，以及一些慢性传染性疾病如结核病等，体能锻炼作为患者内外科治疗的重要补充，其积极作用已经获得广泛验证和支持，甚至被列为主要治疗原则加以遵循。

目前，随着社会文明的快速发展，人们的生活、工作节奏不断加快，社会竞争也日趋激烈，很多人已认识到，为了保持正常的工作和生活，需要保持必要的体能，而加入到体育锻炼的行列中来。我国的全民健身运动深入人心，深呼吸运动、散步或跑步、柔软体操、游泳、骑车或一些球类运动等一些体能锻炼活动，成为广大群众生活方式的重要组成部分，给参与者带来身心愉悦和欢畅的同时，也使人群的整体体质水平有了很大的提高，从提高抵抗力、减少易感人群的角度看，对于传染病的防治更是具有深远意义。

三、结核病患者体能特征

结核病是典型的慢性消耗性疾病，全身不适、疲倦、消瘦和乏力常常是结核病较早期症状，也是体能特征的直接体现。患者感到精神不振、全身无力、不适，常常误认为是感冒受凉所致。有分析显示，69.8%的结核病患者体质量低于正常标准，而超过 3/4 的结核病患者伴有不同程度的营养不良。对于能量的消耗，结核病患者也远远高于正常人，是正常状态下的 1.5 倍，有发热等全身症状的患者更为明显。因此能量“亏损”可以说是结核病患者的重要体能特征。

这种体能“亏损”的特征往往不限于发病和病情进展阶段，对治疗阶段也会产生明显的影响。有研究认为，体质量低的结核病患者其治疗过程中的副反应较正常体质量患者明显增多；营养供给不足以弥补能量消耗的患者比营养状况良好、能量供给充足的患者治愈率低，预后差。这也是目前结核病治疗原则中提倡高能量饮食、提高体能状况的主要原因和依据。

一般来说，患者的体能状况通常与年龄、基础体质、病损范围大小和部位等因素有关，不是一成不变的。青壮年患者其体能状况的恢复可能大大快于老年患者；病情较轻的患者甚至无症状患者，其体能亏损往往不甚明显，而由于患者抵抗力低下或细菌毒力强大，发生血行播散型肺结核、各型肺外结核甚至中枢神经系统结核时，结核病中毒症状常较严重，体能状况衰减更为明显；在治疗过程中，体能状况可能依病情的好转或进展而提升或降低，也可能因为咯血、气胸、胸膜炎等并发症的存在而难以得到及时的恢复；而各种骨结核、关节结核等运动系统更是对构成体能状态的直接威胁，无论治疗和愈后康复，体能锻炼都成为极为重要的途径。

四、结核病患者体能锻炼的原则

（1）首先需结合患者性别、年龄、病情确定适宜开展体能锻炼的对象。

对于常见的肺结核患者来说，一般建议在治疗有效、病情缓解的情况下进行。通常以有氧户外训练为主，包括上下肢和呼吸肌的训练。在缺乏专业人员指导的情况下，可采用快步行走、太极拳、慢跑、体操等日常锻炼，以无明显气促或咳嗽、休息后感觉舒适为当。

（2）患者在体能锻炼的过程中，注意不要操之过急，应按照循序渐进原则，运动时间由短到长、运动强度逐渐递增、锻炼方式由简到繁，逐步改善全身运动的耐力和代谢，调节身心，提高机体免疫力，促进健康逐步恢复，从而达到更快返回正常工作和生活的目标。

（3）体能锻炼的方式、方法多种多样，既有传统医学康复治疗经常采用的台阶权、八段锦、五禽戏等，又有日常生活中常见的走、跑、跳、投掷、球类、骑车等体育运动方式。建议选择时与日常生活习惯相结合，比如定时晨练、规律起居、通过日常的一些家务劳动达到锻炼目的等，从而更有利于患者的长期坚持而取得更好的效果。

（4）对于大多数肺外结核的患者，由于其损伤部位不同，可能会涉及神经系统的康复、消化系统康复、骨骼运动系统的康复等情况，这种情况下建议由专业的康复医生和临床医生共同决定并建议患者采取合理的体能锻炼以促进病情恢复。一般来说，大多数肺外结核，如骨关节结核、肠结核、肾结核、脑结核等，由于病情复杂，抗结核治疗疗程较长，局部病灶愈合吸收通常较慢，特别对于部分经过外科治疗的术后患者，常常需要较长期的卧床休息静养，其体能锻炼的安排尤其应充分结合患者个体情况慎重决定。

（5）患者在进行体能锻炼的同时，应密切与药物治疗、环境调节、饮食起居等要素相结合，既不能只依赖药物而忽略了阳光与新鲜空气，也不能以体能锻炼取代必要和规则的药物治疗。而对于结核病患者来说，肉、蛋、奶、菜、水果等合理膳食也是体能锻炼更好开展、取得更好效果的重要基础。

五、体能锻炼对结核病患者的影响

结核病在中国传统医学中被称为“痨病”，“痨”字，通常含有虚损与虚劳之一，本身就从疾从劳，有劳苦而至的涵义，着眼于生活环境和体能不足或透支，从现代结核病发病学来讲仍然有其科学意义：一方面，体能不足、透支人群，往往构成结核病患者的易感人群，构成结核病发病和疫情播散的重要因素；另一方面，适当的体能锻炼不但可以增强抵抗力，预防结核病的发生，也能够在结核病患者治疗过程中发挥促进结核病治愈和康复的作用。

体能锻炼在结核病治疗中的作用，有明确科学记载的可见于19世纪初“疗养院模式”阶段。当时尚缺乏抗结核治疗的特效药品，德国率先建立了以“休息、新鲜空气、营养、适当锻炼”为主要措施的结核病治疗“疗养院模式”，这一模式在当时患者康复、疫情控制等方面获得了较好效果，并在全世界迅速推广。因此可以说，体能锻炼在结核病治疗中的作用从“疗养院模式”开始就得到了认可和应用。在“外科治疗”作为结核病治疗主要方法的历史阶段，体能锻炼更是发展成为“运动治疗”的更高层面而受到重视和推崇，相关的研究也不断证实，包括呼吸运动、身体运动等体能锻炼对于结核病或因外科手术引起的胸廓畸形、胸膜增厚等患者的心肺功能的恢复和疾病整体康复能够产生积极作用。

随着现代结核病控制策略的广泛实施，大部分结核病患者得到早期发现、早期治疗，其体能状况往往随着病情的迅速好转而较快恢复，而对于有咯血、病变较广较重的患者，以及结核性胸膜炎、骨结核、肠结核及合并糖尿病、矽肺、HIV感染等重症复杂的结核病患者而言，单纯的药物治疗对于体能状况的改善往往是有限的，长期而规律的营养支持和体能锻炼对于疾病的治疗、愈后的改善、生产生活能力的提高凸显出重要意义。

（尹建军）

第十五章　结核病患者的居家隔离与防护

肺结核是慢性传染病，在我国发病人数也较多，无法做到所有患者都住院治疗；事实上，绝大多数的肺结核病患者是在各级结防机构实行 DOTS（直接督导下的短程化疗），没有住院治疗，因此做好结核病患者的居家隔离与防护在结核防治工作中尤为重要。家庭防护可降低患者家庭成员暴露于结核分枝杆菌的几率，防止空气飞沫传播及接触传播，可以保护患者家庭成员及与患者密切接触的人群，如同事、同学、周围邻居等，控制结核感染的发生。

一、结核菌传播的特点

1990 年《美国呼吸病杂志》发表了美国胸科学会与疾病控制中心关于结核菌传播和发病机理的联合公告称：结核菌传播——结核菌是被携于空气微滴核中，此微滴核是肺结核患者在咳嗽、喷嚏、说话和歌唱时产生的，其中也有由医院或实验室在处理病灶组织或分泌物过程中产生的。微滴核甚小（1～5μm），在室内一般气流情况下，能保持较长时间，微滴核一旦从宿主体内释放出来，即可播散至整个室内。吸入带菌的微滴核可造成感染。其颗粒在 4μm 以下可直接通过气管、支气管、小气管吸入肺泡内引起感染，如果微滴核＞5～10μm，即或吸入支气管，因其直径大而不能进入肺泡，最终随着支气管壁纤毛运动和患者的咳嗽排出体外，不会引起感染。

关于接触传播，目前有两种观点，一是认为通过被结核菌污染的食物、食器、器皿、被褥之类传播，但发生机会较少。也有学者认为微滴核一旦落到地面上、衣物上、被褥上就失去了传染性。因为细菌只有在形成气溶胶状态下，才能够传染。

二、涂阳患者是主要的传染源

现代观点认为，涂片阳性的肺结核才是主要传染源；涂片阴性，培养阳性传染性很小。传染性大小主要取决于患者痰结核菌量的多少。涂片检查是一个既可定性也可定量的方法。培阳阳性者为微量排菌。大量排菌与微量排菌对人群的危害性截然不同。国外学者在这方面进行了许多十分有意义的工作，判断传染性大小，一般以传染源家庭中儿童接触者结素阳转率为客观指标。

三、正确的居家隔离与防护，减少患者的传染性

结核菌在体外抵抗力强，在尘埃中可存活 6～8 个月，对物理和化学的消毒和灭菌方

法也有较强的抵抗力，所以空气消毒非常重要。

（1）患者应与家人分室居住，这是非常必要的，尤其是痰菌阳性和强化期治疗期间（2 个月内）或家中有儿童及老年人的。结核菌的传播多半在夜间，特别是与涂阳患者同居一室的儿童、青少年和老年，最易受感染。

（2）患者的居室要有良好的通风，并保持空气流通，开门窗通风，每日 3 次，早中晚各 1 次，每次 30min。通风时注意防止感冒，有条件者房间每周消毒 1～2 次。

（3）尽快缓解患者咳嗽咳痰等呼吸道症状，患者不要与家人面对面高声说话、唱歌，不要随地吐痰，痰应吐入带盖的并装有消毒液的容器内，咳嗽、打喷嚏时应用手纸遮住口鼻，尽量少外出，至公共场所戴口罩。肺结核患者在时散步呼吸具有潜在传染性的微滴核数量与呼出气体的速度呈函数关系。正常呼吸的患者向周围呼出的微滴核数目较少，但一次咳嗽可使具有传染性微滴核增加到 3500 个，这相当于平时说话 5min 内排放出的微滴颗粒数。一次喷嚏排放出微滴核数目可高达 100 万个，因此咳嗽次数的多少与传染性大小有密切关系。咳嗽次数、有痰咳嗽和无痰咳嗽，其传染性也不一样。微滴核弥散的距离远近与传染性有关，换言之，距离传染源愈近受传染性的可能性愈大，反之，距传染源愈远，受传染的可能就愈小。

（4）患者的用物也应与家人分开。如被服、衣物应在阳光下暴晒 2～4h，食具、茶具、毛巾等应尽量定期煮沸消毒。每次 15～30min。

（5）患者要保证充足的睡眠，生活规律，休息为主，学生建议休学。家人应督促患者每日服药，坚持规则服药，不可随意中断漏服，如出现药物不良反应不能耐受，至结防定点医院就诊，由医生酌情调整治疗方案。

（6）患者及家人的饮食都应保证充足的营养，摄入足够的蛋白质及维生素。

（7）在家隔离的时间也要视化疗效果而定，有条件查痰者，根据查痰结果而定，转阴即可解除隔离，恢复正常生活；无条件者，一般规则化疗 2 个月后，其传染性已明显降低，加上呼吸道及全身症状明显改善，就可解除隔离。

结核病除了感染性疾病传播必须具备的三个条件，即传染源、传播途径和易感人群外，感染后是否发病，还取决于机体的免疫力。所以对接触患者的患者家属，尤其是小儿、老人等，除做好消毒隔离防护外，还应加强营养，注意休息，保证睡眠，提高自身免疫力，避免感染，减少发病。

（崔海燕）

第十六章　结核病患者的心理问题和疏导治疗

中医认为，人类的心理活动与疾病的产生和发展有着密切关系。怒伤肝，喜伤心，思伤脾，忧伤肺，恐伤肾。百病生于气也，怒则气上，喜则气缓，悲则气消，恐则气下，惊则气乱，思则气结。心理因素在发病中占较大成分的疾病，称为心身疾病。结核病也是心身疾病之一，其发病和转归与心理有着很大的关系。

众所周知，肺结核是由结核分枝杆菌引起的、以变态反应为主的慢性传染病，其发生、发展及转归在一定程度上取决于机体免疫功能的变化，而肺结核患者的心理健康状况在某种程度上将会影响患者的免疫功能，从而对疾病的发生、发展及转归产生影响。与非传染性患者相比，由于肺结核病病程长、住院时间较长、药物的不良反应较为严重、长期治疗所带来的经济压力大、社会成员的疏远等因素，肺结核患者承受着巨大的心理压力，在备受疾病折磨的同时，不可避免地会出现心理上的问题，如疑虑、孤独、恐惧、悲观、抑郁、情绪不稳定、易冲动，无所谓等不良心理状态，从而影响机体疾病的治疗和康复。因此，应特别重视肺结核患者的心理疏导治疗和健康教育。

一、结核病患者常见的心理问题

（一）怀疑、否认心理

结核病患者在发病初期，一般是因为头痛、低热、咳嗽而就医，患者不愿意承认自己被确诊为结核病，常常会认为自己不过是得了普通感冒，怀疑医生诊断的正确性，觉得医生小题大做，故拒绝治疗，希望再做详细检查或转到其他医院重新检查，直到出现咳嗽长期经久不愈、痰中带血甚至咯血才接受就诊治疗。

（二）焦虑心理

焦虑是对未来的事情感到难以预测与驾驭而紧张不安的一种情绪状态。由于患者缺乏对结核病防治知识的了解，肺结核病疗程比较长，病情不能迅速好转，因此很容易出现焦虑情绪，常常表现为头疼、烦躁、苦恼、担心、高度紧张不安、失眠，食欲不振，女性月经失调等症状。在临床上，我们经常可以看到：一些年轻患者长因住院时间太长而担心失去升学、工作就业机会；老年患者担心住院时间过长，对家庭经济造成很大负担而愧疚，担心对家庭生活及子女带来不好的影响而焦虑、烦躁，患病后甚至产生性格怪异、脾气暴躁等；年轻女性患者担心影响今后的婚姻生活和生育，担心服药对身体的副作用，担心对皮肤和身材有影响，不愿意长期服药治疗，大大减低了治疗的依从性等。

（三）抑郁心理

抑郁是以心境低落为主要临床表现的心理反应，具体表现为情感低落、悲观失望、抑郁寡欢。

由于结核病具有传染性，患者患病后担心传染给周围人，影响自己的人际关系，而长期治疗的折磨，也使结核病患者容易产生抑郁的心理。轻者表现为闷闷不乐、无愉快感、兴趣减退。患者会出现自我评价降低，产生无用感、自卑感、无望感、无助感和无价值感，常伴有自责自罪，严重者出现罪恶妄想和疑病妄想，部分患者可出现幻觉。临床症状主要有睡眠障碍、乏力、食欲减退、体重下降、便秘、疼痛、性欲减退、恶心、呕吐、心慌、胸闷、出汗等。

如果患者的抑郁情绪长期得不到改善，持续时间超过 3 周以上，可能发展为抑郁症，从闷闷不乐逐步发展为痛不欲生、悲观绝望、度日如年、生不如死，产生自杀念头，在临床上应引起高度的重视。

（四）恐惧心理

恐惧是指机体在面临并企图摆脱某种危险或威胁（现实的或想象中）的危险、而又无力抗争时产生的一种情绪体验。伴随恐惧产生的是心率瞬间的剧烈改变、血压升高、盗汗、颤抖等生理上的应急反应，有时甚至发生心搏骤停、休克等，甚至死亡。

我们知道结核病是一个古老的疾病，历史上曾经肆虐着，威胁着人们的生命，20 世纪初期，人们“谈痨色变”，结核病被称为白色瘟疫。传统观念的影响，使很多患者至今仍然对结核病产生过度的恐惧心理。特别是一些重症结核病患者，如咯血、气胸、高烧不退，并发症比较多的患者，认为得了结核病就完了，永远治不好了，对疾病的治疗丧失了信心。

（五）无所谓、盲目乐观心理

随着结核病防治知识的普及，网络和媒体的正向宣传，人们认识到结核病在当今已经成为治有办法、防有措施的疾病之一，有 90%以上的初治结核病患者得到了治愈，有些患者便对结核病产生了无所谓心理。还有一些患者服药两周后，症状得到很大缓解，认为结核病好了，不需要继续治疗了，自行停药，不定期复查，结果造成复发和耐药结核病的产生。而复发和耐药的患者，在治疗和转归方面都面临着更大的身体、经济和精神上的折磨。

二、临床工作中注意事项

（1）两种或者两种以上心理问题往往在同一个患者身上并发，同时出现，如焦虑伴随着抑郁情绪，抑郁可以伴随着恐惧情绪，此消彼长，同一个临床症状在不同的患者身上可能代表着不同的心理问题。专业心理治疗人员和医护人员要敏锐观察，抓住患者的主要心理问题，给予疏导和治疗。例如，一个面临高考的女生，因为体检发现了结核病，一开始不接受自己得了结核病，否认诊断，之后不得不接受治疗，治疗过程中，因为担心影响自己的升学，不能和同伴一样如期高考升学，而焦虑烦躁不安，产生很大的焦虑心理，在不得不住院治疗期间，觉得自己前途坎坷，又会产生自卑，觉得自己完了，一辈子要跟结核病做伴了，弄不好将来还会影响自己的工作和家庭及生育，而终日闷闷不乐，情绪消沉，产生抑郁心理。

（2）患者在患病的不同时期，随着疾病的发展和转归，心理问题和障碍的表现程度也不相同。例如，发病初期可能否认侥幸心理比较突出，患者认为医生的诊断错误，而不愿意接受治疗，而延误治疗的早期时间，加重病情。又如初次住院不久的患者，因为社会角色和患者角色的冲突、医院环境的不适应，患者之间的人际关系生疏，都会产生焦虑、抑郁等心理问题，对病情的治疗产生负面作用。

（3）心理问题的出现跟结核病患者的年龄、性别、学历、性格、职业及家庭背景、文化背景也有着很大的关系。例如年龄较大、文化水平较低、对结核病防治知识不太了解的患者常常会出现焦虑恐惧心理，担心自己的经济状况承受不了昂贵的医疗费用；一些性格比较内向的患者，常从消极的角度看待病情的发展过程，比较容易产生自卑、抑郁心理；家庭成员中过去得过结核病的人也常常产生恐惧心理等。

三、结核病患者心理疏导治疗原则

（1）以患者为中心，遵循人本主义，遵守医学伦理规范，尊重患者的知情权和决定权，心理治疗不应影响患者的生物医学检查和治疗。

（2）对于个体咨询的患者，须签订咨询治疗协议，对医患的责任、权利进行明确协商。

（3）在心理干预过程中，执行心理咨询的专业保密原则，对患者的个人隐私应实行专业保密原则。

（4）使结核病患者知晓在治疗过程中可能出现的心理问题和情绪变化，帮助患者能够从心理上完成社会角色到患者的角色转变。

（5）引导患者找到负性心理的原因，并加以指导，改善心境，调整情绪，调动积极的正向因素，取得社会支持系统的帮助，从而增加患者的免疫功能。

（6）提高患者治疗的依从性，减少耐药结核病患者的发生，提高患者患病期间的生活质量。

四、结核病患者心理疏导方法

（1）结核病患者出现的心理问题，大部分跟结核病防治知识的缺乏和正确理解有很大的关系。应编写丰富多彩的结核病患者心理健康宣传材料，对其进行宣传，维持其心理健康对疾病的影响和治愈意义及作用。

（2）对结核病患者进行心理评估，可以运用心理测评表对患者心理状态进行测评评估。根据患者的心理评估报告，采取团体心理治疗和个体心理治疗等方式。定期对结核病患者给予心理问题治疗和疏导，出院患者和在家自服药物的患者，可以采取定期或者不定期，通过电话、网络或者信件等方式进行心理支持。

（3）对医护人员进行心理治疗的培训。医护人员是与患者密切接触者，医护人员的言语和非言语行为直接影响患者的心理状态，对医护人员进行心理知识的培训，使医护人员在日常医疗活动中，融入心理干预因素，在一般心理护理的基础上，努力对患者进行多层次、专业化的心理干预，有效改善医患关系。

五、心理干预和疏导方式

（1）团体心理治疗。咨询师对患者定期进行心理讲座，建立患者心理小组。每个小组不超过 20 人。

现在心理学界非常普遍的团体心理治疗起源于结核病患者的心理治疗。团体心理治疗的始祖 Joseph H. Pratt，是波士顿马赛柱塞州总医院内科医师。1905 年 7 月，他建立了一个由十五名结核病患者所组成的团体。今天看来，他的团体并没有提供团体治疗，主要是通过讲课的方式进行。首次让患者在小团体中处理共同问题；每个参与者必须要同意在离开团体后不再处理团体中的问题。Pratt 发现这种新的治疗方式具有相当好的疗效

（2）个体心理治疗。对心理症状比较严重，相关心理评估报告分数比较高的患者进行定期的个体心理咨询，并做个案记录。

根据结核病患者的文化程度、文化背景、所处环境、遗传素质及个性特点的不同，针对研究对象的具体情况制定个体化的心理干预方案。可采用合理情绪疗法，认知干预治疗，放松训练治疗，催眠治疗，音乐、绘画艺术治疗等。

随着医学模式由生物医学模式向生物–心理–社会医学模式进行转变，现代人对健康的定义有了很大变化，健康的意义是不仅没有躯体疾病，还要有完整的生理、心理状态和社会适应能力。治疗也不应仅针对疾病，更要呵护患者的心灵。这就要求我们广大的医护人员不仅站在医疗者的角度去医治患者，还要站在患者的位置上，体会患者的心境，要做到“偶尔去治愈，常常去帮助，总是去安慰”。

（乔　兵）

参考文献

王卫华，卢祖洵. 2003. 结核病的社会医学研究现状及趋势. 医学与社会，16（6）：9-11

武桂英，龚幼龙，韩崇礼，等. 1999. 肺结核病人心理健康状态，生活事件对疾病的发生及疗效的影响. 中国行为医学科学，8：114-116

杨凤池. 2007. 咨询心理学. 北京：人民卫生出版社

彩 图

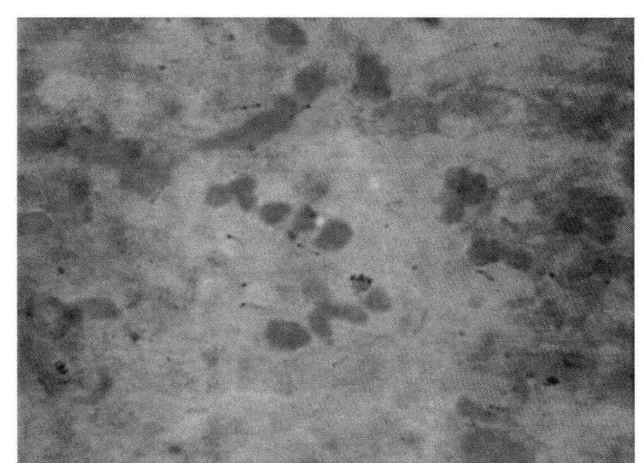

彩图 1　痰涂片抗酸染色

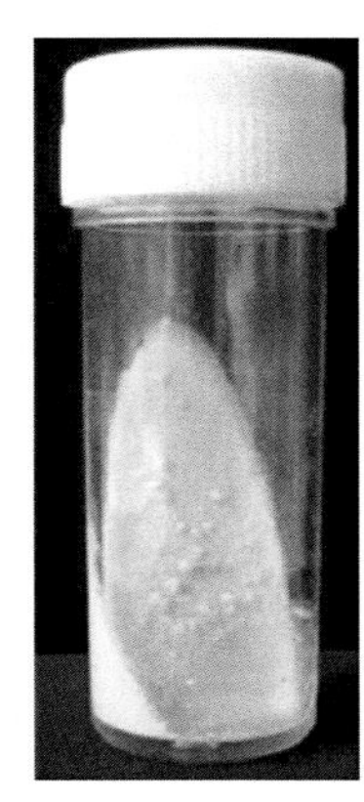

彩图 2　分枝杆菌菌落

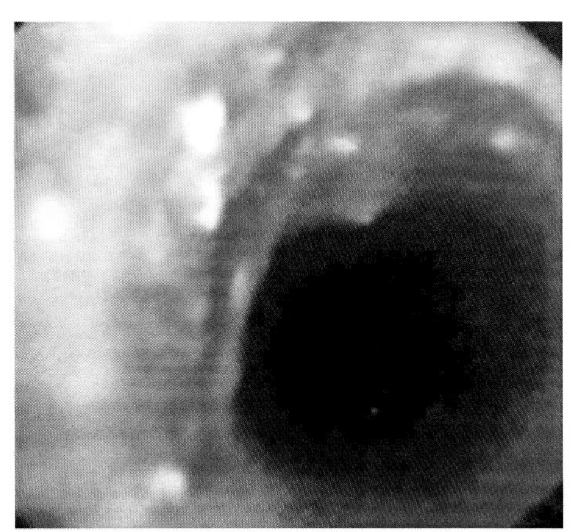

彩图 3　炎性浸润型支气管结核

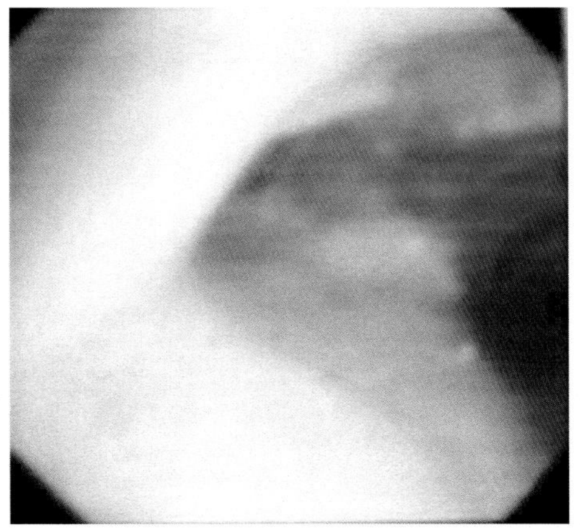

彩图 4　溃疡坏死型支气管结核

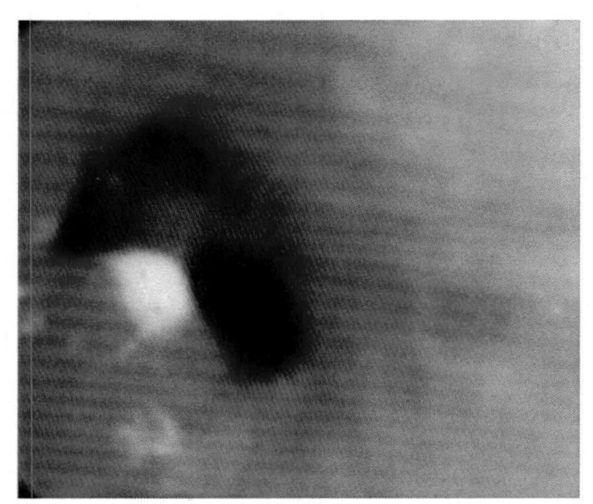

彩图 5　肉芽增殖型支气管结核

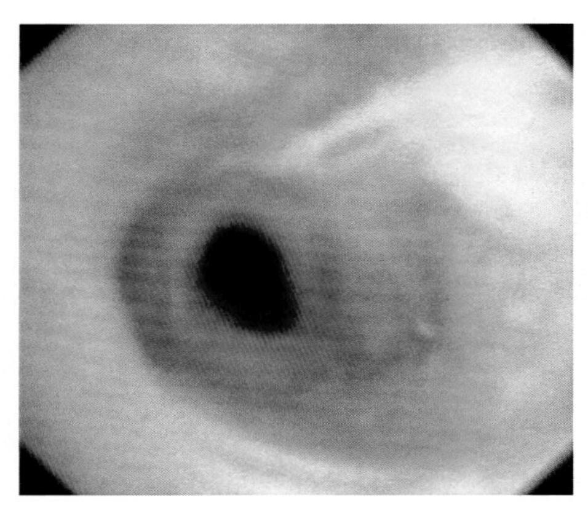

彩图 6　瘢痕狭窄型支气管结核

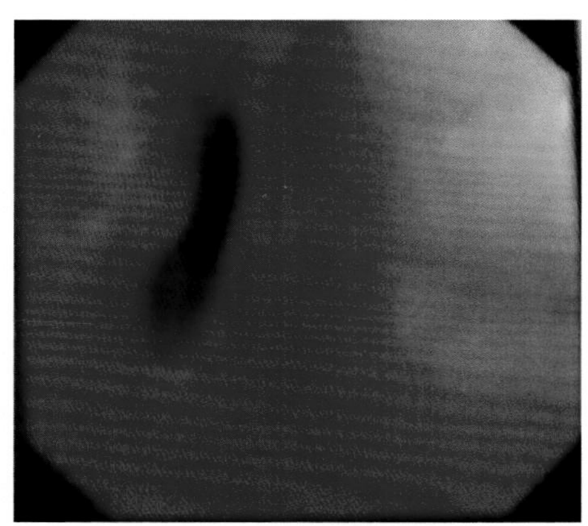

彩图 7　管壁软化型支气管结核